营养师
基本技能与实践

BASIC SKILL AND PRACTICES OF DIETITIAN

组织编写　中国营养学会注册营养师工作委员会

主　审　杨月欣

主　编　马爱国

副主编　常翠青　韩　磊　汪求真

编　者（按姓氏笔画排序）

马爱国　青岛大学营养与健康研究院　　　　陈　伟　北京协和医院

王晓黎　中国营养学会　　　　　　　　　　赵丽云　中国疾病预防控制中心营养

刘英华　军事医学科学院 301 医院　　　　　　　　　与健康研究所

刘烈刚　华中科技大学公共卫生学院　　　　贺　娟　青岛大学附属医院

李增宁　河北医科大学　　　　　　　　　　常翠青　北京大学运动医学研究所

何　梅　北京营养源研究所　　　　　　　　梁　惠　青岛大学公共卫生学院

汪求真　青岛大学公共卫生学院　　　　　　韩　磊　青岛大学附属医院

沈秀华　上海交通大学医学院营养系

秘　书　韩　磊　汪求真

U0284309

人民卫生出版社

·北京·

图书在版编目（CIP）数据

营养师基本技能与实践/马爱国主编. —北京：
人民卫生出版社，2023.2

ISBN 978-7-117-34436-4

Ⅰ.①营… Ⅱ.①马… Ⅲ.①饮食营养学 Ⅳ.
①R155.1

中国国家版本馆 CIP 数据核字（2023）第 024944 号

人卫智网	www.ipmph.com	医学教育、学术、考试、健康，购书智慧智能综合服务平台
人卫官网	www.pmph.com	人卫官方资讯发布平台

营养师基本技能与实践
Yingyangshi Jiben Jineng yu Shijian

主　　编：马爱国
出版发行：人民卫生出版社（中继线 010-59780011）
地　　址：北京市朝阳区潘家园南里 19 号
邮　　编：100021
E - mail：pmph @ pmph.com
购书热线：010-59787592　010-59787584　010-65264830
印　　刷：河北环京美印刷有限公司
经　　销：新华书店
开　　本：787×1092　1/16　印张：34
字　　数：827 千字
版　　次：2023 年 2 月第 1 版
印　　次：2023 年 5 月第 1 次印刷
标准书号：ISBN 978-7-117-34436-4
定　　价：98.00 元

打击盗版举报电话：010-59787491　E - mail：WQ @ pmph.com
质量问题联系电话：010-59787234　E - mail：zhiliang @ pmph.com
数字融合服务电话：4001118166　E - mail：zengzhi @ pmph.com

序

2016年8月,习近平总书记在全国卫生与健康大会上提出"要把人民健康放在优先发展的战略地位",顺应民众关切,对"健康中国"建设作出全面部署。同年10月,中共中央、国务院印发了《"健康中国2030"规划纲要》。2019年7月,国务院印发《国务院关于实施健康中国行动的意见》并成立健康中国行动推进委员会,制定《健康中国行动(2019—2030年)》,以"大卫生、大健康"为理念,坚持预防为主、防治结合的原则,聚焦重点人群,强化政府、社会、个人责任,促进以治病为中心向以健康为中心转变,加强早期干预,形成有利于健康的生活方式、生态环境和社会环境,延长健康寿命,提高人民健康水平。在健康中国行动的15个重大专项行动中,合理膳食行动作为第二大行动,明确提出合理膳食是健康的基础,要求针对一般人群、特定人群和家庭,聚焦食堂、餐厅等场所,鼓励食堂和餐厅配备专兼职营养师,加强营养和膳食指导,定期开展技能培训与考核,为不同营养状况的人群推荐相应食谱等。

"十四五"时期,我国开启全面建设社会主义现代化国家、向第二个百年奋斗目标进军新征程。实施新时代人才强国战略,亟须加强创新型、应用型、技能型人才培养,加强专业技术人才队伍建设,壮大高技能人才队伍。营养人才队伍能力建设是做好营养工作的前提和重要保障,加强我国营养人才队伍能力建设,提高其专业知识和技能,为广大公众提供以公众需求为中心,以证据为基础,有理论根据、有实操方法的营养和膳食指导,引导公众养成合理膳食、科学的饮食行为和生活方式日益迫切。

中国营养学会组织编写的三本教学书籍《膳食设计与营养管理》《营养师基本技能与实践》《营养教育与营养咨询》,正是为适应现阶段我国营养师人才队伍培养应运而生。其中,《营养师基本技能与实践》,涵盖了人体营养状况调查与评价方法,如何在社区开展营养教育与膳食指导,以及慢性胃炎、高血压、糖尿病等常见疾病的营养管理,着重进行健康或疾病状态下的膳食管理、营养支持和治疗的相关知识、技能介绍,是营养从业人员实践工作的重要环节,也是营养从业人员需要具备的核心技能,将为营养从业人员提供科学规范的理论与实践指导,是适应社会经济发展,落实健康中国建设的重要举措。

中国营养学会理事长　杨月欣

2022年3月

前　言

营养与健康有着非常密切的关系,合理的营养可以促进健康,而营养不合理则会引起疾病的发生。因此,膳食、营养是与人民健康息息相关的国计民生大事。随着我国经济发展和人民生活水平的提高,人们对营养与健康日益重视,科学饮食、合理营养、促进健康已经成为社会的基本需求。目前我国居民对营养知识迫切渴求,但营养人才严重缺乏,居民对营养知识了解较少。为了广泛普及营养知识,提高全民营养素质,培养专业的营养技术人员已经成为当前我国社会的迫切需求。

中国营养学会作为我国营养学的专业学术机构,具有学科和专家优势,为社会培养营养学专业人才责无旁贷。为推动我国营养专业技术队伍的发展,满足社会对营养专业人才的需求,中国营养学会在全国范围内启动了注册营养师培训和认证工作。

《营养师基本技能与实践》是针对参加培训人员的专用教材,同时也可以作为从事营养、食品专业工作人员的参考教材。本书分为上、中、下三篇,上篇介绍人体营养状况评价的方法,中篇介绍如何在社区开展营养教育与膳食指导工作,下篇介绍慢性胃炎、高血压、糖尿病等常见疾病的营养管理。

本教材按照注册营养师的需要编写,适合具有大专以上教育程度的读者。在编写上坚持浅显、易懂、实用的原则,突出基本技能和实践,并就有关重点、难点进行了深入、系统的介绍。每章附有练习题,供读者进行知识的复习、巩固和应用练习。

本教材由营养领域专家和从事营养教学、临床营养工作的专业人员编撰、审定,具有较强的科学性和实用性。中国营养学会的有关专家对书稿进行了十分认真的审阅和推敲,在此一并表示感谢。

由于编写时间比较仓促,编者水平有限,本教材难免存在缺点、错误,在实际培训工作中一定会发现更多的不足之处,希望广大教员、学员和读者能不吝赐教,帮助本教材逐步完善。

马爱国

2022 年 3 月

目　录

上篇　人体营养状况评价

中篇　营养教育与膳食指导

下篇　疾病的营养管理

上篇　人体营养状况评价

人体营养状况的调查与评价是注册营养师必备的基本技能,也是营养科研工作和临床诊疗的基础。全面的营养调查工作,一般由4部分内容组成,即膳食调查、体格测量、营养状况实验室检测、营养不良相关疾病的临床检查。这4部分调查检测工作是互相联系和互相验证的,一般同时进行。营养评价则是全面评价上述4部分内容,客观地发现人群中的营养问题,提出解决措施。

营养调查和评价的具体内容包括:

1. 膳食调查　膳食调查是调查被调查对象一定时间内通过膳食所摄取的能量和各种营养素的数量和质量,以此来评定该调查对象正常营养需要能得到满足的程度。膳食调查通常采用的方法有称重法、记账法、化学分析法、询问法和食物频数法等。这些方法可单独进行,也可联合进行。

2. 体格测量　体格的大小和生长速度是评价营养状况的灵敏指标。身体形态和人体测量资料可以较好地反映营养状况;通过体格测量得到的数据,是评价群体或个体营养状况的有用指标;特别是学龄前儿童的体测结果,因其敏感性及代表性好、测定方法规范、所需费用低,常被用来评价一个地区人群的营养状况。常用的体格测量项目有身高(身长)、体重、上臂围、腰围、臀围及皮褶厚度等。

3. 实验室检查　营养状况实验室检查指的是借助生化、生理实验手段,发现人体临床营养不足症、营养储备水平低下或营养素过量状况,以便较早掌握营养失调征兆和变化动态,及时采取必要的预防措施。

4. 营养不良相关疾病的临床检查　临床检查是医务人员运用自己的临床医学知识,借助于感观或有关的检查器具来了解机体营养以及健康状况的一组最基本的检查方法,其目的是观察被检查者是否有与营养状况有关的症状、体征等,从而做出营养正常或失调的临床诊断。

人体营养状况调查和评价的流程如图1所示。

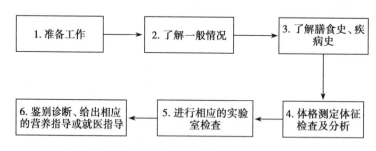

图1　人体营养状况调查和评价的流程

1. 准备工作　进行营养状况调查前需要诊断者熟练掌握各种营养缺乏症有关的知识、诊断标准和相应体征及检测手段。准备检测诊断时需要的各种仪器用具和一个安静的诊断环境。仪器用具包括膳食调查所需的调查问卷、食物称量秤、食物模具、身高体重秤、皮尺和笔等,体格检查和实验室检查所需的床、秤、软尺、皮褶厚度计、血液采集、尿液采集、粪便采集所需的相关容器等。

2. 了解一般情况　包括:①填表获得姓名、性别、年龄、籍贯、职业和婚姻状况;②调查对象自述症状。

3. 了解膳食史、疾病史　包括：①通过膳食调查表或询问获得 5 天以上或 3 个月的膳食史，同时关注可能营养缺乏病的相关饮食的频率或量；②了解疾病的严重程度、病龄、治疗情况及可能影响营养素吸收的药物；③就诊者生活习惯、工作状态、有无不良生活习惯。

4. 体格测定体征检查及分析　进行体格检查和可能营养缺乏病体征的检查，并对人体测量资料进行分析。

5. 进行相应的实验室检查　根据以上资料进行相应的实验室生化检查。

6. 鉴别诊断、综合评定，给出相应的营养指导或就医指导　结合以上资料进行鉴别诊断和综合评定，出具报告，并给出相应的营养指导或就医指导。

本篇介绍营养状况调查和评价的方法，包括膳食调查、体格测量、实验室检查以及常见的营养缺乏和过量。根据营养状况评价结果，营养师最后应出具营养诊断报告书。在营养不良情况较轻时，营养师可给予膳食及生活习惯上的指导，帮助调查对象改善营养不良的状况；营养不良情况严重者，应及时在医生治疗的同时进行一定的膳食调整，督促其养成良好的膳食习惯。

第一章 膳食调查与评价

第一节 食物成分表的应用

食物成分表,顾名思义,就是记录食物成分数据的表格,是食物成分数据库的一种形式,也是膳食调查的重要依据资料;涉及食物资源(产地、品种等)、分析方法和质量、营养计算等;服务于食物种植、加工、食品标签、消费、健康指导等;食物成分数据受到食物品种、产地、加工和分析误差等的影响。

食物成分表所列的食物品种是我国居民的主要食品,包括主食(指主要以糖或淀粉形式提供热量的食物,如大米、小麦面、各种粗杂粮等)和副食(指以蛋白质、脂肪提供热量的食物,如各种肉类、鱼类、豆类等)。每种食物的营养素含量具有全国代表性,不是最高或最低的数值,而是一个适中的数值,即全国各地的人都可以采用此数值,而不致导致估计过高或过低。

中国的《食物成分表》自 1952 年第一次问世,至今该书的出版已有 60 余年的历程,目前这项工作仍在进行中。

第一版食物成分表包括了 293 种主要食物中的热量、蛋白质、脂肪、水分、糖、粗纤维和 6 种维生素的含量,并引用了吴宪先生的食物水分含量。1956 年第二版《食物成分表》对第一版进行了修改和补充,增加了一般食物项目和营养成分。1963 年 8 月出版了第三版《食物成分表》(又称"新一版"),增加了我国四大海产经济鱼类(黄鱼、鳓鱼、鲐鱼及带鱼)以及四大淡水养殖鱼类(青鱼、草鱼、鲢鱼、鲆鱼)维生素 B 族的测定结果。1977 年出版了新二版,增加了食物的鉴别资料,即列出了一般食物和野菜的普通名称和学名(即拉丁名称)对照表。新三版出版于 1981 年,对食物项目、食物的别名、食物的类别、顺序进行了增加和修改,版面的格式改为横排,并对一些食物的正规名称、地方名称、农艺名称、拉丁科学名称进行了注解及考订。

1991 年与 1992 年在科学研究的基础上又分别出版了新的《食物成分表》两册(全国代表值与分省值)。这两册《食物成分表》包括了 28 大类食物,1 358 种食物品种及其含有的 26 种营养素含量,456 种食物的氨基酸含量,356 种食物的脂肪酸含量以及 400 种食物的胆固醇含量。这两册《食物成分表》在食物项目和营养素种类方面都填补了我国以往各版本的许多空白,为更全面地评价各类食物的营养价值提供了科学数据。

2002 年 12 月出版了修订的《中国食物成分表 2002》,这一版本在编制的形式和食物分类上均做了较大修改,使之更便于查阅,并对每条食物都给予了特定的编码。在内容上除了将 1991 年版的数据全部收录、核对和修正外,还增加了一些食品和营养素项目。2004 年版的食物成分表对 100 多种经常消费的食物的营养成分进行了复测,并增加了新品种动植物的成分数据分析,以及包装食品、休闲食品的成分数据,是对以往数据的重要补充。《中国食物成分表》(第一册,第2版)是在《中国食物成分表2002》的基础上,更新了能量等数值,将有关"药食两用食物类"的内容移出(移入即将出版的第三册中),并对部分有疑问的数据进行了核对、更正和完善。

第六版《中国食物成分表(标准版)》是在《中国食物成分表(2009)》和《中国食物成分表(2004)》的基础上总结和发展而成的,分为植物性食物、动物性食物、加工食品三册。《中国食物成分表(标准版)》(第一册,植物性食物),以植物性原料和食品为主,是我国现有植物性食物和食品数据的集合,共有3395个食物条目,收集了1110余条食物的一般营养成分数据,包括能量、水分、灰分、膳食纤维、维生素、矿物质、脂肪酸等;修订了维生素A的表达方式;统一了两本书的数据和食物种类、编码等内容;修订并增加了食物碘等9个特别食物成分表;增加了脂肪酸、食物油等数据,扩充了植物性食物的营养成分数据源;对应了食物与图片关联性。《中国食物成分表(标准版)》的第二册和第三册都待出版。

【目的】

1. 掌握《中国食物成分表》的使用方法,及如何利用该表进行相关数据的查询。
2. 熟悉食物的名称、分类和编码,食物成分的定义,以及与营养成分相关的折算方法。
3. 了解食物成分表基本内容。

【内容】

《中国食物成分表》(第一册,第2版)是一种以数据的记载形式,专门给研究者或政府人员应用的标准版本。其内容共分3个部分包括再版使用说明、食物成分表和附录。该书所列食物仍以原料为主,共包括1506条食物的31项营养成分(含胆固醇)数据、657条食物的18种氨基酸数据、441条食物的32种脂肪酸数据、130条食物的碘数据、114条食物的大豆异黄酮数据。另外,附录部分收录了208条食物的血糖生成指数数据。

1. 食物成分的标识　INFOODS(International Network of Food Data System)是于1983年成立的国际性组织机构,负责对世界各国食物成分的数据编辑整理工作进行专业培训和技术指导。其目的是在世界范围内提高食物成分分析数据的质量和可比性,促进食物成分数据资源的共享。

Tagname是INFOODS制定的相应食物成分的标记名称,能够简洁直观地表示食物成分数据的分析方法或计算方法,它的使用有利于促进食物成分数据的国际和地区间的交流与比较。

食物成分采用中文名称、英文名称或缩写两种方式来表示,各种食物成分数据均为每100g可食部食物中的成分含量(各种单体脂肪酸除外)。

2. 数据表达　在国家食物数据库中,数据表达的一致性非常重要,要求不因人员变动、年代久远而使原来数据与现在数据不衔接,而且更重要的是在国际交流上的统一和与科学发展同步。我国食物成分表中所涉及的符号、标注及其意义说明(部分)见表1-1。

《中国食物成分表》中所列出的食物,是中国居民常吃的基本食物和超市食品。这些食物经过实验室化学分析、仪器分析,有的营养素含量还需要按照公式计算才能得出。因为我们国内食物没有"份"的概念,所以食物成分表都按照100g食物中含有多少克(一般指宏量营养素)或者多少微克(一般指微量营养素)来表达,如表1-2所示。

表 1-1 数据表达

符号	意义
—	未检测(该食物理论上含一定量该成分,但实际未测定)
Tr	微量(低于目前应用的该检测方法的检出限或未检出,含量极微)
(0)	估计零值(理论上为零值或不存在)
( )	估计数值(参照相同或相似食物的给出值,未实际检测)
Un	不能计算,或未测定
a※	中性洗涤剂法
b※	粗纤维测定法

摘自:杨月欣,王光亚,潘兴昌.中国食物成分表(第一册).2 版.北京:北京大学医学出版社,2009:11.

表 1-2 营养素表达的计量单位符号

缩写	g	mg	μg	kcal	kJ
单位名称	克	毫克	微克	千卡	千焦

3. 食物的名称、分类和编码

(1) 食物名称:由中文学名和别名组成,为便于识别和区分,对一些食物的颜色、形状、质地、部位、加工方法、地区来源等也进行了描述。食物的英文名称和拉丁文名称也会有说明,见表 1-3。

表 1-3 食物名称举例

普通名称	主要食品系	别名	科学名称	科别
小麦	普通小麦	—	Triticum aestivum	禾本科
	硬粒小麦	—	Triticum durum	禾本科

摘自:杨月欣,王光亚,潘兴昌.中国食物成分表(第一册).2 版.北京:北京大学医学出版社,2009.

(2) 食物分类:采用"食物类和亚类"的双级分类方法。

参照 INFOODS 的分类原则,结合我国营养学界以往的食物分类方法和食品行业相关的分类标准,将所有食物分为 21 个食物类,如表 1-4 所示;对于一个食物类中的食物,根据其某一属性的不同,又分成不同的亚类,并将那些难以分配到某一具体亚类的食物,一律归入到相应食物类中的名为"其他"的亚类中,见表 1-5。

表 1-4 食物一般营养成分分类

1. 谷类及制品	8. 畜肉类及制品	15. 速食食品
2. 薯类淀粉及制品	9. 禽肉类及制品	16. 饮料类
3. 干豆类及制品	10. 乳类及制品	17. 含酒精饮料
4. 蔬菜类及制品	11. 蛋类及制品	18. 糖、蜜饯类
5. 菌藻类	12. 鱼虾贝类	19. 油脂类
6. 水果类及制品	13. 婴幼儿食品	20. 调味品类
7. 坚果、种子类	14. 小吃、甜饼	21. 其他

摘自:杨月欣,王光亚,潘兴昌.中国食物成分表(第一册).2 版.北京:北京大学医学出版社,2009:2-4.

表 1-5　食物分类一览表(部分)

食物类编码	食物类名称	食物条数	亚类编码	亚类名称	食物条数
02	薯类、淀粉制品	26			
			1	薯类	11
			2	淀粉类	15
03	干豆类及制品	81			
			1	大豆	48
			2	绿豆	3
			3	赤豆	4

摘自:杨月欣,王光亚,潘兴昌.中国食物成分表(第一册).2 版.北京:北京大学医学出版社,2009:3.

(3) 食物编码:一条食物成分数据的编码在食物成分表中具有唯一性。在食物一般营养成分表、氨基酸含量表和脂肪酸含量表中相同的食物采用同一编码。采取 6 位数字编码的方法,前 2 位数字是食物的类别编码,第 3 位数字是食物的亚类编码,最后 3 位数字是食物在亚类中的排列序号。一个食物类中,其亚类的编码范围为 1~9,若某食物类中有名为"其他"的亚类,则其编码为"9",若某食物类中不分任何亚类,则其亚类编码为"0"。

例如,依据第 6 版,第一册,小白菜的食物编码为"04-5-120",

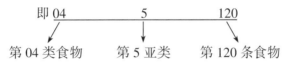

即 04　　　　5　　　　120

第 04 类食物　　第 5 亚类　　第 120 条食物

示例 1:有一个食品:蘑菇(鲜菇)(依据第 6 版,第一册)

确定食物类名称:是菌藻类,食物类编码是 05;

确定亚类名称:是菌藻类,亚类编码是 1;

确定食物条数:是 011;

所以该蔬菜,即蘑菇(鲜菇)的食物编码是 05-1-011。

食物成分表中"备注"一栏标注了食物或数据的来源。地区名称是指样品的采集地或产地;BJV、UK、USA 说明引用或借鉴数据的来源;未有任何标识的,说明该食物条的数据是多个地区相同食物数据的综合。

食物条目后( ),是对食物的补充说明,如玉米面(黄)。食物条目后[ ],是别名或俗名,如笋瓜[生瓜]。

4. 食物成分的定义

(1) 能量:能量为计算值,采用各供能营养素(蛋白质、脂肪、碳水化合物、酒精)含量乘以相应的能量折算系数,再求和而得,见表 1-6。

表 1-6　各供能营养素的能量折算系数

食物成分	kcal/g	kJ/g
蛋白质	4	17
脂肪	9	37
碳水化合物	4	17
膳食纤维	2	8.5
酒精	7	29

摘自:杨月欣,王光亚,潘兴昌.中国食物成分表(第一册).2 版.北京:北京大学医学出版社,2009:7.

食物成分表中给出的碳水化合物的数值包括了膳食纤维,为总碳水化合物。

（2）蛋白质:也称为粗蛋白,因为蛋白质的量是用凯氏微量定氮法（Kjeldahl 法）测定食物总氮量,再乘以相应的蛋白质折算系数而得。

（3）碳水化合物:《中国食物成分表》（第一册,第 2 版）中使用减差法计算总碳水化合物。计算公式为:

$$碳水化合物 = 100 - （水分 + 蛋白质 + 脂肪 + 灰分）$$

"碳水化合物"实际为总碳水化合物,包括可利用的碳水化合物和膳食纤维两类。由于用减差法计算的碳水化合物的数值包括了水分、蛋白质、脂肪、灰分等指标实际分析测定过程中的误差,因此,此数值也有一定偏差。

（4）膳食纤维:包括可溶的和不可溶的两个部分。可溶的有果胶、部分寡糖等;不可溶的包括纤维素、半纤维素、木质素、角质和二氧化硅等。《中国食物成分表》（第一册,第 2版）中的膳食纤维是指用中性洗涤剂法测定的不可溶性膳食纤维。

（5）脂肪和脂肪酸:《中国食物成分表》（第一册,第 2 版）中食物脂肪的数值代表粗脂肪,因其中除脂肪外,尚有游离脂肪酸、蜡、磷脂及色素等脂溶性物质;脂肪酸的含量数值是指单体脂肪酸占总脂肪酸的百分比。天然食物的脂肪是由甘油与脂肪酸结合而成的三酰基甘油和磷脂、固醇或糖体等一些非脂肪酸物质。这些成分并不能全部分解为脂肪酸,因此,不能简单地将测定的食物中全部脂肪酸数值的总和等同于食物的脂肪含量。如植物油含有100% 甘油三酯,其中95.6% 可分解为脂肪酸,4.4% 是甘油,所以甘油三酯的脂肪酸折算系数是 0.956。

为方便实际工作中的应用,引用了英国食物成分表中使用的"脂肪酸折算系数",来计算每 100g 可食部食物中的总脂肪酸含量。同时,结合饱和脂肪酸、单不饱和脂肪酸、多不饱和脂肪酸占总脂肪酸的百分比,可以计算出每 100g 可食部食物中三类脂肪酸的含量。具体计算方法见示例 2。

示例 2:对食物——牛肉（瘦）中脂肪酸含量进行计算（TFA 为总脂肪酸,下列标横线的数字是在 100g 可食部食物中,或 100g 可食部食物的总脂肪酸含量中所占的比例,是比例值,而不是具体值）。

牛肉（瘦）的脂肪含量:*2.3g/100g 可食部食物;

牛肉（瘦）脂肪酸折算系数:0.916;

牛肉（瘦）中的总脂肪酸含量:*2.3g/100g 可食部食物×0.916 = 2.1g/100g 可食部食物;

饱和脂肪酸含量:*51.8% TFA×28.03 = 10.3g/100g 可食部食物;

单不饱和脂肪酸含量:*43.1% TFA×28.03 = 12.8g/100g 可食部食物;

多不饱和脂肪酸含量:*5.0% TFA×28.03 = 3.4g/100g 可食部食物。

注:*标下划线数字引自英国食物成分表（1991）。

5. 食物的可食部　食部,即可以吃的部分,不包括应该丢掉的和不可以吃的部分,例如去掉皮的香蕉,去掉骨头的肉等。"食部"栏中的数据表示某一食物中可食用部分占食物样品的百分比,在表中标明"食部"为 80% ,说明该食物中只有 80% 可食用,其余部分不可食。例如,有人吃苹果,假设只是不吃核,则食部为 90% ;若不吃核、皮,则食部可能为 80% 。因此食部的多少,可因个体的食用习惯改变它的比例。

计算 1 000g 市售食物中营养成分的含量,可用下面的公式:

$$X = A \times 10 \times EP$$

其中,X:为 1 000g 市售食物中某营养素的含量;

A:为食物成分表中每 100g 可食部中该种营养素的含量;

EP:为食物成分表中可食部比例%。

示例 3:称重一条草鱼生重 2 000g,清理后废弃部 840g,

则可食部为:2 000－840＝1 160g

$$可食部(EP) = (1\ 160/2\ 000) \times 100\% = 58\%$$

示例 4:计算 1 000g 茄子(圆)中蛋白质含量

首先计算出食部为 95% 的茄子(圆),其可食部的重量是 950g,再计算出食部为 950g 茄子(圆)中的蛋白质含量,查表得每 100g 茄子(圆)中蛋白质含量为 1.6g,那么 950g 茄子(圆)中蛋白质含量为 950/100×1.6＝15.2g。

食物中其他营养素和能量均以此法计算。

食物的可食部比例不是固定不变的,它会因运输、贮藏和加工处理等方面的不同而有所不同。

6. 营养质量指数 营养质量指数(index of nutrition quality,INQ)是一种结合能量和营养素对食物进行综合评价的方法,它能直观、综合地反映食物能量和营养素需求的情况,其含义是指某食物中营养素能满足人体营养需要的程度(营养素密度)与该食物能满足人体能量需要的程度(能量密度)的比值。INQ 是评价食物营养质量的简明指标。其优点在于只用一个数值,简单明了地表达了食物的营养质量,能比较不同食物提供同一营养素的能力。

营养素密度＝食物中某种营养素含量/该营养素的推荐摄入量

能量密度＝某种 100g 食物提供的能量/能量推荐摄入量标准

INQ＝营养素密度/能量密度

INQ＝1,表示该食物提供营养素的能力与提供能量的能力相当,二者满足人体需要的程度相等;

INQ<1,表示该食物提供营养素的能力小于提供能量的能力,长期食用此食物会发生该营养素不足或供能过剩的危险;

INQ>1,表示该食物提供营养素的能力大于提供能量的能力。

INQ 最大的优点就是可以根据不同人群的营养需求来分别计算,常用作评价食物营养价值的最直观指标。比如同一个食物,对一组正常人群可能是合适的,而对肥胖人群可能是不合适的,因此要做到因人而异。

7. 血糖生成指数 血糖生成指数(glycemic index,GI)表示某种食物升高血糖效应与标准食品(通常为葡萄糖)升高血糖效应之比,是衡量食物引起餐后血糖反应的一项有效指标。

$$GI = (某食物在食后 2h 血糖曲线下面积)/$$
$$(相当含量葡萄糖在食后 2h 血糖曲线下面积) \times 100\%$$

一般认为,高 GI 的食物,进入胃肠后消化快、吸收率高,葡萄糖释放快,葡萄糖进入血液后峰值高;反之,低 GI 食物在胃肠中停留时间长,吸收率低,葡萄糖释放缓慢,葡萄糖进入血液后的峰值低、下降速度慢(图 1-1)。

影响 GI 的因素很多,包括食物烹调加工方式、食物其他成分的含量等物化因素以及胃排空率、胰岛素反应强度、咀嚼程度、小肠中淀粉酶的含量等生理性因素。部分食物血糖生成指数见表 1-7。

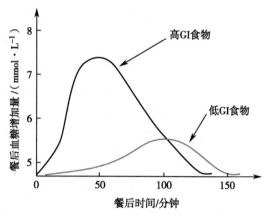

图 1-1 餐后血糖变化值

表 1-7 食物血糖生成指数表(部分)

糖类	GI 值	谷类及制品	GI 值	蔬菜类	GI 值	水果类及制品	GI 值
果糖	23	小麦	41	雪魔芋	17	苹果	22
乳糖	46	通心面	45	芋头	48	樱桃	22
巧克力	49	黑米饭	55	山药	51	李子	24
蔗糖	65	粗麦粉	65	甜菜	64	桃	28
蜂蜜	73	大麦粉	66	麝香瓜	65	桃(罐头,含果汁)	30
胶质软糖	80	大米粥	69	胡萝卜	71	杏干	31
绵白糖	84	油条	75	南瓜	75	梨	36
葡萄糖	100	烙饼	80			葡萄	36
麦芽糖	105	馒头	88.1			葡萄干	64

摘自:杨月欣,王光亚,潘兴昌.中国食物成分表(第一册).2 版.北京:北京大学医学出版社,2009:309-311.

【应用】

1. 食物营养素的查询 一种食物有很多种食物成分,按照需要查询的食物成分预先设计好一份表格,用来记录查询结果。如表 1-8 所示:

表 1-8 食物种类和营养素种类记录表

食谱	重量/g	食部/%	水分/g	能量/kcal	蛋白质/g	脂肪/g	碳水化合物/g	膳食纤维/g	胆固醇/mg	RE/mg	维生素 B$_1$/mg	维生素 B$_2$/mg	…
牛奶													
柑橘													
…													
…													

工作流程：

（1）明确食物和分类。

（2）食物确定后，按照食物分类查找各种食物在食物成分表中的位置。

（3）食物名称后的各列就是该食物各种营养素的含量。在表中找到对应的营养素，行与列交叉位置的数据即为该食物中这种营养素的含量。

（4）最后将查询到的结果记录到设计好的食物成分查询表格内。

营养素查询流程如图 1-2 所示：

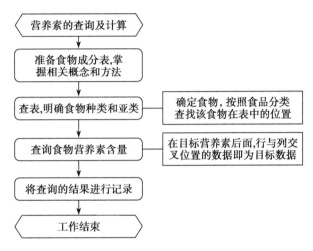

图 1-2　营养素查询流程图

2. 计算某种食物营养质量指数　如某 8 岁女童每天早晚各一杯牛奶，每杯 150g，求该女童每天牛奶中钙的营养质量指数（INQ）。

（1）每 100g 牛奶的食物成分表见表 1-9。

表 1-9　100g 牛奶的部分食物成分表

编码	名称	食部/ %	水分/ g	能量/ kcal	蛋白 质/g	脂肪/ g	碳水 化合 物/g	胆固 醇/ mg	总维生 素 A/ μgRE	维生 素 C/ mg	钙/ mg
10-1-101	牛乳	100.0	89.8	54.0	3.0	3.2	3.4	15.0	24.0	1.0	104.0

（2）查找能量推荐摄入量：根据年龄、性别、生理状况、体力活动、《中国居民膳食营养素参考摄入量（2013 年版）》查找该年龄段能量推荐摄入量，如 8 岁女孩（中等强度体力活动）其推荐的每日能量为 1 700kcal，而钙的每日推荐摄入量为 800mg。

（3）计算

牛奶中钙营养素密度 = 牛奶钙含量/钙的推荐摄入量 = 108/800 = 0.135

牛奶的能量密度 = 100g 食物提供的能量/能量推荐摄入量标准 = 59/1800 = 0.033

牛奶中钙的营养质量指数(INQ)= 0.135/0.033 = 4.09>1,表明牛奶为钙营养质量合格食物。

【实践】

食物成分数据可在多个方面应用,如营养咨询和教育、膳食调查和指导、营养配餐、社区营养管理等。

实践1 一天中所吃食物中营养素的计算

(1) 首先将自己一天所吃的所有食物及其重量记录下来;然后查食物成分表,计算每种食物所提供的各种营养素的含量;再将每种营养素的总量计算出来,就可以得到个体每天从所吃食物中摄入的营养素总量。如表1-10所示(只列出部分食物及数据)。

表1-10 一日食物种类、摄入量及营养素种类记录表

食物种类	重量/g	能量/kcal	蛋白质/g	脂肪/g	碳水化合物/g	膳食纤维/g	RE/μg	维生素B$_1$/mg	维生素B$_2$/mg
鸡蛋(白皮)	60.00								
牛奶	100.00								
柑橘	100.00								
牛肉	100.00								
鲤鱼	50.00								
粳米	400.00								
红豆	50.00								
春笋	300.00								
总计	1 125.00								

(2) 查《中国食物成分表》(第一册,第2版),将相应数据填入上述表格中,现以白皮鸡蛋为例,介绍相应营养素的查询与含量的计算,见表1-11。

表1-11 100g白皮鸡蛋的食物成分

名称	重量/g	能量/kcal	蛋白质/g	脂肪/g	碳水化合物/g	膳食纤维/g	RE/μg	维生素B$_1$/mg	维生素B$_2$/mg
白皮鸡蛋	100.00	138.00	12.70	9.00	1.50	—	310.00	0.09	0.31

摘自:杨月欣,王光亚,潘兴昌.中国食物成分表(第一册).2版.北京:北京大学医学出版社,2009:116.

则60g白皮鸡蛋的能量 = 138kcal×60/100 = 82.8kcal,60g白皮鸡蛋的蛋白质质量 = 12.7g×60/100 = 7.62g。

按照相应的计算方法将数据填入表1-12中(自己可尝试将表1-12补充完整)。

表 1-12　一日食物种类、摄入量及营养素种类记录表

食谱	重量/g	能量/kcal	蛋白质/g	脂肪/g	碳水化合物/g	膳食纤维/g	RE/μg	维生素B₁/mg	维生素B₂/mg
鸡蛋(白皮)	60.00	82.80	7.62	5.40	0.90	—	186.00	0.054	0.186
牛奶	100.00	54.00	3.00	3.20	3.40	—	24.00	0.03	0.14
柑橘	100.00	51.00	0.70	0.20	11.90	0.40	—	0.08	0.04
牛肉	100.00								
鲤鱼	50.00								
粳米	400.00								
红豆	50.00								
春笋	300.00								
总计	1 125.00								

注:部分数据依据杨月欣,王光亚,潘兴昌主编中国食物成分表(第一册,第2版)数据计算所得。

实践2　计算某40岁轻体力劳动女性的一日膳食营养素摄入量

该女士的一日食谱及所食用部分营养素含量见表1-13和表1-14。

表 1-13　该女士的一日食谱

食谱(食物重量均指可食部分)	
早餐	鲜牛奶一杯(200g),馒头一个(小麦标准粉100g)
中餐	米饭(粳米,标三100g), 猪肉炒芹菜(猪腿肉100g,芹菜茎250g,酱油2g,花生油6g,盐2g)
晚餐	米饭(粳米,标一100g), 清蒸鲈鱼(200g) 生菜豆腐汤(生菜100g,豆腐100g,花生油6g,盐2g)

表 1-14　所食用食物的成分表(100g 可食部含量)(只列出部分营养素)

食物名称	能量/kcal	蛋白质/g	脂肪/g	碳水化合物/g	维生素A/μgRE	维生素B₁/mg	维生素C/mg	钙/mg	铁/mg
牛乳(X)	54.00	3.00	3.20	3.40	24.00	0.03	1.00	104.00	0.30
小麦粉	349.00	11.20	1.50	73.60	—	0.28	—	31.00	3.50
粳米	346.00	7.20	0.80	77.60	—	0.33	—	5.00	0.70
猪腿肉	190.00	17.90	12.80	0.80	3.00	0.53	—	6.00	0.90
芹菜茎	22.00	1.20	0.20	4.50	57.00	0.02	8.00	80.00	1.20
酱油(一级)	66.00	8.30	0.60	6.90	—	0.03	—	27.00	7.00

续表

食物名称	能量/kcal	蛋白质/g	脂肪/g	碳水化合物/g	维生素A/μgRE	维生素B$_1$/mg	维生素C/mg	钙/mg	铁/mg
花生油	899.00	…	99.90	0	—	…	—	12.00	2.90
精盐	—	—	—	—	—	—	—	22.00	1.00
生菜	15.00	1.30	0.30	2.00	298.00	0.03	13.00	34.00	0.90
豆腐（X）	82.00	8.10	3.70	3.80	—	0.04	—	164.00	1.90
鲈鱼	105.00	18.60	3.40	—	19.00	0.03	—	138.00	2.00

摘自：杨月欣，王光亚.潘兴昌.中国食物成分表（第一册）.2版.北京：北京大学医学出版社，2009.

根据上述食谱，评价该女士此日各种营养素的摄入量能否满足生理需要。

（1）膳食计算：根据表1-13和表1-14，查阅食物成分表，计算该女士一日能量及各种营养素的摄入量，填入表1-15中。

表1-15 食物营养成分计算

餐次	食物名称	摄入量/g	能量/kcal	蛋白质/g	脂肪/g	碳水化合物/g	维生素A/μgRE	维生素B$_1$/mg	维生素C/mg	钙/mg	铁/mg
早餐	牛奶	200.00	108.00	6.00	6.40	6.80	48.00	0.06	2.00	208	0.60
	面粉	100.00	349.00	11.20	1.50	73.60	—	0.28	—	31	3.50
午餐	粳米	100.00	346.00	7.20	0.80	77.60	—	0.33	—	5	0.70
	猪腿肉	100.00	190.00	17.90	12.80	0.80	3.00	0.53	—	6	0.90
	芹菜茎	250.00	55.00	3.00	0.50	11.25	142.50	0.05	20.00	200.00	3.00
	酱油	2.00	1.32	0.166	0.012	0.14	0.00	0.0006	0.00	0.54	0.14
	花生油	6.00	54.00	—	6.00	0				0.72	0.17
	盐	2.00	0.00	—	—					0.44	0.02
晚餐	粳米	100.00	346.00	7.20	0.80	77.60	—	0.33	—	5.00	0.70
	生菜	100.00	15.00	1.30	0.30	2.00	298.00	0.03	13.00	34.00	0.90
	豆腐	100.00	82.00	8.10	3.70	3.80		0.04	—	164.00	1.90
	鲈鱼	200.00	210.00	37.20	6.80	—	38.00	0.06	—	276.00	4.00
	花生油	6.00	54.00	—	6.00	0.00				0.72	0.17
	盐	2.00	—	—	—					0.44	0.02
	合计		1 810.32	99.27	45.61	253.59	529.50	1.71	35.00	931.86	16.72

（2）将一日营养素摄入量和推荐摄入量比较,见表 1-16。

表 1-16　一日营养素摄入量和参考摄入量比较

营养素	能量/ （kcal · d^{-1}）	蛋白质/ （g · d^{-1}）	维生素 A/ （μgRE · d^{-1}）	维生素 B$_1$/ （mg · d^{-1}）	维生素 C/ （mg · d^{-1}）	钙/ （mg · d^{-1}）	铁/ （mg · d^{-1}）
实际摄入量	1 810.32	99.27	529.50	1.71	35.00	931.86	16.72
参考摄入量	2 100.00	65.00	700.00	1.30	100.00	800.00	20.00
实 际/参 考 摄入量/%	86.21	152.72	75.64	131.54	35.00	116.48	83.60

摘自:杨月欣,王光亚,潘兴昌. 中国食物成分表(第一册). 2 版. 北京:北京大学医学出版社,2009:380-384.

由表中数据可知:蛋白质、维生素 B$_1$、钙的摄入量偏高,能量、铁的摄入量基本满足需要,维生素 A 摄入偏少,维生素 C 摄入最少。

（3）计算三大营养素的供能比:分别计算蛋白质、脂肪、碳水化合物提供的能量,计算其占总能量的百分比,填入表 1-17。结果显示蛋白质供能比例偏高,碳水化合物和脂肪的供能比例在正常范围内。

表 1-17　三大产能营养素供能比

	摄入量/g	占总能量的 百分比/%	计算方法	标准
碳水化合物	253.59	56.03%	253.5×94/1 810.32×100%	50%~65%
蛋白质	99.27	21.93%	99.27×4/1 810.32×100%	10%~15%
脂肪	45.61	22.67%	45.61×9/1 810.32×100%	20%~30%

摘自:孙长颢,凌文华,黄国伟. 营养与食品卫生学. 8 版. 北京:人民卫生出版社. 2017.

（4）评价三餐能量分配比:见表 1-18。

表 1-18　该女士三餐能量分配比（同上）

餐次	能量/kcal	占总能量百分比	计算方法	标准
早餐	457.00	25.24%	457/1 810.32×100%	30%
午餐	646.32	35.70%	646.32/1 810.32×100%	40%
晚餐	707.00	39.05%	707/1 810.32×100%	30%

由表可知,三餐能量分配中,晚餐能量摄入量略高,早餐和午餐略低。

第二节　膳食调查前的准备

为了调查工作能顺利进行,进行膳食调查前要准备相关工具、量表等,并熟悉各种常见食物对应重量的体积、大小等了解常见食物的重量。

一、食物定量

1. 准备相应的称量工具、标准容器

称量工具:食物秤(用于称量食物重量),身高体重秤(用于测量被调查对象的身高、体重),皮尺(用于测量被调查者的腰围、臀围等)。

标准容器:标准碗、盘子和杯子(表1-19)等。

2. 估计食物重量 准备食物模具、食物图谱或借助手势(表1-19)等估计食物的重量,从而估计食物的摄入量;也可借助电子称重器,如称量空碗与装满水的碗的质量,通过其差值计算碗的容量,或通过电子秤直接称量馒头、水果、蔬菜等食物的重量。对于食用油的每日摄入量,可以通过计算获得,例如:每日食用油的摄入量=(一桶油的重量−现在的重量)/食用天数。

表1-19 标准容器、手势和工具的定义和用途

容器、手势和工具	规格和尺寸	用途
	直口碗,直径11.2cm,一碗水容积250ml	主要用于衡量主食、液体类食物的量
	浅式盘,直径20.2cm	主要用于衡量副食的量
	方底杯,高13.8cm,一杯水容积250ml	主要用于衡量液体食物的量
	瓷勺,一勺容量10ml	主要用于衡量油、盐的量
	盐勺,长1.4cm,深1.1cm,一勺2g	主要用于衡量盐的用量

容器、手势和工具	规格和尺寸	用途
	一个掌心大小的量	一个掌心,主要衡量片状食物的大小
	一只手可以捧起的量	单手捧,主要用于衡量大豆、坚果等颗粒状食物
	一个拳头大小的量	一拳,主要用于衡量球形、块状食物的大小
	电子称重器	用于称量食物的重量
	电子称重器	用于称量食物的重量

3. 常见食物标准份量示意图的系列食物图片(表 1-20)是通过借助食物形体大小或者份量多少对比、背景刻度坐标和日常生活中熟知的物品三个视觉参照体系,将一定数量食物的视觉印象与其重量联系起来,可以帮助人们在一定数量食物的视觉印象与其相应重量间建立思维联系,从而可以更准确地回忆和估计过去一段时间内所摄取食物的重量。

表 1-20 常见食物的标准份量（以可食部计）

食物类别	每份重量	能量/kcal	备注	示意图
谷类	50~60g	160~180	面粉 50g=65~80g 馒头 大米 50g=100~140g 米饭	70g 馒头（50g 面粉） 130g 米饭（50g 大米） 56g 吐司片（能量 150kcal） 110g 窝头（50g 玉米面） 15g 小米粥 150g 玉米（可食部） 150g 玉米（可食部） 150g 玉米（可食部）

续表

食物类别	每份重量	能量/kcal	备注	示意图
薯类	85~100g	80~90	红薯80g=马铃薯100g（能量相当于0.5份谷类）	85g红薯　85g红薯　100g山药 100g山药　100g土豆　100g土豆
蔬菜类	100g	15~35	高淀粉类蔬菜，如甜菜、鲜豆类	100g菠菜　100g菠菜（熟）　200g娃娃菜（2份）

19

续表

食物类别	每份重量	能量/kcal	备注	示意图
蔬菜类	100g	15～35	高淀粉类蔬菜,如甜菜、鲜豆类	100g 芹菜　100g 芹菜 100g 油菜　100g 油菜(熟) 100g 油麦菜　100g 油麦菜(熟)

续表

食物类别	每份重量	能量/ kcal	备注	示意图	
水果类	100g	40~55	100g梨和苹果，能量相当于 高糖水果如枣25g，柿子65g	260g苹果（200g可食部，2份）	130g苹果（100g可食部）
				600g葡萄（可食部500g，5份）	120g葡萄（可食部100g）
				340g油桃（可食部200g，2份）	170g油桃（可食部100g）

续表

食物类别		每份重量	能量/kcal	备注	示意图
水果类		100g	40~55	100g梨和苹果,能量相当于高糖水果如枣25g,柚子65g	100g蓝莓　255g西瓜(可食部150g,能量45kcal)
畜禽肉类	瘦肉(脂肪含量<10%)	40~60g	65~100	瘦肉的脂肪含量<10% 肥瘦肉的脂肪含量10%~35%	60g瘦肉(脂肪5%~10%)
	肥瘦肉(脂肪含量10%~35%)	20~30g	65~100	肥肉、五花肉脂肪含量一般超过50%,应减少食用	60g牛腩(脂肪10%~35%)

续表

食物类别		每份重量	能量/kcal	备注	示意图
水产品类	鱼类	40~50g	50~60	鱼类蛋白质含量15%~20%，脂肪1%~8%；虾贝类蛋白质含量5%~15%，脂肪0.2%~2%	50g 鲳鱼　70g 青虾（40g 可食部）　2 000g 鲤鱼（40 份）
	虾贝类		35~50		
蛋类（含蛋白质7g）		40~50g	65~80	一般鸡蛋50g，鹌鹑蛋10g，鸭蛋80g左右	50g 鸡蛋　10g 鹌鹑蛋（1/5 份）　鸡蛋与鹌鹑蛋

续表

食物类别	每份重量	能量/kcal	备注	示意图
大豆类（含蛋白质7g）	20~25g	65~80	黄豆20g=北豆腐60g=南豆腐110g=豆干120g=豆浆360~380ml	20g大豆　20g绿豆　20g红豆　16g豆腐皮　60g豆腐
坚果类（含油脂5g）	10g	40~55	淀粉类坚果相对能量低，如葵花子仁10g=板栗25g=莲子20g（能量相当于0.5份油脂类）	10g花生米　10g开心果（6g可食部）　20g瓜子（10g可食部）

续表

食物类别		每份重量	能量/kcal	备注	示意图		
乳制品	全脂（含蛋白质2.5%~3.0%）	200~250ml	110	200ml液态奶=20~25g奶酪=20~30g奶粉　全脂液态奶脂肪含量约3%	200ml 牛奶	125ml×2 酸奶	25g 奶酪
	脱脂（含蛋白质2.5%~3.0%）	200~250ml	55	脱脂液态奶脂肪含量约<0.5%			
	水	250ml	0		250ml 水，1份	500ml 水，2份	500ml 水，2份

二、制作膳食问卷调查表

调查表的内容包括调查对象的基本信息(姓名、性别、年龄、身高、体重)、食物摄入情况、饮食习惯、劳动强度等。

1. 24 小时膳食回顾调查表,见表 1-21。

表 1-21 24 小时膳食回顾调查表

姓名: 　　性别: 　　年龄: 　　身高: 　　体重:

劳动强度:□轻度 　□中度 　□重度

餐次	就餐时间和地点	食物名称	食物原料	原料质量/g
早餐				
午餐				
晚餐				
加餐				
零食				

注:就餐的时间地点(如中午 12 点,在家);食物的名称(芹菜炒肉)、食物原料(芹菜、猪肉、油)、原料质量(芹菜、猪肉的生重和食用油的重量)。

2. 食物频率调查问卷见表 1-22、表 1-23、表 1-24。调查时要记录调查对象摄入食物的种类、摄入频率及每次的摄入量,即 1 周、1 个月甚至 1 年中各种食物的摄入次数和重量。

表 1-22 半定量食物频率调查问卷

姓名: 　　性别: 　　年龄: 　　电话:

食物名称	是否食用 (是填 1　否填 0)	进食次数			
		次/日	次/周	次/月	次/年
大米					
小麦面粉					
杂粮(小米/高粱/玉米等)					
油炸面食					
豆类及其制品					
坚果					
新鲜蔬菜					
新鲜水果					
猪肉					
牛、羊肉					
禽肉					
水产品					
鲜奶					
奶粉					
酸奶					
蛋类					
白酒					
啤酒					
果汁饮料					
其他饮料					

表 1-23 定量食物频率调查问卷

姓名: 性别: 年龄: 电话:

食物类别	食物名称*	进食次数				每次摄入量/g
		次/日	次/周	次/月	次/年	
谷类						
面粉						
（杂粮等）						
禽类						
肉类						
蛋类和鲜奶						
新鲜蔬菜						
水果						
其他						

* 食物名称一列可列出常吃的具体食物,这里只以谷类为例说明。

表 1-24 定性食物频率调查问卷

姓名: 性别: 年龄: 电话:

食物种类*	是否添加 （是 1 否 2）	开始添加 时间/月	近 1 个月内进食的频率 ①<1 次/月 ②<1~2 次/月 ③<3~4 次/月 ④1~2 次/周 ⑤3~6 次/周 ⑥每天
谷类食物			
豆类及其制品			
新鲜蔬菜			
蛋类及其制品（蛋黄、鸡蛋羹等）			
水产品			
新鲜水果（苹果、梨、橙子等）			
禽类			
肉类			

* 食物种类一列应有具体名称。

3. 称重法调查表见表 1-25。

表 1-25 食物消耗记录表

单位: 时间:

餐次	就餐人数	食物名称	生重/g	熟重/g	生熟比	熟食剩余重量/g	实际消耗的生重/g
早餐							
午餐							
晚餐							

4. 记账法调查表见表 1-26、表 1-27。

表 1-26　食物量记录表

家庭编号：　　　省/区：　　　市/县：　　　区/乡：　　　居委会/村：　　　调查户：

食物编码		
食物名称	例如:标准粉	
结存数量/kg		
日期	购入量/kg	丢弃量/kg
月　日		
月　日		
月　日		
月　日		
月　日		
剩余食物总量		
实际总消耗量		

表 1-27　家庭成员每人每日用餐登记表

姓名				
序号	1	2	3	…
年龄/岁				
工种				
劳动强度				
生理状况				
时间	早　中　晚	早　中　晚	早　中　晚	早　中　晚
月　日				
月　日				
月　日				
月　日				
进餐总人次数				
餐次比				
折合人日数				
总人日数				

注:
（1）序号范围为 1~9。
（2）工种即为职业,如退休、家务、中学生、工人等。
（3）劳动强度分级:1. 轻体力劳动;2. 中等体力劳动;3. 重体力劳动。
（4）生理状况分级:0. 正常;1. 孕妇;2. 乳母。
（5）用餐记录:1. 在家进餐;2. 不在家进餐。

5. 成年人身体活动水平分级见表 1-28。

表 1-28　成年人身体活动水平分级

活动水平	PAL	生活方式	从事的职业人群
轻度	1.5	静态生活方式/坐位工作,很少或没有重体力的休闲活动;静态生活方式/坐位工作,有时需走动或站立,但很少有重体力的休闲活动	办公室职员或精密仪器机械师;实验室助理、司机、学生、装配线工人
中度	1.75	主要是站着或走着工作	家庭主妇、销售人员、侍应生、机械师、交易员
重度	2.0（+0.3）	重体力职业工作或重体力休闲活动方式;体育运动量较大或重体力休闲活动次数多且持续时间较长	建筑工人、农民、林业工人、矿工;运动员

三、调查过程中的注意事项

1. 调查员需要进行自我介绍(如单位等),说明调查的目的与意义,首先与调查对象或单位主管人员做好交流沟通工作,获得许可。

2. 调查需要一定的技巧,获得调查对象真实的基本信息,如年龄、性别、身高、体重、文化程度等。正确引导调查对象回忆食物摄入频率、摄入量等情况。

3. 需要大体了解当前市场上主副食品的价格,从而根据调查对象的购买金额求得购买数量,食物的重量(毛重)＝消费金额/单价。

4. 当调查对象是家庭就餐时,需要询问该调查对象每种食物的摄入比例,从而估算出其实际摄入量。

5. 进行基本信息的填写,可由调查对象(有较高文化)自己填写,对于不理解的事项需要给予解释;对于不能完成自我填写的人员,需要调查员帮忙完成。

6. 在调查完成后,立即对调查内容进行核查,再询问调查对象内容不可靠的部分。

7. 将资料统一通过营养计算器录入,每份资料分别由 2 人录入,然后对 2 人的录入结果进行校对,有差异的部分重新录入。随后对其营养摄入情况进行评价。

8. 使用食物成分表计算主要营养素的步骤如下:

（1） 从《中国食物成分表》中查询出各种食物每 100g 的能量及各种营养素的含量。

（2） 分别计算这一日内食用的不同食物所含能量和营养素的量。

（3） 把所有食物提供的能量和营养素含量累计相加,得到膳食摄入的总能量和营养素。某营养素含量的计算方法:

食物中某营养素含量＝∑（食物量(g)/100×可食部分比例×食物中某营养素含量/100g）

9. 计算时注意烹调对原料中的营养素种类和数量有一定影响,烹调后菜肴的营养价值可能发生变化。

10. 进行食物归类时,要注意有些食物要进行折算才能相加。如计算乳类摄入量时,不能将鲜奶和奶粉直接相加,而是应该按蛋白质含量将奶粉折算成鲜奶后再相加。

11. 计算时要注意记录的食物重量是生重还是熟重,有熟食编码的尽量采用。

12. 要明确调查的食物是净重还是市重（毛重）。如果是食品,则需按食物成分表中食物的"可食部"换算成净重来计算。

13. 对于食物成分表中查不到的食物,可以用近似食物的营养成分代替,但是要注意使用替代原则。

14. 不同的烹饪方法可制出不同重量的菜肴,这里表示的是生菜重量。

四、预包装食品及食品标签

（一）基础知识

《食品安全法》第一百五十条规定,预包装食品指预先定量包装或者制作在包装材料、容器中的食品。《食品安全国家标准　预包装食品标签通则》(GB 7718—2011)对预包装食品进行了进一步说明,预包装食品是"预先定量包装或者制作在包装材料和容器中的食品,包括预先定量包装以及预选定量制作在包装材料和容器中并且在一定量限内具有统一的质量或体积标识的食品"。日常我们在市场买到的包装好的饼干、乳制品、肉制品、油、调味品、瓶装水等均为预包装食品。

食品标签是指食品包装上的文字、图形、符号及一切说明物,是对食品质量特性、安全特性、食用（饮用）说明的描述。通常标注了食品的生产日期、保质期、配料、质量（等级）等可以告诉消费者食物是否新鲜、产品特点、营养信息等。通过食品标签,消费者可以了解食品的基本来源、属性和营养含量、安全食用期限等基本信息。

食品标签是向消费者传递产品信息的载体。食品标签不仅是消费者连接食品及其信息的窗口,也是提高消费者辨别、认知食品能力的良好措施。食品标签对传播营养和安全信息是一个有效途径。我国《预包装食品标签通则》(GB—7718)、《预包装食品营养标签通则》(GB—28050)、《预包装特殊膳食用食品标签》(GB—13432)等规定了对不同产品食品标签的管理要求。

食品标签标示包括强制标示和非强制标示,如表 1-29 所示。

表 1-29　食品标签的强制标示和非强制标示

分类	内容
非强制标示内容	产品批号;食用方法;能量和营养素
强制标示内容	食品名称;配料清单;配料的定量标示;净含量和沥干物含量（固形物）;制造者、经销者的名称和地址;生产许可证编号;日期标志和贮藏期;产品标准号、质量（品质）等级;其他（如辐照食品、转基因食品）

（二）食品标签的解读

通常标注了食品的生产日期、保质期、配料、质量（等级）等可以告诉消费者食物是否新鲜、产品特点、营养信息等。所以购买食物时要注意食物标签,特别是以下几个方面的信息:

1. 食品名称　食品名称位于在食品标签的醒目位置,是能清晰地标示、反映食品真实属性的专用名称。"醒目位置",即食品标签最引人注目,消费者购买或食用时一目了然的部位。而"真实属性",即食品本身固有的性质、特性、特征,使消费者一看名称就能联想到食品的本质。

2. 日期信息和储存条件　包装食品上的日期包括生产日期和保质期(图1-3)。保质期是保持食品品质的期限,准确地说,是该食品的最佳食用期限。在保质期内,应选择距离生产日期最近的食品,就算没有过期,随着时间的延长,食物里面的营养成分可能也会随之降低。

日期中年、月、日可用空格、斜线、连字符、句点等符号分隔,或不用分隔符。年代号一般应标示4位数字,小包装食品也可以标示2位数字。月、日应标示2位数字。

日期的标示可以有如下形式:2013年5月20日;2013 05 20;2013/05/20;20130520等。

保质期可以有如下标示形式:(1)最好在……之前食(饮)用;(2)……之前食(饮)用最佳;(3)……之前最佳;(4)此日期前最佳……;(5)此日期前食(饮)用最佳……;(6)保质期(至)……;(7)保质期××个月(或××日,或××天,或××周,或×年)。

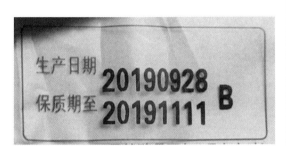

图1-3　某些包装食品的生产日期和保质期

如图1-3左图所示品牌的面包的包装,在该处包装的上方生产日期为2019年9月28日,在第二行,提示说保质期至2019年11月11日,即建议在2019年11月11日之前食用该面包。

3. 配料表　配料清单应以"配料"或"配料表"为引导词。加工过程中所用原料已改变为其他成分(如酒、酱油、食醋等发酵产品)时,可用"原料"或"原料与辅料"作为引导词。按照"食物用料量递减"的标示原则,食品配料表按序标示量食品的原料、辅料、食品添加剂等信息(图1-4)。所有食品添加剂必须在食品标签上明显标注。并且配料表中不能加"等"字。因此,配料表是了解食品的主要原料、鉴别食品主要属性的重要途径。故所有使用的食品添加剂种类必须在配料表中标示出来,以便消费者购买时予以关注。

如图1-5中的某些图片所示,饮料的配料表中,水排第一位;奶制品的配料表中,奶排在第一位。购买时,除了应该看清包装盒上是否有"牛奶""乳饮品"等字样,还可看配料表,如果排在第一位的是水,第二位是牛奶,那可能不是全脂牛奶。

4. 食品生产许可证编号和产品标准号　在国内生产并实施生产许可证管理的食品,应当标注食品生产许可证编号及产品标准号(图1-6)。食品生产许可证编号代表着产品的安全品质和管理质量,消费者可按标签明示的生产许可证编号登陆国家市场监督管理总局查询企业的获证信息。而现在预包装食品应当纳入食品生产许可证的管理范围。

如果食品标签上没有标注产品标准号的话,那生产该产品的厂家就涉嫌无标生产,无标生产的产品属于"三无产品",消费者的权益可能就无法得到保障。

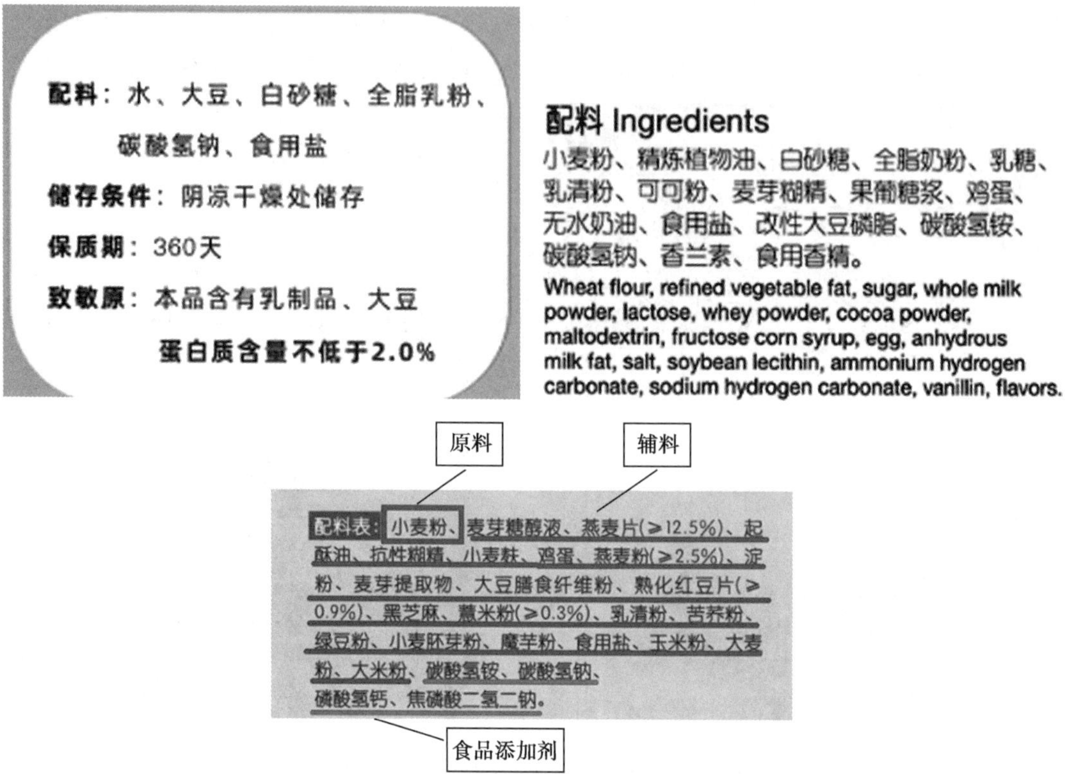

配料：水、大豆、白砂糖、全脂乳粉、
　　　碳酸氢钠、食用盐

储存条件：阴凉干燥处储存

保质期：360天

致敏原：本品含有乳制品、大豆

蛋白质含量不低于2.0%

配料 Ingredients

小麦粉、精炼植物油、白砂糖、全脂奶粉、乳糖、乳清粉、可可粉、麦芽糊精、果葡糖浆、鸡蛋、无水奶油、食用盐、改性大豆磷脂、碳酸氢铵、碳酸氢钠、香兰素、食用香精。

Wheat flour, refined vegetable fat, sugar, whole milk powder, lactose, whey powder, cocoa powder, maltodextrin, fructose corn syrup, egg, anhydrous milk fat, salt, soybean lecithin, ammonium hydrogen carbonate, sodium hydrogen carbonate, vanillin, flavors.

原料　　　　　　　辅料

配料表 小麦粉、麦芽糖醇液、燕麦片(≥12.5%)、起酥油、抗性糊精、小麦麸、鸡蛋、燕麦粉(≥2.5%)、淀粉、麦芽提取物、大豆膳食纤维粉、熟化红豆片(≥0.9%)、黑芝麻、薏米粉(≥0.3%)、乳清粉、苦荞粉、绿豆粉、小麦胚芽粉、魔芋粉、食用盐、玉米粉、大麦粉、大米粉、碳酸氢铵、碳酸氢钠、磷酸氢钙、焦磷酸二氢二钠。

食品添加剂

图 1-4　某些食品的食品配料表

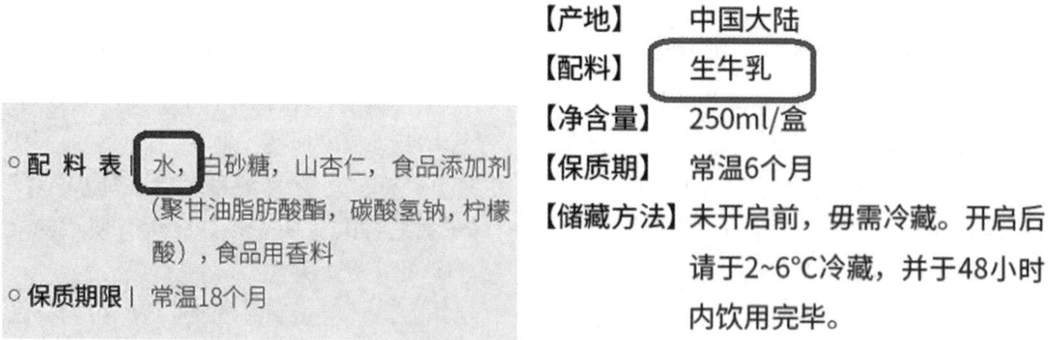

【产地】　　中国大陆

【配料】　　生牛乳

【净含量】　250ml/盒

【保质期】　常温6个月

【储藏方法】未开启前，毋需冷藏。开启后请于2~6℃冷藏，并于48小时内饮用完毕。

○ 配料表 水，白砂糖，山杏仁，食品添加剂（聚甘油脂肪酸酯，碳酸氢钠，柠檬酸），食品用香料

○ 保质期限 常温18个月

图 1-5　某些包装食品的配料表

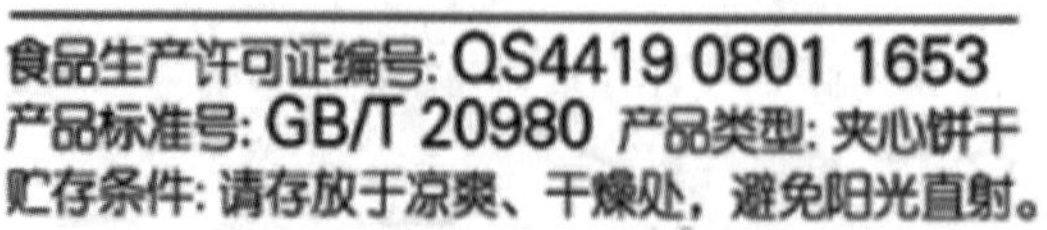

食品生产许可证编号：QS4419 0801 1653
产品标准号：GB/T 20980　产品类型：夹心饼干
贮存条件：请存放于凉爽、干燥处，避免阳光直射。

图 1-6　某些食品生产许可证编号和产品标准号

5. 食品营养标签　食品营养标签是食品标签上营养特性的说明,是消费者了解食品的营养信息,获取营养知识最简单、最直接的途径,通过营养标签,消费者可以了解食品的营养特性,并根据自身需要选择食品,计算食用一定量食品对日营养素需要的贡献值,从而有利于平衡膳食,降低膳食相关疾病的发生危险。

(1) 食品营养标签的构成:一般来讲,食品营养标签由营养成分表、营养声称和营养成分功能声称组成。其中营养成分表是最基本的信息。

营养声称是对食品营养特性的描述和声明,如能量水平、蛋白质含量水平。营养声称包括含量声称和比较声称。

含量声称是描述食品中能量或营养成分含量水平的声称,声称用语包括"含有""高""低"或"无"等,如牛奶是钙的来源、低脂奶、高膳食纤维饼干、富含蛋白质等,如图 1-7 所示。

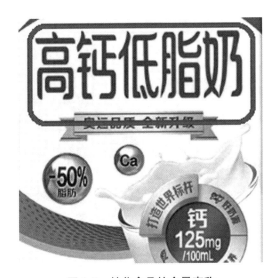

图 1-7　某些食品的含量声称

比较声称是与消费者熟知的同类食品的营养成分含量或能量值进行比较以后的声称。声称用语包括"增加"或"减少"等,所声称的能量或营养成分含量差异要≥25%。

营养成分功能声称,是某营养成分可以维持人体正常生长、发育和正常生理功能等作用的声称。只有当能量或营养成分含量"显著"时,才能进行功能声称。例如,只有当食品中的钙含量满足"高钙""钙来源"或"增加钙"等的要求后,才能标示"钙有助于骨骼和牙齿的发育"的功能声称用语。

标签上的"营养成分表"显示该食物所含的能量、蛋白质、脂肪、碳水化合物、钠等食物营养基本信息。有助于了解食品的营养组分和特征。学会看标签,有助于消费者合理选择适合自己的食品。

(2) 营养成分标示:营养成分标示是一个标准化的食品营养成分表,直接以数据形式显示某一食品中所含有的营养成分含量(图 1-8、图 1-9)。营养成分标示项目可以涉及能量及所有营养成分含量,如蛋白质、脂肪和胆固醇、总碳水化合物、糖、膳食纤维、各种维生素、矿物质等的含量。

营养成分标示通常有两种表达形式:绝对数值,即单位食品(每 100ml、100g、每包装)或每食用份食品中提供的营养素种类和含量;相对数值,即单位食品中营养素参考值(nutrient reference values,NRVs)的百分比。其中,绝对数值是营养成分标示的基本格式,在此基础上可根据需要增加相对数值的标记。

《食品安全国家标准　预包装食品标签通则》对预包装食品标签做了一些基本要求,如下所示:

(1) 预包装食品营养标签标示的任何营养信息,应真实、客观,不得标示虚假信息,不得夸大产品的营养作用或其他作用。

(2) 预包装食品营养标签应使用中文。如同时使用外文标示的,其内容应当与中文相

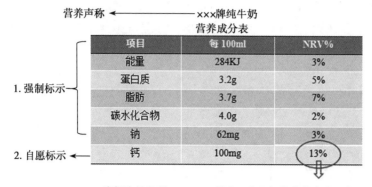

营养声称 ←——— ×××牌纯牛奶

营养成分表

项目	每 100ml	NRV%
能量	284KJ	3%
蛋白质	3.2g	5%
脂肪	3.7g	7%
碳水化合物	4.0g	2%
钠	62mg	3%
钙	100mg	13%

1. 强制标示

2. 自愿标示 ←—— 钙

当钙含量达到30%NRV,符合"高"钙的营养声称要求。在本营养成分表中,钙含量仅为13%NRV,故该品牌牛奶并未声称为高钙牛奶。

图 1-8 某食品营养成分表示意图

某食物营养成分表

项目	每 100g	NRV%
能量	1823 kJ	22%
蛋白质	9.0 g	15%
脂肪	12.7 g	21%
碳水化合物	70.6 g	24%
钠	204 mg	10%
维生素 A	126μgRE	16%
维生素 B₁	0.09 mg	6%
叶酸	23μg	6%
钙	250 mg	31%

核心营养成分

可选择标示的成分

占NVR 百分比

每100g(ml) 或每份的含量

营养成分

项目	每100ml	NRV%
能量	309KJ	4%
蛋白质	3.6g	6%
脂肪	4.4g	7%
碳水化合物	5.0g	2%
钠	65mg	3%
钙	120mg	15%

营养成分表

项目	每100mL	NRV%
能量	247kJ	3%
蛋白质	1.5g	3%
脂肪	2.3g	4%
碳水化合物	8.0g	3%
钠	70mg	4%

抹茶粉添加量149mg/包
白巧克力添加量0.746g/包

图 1-9 营养成分表示意图

对应,外文字号不得大于中文字号。

（3）营养成分表应以一个"方框表"的形式表示（特殊情况除外）,方框可为任意尺寸,并与包装的基线垂直,表题为"营养成分表"。

（4）食品营养成分含量应以具体数值标示,数值可通过原料计算或产品检测获得。

（5）食品企业可根据食品的营养特性、包装面积的大小和形状等因素选择使用其中的一种营养标签格式。

（6）营养标签应标在向消费者提供的最小销售单元的包装上。

第三节　膳食调查的方法

膳食调查及评价的目的是了解一定时期内人群膳食摄入情况,通过相应的食物成分表计算出能量和各种营养素的摄入量,对人群摄入的能量和营养素的种类、数量以及比例进行评估,从而评价调查对象摄入的能量和营养素是否合适,进而指导其健康饮食,减少营养相关疾病的发生。

膳食调查的内容主要包括:①收集调查期间调查对象每人每日所吃的食物品种、数量,这是最基本的资料;②了解烹调加工方法对营养素保存的影响等;③观察注意饮食制度、餐次分配是否合理;④了解调查对象过去的膳食情况、饮食习惯以及生理状况等。

为了解不同地区、不同生活条件下人群的膳食习惯、食物品种及每日从食物中所摄取的各种营养素的量,营养工作者经常选择适当的膳食调查方法。目前,常用的膳食调查方法包括:24小时膳食回顾法、称重法、记账法、化学分析法和食物频率法。营养工作者必须根据实际情况,正确选择能反映调查对象或群体食物摄入状况的方法,必要时,可选择多种方法。

一、24小时膳食回顾调查法

24小时膳食回顾调查法通过询问调查对象过去24小时内的膳食摄入情况(包括早中晚三餐及加餐和零食),记录摄入食物的种类和数量,然后通过食物成分表和营养计算器等工具计算出调查对象24小时内所摄入的总能量和各种营养素的量,最后再通过与推荐摄入量(RNI)或适宜摄入量(AI)的比较,评价调查对象能量或营养素摄入是否充足,然后给出合理化的建议,指导其合理饮食。

【目的】

1. 掌握24小时膳食回顾调查法的调查流程。
2. 熟悉并熟练应用估计食物重量的各种方法。
3. 了解24小时膳食回顾调查法等基础知识。

【内容】

（一）24小时膳食回顾调查法概述

24小时膳食回顾调查法特别适合对个体或特种人群进行调查,例如儿童、老年人和病人等。这些特种人群在食堂或家庭中与正常成年人就餐时,他们所摄入的食物数量和种类可能与正常成年人完全不同,此时就不应采用集体或家庭全部成员的食物消耗来估计他们所摄入的膳食量,也就是不宜再使用称重法或记账法做调查。该方法侧重于对短期摄入的调查,当需要测量长期的平均摄入量时,可进行多个24小时的重复测量,例如3×24小时、7×24小时膳食回顾调查。

优点:简单方便,既可进行面对面调查,又可以通过电话进行调查;应答率高,完成单个调查的时间较短;成人在 24 小时内的记忆较好,问卷完成率高;询问较为开放,调查对象的依从性较高。

局限性:膳食回顾不完全时容易低估调查对象的食物摄入量,因此对儿童或老年人做 24 小时膳食回顾调查时需要有看护人员的提醒或补充;食物的具体摄入量较难确定,因此需要提前准备好食物模具或食物图谱,必要时需要称重来提高准确性。

（二）24 小时膳食回顾调查法的步骤

应用 24 小时膳食回顾调查法收集被调查者在过去一天(24 小时)内摄入的全部食物种类、数量等资料,主要包括以下 4 个步骤。

1. 材料及工具准备　包括 24 小时膳食调查表和称(测)量工具。

2. 填写调查表　具体内容参照本章第二节。

3. 膳食营养素摄入量计算　根据被调查者 24 小时膳食调查结果中各类食物的摄入量和食物营养成分表计算出每类食物中各种营养素的含量。

示例:参照本章第一节中的示例,可得到每类食物中各种营养素的含量,如表 1-30 所示。可根据各类食物的摄入量和食物营养成分表计算出每类食物中各种营养素的含量。

表 1-30　食物中各种营养素的含量(100g 可食部)

食谱	重量/g	能量/kcal	蛋白质/g	脂肪/g	碳水化合物/g	膳食纤维/g	维生素 A/μgRE	维生素 B_1/mg	维生素 B_2/mg
牛奶	100.00	54.00	3.00	3.20	3.40	—	24.00	0.03	0.14
柑橘	100.00	51.00	0.70	0.20	11.90	0.40	148.00	0.08	0.04
白皮鸡蛋	60.00	138.00	12.70	9.00	1.50	—	310.00	0.09	0.31

由此可得,该个体在过去 24 小时中摄入维生素 B_1 的总量为各种食物提供的维生素 B_1 之和,因此所摄入三种食物的维生素 B_1 的总量为 0.03×1+0.08×1+0.09×0.6＝0.164mg。同理,将不同种类食物中同种营养素的含量相加,就得到过去 24 小时内摄入的各类食物中各营养素的总含量。

同时,按照食物分类计算蛋白质的食物来源。即计算出各类食物提供的蛋白质含量及蛋白质总和后,算出各类食物提供的蛋白质占总蛋白质的百分比,尤其是动物性及豆类蛋白质占总蛋白质的比例。

如:某人某日蛋白质总摄入量为 75g,其中来自豆类食物的蛋白质含量为 15g,来自豆类的蛋白质占总蛋白质含量的比例为 15/75×100%＝20%,即豆类蛋白占总蛋白含量的 20%。

1. 膳食能量摄入量及比值计算　每克蛋白质、脂肪和碳水化合物的能量折算系数分别为 4kcal、9kcal 和 4kcal,计算出蛋白质、脂肪、碳水化合物三种营养素提供的能量及占总能量的比例和各餐能量分配比例,从而对调查者进行膳食能量摄入量评价。各营养素供能比及各餐能量(以早餐为例)计算方法如下:

(1) 蛋白质供能比:(蛋白质摄入量×4kcal)/总能量摄入量×100%;

(2) 碳水化合物供能比:(碳水化合物摄入量×4kcal)/总能量摄入量×100%;

(3) 脂肪供能比:(脂肪摄入量×9kcal)/总能量摄入量×100%;

(4) 早餐能量:早餐各类食物提供能量之和。

早餐能量占全天的比重:早餐能量/全天能量总和×100%。

在进行食物归类时应注意,有些食物要进行折算才能相加,例如,计算乳类摄入量时,不能将鲜奶与奶粉的消费量直接相加,应按蛋白质含量将奶粉量折算成鲜奶量后再相加。各种豆制品也同样需要折算成黄豆的量,然后才能相加。

奶类和豆类的品种多,在食物成分表中可能不会全部包括。在从黄豆到豆浆,从奶粉到牛奶进行折算时,可以用该产品质量的100g,乘以其蛋白质含量,再除以鲜奶或大豆蛋白质的含量即可。例如:豆类及其制品以每百克黄豆中蛋白质的含量(35g)的比作为系数,折算成黄豆的量。干豆和豆制品按蛋白质含量折算成大豆的量。

$$产品蛋白质含量\% = 摄入量×蛋白质含量/35$$

奶类食物摄入量按照每百克各种奶类中蛋白质的含量与每百克鲜奶中蛋白质的含量(3g)的比作为系数,折算成鲜奶的量。

$$鲜奶量 = 奶制品摄入量×蛋白质含量/3$$

膳食能量及营养素摄入量计算也可通过计算机膳食营养分析软件或营养计算器进行分析评价。

2. 调查数据的核查和录入　调查完成后,对调查表的数据立即核查;如无误,采用双录入法(两人分别录入同一数据)可将调查表的数据资料统一录入数据库(或营养计算器),并进行比对纠错,无误后形成数据库。

【应用】

通过24小时膳食回顾调查及评价,能够较为全面地了解过去24小时之内被调查者摄入的食物种类和数量,从而进一步计算出摄入的能量和营养素的种类和数量,同时计算三餐的能量比值,通过与中国居民平衡膳食宝塔进行比较,评价被调查者的膳食构成及膳食营养素摄入是否合理,方便快捷。

1. 材料及工具准备　24小时膳食调查表;称(测)量工具等。

2. 填写调查表　与调查对象沟通交流,取得对方的配合,填写基本信息,引导调查对象回忆食物摄入情况,并注意相关沟通技巧和事项。

3. 膳食营养素摄入量计算　根据被调查者24小时膳食调查结果中各类食物的摄入量和食物营养成分表计算出每类食物中各种营养素的含量。

4. 膳食能量摄入量及比值计算　计算出蛋白质、脂肪、碳水化合物三种营养素提供的能量及占总能量的比例和各餐能量分配比例,以便对调查者进行膳食能量摄入量评价。

5. 调查数据的核查和录入。

【实践】

李女士,为轻体力劳动者,47岁,身高158cm,体重78kg。

根据上述应用的步骤,应用24小时膳食回顾法收集李女士在过去一天(24小时)内摄入所有的食物种类、数量等资料,该女士4月25日膳食调查内容见表1-31,计算李女士膳食营养素及能量摄入量。

表 1-31 李女士 4 月 25 日膳食调查表

李女士,女,47 岁,身高:158cm　体重:78kg　劳动强度:轻体力劳动

饮食时间	食物名称	原料名称	原料质量/g
早餐(25 日)	1 个鸡蛋饼	小麦粉	75
		鸡蛋	60
		花生油	5
	一盒牛奶	牛奶	250
	一个苹果	苹果	175
午餐(25 日)	1 碗米饭	大米	100
	1 份白菜炒肉	白菜	100
		猪肉	50
		花生油	8
	15 颗炒花生	花生	12
	两个梨	梨	500
晚餐(25 日)	1 碗米饭	稻米	100
	油菜炒肉	油菜	150
	卷心菜炒肉	卷心菜	160
		猪肉	90
		花生油	20
	一块菠萝	菠萝	250

将表 1-31 中的食物进行归类,计算食物摄入量,见表 1-32。

表 1-32　24 小时各类食物的摄入量/g

食物类别	谷类	蔬菜	水果	鱼禽肉类	蛋类	豆类及其制品	坚果类	奶类及其制品	油脂
摄入量/g	275	410	925	140	60	0	12	250	33

1. 计算各营养素摄入量　根据食物成分表或营养计算器计算膳食营养素摄入量。

将表 1-31 中李女士一天 24 小时的膳食调查数据输入营养计算器,输出结果见表 1-33。

表 1-33　李女士摄入食物中营养素的含量

营养素	能量/kcal	蛋白质/g	脂肪/g	碳水化合物/g	维生素A/μgRE	硫铵素/mg	维生素B$_2$/mg	尼克酸/mg	维生素C/mg	钙/mg	铁/mg	锌/mg	硒/(μg)
摄入量	2 572.8	101.6	95.0	323.0	463.25	1.43	1.55	16.68	233.50	725.04	21.11	13.55	46.78

2. 能量摄入量的计算

(1)根据食物成分表,计算各类食物提供的三大产能营养素摄入量,再计算出各产能营

养素提供的能量。

李女士一天摄入的蛋白质为101.6g,脂肪为95.0g,碳水化合物为323.0g,则李女士的膳食中三大供能营养素提供的能量分别为:

蛋白质:101.6×4=406.4kcal

脂肪:95.0×9=855.0kcal

碳水化合物:323.0×4=1 292.0kcal

(2) 计算得到能量总和:将各类营养素提供的能量摄入量相加计算出能量总和。

上例中李女士全天总能量为2 572.8kcal。

(3) 计算三种营养素提供的能量占总能量的比例

来源于蛋白质的能量比例=406.4kcal/2 572.8kcal×100%=15.8%

来源于脂肪的能量比例=855.0kcal/2 572.8kcal×100%=33.2%

来源于碳水化合物的能量比例=1 292.0kcal/2 572.8kcal×100%=50.2%

【实践】

采用24小时膳食调查法对王先生的营养摄入情况进行调查及评价。

1. 设计24小时膳食调查表。

2. 准备食物模具、食物图谱或各种标准容器,估计食物的摄入量。

3. 工作介绍　对王先生做调查时,首先需要进行自我介绍(如单位等),说明调查的目的与意义,对他的好处,如了解自己的膳食摄入情况,是否存在营养素摄入不足或过量,然后做出针对性的改善等。

4. 调查内容　包括调查王先生的基本信息(性别、年龄、电话、住址等);前一天的食物摄入情况,包括就餐的时间地点、食物及原料的名称和重量。

5. 调查技巧　引导王先生回忆昨天的食物摄入情况,如昨天早上有没有喝稀饭、吃鸡蛋,有没有吃苹果等,有没有吃零食喝饮料、吃了多少零食;中午吃的是馒头还是米饭、煎饼等。

6. 记录　将询问的调查内容写在调查表的相应位置。如表1-34。

表1-34　王先生6月17日膳食调查表

姓名:王先生　　性别:男　　年龄:45岁　　身高:175cm　　体重:87kg
BMI:28.4　　劳动强度:轻体力劳动

饮食时间	食物名称	原料名称	原料质量/g
早餐(17日,家)	2个鲜肉包	小麦粉	50
		猪肉	20
		花生油	3
	一个苹果	苹果	175
	一盒牛奶	牛奶	250
中餐(17日,家)	2碗米饭	大米	150
	1份蒜苗炒肉	蒜苗	25
		猪肉	45

饮食时间	食物名称	原料名称	原料质量/g
	1 份西红柿炒鸡蛋	西红柿	70
		鸡蛋	50
		花生油	15
晚餐(17 日,家)	2 碗米饭	大米	150
	白菜炒肉	白菜	100
	卷心菜炒肉	卷心菜	160
		猪肉	70
	一块西瓜	西瓜	250
		花生油	20

7. 对各类食物摄入量进行计算 对食物进行归类合并,计算实际摄入量,见表 1-35。

表 1-35 王先生 6 月 17 日各类食物的摄入情况

食物类别	谷类	蔬菜	水果	畜禽肉类	蛋类	豆类及其豆制品	奶类及其奶制品	油脂
实际摄入量/g	350	355	425	135	50	0	250	38

8. 对能量和各种营养素摄入量进行计算 按照食物实际名称查找食物成分表对应数值,计算能量和各营养素的摄入量(表 1-36、表 1-37)。

表 1-36 王先生 6 月 17 日能量和供能营养素摄入量

营养素	能量/kcal	蛋白质/g	脂肪/g	碳水化合物/g
摄入量	2 532.3	102.3	67.4	337.9

表 1-37 王先生 6 月 17 日维生素、矿物质摄入量

营养素	维生素 A/μgRE	硫铵素/mg	维生素 B$_2$/mg	尼克酸/mg	维生素 C/mg	钙/mg	锌/mg	硒/μg
摄入量	509.4	1.27	1.05	11.91	141.55	521.75	12.65	39.97

9. 计算蛋白质的食物来源

豆类蛋白质:0%;

动物性蛋白质:15.3%;

其他食物蛋白质:84.7%;

其中优质蛋白质所占比例:15.3%(包括豆类蛋白质和动物性蛋白质)。

10. 调查数据的核查和录入 在调查完成后,立即对调查内容进行核查,再次询问调查对象内容不可靠的部分。将资料统一通过营养计算器录入,每份资料分别由 2 人录入,然后,对 2 人的录入结果进行校对,有差异的部分重新录入。然后,对其营养摄入情况进行评价。

二、食物频率法

食物频率法是收集调查对象过去较长时间(数周、数月或一年等)内各种食物的消费频率及消费量,从而获得调查对象长期的食物和营养素平均摄入量。进行食物频率法调查时,调查问卷调查个体或群体经常性的食物摄入种类和频率,根据每日、每周、每月,甚至每年所食用的各种食物的次数或食物的种类来评价个体或群体的膳食营养状况。在实际应用中,可分为定性、定量和半定量的食物频率法。

【目的】

1. 掌握食物频率法的操作方法,包括收集调查对象过去较长时间内各种食物消费频率。
2. 熟悉食物频率法调查问卷的类型、设计方法和内容。
3. 了解食物频率法的概念等基本知识。

【内容】

定性的食物频率法调查,通常是指得到每种食物特定时期内所吃的次数,而不是收集食物量、份额大小的资料。调查期的长短可从几天、1周、1个月或是3个月到1年以上。回答者可回答从1周到1年内的各种食物摄入次数,从每月吃1次到每天1次、每周6次或更多。食物频率调查表可由调查员填写,或是有一定文化水平的被调查者填写。

定量食物频率法,可以得到不同人群食物和营养素的摄入量,并分析膳食因素与疾病的关系。食物频率调查的食物种类,取决于调查的目的,定量方法要求受试者提供所吃食物的数量,通常借助于测量辅助物。采用半定量方法时,研究者常常提供标准的食物份额大小的参考样品,供受试者在应答时作为估计食物量的参考。

食物频率法的优缺点:

优点:能够迅速得到平时食物摄入种类和摄入量,反映长期营养素摄取模式。可以作为研究慢性病与膳食模式关系的依据,为膳食指导及宣传教育提供参考,在流行病学研究中可以用来研究膳食与疾病之间的关系。

缺点:需要对过去的食物进行回忆,应答者回忆的难度取决于所列食物的数量、复杂性以及量化过程等;与其他方法相比,对食物份额大小的量化准确度不高。另外,编制、验证食物表会需要一定时间和精力;该法不能提供每天之间的变异信息;具有特定文化习俗地区人群的食物具有特殊性,在所列食物表中没有,因此对人群不同亚群组该法的适用性是有疑问的;较长的食物频率调查表、较长的回顾时间经常会导致摄入量估计偏高,而且回答有关食物频率问题的认知过程可能十分复杂,比那些关于每日食物模式的问题要复杂得多。当前的食物模式可能影响对过去的膳食回顾,从而产生偏倚,准确性差。

在进行食物频率调查之前,需要进行一系列的准备工作,如:制作一份食物频率调查问卷,问卷内容包括调查对象的性别、年龄、电话等基本情况;食物名单(根据调查对象经常食用的食物、当前市场上的食物等确定食物名单);食物频率记录(调查对象在一定时期内所食用某种食物的次数),以及平均每次各种食物的摄入量情况。培训调查员,培训内容包括理论和方法、现场操作的技能。

【应用】

应用食物频率方法收集被调查者在过去较长时间(数周、数月或数年)内摄入的食物种类、数量等资料,并进行评价,具体工作流程包括以下 4 步:

1. 设计调查表。
2. 准备称(测)量工具。
3. 调查及相关信息收集。具体内容见本章第二节。
4. 调查数据的核查和录入。

调查完成后,对调查表的数据立即核查;如无误,采用双录入法(两人分别录入同一数据)将调查表的数据资料统一录入数据库(或营养计算器),并进行比对纠错,无误后形成数据库。

【实践】

根据应用中的步骤,完成对一名 35 岁男性轻体力劳动居民王先生的食物频率调查。

1. 与王先生交流沟通,说明调查的目的及意义,取得对方的认可,然后进行问卷调查。正确引导调查对象回忆食物摄入频率、摄入量等情况。询问内容包括研究对象的基本信息,如年龄、性别、身高、体重、文化程度等。调查对象摄入食物的种类、摄入频率及每次的摄入量,即 1 周、1 个月甚至 1 年中各种食物的摄入次数和重量。食物频率调查表见表 1-38。

表 1-38 定量食物频率调查表

姓名:王先生　　性别:男　　年龄:35 岁　　电话:

食物名称	是否食用 是填2　否填1	次/日	次/周	次/月	次/年	平均每次食用量/g
大米	2	2				50
小麦面粉	2	3				50
猪肉	2		3			100
牛、羊肉	2		2			50
禽肉	2			3		100
内脏类	1					0
水产品	1					0
鲜奶	2				2	50
奶粉	1					0
蛋类	2		3			60
豆类	2			2		100
新鲜蔬菜	2	2				100
新鲜水果	2		2			100

2. 调查数据的核查和录入。

三、称重法

称重法膳食调查可适用于个人、家庭或集体单位。该方法需要了解两方面的资料：①厨房各种食物可食部（食物原料中能够被食用的部分）的生食物重量和烹调后的熟食物重量，据此计算出生熟比＝可食部的生食物重量/烹调后的熟食物重量。②称量每个人所摄入的熟食物重量，根据熟食物重量×生熟比＝生食物重量，得出调查对象摄入的各种原料的量。最后，通过食物成分表或营养计算器得出每人每天所摄入的能量和各种营养素的量。由于每人每天所摄入的食物种类不同，所以称重法应连续调查 3～7 天，才能得出较为准确的摄入量。

【目的】

1. 掌握称重法的操作流程。
2. 熟悉称重法的基本方法，能够准确计算出平均每人每日的食物消耗量。
3. 了解称重法、生熟比等概念。

【内容】

（一）称重法调查前的准备工作

在进行人群调查之前需要做好一系列的准备工作，如设计调查问卷、准备好电子秤等称量工具等。

（二）称重法的优缺点

优点：与其他方法相比，称重法更为准确细致，能够获得可靠的食物摄入量。因此，常把称重法作为膳食调查的"金标准"，用来评价其他方法的准确性。

缺点：称重法需要消耗大量的人力物力，对调查人员的技术要求较高。而且，由于食物称重会给调查对象造成较大的麻烦，会导致调查对象的依从性差，使应答率相对较低，难以进行随机抽样调查，不适宜大规模人群调查。

（三）称重法的步骤

1. 在进行调查前，首先与调查对象或单位主管人员做好交流沟通工作，获得许可。
2. 对调查期间每餐所消耗的主副食品的生重、熟重和剩余食物进行称重。

餐前：主食应先称后做，副食应在烹调前后分别称重，计算生熟比＝生食物重量/熟食物重量。然后，通过称量食物的熟重，即可计算出相对应的生重，生重＝熟重×生熟比，见表 1-39。

餐后：用餐结束后称量剩余食物的重量，计算实际消耗食物的生重和熟重：

实际消耗食物的熟重＝烹调后的熟食重量－熟食剩余量
实际消耗食物的生重＝实际消耗的食物熟重×生熟比

各种调味品和食用油在每天早餐前和晚餐后分别称重，其差值即为当天的用量。此外，还需记录三餐之外的零食、水果等食物的摄入量。

表 1-39　烹饪前后食物的重量变化

食品名称	烹饪方法	食品重量		生熟比
		生重/g	熟重/g	
生牛腿肉	烤	500	425	1.8
生猪里脊肉	炖	120	90	1.33
生鸡腿肉	烤	120	85	1.41
生沙丁鱼	炖	90	70	1.29
生墨鱼	烤	150	110	1.36
生菠菜	凉拌	80	80	1.00
生胡萝卜	烫	100	100	1.00
生地瓜	烤	200	160	1.25
生马铃薯	炸	100	60	1.67

摘自:杨月欣.食物营养成分速查.北京:人民卫生出版社,2006.

例:称量 75g 的大米,结果蒸出 204g 的米饭,那么其生熟比为 75/204 = 0.37。假如一个人吃了 408g 的米饭,那么他摄入的大米的生重为 408×0.37 = 150g。

某些食物的成分较为复杂,例如平常吃的包子,由面粉、水、肉类、蔬菜等蒸制而成。以包子为例,计算包子各种食物原料生重时应分以下几点:

(1) 包子皮:称量面粉的重量及加工做成面团的重量和包子皮的重量,并且计算面团中面粉和水的构成比;

(2) 对馅中的各种原料分别称重,计算各种原料的构成比(注意:像白菜一样加盐后脱水较为严重的蔬菜,需要称量其脱水前后的重量,算出脱水后该蔬菜所占包子馅的比例);

(3) 在制作包子时,需要称量并计算每个包子皮的重量和每个生包子的重量,从而计算出每个包子中馅的重量,之后,便可以通过摄入包子的个数推断出各种原料摄入的量=包子的个数×平均每个包子中馅的重量×馅中该原料的构成比;

(4) 调查各餐时的实际用餐人数,计算总人日数

总人日数=早餐总人数×早餐的食物消费量占三餐的比+午餐总人数
　　　　×午餐的食物消费量占三餐的比+晚餐总人数×晚餐的食物消费量占三餐的比

注意:当调查对象在性别、年龄、劳动强度方面差别较大时,需要将其折算为相应的标准人(即轻体力劳动的 60kg 成年男子),见表 1-40。

标准人日=标准人系数×人日数

表 1-40　用餐人员折算表

用餐人员	年龄折合系数	用餐人员	年龄折合系数
成年男性	1.0	7 岁~	0.61
成年女性	0.83	10 岁~	0.88
1 岁~	0.42	12 岁及以上	1.0
2 岁~	0.50	孕妇	1.15
4 岁~	0.61	乳母	1.38

（5）计算平均每人每日的食物消耗量,即

平均每人每日食物消耗量=调查期间实际消耗的各种食物的总量/总人日数

（6）根据食物成分表或营养计算器计算平均每人每日的能量和各种营养素的摄入量。由于每天所摄入的食物种类不同,所以称重法一般连续调查3~7天。

【应用】

通过称重法调查个人、家庭或集体单位每餐所吃主、副食的生重、熟重及剩余食物重量,并根据实际用餐人数,计算出平均每人用餐的生食物重量,从而计算出调查对象在一定时间内摄取的能量、营养素的数量和种类。

1. 在进行调查前,首先做好交流沟通工作,获得许可。
2. 对调查期间每餐所消耗的主副食品的生重、熟重和剩余食物进行称重。
3. 调查各餐的实际用餐人数,计算总人日数。
4. 计算平均每人每日的食物消耗量。
5. 根据营养成分表计算平均每人每日的能量和各种营养素的摄入量。

【实践】

使用称量工具对一位21岁健康女大学生的一日每餐食物摄入量进行称重记录,见表1-41,用称重法对该女学生的菜肴营养素摄入量进行计算。

表1-41 21岁健康女大学生食物消耗记录

餐别	食物名称	原料名称	原料质量/g
早餐	面包	小麦粉（标准粉）	60
	火腿	火腿	25
	牛奶	牛奶	250
	苹果	苹果	100
午餐	青椒肉片	青椒	100
		瘦猪肉	45
		花生油	6
	熏干芹菜	熏干	30
		芹菜	100
		花生油	5
	馒头	面粉	70
晚餐	西红柿炒鸡蛋	西红柿	125
		鸡蛋	60
		花生油	5
	韭菜豆腐汤	韭菜	25
		南豆腐	30
		花生油	3
	米饭	大米	100

1. 对食物分类排序记录 将预先设计好的各类食物摄入量填入统计表,核对检查这位21岁女大学生一日食物消耗记录,将调查所得食物分类排序,并记录在表格内,见表1-42,同时计算各类食物的总摄入量。

表 1-42 各类食物摄入量统计表

食物类别	食物名称	摄入量/g
谷薯类	小麦粉(标准粉)	130
	大米	100
蔬菜类	青椒	100
	芹菜	100
	西红柿	125
	韭菜	25
水果类	苹果	100
畜禽肉类	火腿	25
	瘦猪肉	45
蛋类	鸡蛋	60
奶类	牛奶	250
豆类及其制品	熏干	30
	南豆腐	30
纯能量食物	花生油	19

2. 菜肴营养素摄入量的计算

(1)以午餐青椒炒肉片为例,通过记录或者询问得到菜肴的用料和重量,如表1-43。

表 1-43 食材原料用量记录表

菜名	原料	可食部重量/g
青椒炒肉片	青椒	100
	瘦猪肉	45
	花生油	19

(2)在食物成分表中查询相关数据:查询《中国食物成分表》每100g食部计的青椒炒肉中营养素的含量,如维生素A、维生素E、钙、铁等填入表1-44。

表 1-44 食物各营养素成分(每100g)

原料名称	蛋白质/g	维生素A/μgRE	维生素E/mg	钙/mg	铁/mg
瘦猪肉	20.3	44	0.34	6	3
青椒	1.4	57	0.88	15	0.7
花生油			42.06	12	2.9

（3）计算原料的各营养素含量:按照营养素计算公式,计算瘦猪肉、青椒、花生油的蛋白质、维生素 A、维生素 E、钙、铁含量。

瘦猪肉:用料 100g,食品成分表表示的含量一致,无需计算,可直接使用。

青椒:用料45g,100g 青椒的营养素见表1-43。计算 45g 青椒的营养素含量填入表1-44。

$$蛋白质=(45/100)\times1.4=0.63g$$
$$维生素 A=(45/100)\times57=25.7\mu gRE$$
$$维生素 E=(45/100)\times0.59=0.27g$$
$$钙=(45/100)\times15=6.75mg$$
$$铁=(45/100)\times0.7=0.36mg$$

花生油:用料 19g

$$维生素 E=(19/100)\times42.06=7.99mg$$
$$钙=(19/100)\times12=2.28mg$$
$$铁=(19/100)\times2.9=0.55mg$$

把各种原料的蛋白质、维生素 A、维生素 E、钙、铁含量加起来,得到"青椒炒肉片"这道菜的总蛋白质 20.93g、维生素 A 69.7μgRE、维生素 E 8.6mg、钙 15.03mg、铁 3.91mg,见表 1-45。

表 1-45 原料的营养素含量

原料名称	重量/g	蛋白质/g	维生素 A/μgRE	维生素 E/mg	钙/mg	铁/mg
瘦猪肉	100	20.3	44	0.3	6	3
青椒	145	0.45	25.7	0.27	6.3	0.36
花生油	12			5.05	1.44	0.35
食盐	5				1.1	0.05
合计		20.93	69.7	8.6	15.03	3.91

四、记账法

记账法是指对建有伙食账目的集体单位或家庭,通过查阅过去一定期间内各种食物的消费总量,并根据同一时期的进餐人数,计算出平均每人每日的各种食物摄入量。为减小误差,可尽量延长查账期限,如半月甚至更长时间。如果被调查对象在年龄、性别、劳动强度差别较大时,也要折算成标准人(体重 60kg 从事轻体力劳动的成年男子)计算每人每日的食物摄入量。

【目的】

1. 掌握记账法的操作流程,并能够对集体单位等人群开展调查。

2. 熟悉记账法的操作方法及适用人群。

3. 了解食物结存量、进购量、废弃量、实际消耗量和生熟比等概念。

【内容】

记账法适用于有详细账目的集体单位,通过查账或记录本单位一定时间内各种食物消耗量和用餐人日数,计算得出平均每人每日的消耗量。其中,进购量,指买进的食物数量;废弃量,指废弃的无用的食物量;实际消耗量是除去废弃量之外消耗的食物总量;结存量=进购量-实际消耗量-废弃量。

在进行膳食调查时,通常将记账法和称重法结合使用。在进行调查之前,需要进行一系列的准备工作(具体见本节第一部分)。

1. 记账法调查前的准备工作 在开展调查之前,需要设计一份调查表,见表1-41和表1-42。

2. 记账法调查的优缺点

优点:操作简单,消耗的人力物力较少,可适用于大样本调查;此法较少依赖记账人员的回忆,食物遗漏少;与其他方法相比,可调查较长时期的膳食,适合于进行全年不同季节的调查。

缺点:调查结果只能得到全家或集体中人均的摄入量,难以分析个体膳食摄入情况。

【应用】

通过记账法记录并计算得出每人每日各种食物的摄入量,参照食物成分表计算平均每人每日的能量和各种营养素的摄入量。

1. 设计膳食调查表 记录食物数量和家庭成员每人每日用餐情况。

2. 记录食物消耗量 开始调查时需要称量集体食堂或家庭结存的食物的重量(包括厨房、冰箱内的所有食物),然后详细记录随后5~7天内每日购入的各种食物的重量和每日丢弃的各种食物的重量,调查结束时,再称量剩余食物的重量。

每种食物的消耗量=调查开始时的结余量+调查期间每日购入量
-调查结束时的剩余量-调查期间每日丢弃量

3. 计算平均每人每日各种食物的消耗量 记录每日每餐的就餐人数(如:2月2日早中晚三餐的每餐就餐人数),计算总人日数(详见称重法)。

总人日数=早餐进餐的总人数×早餐餐次占比+午餐进餐的总人数
×午餐餐次占比+晚餐进餐的总人数×晚餐餐次占比
平均每人每日各种食物消耗量=调查期间实际消耗的各种食物的总量/总人日数

4. 参照食物成分表或营养计算器计算平均每人每日的能量和各种营养素的摄入量。如摄入预包装食品,则按照包装袋上的营养成分表进行计算。

5. 根据膳食调查的结果,进行数据录入,并为膳食评价提供数据支持。

注意事项:

(1)记账法调查期间,如果调查的某种食物为市品量,计算食物营养成分应按照市品计算,也可以参照食物营养成分表或食物实际废弃量,将食物的可食百分比转换成可食部数量。

（2）调查过程中,对各种小杂粮和零食也要记录。

（3）宜在不同季节分次调查,选择具有代表性的对象,调查数量应充足。

（4）对集体单位进行调查,如果不需要个人数据,可以不称量每人摄入的熟重,只称量总熟食量,减去剩余量,再平均到用餐人数,得到平均每人摄入量。

【实践】

对某家庭运用记账法进行膳食调查及评价。

首先准备调查表、食物成分表、食物称量工具、计算器。

主要步骤如下:

1. 选择家庭,取得家庭中的调查对象的积极配合。

2. 对调查对象开展调查,利用调查表和食物称量工具进行称量和记录。

3. 利用食物成分表,对调查到的食物名称进行编码。

4. 对家庭结存进行登记,调查称量家庭原先的所有结存的食物量,包括冰箱,厨房等地方的所有食物。

5. 记录调查对象的食物购进量和废弃量,并记录调查过程中每日购进的各种食物的购进量和废弃量,见表1-46。

$$购进总量=第一天购进量+第二天购进量+第三天购进量$$
$$废弃总量=第一天废弃量+第二天废弃量+第三天废弃量$$

表1-46　家庭食物量登记表

家庭编号:　　　　省/区:　　　市/县:　　　区/乡:　　　居委会/村:　　　调查户:

食物编码

食物名称	米		标准粉		土豆		芹菜		猪肉	
日期	购进量或自产量/g	废弃量/g	购进量或自产量/g	废弃量/g	购进量或自产量/g	废弃量/g	购进量或自产量/g	废弃量/g	购进量或自产量/g	废弃量/g
第一天	13 000		8 000		550	50	600	150		
第二天					650				500	
第三天					100		500	100	500	
第四天										
结存数量	2 000		500							
总量	15 000		8 500		1 200	150	1 100	250		
实际消耗量	6 900		2 100		1 050		850		1 000	
剩余总量	8 100		6 400		0		0		0	

能量与营养素摄入量的计算:

1. 调查过程中,详细记录每天的进餐人数,以用来计算得出调查过程进餐的人日数,见表1-47。

表1-47　家庭成员每人每日用餐登记表

家庭编号：　　　省/区：　　　市/县：　　　区/乡：　　　居委会/村：　　　调查户：

姓名	小赵			小钱			小孙			小李		
序号	1			2			3			4		
性别	男			女			男			女		
工种	工人			家务			司机			学生		
劳动强度	1			3			3			3		
生理状况	0			0			0			0		
时间	早	中	晚	早	中	晚	早	中	晚	早	中	晚
7月10日	1	1	1	1	1	1	0	1	1	1	0	1
7月11日	1	1	1	1	1	1	0	1	1	1	1	1
7月12日	1	1	1	1	1	1	0	1	1	1	1	1
7月13日	1	1	1	1	1	1	0	0	0	0	0	0
进餐总人次数	4	4	4	4	4	4	0	3	3	3	2	3
餐次比	20%;40%;40%			20%;40%;40%			20%;40%;40%			20%;40%;40%		
折合人日数	4			4			2.4			2.6		
总人日数						13						

注:(1)序号范围为1~9。
(2)劳动强度分级:1.极轻体力劳动;2.轻体力劳动;3.中等体力劳动;4.重体力劳动;5.极重体力劳动;6.其他劳动。
(3)生理状况分级:0.正常;1.孕妇;2.乳母。
(4)用餐记录:1.在家进餐;2.不在家进餐。

2. 对调查过程中收取的调查表,进行检查和确认,筛选出合格的调查表。

3. 依据收取的调查表数据计算家庭中各种食物的实际消耗量。

家庭中各种食物实际消耗量=食物结存量+购进食物总量−废弃食物总量−剩余总量

4. 依据收取的调查数据计算家庭成员进餐的人日数和总人日数。

例如,午餐餐次比占40%,早餐晚餐各占30%,某家庭成员某日未食用早餐,则他的当日人日数=0×30%+1×40%+1×30%=0.7/(人·日),其他家庭成员同理计算。

当天总人日数=各人日数相加(总人日数为每天家庭总人日数之和)

5. 计算平均每人每日各种食物的消耗量=家庭中各种食物实际消耗量/(总人日数×天数)。

例如,某家庭3天标准粉的实际消耗量为600g,总人日数为6.4,则每人每日标准粉的消耗量为600/(6.4×3)=31.25g/(人·日)。

6. 参照食物成分表计算平均每人每日的能量和各种营养素的摄入量。

例如,张某每日标准粉的实际消耗量为31.25g/(人·日),芹菜的实际消耗量为30.5g/(人·日),参照食物成分表计算该人每天的能量和营养素摄入量,见表1-48、表1-49。

表 1-48　部分食物营养成分表（100g 可食部）

食物	能量/kcal	蛋白质/g	脂肪/g	碳水化合物/g	维生素A/μgRE	维生素B$_1$/g	维生素E/g	钙/mg	铁/mg	锌/mg	硒/mg
标准粉	349	11.2	1.5	73.6	—	—	1.8	31	3.5	1.64	5.36
芹菜	17	0.8	0.1	3.9	10	0.01	2.21	48	0.8	0.46	0.47

表 1-49　张某每日能量和营养素摄入量

食物	能量/kcal	蛋白质/g	脂肪/g	碳水化合物/g	维生素A/μgRE	维生素B$_1$/g	维生素E/g	钙/mg	铁/mg	锌/mg	硒/mg
标准粉	109.06	1.09	0.47	23.00	—	—	0.56	9.69	1.09	0.51	1.68
芹菜	5.19	2.44	0.03	1.19	3.05	0.003	0.67	14.64	0.24	0.14	0.14

五、化学分析法

化学分析法是通过收集调查对象一日膳食中所摄入的全部食物，使用实验室化学分析方法来测定其各种营养素含量的方法。化学分析法分为双份饭法（或膳食备份法）和模拟膳食法。使用化学分析法进行膳食调查评价，考虑到了食物加工、烹调过程中的营养成分的变化，测定得到的各种营养素的数据比较可靠，但代价高，常小规模使用，特别是用于代谢实验和专门的课题研究。

【目的】

1. 掌握化学分析法的操作流程。
2. 熟悉化学分析法的应用。
3. 了解各种营养素检测方法。

【内容】

化学分析法的目的不仅是收集食物消耗量，还要测定调查对象一日内所摄入食物的一种或几种营养素摄入量。根据样本的收集方法不同分为双份饭菜法和模拟膳食法。双份饭法是制作两份完全相同的饭菜，一份供食用，另一份作为分析样品，对分析样品进行实验室化学分析；模拟膳食法是依据被调查者进餐食谱，用相同来源的食物比例模拟膳食，进行实验室化学分析。下面介绍几种营养素的测定方法。

（一）蛋白质测定

凯氏定氮法（参照 GB/T 5009.5—2016）。

1. 试剂、材料和仪器设备

（1）首先准备硫酸铜、硫酸钾、硫酸、硼酸、甲基红指示剂、溴甲酚绿指示剂、亚甲基蓝指示剂、氢氧化钠、95% 乙醇。

（2）用所准备试剂配制成硼酸溶液（20g/L）、氢氧化钠溶液（400g/L）、硫酸标准滴定溶

液(0.05mol/L)、甲基红乙醇溶液(1g/L)、亚甲基蓝乙醇溶液(1g/L)、溴甲酚绿乙醇溶液
(1g/L)、A混合指示液、B混合指示液。

（3）然后准备量筒、移液管、玻璃棒、烧杯、容量瓶、具塞刻度量筒、锥形瓶、分液漏斗、定
氮蒸馏装置(图1-10)、称量瓶、具塞比色管、天平(感量为1mg)。

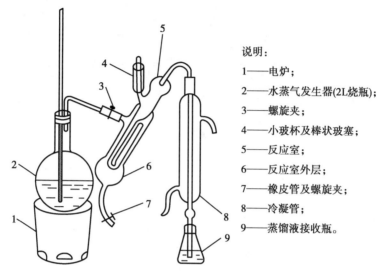

说明：
1——电炉；
2——水蒸气发生器(2L烧瓶)；
3——螺旋夹；
4——小玻杯及棒状玻塞；
5——反应室；
6——反应室外层；
7——橡皮管及螺旋夹；
8——冷凝管；
9——蒸馏液接收瓶。

图1-10　定氮蒸馏装置

2. 样品处理(图1-11)。

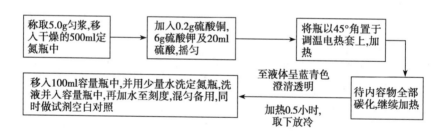

图1-11　含蛋白质样本的处理

3. 样品处理后，开始安装定氮装置，于水蒸气发生器内装水至2/3处，加数粒玻璃珠，加
甲基红指示液数滴及数毫升硫酸，以保持水呈酸性，用调压器控制，加热煮沸水蒸气发生器
内的水并保持沸腾，如图1-12所示。

4. 结果计算

$$X = \frac{(V_1 - V_2) \times c \times 0.014\,0}{m \times V_3 / 100} \times F \times 100$$

式中：X—蛋白质的含量(g/100g)；
V_1—试液消耗盐酸标准滴定液的体积(ml)；
V_2—试剂空白消耗盐酸标准滴定液的体积(ml)；
V_3—吸取消化液的体积(ml)；

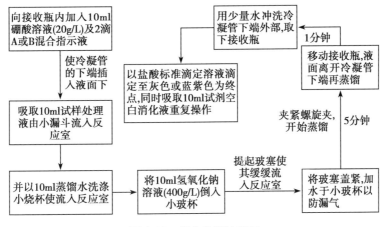

图 1-12　操作步骤流程图

c—盐酸标准滴定液浓度(mol/L);

m—试样的质量(g);

F—氮换算为蛋白质的系数 6.25。

5. 精密度　在重复性条件下获得的两次独立测定结果的绝对差值不超过算术平均值的 10%。

(二) 脂肪的测定

酸水解法(参照 GB/T 5009.6—2016)。

1. 试剂、材料和仪器设备

(1) 首先准备盐酸、乙醇、无水乙醚、石油醚(沸程为 30~60℃)、碘、碘化钾,并分别配制成盐酸溶液(2mol/L)、碘液(0.05mol/L)。

(2) 然后准备蓝色石蕊试纸、脱脂棉、滤纸(中速)、量筒、移液管、玻璃棒、烧杯、容量瓶、具塞刻度量筒、锥形瓶、分液漏斗、称量瓶、恒温水浴锅、电热板(满足 200℃高温)、分析天平(感量为 0.1g 和 0.001g)、电热鼓风干燥机。

2. 样品处理　仪器、试剂准备好后,称取样品 10.00g,置于 50ml 大试管内,加 10ml 盐酸。将试管放入 70~80℃水浴中,每隔 5~10 分钟以玻璃棒搅拌一次,至试样消化完全为止。

3. 样品处理(图 1-13)

4. 结果计算

$$X = \frac{m_1 - m_0}{m_2} \times 100$$

式中:X—试样中脂肪的含量(g/100g);

m_1—恒重后接收瓶和脂肪的含量(g);

m_0—接收瓶的质量(g);

m_2—试样的质量(g);

100—换算系数。

计算结果表示到小数点后一位。

5. 精密度　在重复性条件下获得的两次独立测定结果的绝对差值不超过算术平均值

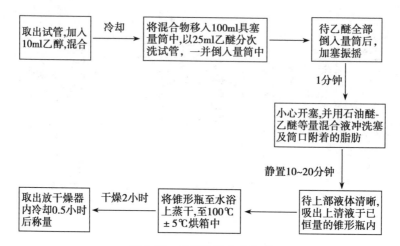

图 1-13　含脂肪样本的处理

的 10%。

（三）水分的测定

采用直接干燥法（参照 GB/T 5009.3—2016）。

1. 试剂、材料和仪器设备

（1）首先准备氢氧化钠、盐酸、海砂，并配制成盐酸溶液、氢氧化钠溶液。

（2）然后需要准备玻棒、扁形铝制或玻璃制称量瓶、电容恒温干燥箱、干燥机、天平。

2. 操作步骤（图 1-14）

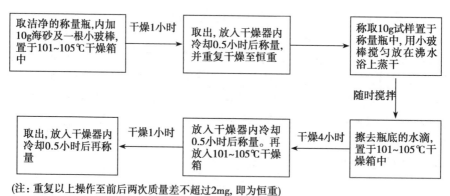

（注：重复以上操作至前后两次质量差不超过2mg，即为恒重）

图 1-14　含水样本的处理

3. 结果计算

$$X = \frac{m_1 - m_2}{m_1 - m_3} \times 100$$

式中：X—试样中水分的含量（g/100g）；

m_1—称量瓶（加海砂、玻棒）和试样的质量（g）；

m_2—称量瓶（加海砂、玻棒）和试样干燥后的质量（g）；

m_3—称量瓶（加海砂、玻棒）的质量（g）。

水分含量≥1g/100g 时,计算结果保留三位有效数字;水分含量<1g/100g 时,计算结果保留两位有效数字。

4. 精密度　在重复性条件下获得的两次独立测定结果的绝对差值不超过算术平均值的 10%。

（四）灰分的测定（参照 GB/T 5009.4—2016）

1. 试剂、材料和仪器设备　准备好高温炉、分析天平、石英坩埚或瓷坩埚、干燥剂、电热板、恒温水浴锅。

2. 坩埚钳预处理　取大小适宜的石英坩埚置高温炉中,在 550℃±25℃下灼烧 30 分钟,冷却至 200℃左右,取出,放入干燥器中冷却 30 分钟,准确称量。重复灼烧至前后两次称量相差不超过 0.5mg 为恒重。

3. 测定（图 1-15）

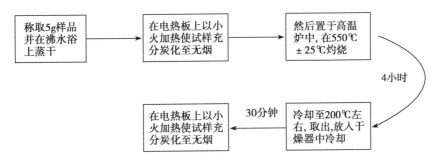

图 1-15　含灰分样本的处理及测定步骤

称量前如发现灼烧残渣有炭粒时,应向试样中滴入少许水湿润,使结块松散,蒸干水分再次灼烧至无炭粒即表示灰化完全,方可称量。重复灼烧至前后两次称量相差不超过 0.5mg 为恒重。

4. 结果计算

$$X = \frac{m_1 - m_2}{m_3} \times 100$$

式中:X—样品中灰分的含量(g/100g);

m_1—坩埚和灰分的质量(g);

m_2—坩埚的质量(g);

m_3—样品的质量(g)。

5. 精密度　在重复性条件下获得的两次独立测定结果的绝对差值不超过算术平均值的 5%。

（五）碳水化合物的测定

总碳水化合物的测定方法主要有两种,一种方法是差减法,即碳水化合物(%)=100-(蛋白质+脂肪+水分+灰分+膳食纤维);另一种方法是加和法,即碳水化合物(%)=各类碳水化合物之和(包括淀粉、单糖、寡糖、低聚糖、多糖等)。差减法的结果中包括一些植物细胞壁等非碳水化合物组分,并且包括了每种营养成分检测方法本身的误差。由于操作方法可行,目前多数国家仍沿用此法。相对于差减法,加和法更准确,但是由于许多碳水化合物的测定方法仍是目前检测工作中的难题,所以此法应用起来尚有一定困难。

（六）维生素 A 的测定

采用反相高效液相色谱法(参照 GB/T 5009.82—2016)。

1. 试剂、材料和仪器设备

(1) 首先准备无水乙醇、维生素 C(抗坏血酸)、氢氧化钾、乙醚、石油醚、无水硫酸钠、pH 试纸、甲醇、淀粉酶、2,6-二叔丁基对甲酚、维生素 A 标准品,并分别氢氧化剂溶液、石油醚-乙醚溶液、维生素 A 标准储备溶液、维生素 A 标准中间液、维生素 A 标准系列工作液。

(2) 同时需要准备烧杯、移液管、玻璃棒、平底烧瓶、容量瓶、量筒、锥形瓶、分析天平、有机系过滤头、恒温水浴振荡器、旋转蒸发仪、氮吹仪、紫外分光光度计、分液漏斗萃取净化振荡器、高效液相色谱仪。

2. 样品皂化处理、提取、洗涤(图 1-16)

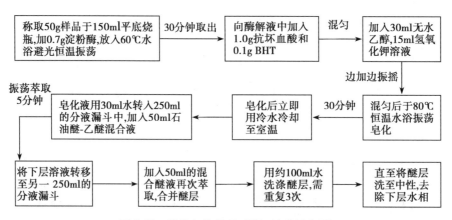

图 1-16 样品皂化处理、提取、洗涤流程图

3. 浓缩 将洗涤后的醚层经无水硫酸钠(约 3g)滤入 250ml 旋转蒸发瓶,用约 15ml 石油醚冲洗分液漏斗及无水硫酸钠 2 次,并入蒸发瓶内,并将其接在旋转蒸发仪或气体浓缩仪上,于 40℃水浴中减压蒸馏,待瓶中醚液剩下约 2ml 时,取下蒸发瓶,立即用氮气吹至近干。用甲醇分次将蒸发瓶中残留物溶解并转移至 10ml 容量瓶中,定容至刻度。溶液过 0.22μm 有机系滤膜后供高效液相色谱测定。

4. 标准曲线的制作 本法采用外标法定量。将维生素 A 标准系列工作溶液注入高效液相色谱仪中,测定相应的峰面积,以峰面积为纵坐标,以标准测定液浓度为横坐标绘制标准曲线,计算直线回归方程。

5. 样品测定 试样液经高效液相色谱仪分析,测得峰面积,采用外标法通过上述标准曲线计算其浓度。

6. 结果计算

$$X=\frac{\rho \times V \times f \times 100}{m}$$

式中:X—试样中维生素 A(μg/100g);

ρ—根据标准曲线计算得到的试样中维生素 A 的浓度($\mu g/ml$);

V—定容体积(ml);

f—换算因子(维生素 A:$f=1$);

m—试样的称样量(g)。

计算结果保留三位有效数字。

7. 精密度　在重复性条件下获得的两次独立测定结果的绝对差值不超过算术平均值的 10%。

(七) 钙的测定

采用火焰原子吸收光谱法(参照 GB/T 5009.92—2016)

1. 试剂、材料和仪器设备

(1) 首先准备硝酸、高氯酸、烟酸、氯化镧、碳酸钙,并分别配置成硝酸溶液、盐酸溶液、镧溶液、该标准储备液、钙标准中间液、钙标准系列溶液。

(2) 然后准备烧杯、移液管、玻璃棒、平底烧瓶、容量瓶、量筒、原子吸收光谱仪、分析天平、消化管、可调式电热炉。

2. 样品湿法消解　消解前将样品摇匀,操作步骤如图 1-17 所示。

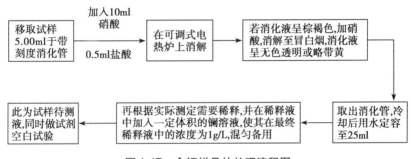

图 1-17　含钙样品的处理流程图

3. 标准曲线的制作　将钙标准系列溶液按浓度由低到高的顺序分别导入火焰原子化器,测定吸光度值,以标准系列溶液中钙的质量浓度为横坐标。相应的吸光度值为纵坐标,制作标准曲线。

4. 试样溶液的测定　在与测定标准溶液相同的实验条件下,将空白溶液和试样待测液分别导入原子化器,测定相应的吸光度值,与标准系列比较定量。

5. 结果计算

$$X = \frac{(\rho - \rho_0) \times f \times V}{m}$$

式中:X—试样中钙的含量(mg/kg 或 mg/L);

ρ—试样待测液中钙的质量浓度(mg/L);

ρ_0—空白溶液中钙的质量浓度(mg/L);

f—试样消化液的稀释倍数;

V—试样消化液的定容体积(ml);

m—试样质量或移取体积(g 或 ml)。

当钙含量 ≥ 10.0mg/kg 或 10.0mg/L 时,计算结果保留三位有效数字,当钙含量 < 10.0mg/kg 或 10.0mg/L 时,计算结果保留两位有效数字。

6. 精密度 在重复性条件下获得的两次独立测定结果的绝对差值不超过算术平均值的 10%。

总之,食物中常见营养素的测定方法见表 1-50 至表 1-56。

表 1-50 蛋白质、脂肪的实验室检测方法

营养成分	检测方法
蛋白质	1. 凯氏定氮法 适用于各种食品中蛋白质的测定。 2. 分光光度法 适用于各种食品中蛋白质的测定。 3. 燃烧法 适用于蛋白质含量在 10g/100g 以上的粮食、豆类奶粉、米粉、蛋白质粉等固体试样的测定。 三种方法不适用于添加无机含氮物质、有机非蛋白质含氮物质的食品的测定(参见 GB 5009.5—2016)
脂肪	1. 索氏抽提法 适用于水果、蔬菜及其制品、粮食及粮食制品、肉及肉制品、蛋及蛋制品、水产及其制品、焙烤食品、糖果等食品中游离态脂肪含量的测定。 2. 酸水解法 适用于水果、蔬菜及其制品、粮食及粮食制品、肉及肉制品、蛋及蛋制品、水产及其制品、焙烤食品、糖果等食品中游离态脂肪及结合态脂肪总量的测定(参见 GB 5009.6—2016)。 3. 碱水解法 适用于乳及乳制品、婴幼儿配方食品中脂肪的测定。 4. 盖勃法 适用于乳及乳制品、婴幼儿配方食品中脂肪的测定(GB 5009.6—2016)

表 1-51 碳水化合物的实验室检测方法

碳水化合物	
(1) 果糖、葡萄糖、蔗糖、麦芽糖、乳糖	1. 高效液相色谱法 适用于谷物类、乳制品、果蔬制品、蜂蜜、糖浆、饮料等食品中果糖、葡萄糖、蔗糖、麦芽糖和乳糖的测定。 2. 酸水解-莱因-埃农氏法 适用于食品中蔗糖的测定(参见 GB 5009.8—2016)
(2) 还原糖	1. 直接滴定法 适用于食品中还原糖含量的测定。 2. 高锰酸钾滴定法 适用于食品中还原糖含量的测定。 3. 铁氰化钾法 适用于小麦粉中还原糖含量的测定。 4. 奥式试剂滴定法 适用于甜菜块根中还原糖含量的测定(参见 GB 5009.7—2016)
(3) 淀粉	1. 酶水解法 适用于食品(肉制品除外)中淀粉的测定。 2. 酸水解法 适用于食品(肉制品除外)中淀粉的测定。 3. 肉制品中淀粉含量测定 不适用于同时含有经水解也能产生还原糖的其他添加物的淀粉测定(参见 GB 5009.9—2016)
(4) 膳食纤维	酶重量法 适用于所有植物性食品及其制品中总的、可溶性和不溶性膳食纤维的测定,但不包括低聚果糖、低聚半乳糖、聚葡萄糖、抗性麦芽糊精、抗性淀粉等膳食纤维组分(参见 GB 5009.88—2014)

表 1-52　脂溶性维生素的实验室检测方法

维生素	检测方法
（1）维生素 A、D、E	1. 反相高效液相色谱法　适用于食品中维生素 A、维生素 E 的测定。 2. 正相高效液相色谱法　适用于食用油、坚果、豆类和辣椒粉等食物中维生素 E 的测定。 3. 液相色谱-串联质谱法　适用于食品中维生素 D_2、维生素 D_3 的测定。 4. 高效液相色谱法　适用于配方食品中维生素 D_2、维生素 D_3 的测定（GB 5009.82—2016）
（2）胡萝卜素	反相色谱法　适用于食品中 α-胡萝卜素、β-胡萝卜素及总胡萝卜素的测定（参见 GB 5009.83—2016）
（3）维生素 K_1	1. 高效液相色谱-荧光检测法。 2. 液相色谱-串联质谱法。 均适用于各类配方食品、植物油、水果和蔬菜中维生素 K_1 的测定（参见 GB 5009.158—2016）

表 1-53　水溶性维生素的实验室检测方法

维生素	检测方法
（1）维生素 C	1. 高效液相色谱法　适用于乳粉、谷物、蔬菜、水果及其制品、肉制品、维生素类补充剂、果冻、胶基糖果、八宝粥、葡萄酒中的 L(+)-抗坏血酸、D(+)抗坏血酸和 L(+)-抗坏血酸总量的测定。 2. 荧光法　用于乳粉、蔬菜、水果及其制品中 L(+)-抗坏血酸总量的测定。 3. 2,6-二氯靛酚滴定法　适用于水果、蔬菜及其制品中 L(+)-抗坏血酸的测定（参见 GB 5009.86—2016）。 4. 荧光法　适用于婴幼儿食品和乳品中维生素 C 的测定，测定的是还原型维生素 C 和氧化型维生素 C 的总量（参见 GB 5413.18—2010）
（2）维生素 B_1	1. 高效液相色谱法　适用于食品中维生素 B_1 含量的测定。 2. 荧光光度法　适用于食品中维生素 B_1 含量的测定（参见 GB 5009.84—2016）
（3）维生素 B_2	1. 高效液相色谱法　适用于各类食品中维生素 B_2 的测定。 2. 荧光分光光度法　适用于各类食品中维生素 B_2 的测定（参见 GB 5009.85—2016）
（4）烟酸	1. 微生物法　适用于各类食品包括以天然食品为基质的强化食品中烟酸和烟酰胺总量的测定。 2. 高效液相色谱法　适用于强化食品中烟酸和烟酰胺的测定（参见 GB 5009.89—2016）
（5）泛酸	1. 微生物法　适用于食品中泛酸的测定。 2. 高效液相色谱法　适用于营养素补充剂类保健食品和配方食品中泛酸（钙）的测定（参见 GB 5009.210—2016）
（6）维生素 B_6	1. 高效液相色谱法　适用于添加了维生素 B_6 的食品测定。 2. 微生物法　适用于各类食品中维生素 B_6 的测定（参见 GB 5009.154—2016）
（7）叶酸	微生物法　适用于食品中叶酸的测定（参见 GB 5009.211—2014）
（8）维生素 B_{12}	1. 微生物法　适用于婴幼儿食品和乳品中维生素 B_{12} 的测定（参见 GB 5413.14—2010）。 2. 高效液相色谱法　适用于胶囊、片剂、粉剂、功能性饮料类保健食品中维生素 B_{12} 的测定（参见 GB/T 5009.217—2008）

表 1-54　宏量元素的实验室检测方法

矿物质	检测方法
（1）钠、钾	1. 火焰原子吸收光谱法　适用于食品中钾、钠的测定。 2. 火焰原子发射光谱法　适用于食品中钾、钠的测定。 3. 电感耦合等离子体发射光谱法　适用于食品中钾、钠的测定。 4. 电感耦合等离子体质谱法　适用于食品中钾、钠的测定（参见 GB 5009.91—2017）
（2）钙	1. 火焰原子吸收光谱法　适用于食品中钙含量的测定。 2. EDTA 滴定法　适用于食品中钙含量的测定。 3. 电感耦合等离子体发射光谱法　适用于食品中钙含量的测定。 4. 电感耦合等离子体质谱法　适用于食品中钙含量的测定（参见 GB 5009.92—2016）
（3）磷	1. 钼蓝分光光度法　适用于各类食品中磷的测定。 2. 钒钼黄分光光度法　适用于婴幼儿食品和乳品中磷的测定。 3. 电耦合等离子体发射光谱法　适用于各类食品中磷的测定（参见 GB 5009.87—2016）
（4）镁	1. 火焰原子吸收光谱法　适用于各类食品中镁含量的测定。 2. 电感耦合等离子体发射光谱法　适用于各类食品中镁含量的测定。 3. 电感耦合等离子体质谱法　适用于各类食品中镁含量的测定（参见 GB 5009.241—2017）

表 1-55　微量元素的实验室检测方法

矿物质	检测方法
（1）铁	1. 火焰原子吸收光谱法　适用于食品中铁含量的测定。 2. 电感耦合等离子体发射光谱法　适用于食品中铁含量的测定。 3. 电感耦合等离子体质谱法　适用于食品中铁含量的测定（参见 GB 5009.90—2016）
（2）锌	1. 火焰原子吸收光谱法　适用于各类食品中锌含量的测定。 2. 电感耦合等离子体发射光谱法　适用于各类食品中锌含量的测定。 3. 电感耦合等离子体质谱法　适用于各类食品中锌含量的测定。 4. 二硫腙比色法　适用于各类食品中锌含量的测定（参见 GB 5009.14—2017）
（3）硒	1. 氢化物原子荧光光谱法　适用于各类食品中硒的测定。 2. 荧光分光光度法　适用于各类食品中硒的测定。 3. 电耦合等离子体质谱法　适用于各类食品中硒的测定（参见 GB 5009.93—2017）
（4）铬	石墨炉原子吸收光谱法　适用于各类食品中铬的含量测定（参见 GB 5009.123—2014）
（5）碘	1. 氧化还原滴定法　适用于海带、紫菜、裙带菜等藻类及其制品中碘的测定。 2. 砷铈催化分光光度法　适用于粮食、蔬菜、水果、豆类及其制品、乳及其制品、肉类、鱼类、蛋类等食品中碘的测定。 3. 气相色谱法　适用于婴幼儿食品和乳品中碘的测定（参见 GB 5009.267—2016）
（6）铜	1. 石墨炉原子吸收光谱法　适用于各类食品中铜含量的测定。 2. 火焰原子吸收光谱法　适用于各类食品中铜含量的测定。 3. 电感耦合等离子体质谱法　适用于各类食品中铜含量的测定。 4. 电感耦合等离子体发射光谱法　适用于各类食品中铜含量的测定（参见 GB 5009.13—2017）

表 1-56　水分、灰分的实验室检测方法

营养成分	检测方法
水分	1. 直接干燥法。 2. 减压干燥法。 3. 蒸馏法。 4. 卡尔·费休法（参见 GB 5009.3—2016）
灰分	1. 食品中灰分的测定方法。 2. 食品中水溶性灰分和水不溶性灰分的测定方法。 3. 食品中酸不溶性灰分的测定方法（参见 GB 5009.4—2016）

【应用】

采用化学分析法对被调查者进行一日膳食中某种营养素的测定。

1. 准备取样工具　电子厨房秤、水果刀、剪刀、胶带、起盖器、镊子、笔、记录表、标签纸、医用手套、口罩等，此外还需要量勺（用于黏稠的半固体样品，颗粒或粉状食品）、长炳勺、玻璃采样管（用以采集液体样品），采样铲（用以采集散装特大颗粒样品，如花生等）等，见图 1-18。同

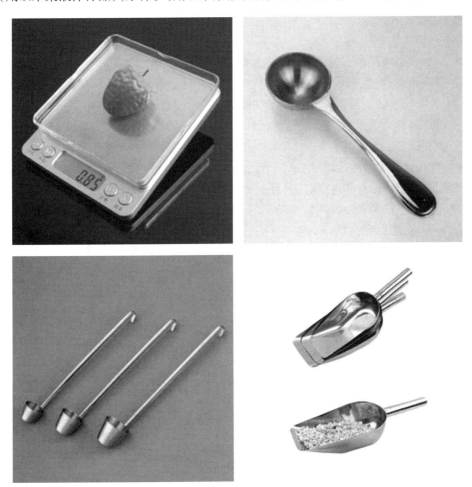

图 1-18　部分取样工具示意图（电子厨房秤，量勺，长柄勺，采样铲）

时要注意采样工具应该清洁,不应将任何有害物质带入样品中。

2. 食物准备

(1) 第一天入户时,向被调查者说明第二天一日三餐、餐间、加餐进食的所有食物、水、饮料、酒等均需准备等质等量的两份,一份供调查对象食用,一份留取作为备份样品。

(2) 确定第二天的首次入户时间(早餐前)。

(3) 告知被调查者在调查过程中保持原饮食习惯。

3. 双份饭菜法食物准备　需要制作两份完全相同的饭菜,一份供被调查者食用,另一份作为分析样品,要求收集样品在数量和质量上与实际食用食物完全一致。

(1) 调查过程中为了获得两份完全相同的饭菜,要求调查对象烹饪足够的食物。

(2) 用电子厨房秤准确称量调查对象用餐前的各类饭菜重量、用餐后的剩余饭菜以及不可食部分(如骨头、鱼刺、干辣椒等)的重量,计算各种食物的实际摄入量,并详细记录在24 小时膳食称重记录表中。

注意:当食物样品为混合食品时(如西红柿炒鸡蛋),则需分别称量和记录其主要成分(西红柿和鸡蛋)的重量。

(3) 在留取的备份样品中,去除不可食部分后,准确称取与调查对象实际摄入等量的各种食物样品,装入密封袋内,贴好标签(标签内容包括调查对象姓名、个人编码、食物名称、调查餐次、调查日期)。

(4) 一种食物样品装入一个单独的密封聚乙烯袋内。

(5) 餐间进食的食物、水、饮料和酒等,嘱咐调查对象等量留取,用聚乙烯塑料瓶存放,贴好标签,于下一餐时交给调查员进行称重记录。

(6) 所有食物样品及时送回实验室,于4℃保存。

(7) 在运送过程中要求存放的容器干燥洁净、密封避光、不得含有干扰物质,不具备冷藏条件时,食品可放在常温冷暗处,采集的冷冻和易腐食品,应置冰箱或在包装容器内加适量的冷却剂或冷冻剂保存和运送,为保证途中样品不升温或不融化,必要时可于途中补加冷却剂或冷冻剂。根据食物特异性做到防漏散、损坏、挥发、潮解、污染等。

(8) 样品送达后,采集的样品按表 1-57 保存。

表 1-57　样品保存条件

样品类别	盛装容器	保存条件
谷类、豆类、坚果类	食品塑料袋、玻璃广口瓶	常温、通风良好
水果、蔬菜类	食品塑料袋、玻璃广口瓶	4℃以下的冰箱冷藏室
蛋类	玻璃广口瓶、塑料瓶	4℃以下的冰箱冷藏室
肉类	食品塑料袋	−18℃以下的冰柜或冰箱冷冻室
饼干、糕点类	食品塑料袋、玻璃广口瓶	常温、通风良好
蜂蜜、油脂、乳类	玻璃广口瓶、原盛装瓶	蜂蜜常温,油脂、乳类4℃以下的冰箱冷藏室
蜂王浆	塑料瓶	−18℃以下的冰柜或冰箱冷冻室
酱油、醋、酒、饮料类	玻璃瓶、原盛装瓶,酱油、醋不宜用塑料或金属容器	常温
罐头食品类	玻璃广口瓶、原盛装瓶	4℃以下的冰箱冷藏室

（9）样品采集后应尽快进行分析,否则应加塞密封,进行妥善保存。

样品在保存过程中应注意以下几个方面:①防止污染:盛装样品的容器和操作人员的手,必须清洁,不得带入污染物,样品应密封保存;②容器外贴上标签,注明食品名称、采样日期、编号、分析项目等;③固定待测成分:某些待测成分不够稳定(如维生素C),应结合分析方法,在采样时加入稳定剂,固定待测成分。

（10）样品的处理

1）将样品按人日份混成匀浆;匀浆用水尽可能采用本人消费的饮料和水样品,如不够再加蒸馏水、记录匀浆用水量。

2）用组织捣碎机将样品匀浆后分份装瓶,每份300g装入1个双层盖塑料瓶中。

3）对样品进行编号,并记录采样日期,置于-80℃冰柜保存备检。

4. 模拟膳食法食物准备

（1）请被调查者详细描述其某餐所用食材的种类、数量及烹调方法。

（2）根据其描述模拟制作食物,并进行检测。

（3）调查员仔细记录所食食物重量、种类、品牌名称、烹饪方法、配方等,并与调查者核对信息。

（4）其他采样过程同双份饭法。

5. 食物中营养素测定　根据需要按不同营养素的测定方法测定。

【实践】

采用化学分析法对被调查者王女士进行一日膳食中脂肪摄入量的测定。

1. 准备取样工具　准备电子厨房秤、水果刀、量勺、采样铲等。

2. 食物准备　第一天入户向王女士说明第二天相关准备事宜,确定首次入户时间(早餐前)并告知王女士在调查过程中保持原饮食习惯。

3. 双份饭菜法食物准备

（1）需要制作两份完全相同的饭菜,一份供王女士食用,另一份作为分析样品。用电子厨房秤准确称量王女士用餐前的各类饭菜重量,计算实际摄入量,并详细记录在表。见表1-58。

混合食品分别称量和记录其主要成分的重量,如白菜炒肉中需称量白菜和肉的重量。

（2）在留取的备份样品中,去除不可食部分后,准确称取与王女士实际摄入等量的各种食物样品,装入单独的密封聚乙烯袋内,贴好标签并放置于冰箱中,及时送回实验室,按表1-57进行保存。

4. 样品的处理

（1）将样品按人日份混成匀浆,匀浆用水尽可能采用本人消费的饮料和水样品,如不够再加蒸馏水、记录匀浆用水量。

（2）用组织捣碎机将样品匀浆后分份装瓶,每份300g装入1个双层盖塑料瓶中。

（3）对样品进行编号,并记录采样日期,置于-80℃冰柜保存备检。

5. 实验室测定　采用酸水解法测定,测定前将样品置于室温解冻后混匀称重。

（1）准备试剂、材料和仪器设备:包括盐酸、乙醇、无水乙醚、蓝色石蕊试纸、脱脂棉、量筒、移液管、玻璃棒、恒温水浴锅、电热板(满足200℃高温)、分析天平(感量为0.1g和0.001g)、电热鼓风干燥机等。

表 1-58 24 小时膳食称重记录表

姓名:王女士　　　性别:女　　　住址:　　　　　　　　　　　　　电话:　　　　　　调查日期:

饮食时间	食物名称	原料名称	原料质量/g
早餐	1 个鸡蛋饼	小麦粉	75
		鸡蛋	50
		豆油	5
	一盒牛奶	牛奶	250
加餐	一个苹果	苹果	150
中餐	1 碗米饭	大米	100
	1 份白菜炒肉	白菜	300
		猪肉	15
		豆油	15
		食盐	2
晚餐	1 碗米饭	稻米	100
	卷心菜炒肉	卷心菜	300
		猪肉	40
		豆油	10
		食盐	2
加餐	一个梨	梨	200

（2）样品酸水解:仪器、试剂准备好后,开始称取 10.00g,置于 50ml 大试管内,加 10ml 盐酸。将试管放入 70~80℃ 水浴中,每隔 5~10 分钟以玻璃棒搅拌一次,至试样消化完全为止。

（3）样品抽提:取出试管,加入 10ml 乙醇,混合。冷却后将混合物移入 100ml 具塞量筒中,以 25ml 乙醚分次洗试管,一并倒入量筒中,待乙醚全部倒入量筒后,加塞振摇 1 分钟。小心开塞,并用石油醚-乙醚等量混合液冲洗塞及筒口附着的脂肪,静止 10~20 分钟。待上部液体清晰,吸出上清液于已恒量的锥形瓶内。将锥形瓶至水浴上蒸干,至 100℃ ±5℃ 烘箱中,干燥 2 小时。取出放干燥器内冷却 0.5 小时后称量。

（4）结果计算:恒重后接收瓶和脂肪的含量(g)减去接收瓶的质量(g),再与试样的质量(g)相除,并乘以 100(换算系数),即为试样中脂肪的含量(g/100g)。

（5）精密度:在重复性条件下获得的两次独立测定结果的绝对差值不超过算术平均值的 10%。

第四节　膳食调查的评价及报告的撰写

膳食调查评价是一种为了了解人群摄入食物的种类和数量、营养素摄入状况以及膳食特点和饮食习惯,通过各种膳食调查方法得到准确的食物消费数据,并对数据进行计算分析,从而对人群膳食摄入状况作出客观评价的方法。

膳食模式评价是依据中国居民平衡膳食宝塔,根据膳食调查的结果将食物进行分类,统计各类食物的摄入总量。然后按照调查者的不同劳动强度,与平衡膳食宝塔建议的不同能量膳食的各类食物参考摄入量进行比较,从而分析判断各类食物摄入量是否满足人体需要。也可参照食物成分表,计算出某个体或群体一段时间内该营养素平均摄入量,依据中国居民膳食营养素参考摄入量(dietary reference intakes,DRIs)进行评价,以判断居民营养素摄入是否合理。

【目的】

1. 掌握膳食调查的评价方法及报告撰写,能够根据居民的膳食结构初步判断其中存在的营养问题,并提出合理化的改进意见。

2. 熟悉《中国居民平衡膳食宝塔》的基本内容,熟悉 DRIs 相关的基本概念。

3. 了解膳食调查评价、膳食宝塔及 DRIs 的基本概念。

【内容】

膳食调查的评价包括对膳食结构的评价和对膳食营养素、能量摄入量的评价。

一、膳食结构评价

膳食结构,是一个国家、一个地区或个体日常膳食中各类食物的种类、数量及其所占的比例。理想的膳食结构应该是平衡膳食。

平衡膳食是制定膳食指南的科学依据和基础。膳食指南是以良好科学证据为基础,为促进人类健康所提供的食物选择和身体活动的指导,是从科学研究到生活实践的科学共识。

《中国居民平衡膳食宝塔》(简称"膳食宝塔")以宝塔图形表示,直观地告诉居民食物分类的概念及每天各类食物的合理摄入范围,每日应吃食物的种类及相应的数量,对合理调配平衡膳食进行具体指导。

(一) 典型的膳食结构

膳食结构的形成是一个长期的过程,受一个国家或地区经济发展状况、人民消费能力、人口、农业生产、食品加工、民族传统饮食习惯等多因素的影响。依据动、植物性食物在膳食结构中的比例,世界上典型的膳食结构主要包括四种模式,即地中海膳食模式、东方膳食模式、经济发达国家膳食模式和日本膳食模式,见表 1-59。

(二) 中国居民膳食指南

《中国居民膳食指南》是以营养科学原理为基础,针对当前主要的公共卫生问题,提出的我国食物选择和身体活动的指导意见,其目的是为了实现平衡膳食,满足膳食营养参考摄入量(DRIs)的要求。其核心是指导平衡膳食与合理营养,以达到促进健康的目的。指南提出8 条平衡膳食准则,摘录如下:

1. 食物多样,合理搭配 坚持谷类为主的平衡膳食模式。每天的膳食应包括谷薯类、蔬菜水果、畜禽鱼蛋奶和豆类食物。平均每天摄入 12 种以上食物,每周 25 种以上,合理搭配。每天摄入谷类食物 200~300g,其中包含全谷物和杂豆类 50~150g;薯类 50~100g。

表 1-59 世界上几种典型的膳食结构比较

膳食结构	结构总体特点	代表国家	食物摄入情况	营养素摄入情况	与疾病的关系
地中海膳食结构	富含植物性食物	意大利、希腊等地中海国家	主要食用油为橄榄油；大部分成年人有饮用葡萄酒的习惯；吃甜食和红肉较少；膳食中富含植物性食物，包括谷类、食物、水果、蔬菜、豆类、坚果等；食物加工程度低，新鲜程度高。每天食用适量的鱼、禽、少量蛋、奶酪和酸奶；每月食用畜肉的次数不多	饱和脂肪摄入量低，不饱和脂肪摄入量高，各营养素供能比例合适。膳食中含大量复合碳水化合物，蔬菜，水果摄入量较高	心脑血管疾病，2 型糖尿病等的发生率率低，膳食结构合理
东方膳食结构	以植物性食物为主，动物性食物为辅	印度、巴基斯坦、孟加拉国和非洲等大多数发展中国家	谷物类食物消费量大，动物性食物的消费量小，平均每天能量摄入为 2 000~2 400kcal	脂肪、蛋白质特别是动物性蛋白质摄入量少，膳食纤维充足，钙、铁、维生素 A 的摄入量不足，常会出现缺乏	容易出现蛋白质、能量营养不良，但心血管疾病（冠心病、脑卒中）、2 型糖尿病、肿瘤等慢性病的发病率较低
经济发达国家膳食结构	以动物性食物为主	美国、西欧、北欧等多数欧美发达国家	粮谷类食物消费量小，动物性食物及食糖的消费量大。平均每天能量摄入为 3 300~3 500kcal	高能量、高脂肪、高蛋白质、低膳食纤维为主要特点	肥胖、高血压、冠心病、糖尿病等疾病发病率高
日本膳食结构	是一种动植物食物较为平衡的膳食结构	日本	谷类、动物性食品、奶类、蛋类、豆类等消费量均衡，少油、多海产品，平均每天能量摄入量为 2 000kcal 左右	蛋白质、脂肪和碳水化合物的供能比合适	有利于避免营养缺乏病和营养过剩性疾病（心血管疾病、糖尿病和癌症）

2. 吃动平衡,健康体重　各年龄段人群都应天天进行身体活动,保持健康体重。食不过量,保持能量平衡。坚持日常身体活动,每周至少进行 5 天中等强度身体活动,累计 150 分钟以上;主动身体活动最好每天 6 000 步。鼓励适当进行高强度有氧运动,加强抗阻运动,每周 2~3 天。减少久坐时间,每小时起来动一动。

3. 多吃蔬果、奶类、全谷、大豆　蔬菜水果、全谷物和奶制品是平衡膳食的重要组成部分。餐餐有蔬菜,保证每天摄入不少于 300g 的新鲜蔬菜,深色蔬菜应占 1/2。天天吃水果,保证每天摄入 200~350g 的新鲜水果,果汁不能代替鲜果。吃各种各样的奶制品,摄入量相当于每天 300ml 以上液态奶。经常吃全谷物、大豆制品,适量吃坚果。

4. 适量吃鱼、禽、蛋、瘦肉　鱼、禽、蛋类和瘦肉摄入要适量,平均每天 120~200g。每周最好吃鱼 2 次或 300~500g,蛋类 300~350g,畜禽肉 300~500g。少吃深加工肉制品。鸡蛋营养丰富,吃鸡蛋不弃蛋黄。优先选择鱼,少吃肥肉、烟熏和腌制肉制品。

5. 少盐少油,控糖限酒　培养清淡饮食习惯,少吃高盐和油炸食品。成年人每天摄入食盐不超过 5g,烹调油 25~30g。控制添加糖的摄入量,每天不超过 50g,最好控制在 25g 以下。反式脂肪酸每天摄入量不超过 2g。不喝或少喝含糖饮料。儿童青少年、孕妇、乳母以及慢性病患者不应饮酒。成年人如饮酒,一天饮用的酒精量不超过 15g。

6. 规律进餐,足量饮水　合理安排一日三餐,定时定量,不漏餐,每天吃早餐。规律进餐、饮食适度,不暴饮暴食、不偏食挑食、不过度节食。足量饮水,少量多次。在温和气候条件下,低身体活动水平成年男性每天喝水 1 700ml,成年女性每天喝水 1 500ml。推荐喝白水或茶水,少喝或不喝含糖饮料,不用饮料代替白水。

7. 会烹会选,会看标签　在生命的各个阶段都应做好健康膳食规划。认识食物,选择新鲜的、营养素密度高的食物。学会阅读食品标签,合理选择预包装食品。学习烹饪、传承传统饮食,享受食物天然美味。在外就餐,不忘适量与平衡。

8. 公筷分餐,杜绝浪费　选择新鲜卫生的食物,不食用野生动物。食物制备生熟分开,熟食二次加热要热透。讲究卫生,从分餐公筷做起。珍惜食物,按需备餐,提倡分餐不浪费。做可持续食物系统发展的践行者。

(三)膳食宝塔

中国居民平衡膳食宝塔是根据《中国居民膳食指南》的准则和核心推荐,把平衡膳食原则转化为各类食物的数量和所占比例的图形化表示。中国居民平衡膳食宝塔形象化的组合,遵循了平衡膳食的原则,体现了在营养上比较理想的基本食物构成,如图 1-19 所示。

平衡膳食宝塔共分 5 层,各层面积大小不同,体现了 5 类食物种类和数量的多少。5 大类食物包括谷薯类、蔬菜水果、畜禽鱼蛋奶类、大豆和坚果类以及烹调用油盐。食物量是根据不同能量需要量水平设计,宝塔旁边的文字注释,标明了在 1 600~2 400kcal 能量需要量水平时,一段时间内成年人每人每天各类食物摄入量的建议值范围。2022 版的中国居民平衡膳食宝塔在一些部分做了调整,使之能更准确合理地指导我国居民的膳食。

2022 版中国居民平衡膳食宝塔的主要内容包括:

第一层:谷薯类食物。膳食指南中推荐 2 岁以上健康人群的膳食应做到食物多样、合理搭配。谷类为主是合理膳食的重要特征。建议成年人每人每天摄入谷类 200~300g,其中包含全谷物和杂豆类 50~150g;另外,薯类 50~100g,从能量角度,相当于 15~35g 大米。

第二层:蔬菜水果。推荐成年人每天蔬菜摄入量至少达到 300g,水果 200~350g。蔬菜

中国居民平衡膳食宝塔(2022)
Chinese Food Guide Pagoda (2022)

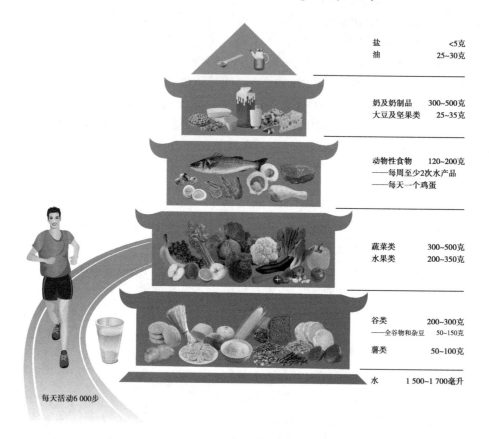

盐	<5克
油	25~30克
奶及奶制品	300~500克
大豆及坚果类	25~35克
动物性食物	120~200克
	——每周至少2次水产品
	——每天一个鸡蛋
蔬菜类	300~500克
水果类	200~350克
谷类	200~300克
	——全谷物和杂豆 50~150克
薯类	50~100克
水	1 500~1 700毫升

每天活动6 000步

图 1-19　中国居民膳食宝塔

水果是膳食纤维、微量营养素和植物化学物的良好来源。蔬菜包括嫩茎、叶、花菜类、根菜类、鲜豆类、茄果瓜菜类、葱蒜类、菌藻类及水生蔬菜类等。深色蔬菜是指深绿色、深黄色、紫色、红色等有颜色的蔬菜,每类蔬菜提供的营养素略有不同,深色蔬菜一般富含维生素、植物化学物和膳食纤维,推荐每天占总体蔬菜摄入量的 1/2 以上。

第三层:鱼、禽、肉、蛋等动物性食物。推荐每天鱼、禽、肉、蛋摄入量共计 120~200g。建议每天畜禽肉的摄入量为 40~75g,少吃加工类肉制品。常见的水产品包括鱼、虾、蟹和贝类,推荐每天摄入量为 40~75g。蛋类的营养价值较高,推荐每天 1 个鸡蛋(相当于 50g 左右),吃鸡蛋不能丢弃蛋黄。

第四层:奶类、大豆和坚果。推荐每天应摄入至少相当于鲜奶 300g 的奶类及奶制品。推荐大豆和坚果摄入量共为 25~35g,其他豆制品摄入量需按蛋白质含量与大豆进行折算。坚果无论作为菜肴还是零食,都是食物多样化的良好选择,建议每周摄入 70g 左右(相当于每天 10g 左右)。

第五层:烹调油和盐。推荐成年人平均每天烹调油不超过 25~30g,食盐摄入量不超过 5g。按照 DRIs 的建议,1~3 岁人群膳食脂肪供能比应占膳食总能量 35%;4 岁以上人群占 20%~30%。脂肪的摄入量为 36~80g。按照 25~30g 计算,烹调油提供 10% 左右的膳食能量。烹调油也要多样化,应经常更换种类,以满足人体对各种脂肪酸的需要。

身体活动和饮水:强调足量饮水的重要性。水的需要量主要受年龄、身体活动、环境温度等因素的影响。低身体活动水平的成年人每天至少饮水 1 500~1 700ml(7~8 杯)。在高温或高身体活动水平的条件下,应适当增加饮水量。饮水过少或过多都会对人体健康带来危害。来自食物中水分和膳食汤水大约占 1/2,推荐一天中饮水和整体膳食(包括食物中的水,汤、粥、奶等)水摄入共计 2 700~3 000ml。

鼓励养成天天运动的习惯,坚持每天多做一些消耗能量的活动。推荐成年人每天进行至少相当于快步走 6 000 步以上的身体活动,每周最好进行 150 分钟中等强度的运动,如骑车、跑步、庭院或农田的劳动等。一般而言,低身体活动水平的能量消耗通常占总能量消耗的 1/3 左右,而高身体活动水平者可高达 1/2。表 1-60 为常见身体活动和能量消耗表。

以下活动相当于 1 000 步(图 1-20):

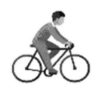   

骑自行车7分钟　　跳绳3分钟　　瑜伽7分钟　　网球5分钟　　中速步行10分钟

图 1-20　部分活动示意图

表 1-60　常见身体活动和能量消耗表

活动项目		身体活动强度/MET <3 低强度;3~6 中强度;7~9 高强度;10~11 极高强度		能量消耗量/[kcal·(标准体重·10min)$^{-1}$]	
				男(66kg)	女(56kg)
家务活动	整理床,站立	低强度	2.0	22.0	18.7
	洗碗,熨烫衣物	低强度	2.3	25.3	21.5
	收拾餐桌,做饭或准备食物	低强度	2.5	27.5	23.3
	擦窗户	低强度	2.8	30.8	26.1
	手洗衣服	中强度	3.3	36.3	30.8
	扫地、扫院子、拖地板、吸尘	中强度	3.5	38.5	32.7
步行	慢速(3km/h)	低强度	2.5	27.5	23.3
	中速(5km/h)	中强度	3.5	38.5	32.7
	快速(5.5~6km/h)	中强度	4.0	44.0	37.3
	很快(7km/h)	中强度	4.5	49.5	42.0
	下楼	中强度	3.0	33.0	28.0
	上楼	高强度	8.0	88.0	74.7
	上下楼	中强度	4.5	49.5	42.0

续表

活动项目		身体活动强度/MET		能量消耗量/[kcal·(标准体重·10min)⁻¹]	
		<3 低强度;3~6 中强度;7~9 高强度;10~11 极高强度		男(66kg)	女(56kg)
跑步	走跑结合(慢跑成分不超10min)	中强度	6.0	66.0	56.0
	慢跑,一般	高强度	7.0	77.0	65.3
	8km/h,原地	高强度	8.0	88.0	74.7
	9km/h	极高强度	10.0	110.0	93.3
	跑,上楼	极高强度	15.0	165.0	140.0
自行车	12~16km/h	中强度	4.0	44.0	37.3
	16~19km/h	中强度	6.0	66.0	56.0
球类	保龄球	中强度	3.0	33.0	28.0
	高尔夫球	中强度	5.0	55.0	47.0
	篮球,一般	中强度	6.0	66.0	56.0
	篮球,比赛	高强度	7.0	77.0	65.3
	排球,一般	中强度	3.0	33.0	28.0
	排球,比赛	中强度	4.0	44.0	37.3
	乒乓球	中强度	4.0	44.0	37.3
	台球	低强度	2.5	27.5	23.3
	网球,一般	中强度	5.0	55.0	46.7
	网球,双打	中强度	6.0	66.0	56.0
	网球,单打	高强度	8.0	88.0	74.7
	羽毛球,一般	中强度	4.5	49.5	42.0
	羽毛球,比赛	高强度	7.0	77.0	65.3
	足球,一般	高强度	7.0	77.0	65.3
	足球,比赛	极高强度	10.0	110.0	93.3
跳绳	慢速	高强度	8.0	88.0	74.7
	中速,一般	极高强度	10.0	110.0	93.3
	快速	极高强度	12.0	132.0	112.0
舞蹈	慢速	中强度	3.0	33.0	28.0
	中速	中强度	4.5	49.5	42.0
	快速	中强度	5.5	60.5	51.3

续表

活动项目		身体活动强度/MET		能量消耗量/[kcal·(标准体重·10min)$^{-1}$]	
		<3 低强度;3~6 中强度;7~9 高强度;10~11 极高强度		男(66kg)	女(56kg)
游泳	踩水,中等用力,一般	中强度	4.0	4.0	37.3
	爬泳(慢),自由泳,仰泳	高强度	8.0	88.0	74.7
	蛙泳,一般速度	极高强度	10.0	110.0	93.3
	爬泳(快),蝶泳	极高强度	11.0	121.0	102.7
其他活动	瑜伽	中强度	4.0	44.0	37.3
	单杠	中强度	5.0	55.0	46.7
	俯卧撑	中强度	5.0	49.5	42.0
	太极拳	中强度	3.5	38.5	32.7
	健身操(轻或中等强度)	中强度	5.0	55.0	46.7
	轮滑旱冰	高强度	7.0	77.0	65.3

注:1MET 相当于每千克体重每小时消耗 1kcl 能量[1kcal/(kg·h)]。

摘自:中国营养学会. 中国居民膳食指南(2016). 北京:人民卫生出版社,2016:332-333.

二、营养素及能量摄入量的评价

1996 年中国营养学会成立了"制定中国居民 DRIs 专家委员会",我国自 2000 年 10 月开始使用自己的 DRIs,为评价居民膳食营养素摄入状况、指导居民合理摄入营养素、预防营养缺乏和过量,以及预防慢性非传染性疾病(NCDs)提供了一个重要的参考依据。

DRIs 是在推荐的每日膳食营养素摄入量(RDA)基础上发展起来的一组每日平均膳食营养素摄入量的参考值。可满足不同年龄、性别、生理状况及劳动强度人群的各种营养素的需要,能保持健康和维持组织中有适当的储备水平,并防止摄入过多。与传统的 RDA 相比,DRIs 不仅考虑到防止营养不足的需要,还考虑到降低慢性疾病风险的需要。

随着营养学研究的发展,DRIs 内容逐渐丰富完善。2000 年第一版包括四个参数:平均需要量(EAR)、推荐摄入量(RNI)、适宜摄入量(AI)和可耐受最高摄入量(UL)。2013 年修订版增加与非传染性慢性病(NCD)有关的三个参数:宏量营养素可接受范围(AMDR)、预防非传染性慢性病的建议摄入量(PI-NCD)和某些膳食成分的特定建议值(SPL)。

(一)相关概念

1. 平均需要量(estimated average requirement,EAR) EAR 是指某一特定性别、年龄及生理状况群体中,所有个体对某营养素需要量的平均值。按照此水平摄入营养素,可以满足该群体中 50% 个体对该营养素的需要。

示例 1:我国成年男性轻体力劳动人群(简称:成年男性)对锌元素的平均需要量,EAR 水平为 13.2mg/d。13.2mg/d,这个数值说明我国有一半成年男性轻体力劳动居民每天可获得 13.2mg 锌元素的营养需求,而另一半的居民还满足不了这个数量。

在一个人群中,个体对营养素的需要量常呈正态分布,EAR 相当于人群的平均摄入量。针对人群,EAR 可用于评估群体中摄入不足的发生率。针对个体,可检查其摄入不足的可能性。EAR 不是计划个体膳食的目标和推荐量。

由于某些营养素的研究尚缺乏足够的人体需要量资料,因此,并非所有营养素都能制定出其 EAR。

2. 推荐摄入量(recommended nutrient intake,RNI) RNI 相当于传统使用的 RDA,是可以满足某一特定性别、年龄及生理状况群体中绝大多数(97%~98%)个体需要量的摄入水平。长期摄入 RNI 水平,可以满足人体对该营养素的需要,保持健康和维持组织中有适当的储备。RNI 的主要用途是作为个体每日摄入该营养素的目标值,而不能用于群体评价,并且不是全部的营养素都制定有 RNI 值。EAR 是制定 RNI 的基础。如果已知 EAR 的标准差,则 RNI 定为:EAR 加两个标准差(standard deviation,SD),即 RNI=EAR+2SD。如果关于需要量变异的资料不够充分,不能计算 SD 时,一般设 EAR 的变异系数为 10%,这样 RNI=1.2×EAR。

RNI 的主要用途是作为个体每日摄入该营养素的推荐值,是健康个体膳食摄入营养素的目标。RNI 在评价个体营养素摄入量方面的作用有限。当个体的营养素摄入量达到或超过 RNI 水平,则可认为该个体没有摄入不足的危险,但当该个体的营养素摄入量低于 RNI 时,并不一定表明该个体未达到营养适宜状态。

3. 适宜摄入量(adequate intakes,AI) 在个体需要量的研究资料不足不能计算 EAR,因而不能求得 RNI 时,可设定适宜摄入量(AI)来代替 RNI。AI 是通过观察或实验获得的健康人群某种营养素的摄入量,并不一定是一个理想摄入量。例如,纯母乳喂养的足月产健康婴儿,从出生到 6 个月,他们的营养素全部来自母乳。母乳中供给的营养素量就是婴儿所需的各种营养素的 AI 值。AI 和 RNI 的区别在于 AI 的准确性远不如 RNI,因此使用 AI 时要比使用 RNI 更加小心。AI 主要用作个体的营养素摄入目标。

4. 可耐受最高摄入量(tolerable upper intake level,UL) UL 是平均每日可以摄入某营养素的最高量,是根据人体或动物毒理学研究制定的。UL 的主要用途是检查个体摄入量过高的可能,避免发生中毒,故不是一个建议的水平。UL 不能用来评估人群中营养素摄入过多而产生毒副作用的危险性,因为 UL 对健康人群中最易感的个体也不应该造成危害。

如果某营养素的毒副作用与摄入总量有关,则该营养素的 UL 应依据食物、饮水及补充剂提供的总量而定;如毒副作用仅与强化食物和补充剂有关,则 UL 依据这些营养素来源来制定。

5. 宏量营养素可接受范围(acceptable macronutrient distribution ranges,AMDR) AMDR 指蛋白质、脂肪和碳水化合物理想的摄入量范围,该范围不仅可以提供这些必需营养素的需要,还有利于降低发生 NCD 的危险。当产能营养素摄入过量时还可能导致机体能量储存过多,增加 NCD 的发生风险。因此有必要提出 AMDR,以预防营养素缺乏,同时减少摄入过量而导致 NCD 的风险。

传统上 AMDR 常以某种营养素摄入量占摄入总能量的比例来表示,其显著的特点之一是具有上限和下限。

6. 预防非传染性慢性病的建议摄入量(proposed intakes for preventing non-communicable chronic diseases,PI-NCD,简称建议摄入量,PI) 非传染性慢性病一般指肥胖、高血压、血脂

异常、脑卒中、心肌梗死、某些癌症等。预防非传染性慢性病的建议摄入量（PI-NCD）是以 NCD 的一级预防为目标提出的必需营养素每日摄入量。当 NCD 高危人群某些营养素的摄入量达到 PI 时,可能降低发生 NCD 的风险。NCD 包括了 3 个重要的营养素:钠、钾、维生素 C。

7. 特定建议值(specific proposed levels,SPL)　大量研究证明植物化学物质等传统营养素以外的某些膳食成分,具有改善人体生理功能、预防 NCD 的生物学作用,其中多数属于植物化合物,特定建议值(SPL)是指膳食中这些成分的摄入量达到这个建议水平时,有利于维护人体健康。

示例 2:由于植物甾醇最主要的功能是降低血清总胆固醇(TC)和低密度脂蛋白胆固醇(LDL-C),而植物甾醇特定建议值主要是根据其能够有效降低 TC 和 LDL-C 而得出的最低值。我国尚无针对本国人群进行的植物甾醇剂量-效应研究。参考国际组织及其他国家关于摄入量的建议,结合考虑中国居民膳食中较高的植物甾醇摄入量,提出我国居民植物甾醇的特定建议值(SPL)为 0.9g/d,植物甾醇酯为 1.5g/d。同时建议配合以低饱和脂肪和低胆固醇的膳食,以预防和减少心血管疾病的发生。

（二）营养素摄入不足或过多的危险性

人体每天都需要从膳食中获得一定量的各种营养素。如果人体长期摄入某种营养素不足,就有发生该营养素缺乏症的危险;当长期大量摄入某种营养素时就可能发生一定的毒副作用。图 1-21 说明营养素摄入水平与随机个体摄入不足或过多的概率。

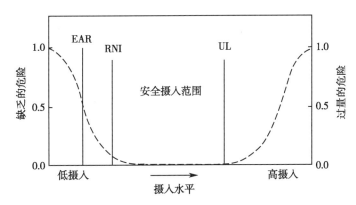

图 1-21　营养素安全摄入范围的示意图
摘自:孙长颢,凌文华,黄国伟. 营养与食品卫生学. 8 版. 北京:人民卫生出版社,2017,20.

如图 1-21 所示,当某营养素日常摄入量为 0 时,该营养素摄入不足的概率为 1.0。随着摄入量的增加,发生缺乏的危险性也逐渐降低。当摄入量达到 EAR 水平,发生营养素缺乏的概率为 0.5,即相应研究对象有 50% 的机会发生该营养素缺乏;当一个群体的摄入量达到 RNI 水平时,人群中有缺乏可能的个体仅占 2% ~3% ,即绝大多数的个体都没有发生该营养素缺乏症的危险,所以 RNI 也被称为"安全摄入量";摄入量达到 UL 水平后,若再继续增加就可能开始出现毒副作用。RNI 和 UL 之间是一个"安全摄入范围",日常摄入量在这一范围内,发生缺乏和中毒的危险性都较小。

随着营养素摄入水平的变化,机体的健康程度也随之发生变化,如图 1-22 所示。

对应用 DRIs 评价个体和群体摄入量进行小结,见表 1-61。

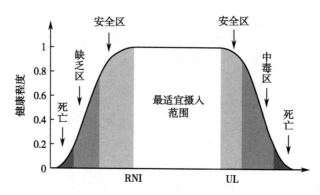

图 1-22 维持其他营养素不变时健康程度随某种营养素摄入的变化曲线

表 1-61 应用 DRIs 评价个体和群体摄入量

入参考摄入量	用于个体	用于群体
EAR	用以检查日常摄入量不足的概率	用以估测群体中摄入不足个体所占的比例
RNI	日常摄入量达到或超过此水平则摄入不足的概率很低	不用于评价群体的摄入量
AI	日常摄入量达到或超过此水平则摄入不足的概率很低	平均摄入量达到或超过此水平表明该人群摄入不足的概率很低
UL	日常摄入量超过此水平可能面临健康风险	用以估测人群中面临过量摄入健康风险的人所占的比例

应注意能量和蛋白质及其他营养素不同,它没有 EAR 和 RNI 的区别,或者说它的 EAR 等于 RNI,为了避免混淆,近期文献上使用了"平均能量需要量"来表述能量的参考摄入量,不再使用 EAR 或 RNI 来表述能量参考值。

为了方便查阅评价结果,可以根据自己的需要设置、填写表格。如表 1-62,表 1-63 所示:

表 1-62 某些营养素的摄入量和 DRIs 指标的百分比

营养素	供能占总能量百分比	RNI(AI)	评价
…			
…			

表 1-63 某个体营养素的摄入量和 DRIs 指标的百分比

营养素	实际摄入量	EARs	RNI(AI)	摄入量和 RNI(AI)的百分比%	UL	评价
…						
…						

三、膳食调查报告

膳食调查报告包括四个方面,即调查对象、调查方法、调查结果、结果分析和评价。

1. 调查对象　个人或家庭、集体单位。

2. 调查方法　24 小时膳食回顾调查法、记账法、称重法、化学分析法等。

3. 调查结果　以 24 小时膳食回顾调查为例,列出调查对象的基本信息,包括姓名、性别、年龄、身高、体重、劳动强度等,和调查对象三餐摄入的食物种类和数量及零食、加餐的种类和数量,见表 1-64。

表 1-64　24 小时膳食回顾调查表

姓名:　　　　性别:　　　　年龄:　　　　身高:　　　　体重:

劳动强度:□轻度　　□中度　　□重度

	就餐时间和地点	食物名称	食物组成	原料质量/g
早餐				
午餐				
晚餐				
加餐				
零食				

4. 结果分析与评价

(1) 将食物进行归类,计算食物摄入量并与平衡膳食宝塔推荐量作比较可填写表 1-65。将各类食物的消费量和相应的平衡膳食宝塔推荐量进行比较,评价食物的种类是否齐全,是否做到了食物种类多样化,评价各类食物的消费量是否充足。

表 1-65　24 小时各类食物的摄入量

食物类别	谷类	蔬菜	水果	鱼、肉、禽、蛋类	豆类及其制品	坚果类	奶类及其制品	油脂
摄入质量/g								
宝塔推荐质量/g	250~400	300~500	200~350	120~200	25~35	10	300	25~30

(2) 计算营养素摄入量:根据食物成分表计算膳食营养素摄入量。将计算出的各种营养素含量进行比较,评价个体或群体是否达到需要量。同时计算蛋白质的食物来源和优质蛋白所占比例,见表 1-66。

(3) 根据食物成分表,计算各类食物提供的三大产能营养素摄入量和能量,计算能量来源。同时分别计算出蛋白质、脂肪、碳水化合物三种营养素提供的能量占总能量的比例和三餐能量分配比值。

表 1-66　摄入食物中营养素的含量

营养素	能量/kJ	蛋白质/g	脂肪/g	维生素 A/μgRE	硫铵素/mg	维生素 B₂/mg	尼克酸/mg	维生素 C/mg	钙/mg	铁/mg	锌/mg
摄入量											
合计											

$$提供能量百分比=产能营养素提供能量/能量总和×100\%$$
$$三餐分配比值=某餐总能量/当天能量总和×100\%$$

根据 DRIs 推荐的膳食能量来源比例，来自蛋白质的能量应占 10%~15%，来自脂肪的能量占 20%~30%，来自碳水化合物的能量比例占 50%~65%，根据此标准对上述结果进行评价，见表 1-67 和表 1-68。

表 1-67　能量食物来源

食物种类	摄入量/kJ	占总摄入量/%
谷类		
豆类		
薯类		
其他植物性食物		
动物性食物		
纯热能食物		

表 1-68　三大营养素供能比

	实际值	参考值
蛋白质		10%~15%
脂肪		20%~30%
碳水化合物		50%~65%

（4）提出建议：根据上述调查结果，参照膳食营养推荐摄入量，评价食物种类和数量摄入是否合理，膳食营养素摄入是否充足或缺乏，能量来源及摄入是否合理，优质蛋白摄入是否充足，及各餐和营养素能量分配是否恰当，给出改善膳食的参考建议。

（5）出具评价报告，如表 1-69 所示。

表 1-69　×××评价报告

评价时间：　　年　　月　　日　　　　　　　报告编号：

姓名：	性别：	年龄：	
身高：　　　　　　　cm	体重：　　　　　　　kg	BMI　　　　　　　kg/m²	
婚姻状况：	文化程度：	职业：	

膳食调查方法：

评估结果：

营养师签字:×××

【应用】

膳食宝塔和 DRIs 广泛地应用在居民的生活中,可以用来设计平衡膳食,评价膳食结构,还可应用于营养教育。膳食评价则是膳食摄入非常重要的评价方法。

应用 1　应用膳食宝塔对膳食结构进行评价

膳食结构的评价是指将通过膳食调查方法得出的居民每日摄入的各种食物种类、数量与中国居民膳食宝塔和膳食参考摄入量进行对比,评价居民摄入食物的种类和数量是否合理,并提出相应的改进意见。主要包括以下基本步骤(图 1-23):

1. 根据膳食调查方法确定居民每日膳食的食物种类及摄入量。

2. 根据食物成分表中的食物分类,检查摄入食物种类是否合理。

3. 将食物根据膳食宝塔中的食物类型进行归类,并计算每种食物的摄入量。

4. 根据膳食宝塔,确定居民每日每种食物的推荐摄入量。

5. 比较每日居民摄入量与膳食宝塔推荐摄入量,一方面评价食物种类是否齐全,是否做到了食物的种类多样;另一方面需要评价各类食物的消费量是否充足,并给出合理意见。

具体流程如下：

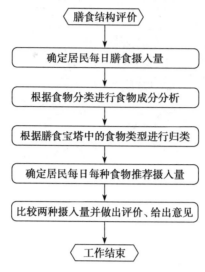

图 1-23 膳食结构评价流程示意图

应用2 应用DRIs对膳食营养素摄入状况进行评价

工作流程：

（1）通过某一膳食调查方法获得某个体一段时间内的食物消费量。

根据实际情况选择合适的膳食调查方法。可以收集被调查者在过去一段时间内摄入的所有食物种类、数量等资料。首先要准备相应的调查表（如表 1-70 的 24 小时膳食回顾调查表）、称（测）量工具等；随后和调查对象沟通交流，取得配合，填写基本信息；最后核查和录入调查数据。根据调查结果，将食物进行分类，统计不同食物的摄入总量。可以获得某个体一段时间内的食物消费量。

表 1-70 24 小时膳食回顾调查表

姓名： 性别： 年龄： 身高： 体重：
劳动强度：□轻度 □中度 □重度

	就餐时间和地点	食物名称	食物原料	原料质量/g
早餐				
午餐				
晚餐				
加餐				
零食				

注：就餐的时间地点（如中午 12 点，在家）；食物的名称（芹菜炒肉）、食物原料（芹菜、猪肉、油）、原料质量（芹菜的生重）。

（2）计算获得该个体平均每日食物消费状况。查询食物成分表，获得该个体每日每种营养素及能量摄入状况。具体方法可见本章第一节。

（3）将该个体的某营养素摄入量和相应人群营养素需要量的相应水平进行比较，进一步做出判断。

【实践】

实践 1　膳食结构评价

根据应用 2 的步骤,对一名 28 岁女性轻体力劳动者进行膳食结构评价。

对轻体力劳动者刘女士 3 月 18 日进餐情况进行 24 小时膳食回顾调查,根据膳食宝塔中的食物类型进行归类,对食物种类是否齐全及各类食物的消费量是否充足进行评价,最后对刘女士的膳食结构进行评价并给出建议。

24 小时膳食回顾调查　对刘女士 3 月 18 日进餐情况进行 24 小时膳食回顾调查。调查结果见表 1-71。

表 1-71　刘女士 3 月 18 日进餐情况

刘女士　女　28 岁　身高:160cm　体重:60kg　劳动强度:轻体力劳动

饮食时间	食物名称	原料名称	原料质量/g
早餐	鸡蛋灌饼 1 个;	小麦粉	80
	牛奶 1 袋;	鸡蛋	50
	苹果 1 个	牛奶	250
		苹果	200
		花生油	5
午餐	馒头 1 个	小麦粉	100
	蒜薹炒瘦肉 1 份	蒜薹	100
	草莓 15 颗	猪瘦肉	70
		豆油	15
		草莓	600
晚餐	米饭 1 碗	粳米	100
	蒜薹炒瘦肉 1 份	蒜薹	150
	芹菜瘦肉 1 份	芹菜	80
	橙子 1 个	猪瘦肉	50
		豆油	10
		橙子	120

（1）食物成分分析:根据刘女士 3 月 18 日进餐情况,可看出刘女士的膳食中所含食物种类较少。

（2）食物分类:把调查结果中的食物根据膳食宝塔中的食物类型进行归类。结果见表 1-72,其中薯类摄入量为 0,坚果摄入量为 0。

（3）根据居民情况,确定居民每日每种食物推荐摄入量:例中的刘女士为年龄 28 岁的轻体力劳动者,因此需要摄入的能量为 1 800kcal/d,即谷类 225g(其中薯类 50~100g),大豆类 15g,蔬菜 400g,水果 200g,肉类 50g,奶类 300g,蛋类 40g,水产品 50g,坚果类 10g,烹调油 25g,食盐<6g。

（4）比较两种摄入量并进行评价:将 24 小时膳食调查中的各类食物摄入量、膳食宝塔的推荐摄入量填入表 1-72,然后计算实际摄入量占宝塔推荐量的比例。

表 1-72　24 小时刘女士各类食物摄入量

食物类别	谷类	大豆类	蔬菜	水果	禽肉类	奶类	蛋类	水产品	烹调油
该能量需要水平下的每天食物推荐量/ ($g \cdot d^{-1}$)	50~150	15	400	200	50	300	40	50	25
实际摄入质量/g	280	0	330	920	120	250	50	0	30

摘自：中国营养学会. 中国居民膳食指南（2016）. 北京：人民卫生出版社，2016.

结果显示，与中国居民膳食宝塔中的数据比较，刘女士在 3 月 18 日进餐的食物中，谷类、水果、肉类、蛋类、烹调油的摄入量达到了膳食宝塔的要求，但水果和肉类摄入量较多，薯类未摄入；而大豆类、蔬菜、奶类、水产品摄入量较少，其中大豆类、坚果类及水产品缺乏。总体来看没有达到平衡膳食的要求。

建议：

（1）应适量摄入大豆类食物，增加薯类食物的摄入量。

（2）适当降低总能量、肉类及烹调油的摄入。

（3）增加禽肉、水产品及奶类的摄入量。

（4）适当增加蔬菜的摄入量，蔬菜多样化。

（5）继续保持摄入种类多样的水果，但要适当减少总的水果摄入量。

注意事项：

（1）在进行食物归类时应注意有些食物，如奶制品、豆制品等需要进行折算才能相加。

（2）平衡膳食宝塔建议的各类食物摄入量是一个平均值，在日常生活中，不必每天严格遵守，但要经常遵循宝塔各层食物的大体比例。

（3）平衡膳食宝塔给出的是一天中各类食物的摄入量，还要注意合理分配三餐食量。

实践 2　对膳食营养素和能量摄入量进行评价

根据本章中 24 小时膳食回顾调查【实践】中的示例，对李女士进行膳食构成评价、膳食营养素的摄入量计算及评价、能量摄入量的计算及评价。

1. 食物的摄入量计算及评价

（1）将表 1-73 中的食物进行归类，计算食物摄入量并与宝塔推荐量作比较。

表 1-73　24 小时各类食物的摄入量

食物类别	谷类	蔬菜	水果	鱼、肉、禽、蛋类	豆类及其制品	坚果类	奶类及其制品	油脂
摄入质量/g	275	410	925	200	0	12	250	33
宝塔推荐质量/g	250~400	300~500	200~350	120~200	25~35	10	300	25~30

（2）对结果进行比较分析：将 24 小时各类食物的消费量和相应的平衡膳食宝塔建议量进行比较，评价食物的种类是否齐全，是否做到了食物种类多样化，评价各类食物的消费量是否充足。

在上面的例子中，除豆制品和奶制品以外，其余食物均达到膳食宝塔推荐摄入量的要求。但其中水果、油脂类摄入过多。

（3）对结果进行评价:实际应用时要根据个人年龄、性别和劳动强度选择适宜的食物参考摄入量(表1-74)。李女士在4月25日进餐的食物中,谷类、蔬菜、水果、肉禽、蛋类、坚果、油脂的摄入量均达到了膳食宝塔的要求,但油脂摄入量过多,比推荐摄入量多3g,水果摄入量也过多,谷类摄入量适中,奶类及奶制品摄入量略低,水产品和豆类食物的摄入量缺乏,未达到平衡膳食的要求。

表 1-74　不同身体活动水平下的成年人每日推荐摄入食物份数

食物类别	份/g	女性身体活动水平/(份·d⁻¹)			男性身体活动水平/(份·d⁻¹)		
		轻	中	重	轻	中	重
谷类	50~60	4.5	5	6	5.5	7	8
蔬菜	100	4	4.5	5	4.5	5	6
水果	100	2	3	3.5	3	3.5	4
畜禽肉类	50	1	1	1.5	1.5	1.5	2
蛋类	50	1	1	1	1	1	1
水产品	50	1	1	1.5	1.5	1.5	2.5
大豆	20~25	0.5	0.5	1	1	1	1
坚果	10	1	1	1	1	1	1
乳制品	200~250	1.5	1.5	1.5	1.5	1.5	1.5

建议:
（1）适当降低总能量摄入,降低油脂摄入量。
（2）增加海产品和禽肉的摄入,适当减少猪肉食用量。
（3）适量摄入豆类及豆制品。
（4）保持蔬菜和奶类的摄入,增加薯类的摄入量,适当减少水果的摄入。
2. 膳食营养素的摄入量计算及评价
（1）计算24小时营养素摄入量:根据食物成分表计算膳食营养素摄入量。
将李女士一天24小时的膳食调查数据输入营养计算器,输出结果见表1-75。

表 1-75　李女士摄入食物中营养素的含量

营养素	能量/kcal	蛋白质/g	脂肪/g	碳水化合物/g	维生素A/μgRE	硫铵素/mg	维生素B₂/mg	尼克酸/mg	维生素C/mg	钙/mg	铁/mg	锌/mg	硒/μg
摄入量	2 572.8	101.6	95.0	323.0	463.25	1.43	1.55	16.68	233.50	725.04	21.11	13.55	46.78

（2）通过与每日参考摄入量比较,评价膳食营养素摄入情况:将计算出的各种营养素含量与中国居民膳食营养素参考摄入量(DRIs)进行比较,评价个体或群体是否达到了标准要求。
将李女士一天的营养素的摄入量与推荐摄入量(RNI)或适宜摄入量(AI)进行比较(表

1-76），得出结论：李女士摄入的营养素中除维生素 A、钙、硒没有达到推荐摄入量（RNI）的要求外，其余营养素均达到或超过 RNI 或 AI 的标准。

表 1-76　李女士营养素摄入量与推荐摄入量比较

营养素	摄入量	推荐摄入量 （RNI 或 AI）	占膳食推荐 摄入量/%
能量/kJ	2 572.8	2 100	122.51
蛋白质/g	101.6	65	156.31
脂肪/g	95.0（33.23%）	20%~30%	略多
碳水化合物/g	323.0（50.2%）	50%~65%	正常
维生素 A/μgRE	463.25	700	66.18
硫铵素/mg	1.43	1.30	110.00
维生素 B$_2$/mg	1.55	1.20	129.17
尼克酸/mg	16.68	13	128.31
维生素 C/mg	233.50	100	233.50
钙/mg	725.04	800	90.63
铁/mg	21.11	20	105.55
锌/mg	13.55	11.50	117.82
硒/μg	46.78	50	93.56

3. 能量摄入量的计算及评价

（1）根据食物成分表，计算各类食物提供的三大产能营养素摄入量，再计算出各产能营养素提供的能量。

李女士一天摄入的蛋白质为 101.6g，脂肪为 95.0g，碳水化合物为 323.0g，则李女士的膳食中三大供能营养素提供的能量分别为：

蛋白质：101.6×4＝406.4kcal

脂肪：95.0×9＝855.0kcal

碳水化合物：323.0×4＝1 292.0kcal

（2）计算得到能量总和：上例中李女士全天总能量为 2 572.8kcal。

（3）计算三种营养素提供的能量占总能量的比例：根据之前的计算，我们得到表 1-77。

表 1-77　三大营养素供能比

	实际值	DRIs 推荐的膳食能量来源比例
蛋白质	15.8%	10%~15%
脂肪	33.2%	20%~30%
碳水化合物	50.2%	50%~65%

（4）分析评价调查结果：根据 DRIs 推荐的膳食能量来源比例，来自蛋白质的能量应占 10%~15%，来自脂肪的能量占 20%~30%，来自碳水化合物的能量比例占 50%~65%，根据此标准对上述结果进行评价。

根据李女士膳食摄入计算结果，来源于蛋白质的能量比例为 15.8%，来源于脂肪的能量比例为 33.2%，来源于碳水化合物的能量比例为 50.2%，基本达到要求。因此，李女士的饮食基本符合要求。

实践3 对某男士的营养素摄入状况进行评价

对某中度体力活动男士（30 岁）的一日膳食进行 24 小时膳食回顾调查。经调查及数据整理后，该男士的一日营养素摄入状况如表 1-78 与表 1-79 所示，评价该男士此日各种营养素的摄入在质和量上能否符合生理需要。

表 1-78 该中度体力活动男士（30 岁）的一日营养素摄入状况

营养素	能量/kcal	蛋白质/g	脂肪/g	碳水化合物/g	维生素 A/μgRE	维生素 B_1/mg	维生素 B_2/mg
实际摄入量	2 337	90.5	55	370	1 145	1.8	1.2

表 1-79 该中度体力活动男士（30 岁）的一日营养素摄入状况

营养素	尼克酸/mgNE	维生素 C/mg	维生素 E/mga-TE	磷/mg	钠/mg	铁/mg	锌/mg
实际摄入量	11.5	122	47	380	815	14.7	12

1. 查表、计算 查表得到相应营养素的 RNI（AI）值，计算出营养素实际摄入量和 RNI（AI）的百分比%，进行比较（表 1-80、表 1-81）。

表 1-80 该男士能量、蛋白质的摄入量和 DRIS 指标的百分比

营养素	实际摄入量	RNI	实际摄入量和 RNI（AI）的百分比%	评价
能量/（kcal·d⁻¹）	2 337	2 700	86.55	摄入量偏低
蛋白质/（g·d⁻¹）	90.5	80	113.12	摄入量偏高

注：部分数据摘自杨月欣，王光亚，潘兴昌. 中国食物成分表（第一册）. 2 版. 北京：北京大学医学出版社，2009.

脂肪供能占总能量的百分比：55（g/d）×9（kcal/g）/2 337（kcal/d）×100%＝21.18%

碳水化合物供能占总能量的百分比：370（g/d）×4（kcal/g）/2 337（kcal/d）×100%＝63.32%

表 1-81 该男士脂肪、碳水化合物的摄入量和 DRIs 指标的百分比

营养素	供能占总能量百分比	供能占总能量的适宜比例范围	评价
脂肪/E%	21.18	20%~30%	摄入量正常
碳水化合物/E%	63.33	50%~65%	摄入量正常

注：数据摘自杨月欣. 中国食物成分表（标准版，第一册）. 6 版. 北京：北京大学医学出版社，2018.

2. 查阅相应营养素的 UL 值,将表 1-82 填写完整。

表 1-82 该男士(30 岁)维生素、矿物质的摄入量和 DRIs 指标的百分比

营养素	实际摄入量	EAR	RNI(AI)	摄入量和 RNI(AI)的百分比%	UL
维生素 A/μgRE	1 145	560	800	143.12	3 000
维生素 B$_1$/mg	1.8	1.2	1.4	128.57	—
维生素 B$_2$/mg	1.2	1.2	1.4	85.71	—
尼克酸/mgNE	11.5	12	15	80	35
维生素 C/mg	122	85	100	122	2 000
维生素 E/mga-TE	47	—	14	335.71	700
磷/mg	380	600	720	52.78	3 500
钠/mg	815	—	1 500	54.33	—
铁/mg	14.7	9	12	122.5	42
锌/mg	12	10.4	12.5	96.00	40

注:数据摘自中国营养学会. 中国居民膳食营养素参考摄入量(2013 版). 北京:科学出版社,2013.

×××(该男士)膳食评价报告

评价时间:　　年　　月　　日　　　　　报告编号:

姓名:×××(该男士)	性别:男	年龄:30 岁	
身高:　　　　cm	体重:　　　　kg	BMI	kg/m^2
婚姻状况:	文化程度:	职业:中度体力活动	
膳食调查方法:24 小时膳食回顾			

评估结果:

(1) 该男士的能量摄入低于中国居民膳食营养素参考摄入量的推荐值,应当适量增加能量的摄入。同时,蛋白质的摄入量略超过 DRIs 的推荐值,摄入不足的概率极低,可适量减少蛋白质的摄入。

(2) 该男士脂肪和碳水化合物的摄入量,其供能占总能量的百分比均在 DRIs 的推荐值范围内,摄入不足的概率较小,可基本认为该男士的脂肪和碳水化合物的摄入是合理的。

(3) 该男士这些微量元素的实际摄入量大多小于相应营养素的 UL 值,即这些营养素的摄入水平暂时不会因摄入过量而对该个体产生不良影响。

(4) 维生素 A、维生素 B$_1$、维生素 C、维生素 E 的摄入水平远超过 DRIs 的 RNI(AI)水平,可认为它们摄入充足,但可适量减少这些营养素的每日摄入量,以防因长期摄入过量对机体造成不良影响。维生素 B$_2$ 的实际摄入量在其 EAR 和 RNI 水平间,无法确定其摄入水平,为安全起见,应适量增加摄入量,改善其摄入水平。

(5) 铁的摄入水平高于推荐摄入量水平,摄入不足的概率较小。尼克酸、磷、钠、锌的摄入量均小于 DRIs 的 RNI(AI)水平,其中磷、钠的摄入量远小于各自的 RNI(AI)水平,应适量增加各自的摄入量,以防因长期摄入偏低而对机体产生有害影响。

营养师签字:×××

(杨月欣　马爱国　汪求真　李园园　胡一丹)

试题练习

一、单选题

1. 食物成分表中"—"代表什么？（　　）
   A. 不能计算　　　B. 估计零值　　　C. 未检测　　　D. 微量

2. 当被调查单位人员的劳动强度、性别、年龄等组成不同时,应以（　　）作为每人每日营养素摄入水平
   A. 人数的平均值　B. 标准人　　　C. 人日数　　　D. 混合人日数

3. 下列说法正确的是（　　）
   A. 总人日数适合单个人的膳食调查
   B. 总人日数适合集体、家庭人员每日吃饭人数不同时使用
   C. 总人日数适合食堂的膳食调查
   D. 总人日数适合集体、家庭人员每日吃饭人数相同时使用

4. 下列说法错误的是（　　）
   A. 化学分析法是通过收集调查对象过去一段时间内所摄入的全部主副食品,使用实验室化学分析方法来测定其各种营养素含量的方法
   B. 双份饭法是制作两份完全相同的饭菜,一份供食用,另一份作为分析样品,对分析样品进行实验室化学分析
   C. 模拟膳食法是依据被调查者进餐食谱,用相同来源的食物比例模拟膳食,进行实验室化学分析
   D. 化学分析法的目的不仅是收集食物消耗量,还要测定调查对象一日内所摄入食物的一种或几种营养素摄入量

5. 下列说法错误的是（　　）
   A. 膳食调查过程中,样品采集后应尽快进行分析,否则应加塞密封,进行妥善保存
   B. 双份饭菜法食物准备时,要求收集的样品与实际食用食物数量完全一致,质量可有不同
   C. 使用化学分析法进行膳食调查时,食物样本在运送过程中要求存放的容器干燥洁净、密闭封光、不得含有干扰物质
   D. 进行膳食调查时,应将测得的营养素摄入量与中国居民膳食营养素参考摄入量进行比较,以此来了解被调查对象的营养素摄入状况

6. （　　）是应用 DRIs 评价一段时间内个体摄入量的正确说法
   A. 摄入量低于 RNI 则说明营养素的摄入量不足
   B. 摄入量高于 RNI 则说明营养素的摄入量是适宜的
   C. 膳食摄入的营养素量低于 UL 则说明发生毒副作用的可能性极低
   D. 摄入量远高于 RNI 则说明摄入量不足的可能性极低
   E. 摄入量高于 RNI 则说明摄入量不足的可能性极低

7. 关于居民膳食营养素参考摄入量,正确的说法是（　　）
   A. RNI 是以 EAR 为基础制定的,RNI = 1.5EAR
   B. 一般而言,AI>RNI

C. 每日营养素摄入量大于 RNI,即使小于 UL,也会对人体产生危害

D. RNI 是指通过观察或实验获得的健康人群某种营养素的摄入量

E. RNI 是作为个体每日摄入某营养素的目标值

二、多选题

1. 关于化学分析法说法正确的是(　　　)

A. 测定得到的各种营养素的数据比较可靠

B. 方法实施的成本较低

C. 常用于大规模的调查

D. 分为双份饭法(或膳食备份法)和模拟膳食法

2. 爷爷的身体状况一直不太好,但工作又比较紧张,请你利用所学的知识,根据表 1-84 中 A、B、C、D 4 种食物(各 100g,除水和无机盐以外)的主要成分,帮他拟定一个较为科学的膳食计划(注:横线上只填序号)

表 1-84　5 种食物成分表

食物	碳水化合物/g	脂肪/g	蛋白质/g	维生素 A/μgRE	维生素 C/mg	钙/mg	维生素 B_1/mg
A. 藕粉	93	…	0.2	—	—	40	…
B. 芝麻酱	22.7	52.7	19.2	17	—	1 170	0.16
C. 猪肝	25.3	6.4	44.2	3 582	—	12	0.41
D. 牛肉干	1.9	40	45.6	—	—	43	0.06

(1) 李大爷患有糖尿病,则李大爷最应谨慎选择以上哪种食物_____

(2) 为预防骨质疏松症,建议李大爷应多吃食物_____

(3) 李大爷若需预防夜盲症,最适宜摄入食物_____

3. 在应用膳食平衡宝塔进行膳食结构评价时应注意(　　　)

A. 奶制品和豆制品需要进行折算后才能相加

B. 每天必须严格遵守平衡膳食宝塔的数量和比例摄取食物

C. 只要能满足平衡膳食宝塔的总量就可以,不必考虑三餐分配问题

D. 食物的选择因人因地而异,特殊情况可以适当调整

E. 只要经常遵循宝塔各层各类食物的大体比例就可以

4. 平衡膳食宝塔的每人每日各类食物适宜摄入量适用于一般健康人,应用时要根据(　　　)进行适当调整。

A. 年龄　　　　　　　B. 性别　　　　　　　C. 身高和体重

D. 季节　　　　　　　E. 劳动强度

三、判断题

1. 食物频率法经常使用于膳食与健康关系的流行病学调查研究中。(　　　)

2. 定性的食物频率调查,通常指获取摄入食物的种类及每种食物特定时期内所食的次数,调查期的长短可以短到几天、1 周、1 个月或是 3 个月到 1 年以上。(　　　)

3. DRIs 是应用于健康人的膳食营养标准,也可作为营养缺乏病患者的营养补充标准。(　　　)

四、材料分析题

某女大学生,女,21 岁,身高 160cm,体重 50kg,其一日食谱见如表 1-85 所示。根据食谱对其此日各种营养素摄入量进行计算。

表 1-85　某女青年一日摄入食物一览表

餐别	菜单	材料	用量/g
早餐	牛奶	牛奶	250
	馒头	小麦粉	50
	煮鸡蛋	鸡蛋	50
中餐	米饭	大米	100
	红烧牛肉	牛肉	50
	素炒菠菜	菠菜	150
	水果	香蕉	75
晚餐	三鲜烩面	挂面	100
		肉片	25
		小黄瓜	100
		番茄	100
	清炒土豆丝	土豆	75

答案

一、单选题

1. C

解析:食物成分表中"—"代表未检测,即理论上食物中应该存在一定量的该种成分,但实际未检测。(0),该符号为估计零值。un,该符号为不能计算,或未测定。Tr,该符号代表未检出或微量,低于目前应用的检测方法的检出限或未检出。

2. B

解析:标准人:在群体膳食的调查过程中,由于被调查者群体可能是由不同能量需要的各类人员组成,各类人的年龄、性别和劳动强度有很大差别,所以无法用食物或者营养素的平均摄入量直接进行比较,一般将各类人都折合成标准人进行比较。以成年男子轻体力劳动者为标准人,以其能量供给量 10.0MJ(2 400kcal)作为 1,其他各类人员按其能量供给量与标准人的能量供给量(2 400kcal)之比可得出各类人的折合系数。因此,本题应选择 B。

3. B

解析:人日数是代表被调查者用餐的天数,一个人吃早、中、晚三餐为 1 个人日。总人日数是指全体全天个人总餐之和。只有在调查集体、家庭人员且每日吃饭人数不同时才用。个人人日数计算在家庭和集体就餐单位调查中很重要,24 小时回顾法在外就餐也要询问,并计算在餐次总数内。

4. A

解析:化学分析法是通过收集调查对象一日膳食中所摄入的全部主副食品,使用实验室化学分析方法来测定其各种营养素含量的方法。

5. B

解析:双份饭菜法食物准备时,要求收集的样品与实际食用食物数量完全一致,质量也应相同。

6. C

解析:平均需要量(EAR),可以用于评估群体中摄入不足的发生率。对于个体,可以检查其摄入不足的可能性。

适宜摄入量(AI),主要用作个体的营养素摄入目标,同时用作限制过多摄入的标准。当健康个体摄入量达到 AI 时,出现营养缺乏的危险性很小。

推荐摄入量(RNI),是健康个体膳食营养素摄入量目标,如果某个体的平均摄入量达到或超过了 RNI,可以认为该个体没有摄入不足的危险。

可耐受最高摄入量(UL),主要用途是检查个体摄入量过高的可能,避免发生中毒。当摄入量超过 UL 时,发生毒副作用的危险性增加。

7. E

解析:RNI 是以 EAR 为基础制定的,RNI=EAR+2SD。AI 的准确性远远不如 RNI,可能显著高于 RNI。若长期摄入超过 AI,即使小于 UL,也有可能对人体产生毒副作用。AI 是指通过观察或实验获得的健康人群某种营养素的摄入量。RNI 是作为个体每日摄入某营养素的目标值。

二、多选题

1. AD

解析:化学分析法,分析过程复杂,代价高;适用于小样本、需要精确测定时才采用。

2. ABC

解析:糖尿病患者应谨慎选择糖分含量极高的食物(本题中藕粉);为防止骨质疏松,应增加高钙食物的摄入(本题中芝麻酱);为预防夜盲症,应适量摄入富含维生素 A 的食物(本题中猪肝)。

3. ADE

解析:《中国居民平衡膳食宝塔》(简称"膳食宝塔")以宝塔图形表示,直观地告诉居民食物分类的概念及每天各类食物的合理摄入范围,每日应吃食物的种类及相应的数量,对合理调配平衡膳食进行具体指导。在进行食物归类时应注意有些食物,如奶制品、豆制品等需要进行折算才能相加;平衡膳食宝塔建议的各类食物摄入量是一个平均值,在日常生活中,不必每天严格遵守,但要经常遵循宝塔各层食物的大体比例;平衡膳食宝塔给出的是一天中各类食物的摄入量,还要注意合理分配三餐食量。

4. ABCDE

解析:平衡膳食宝塔在实际应用时要根据个人年龄、性别和劳动强度等选择适宜的食物参考摄入量。

三、判断题

1. √

解析:食物频率法能够迅速得到平时食物摄入种类和摄入量,反映长期营养素摄取模式,常用作研究慢性病与膳食的关系。

2. √（略）

3. ×

解析：DRIs，是应用于健康人的膳食营养摄入标准。它不是一种应用于患有急性或慢性病人的营养治疗标准，也不是为以往患过营养缺乏病的人设计的营养补充标准。

四、材料分析题

解析：

（1）合并相同食物或同原料的食物，按照食物成分表进行记录：查食物成分表，记录摄入各种食物的能量和营养素含量，见表1-86。

表1-86　部分食物营养成分

编码	食物	重量/g	能量/kcal	蛋白质/g	脂肪/g	碳水化合物/g	维生素A/μgRE	维生素C/mg	钙/mg	铁/mg
10-1-101	牛奶	250	54	3	3.2	3.4	—	1	104	0.3
01-1-201	小麦粉	100	349	11.2	1.5	73.6	—	—	31	3.5
11-1-102	鸡蛋	50	138	12.7	9	1.5	310	—	48	2
01-2-001	大米	100	347	7.4	0.8	77.9	—	—	13	2.3
08-2-101	牛肉	50	125	19.9	4.2	2.0	7	—	23	3.3
04-5-301	菠菜	150	28	2.6	0.3	4.5	487	32	66	2.9
06-5-014	香蕉	75	93	1.4	0.2	22	10	8	7	0.4
08-1-110	瘦肉	25	143	20.3	6.2	1.5	44	—	6	3.0
04-3-208	黄瓜	100	16	0.8	0.2	2.9	15	9	24	0.5
04-3-105	番茄	100	20	0.9	0.2	4.0	92	19	10	0.4
02-1-101	土豆	75	77	2.0	0.2	17.2	30	27	8	0.8
01-1-306	面条	100	283	8.5	1.6	59.5	—	—	13	2.6

（2）计算膳食总能量和主要营养素总量：把各种食物的能量、蛋白质、脂肪等营养素分别相加，得到一日膳食总能量及营养素摄入量。

（3）膳食构成评价：把以上食物进行归类，与中国居民膳食宝塔的推荐食物种类比较，评价膳食构成是否合理，摄入食物种类是否多样。

参 考 文 献

［1］杨月欣,王光亚,潘兴昌.中国食物成分表(第一册)[M].2版.北京:北京大学医学出版社,2009.

［2］杨月欣.中国食物成分表(标准版,第一册)[M].6版.北京:北京大学医学出版社,2018.

［3］中国就业培训技术指导中心.公共营养师(国家职业资格四级)[M].2版.北京:中国劳动社会保障出版社,2012.

［4］冯悦红.食物成分研究与发展概况[J].国外医学(卫生学分册),2001(06):372-377.

［5］高新楼,赵霖,鲍善芬.2002与1991版《食物成分表》的比较[J].中国食物与营养,2005(3):49-52.

［6］王光亚.我国食物成分表的发展简史[J].营养学报,2003,25(2):126-129.

［7］ 中国就业培训技术指导中心.公共营养师(国家职业资格二级)［M］.北京:中国劳动社会保障出版社,2007.

［8］ 马爱国.饮食与健康［M］.北京:科学出版社,2015.

［9］ 中国就业培训技术指导中心.公共营养师(国家职业资格四级)［M］.北京:中国劳动社会保障出版社,2007.

［10］ 中国营养学会.中国居民膳食指南(2022)［M］.北京:人民卫生出版社,2022.

［11］ 孙长灏,凌文华,黄国伟.营养与食品卫生学［M］.8版.北京:人民卫生出版社,2017.

［12］ 杜文雯,王惠君,王志宏,等.我国9省/区农村居民膳食结构变化及地区差异性分析［J］.中国食物与营养,2016,22(7):74-77.

［13］ 刘鹏.我国居民膳食结构变化趋势及影响因素分析［D］.太原:山西财经大学,2016.

［14］ 程义勇.《中国居民膳食营养素参考摄入量》2013修订版简介［J］.营养学报,2014,36(4):313-317.

［15］ 中国营养学会.中国居民膳食营养素参考摄入量(2013版)［M］.北京:科学出版社,2013.

［16］ 常朝辉.《中国营养学会膳食营养素参考摄入量(DRIs)》研讨会会议纪要［J］.营养学报,2011(2):1-2.

［17］ 葛可佑.怎样应用膳食营养素参考摄入量评价膳食［C］∥中国营养学会公共营养分会第六届学术研讨会暨中国居民膳食与营养状况变迁论文集.大连:2005:25-28.

［18］ 葛可佑.中国居民膳食营养素参考摄入量在评价膳食质量中的应用［C］∥首届中国西部营养与健康、亚健康学术会议论文集.重庆:2005:1-4.

［19］ 王杰婷.DRIs修订历史回顾访著名营养专家程义勇、郭俊生《中国居民膳食营养素参考摄入量》［J］.科学家,2015(5):48-49.

第二章 体格测量与评价

体格发育(physical development)指人体外部形态、身体比例和体型等方面随年龄而发生的变化。营养不良的体征和症状通常不是由一种营养素缺乏,而是由多种营养素缺乏引起的,且营养不良的症状往往因一些非营养因素(如卫生情况、居住条件、经济状况或疾病等)而复杂化,所以有时很难判断营养不良的确切原因。但是,有经验的注册营养师应该能够通过膳食调查结合各种体格测量结果的分析,对受检者的营养状况做出初步判断,分析对营养状况产生影响的可能原因,并能够及时提出改善建议。

目前,反映人体营养状况的指标较多,不同年龄、不同生理状况的人选用的体格测量指标有所不同,而且指标的测定方法也存在较大差异。如儿童生长发育测量常用的指标有体重、身高(身长)、坐高(顶臀长)、头围、指距、胸围等,以身高(身长)、体重、头围和胸围作为儿童体格测量的主要指标。成年人常用的体格测量指标是身高、体重、上臂围、腰围、臀围和皮褶厚度等,以身高和体重最为重要。孕妇体格测量常用的指标有体重、身高、腹围等,以体重作为孕妇体格测量的主要指标。

第一节 儿童体格测量及评价

体格生长和发育是儿童不同于成年人的重要特点,反映了儿童营养和健康状况,是衡量一个国家和地区经济社会发展水平的重要标志。从胎儿期到成熟期,儿童的体格生长是一个连续的可预测的复杂过程,而在连续过程中生长速度并不完全相同。儿童时期各器官系统发育也不平衡,但遵循程序性生长(program development)的规律。如儿童期淋巴系统生长迅速,青春期前达到顶峰,之后逐渐降至成年人水平;神经系统发育较早,出生后2年内发育最快,2.5~3岁时脑的重量已达到成年人脑重的75%左右,6~7岁时脑重已接近成年人水平等。

一般来说,儿童可分为以下7个年龄段:①胎儿期:从受精卵形成到小儿出生为止,共40周(围生期指胎龄满28周至出生后7天);②新生儿期:从胎儿娩出脐带结扎时开始至28天之前;③婴儿期:自出生到1周岁之前,包括新生儿期;④幼儿期:满1周岁至不满3周岁;⑤学龄前期:满3周岁至6~7岁入小学前;⑥学龄期:自入小学始(6~7岁)至青春期前;⑦青春期:年龄范围一般从10~20岁,女孩的青春期开始年龄和结束年龄都比男孩早2年左右。

儿童体格检查的主要指标包括体重、身高(身长)、坐高(顶臀长)、指距、头围、胸围、上臂围。本节主要介绍儿童体格的测量方法与评价标准,可以了解儿童生长发育的特点,进而反映儿童的营养状况,从而及时地采取有效措施,促进儿童健康成长。

【目的】

1. 掌握儿童体格测量的评价方法。
2. 熟悉儿童体格测量的方法和步骤,以及测量器械的使用方法。
3. 了解儿童体格测量的指标及其意义。

【内容】

一、儿童体格测量指标及测量方法

(一) 体重

体重为人体各器官系统、组织、体液的综合重量,骨骼、体液、体脂是体重的主要成分,可反映儿童生长与近期营养状况以及骨骼、肌肉、皮下脂肪及内脏质量的综合情况。出生体重与新生儿的胎次、胎龄、性别及宫内营养等有关,如男孩的出生体重大于女孩。其中,出生体重受宫内影响较大,若是出生体重过低,则可能是早产或宫内发育迟缓所致。此外,在儿童的生长发育过程中,体重高于或低于正常标准,可能表示儿童存在营养相关问题,如营养过剩或营养不足,也可能提示存在某些疾病。所以准确测量儿童的体重,可以及时发现儿童生长发育的有关问题,并采取相应的措施。

儿童体重增长为非等速增长,随着年龄的增加,体重增长速度逐渐减慢。我国 2005 年九市城区儿童体格发育调查结果显示,正常足月婴儿在出生后 3 个月内体重增加最迅速,平均每月增加 1~1.2kg,出生后 3 个月的体重约等于出生时体重的 2 倍;第二个 3 个月每月体重增加速度减慢一半,每月平均增加 0.5~0.6kg,第三个 3 个月体重增长速度再减缓一半,至 12 月龄时体重约等于出生体重的 3 倍,这是出生后体重增长最快的时期,为第一个生长高峰。出生后第 2 年体重增加 2~2.5kg,平均每月体重增加 200g,2 岁时体重约为出生体重的 4 倍;2 岁至青春期前体重增长缓慢,稳速生长,年增长值约为 2kg;青春期开始后体重又迅速增长,年平均增长 4~5kg,持续 2~3 年,为第二个生长高峰(图 2-1)。2015 年,九市儿童体格发育调查协作组更新和制定了新的儿童生长标准,结果表明,城区男童出生体重为(3.38±0.40)kg,女婴为(3.26±0.40)kg,与 WHO 的参考值相近(附录 4)。

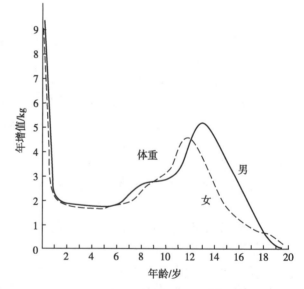

图 2-1 儿童体重增长曲线
摘自:2005 年九市城区儿童体格发育调查资料。

体重测量步骤:

1. 测量工具 根据不同年龄段的儿童选择合适的秤。8 岁以下的儿童用杠杆式体重计,最大载重量为 35~50kg,精确度读数不得超过 50g;8 岁以上儿童所用工具可以和成年人一样,采用最大载重量为 100kg 的秤,精确度读数不得超过 100g(图 2-2)。

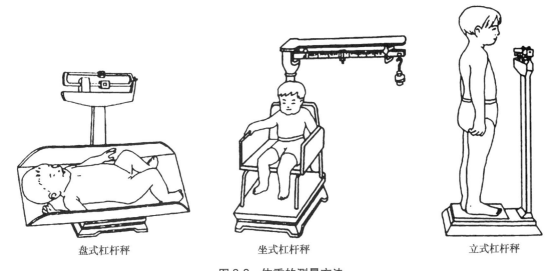

盘式杠杆秤　　　　　坐式杠杆秤　　　　　立式杠杆秤

图 2-2　体重的测量方法
摘自:黎海芪.实用儿童保健学.北京:人民卫生出版社,2016.

2. 测量方法　①婴幼儿空腹(喂奶后 2 小时)、排尽大小便、裸体或穿背心短裤,除去尿不湿;②体重秤放置平稳,测量前校准并调零;③根据儿童年龄选择相应的姿势,婴儿可卧位;1~3 岁可坐位,3 岁以上可站位,两手自然下垂。尽量使被测者安静地站(坐或卧)在秤盘中央。

3. 读数与记录　准确记录体重秤读数,以 kg 为单位,并记录到小数点后 1 位。

注意事项:测量人员操作时应当轻缓柔和,如婴幼儿穿贴身衣物称量应以称量读数-衣物估重=裸重,或由大人抱着婴幼儿称量,然后减去大人体重和儿童所穿衣服的重量。

(二) 身高(身长)

身长为头顶到足底的全身长度,即头、脊柱、下肢的总长度。2 岁及以下婴幼儿采取仰卧位测量身长(length),满 3 周岁儿童采取立位测量身高(height)。身长增长为线性增长,可直接反映身体非脂肪组织的增长,非脂肪组织的生长潜能受遗传决定。身长(高)受种族、遗传和环境的影响较为明显,受营养的短期影响不明显,但与长期营养状况有关。

身长(高)的增长规律与体重类似,年龄越小增长越快。我国 2005 年九市城区儿童体格发育调查结果显示,出生时身长平均为 50cm;出生后第 1 年身长增长最快,出生后的前 3 个月,平均每月增加 4cm,婴儿 3 月龄时身长可以达到约 62cm;第二个 3 个月,平均每月增长 2cm;后半年每月平均增长 1cm;1 周岁达到 75cm;第 2 年身长增长速度减慢,平均增加 11~12cm,2 周岁时身长约 87cm;2 岁以后直至青春前期平均每年增加约 7cm。青春期受内分泌影响,出现身高增长高峰,一般男性比女性晚 2 年。在身高增长高峰时期男性每年身高平均增加 9cm,女性平均增加 8cm(图 2-3)。

身高(身长)测量步骤:

由于脊柱弯曲和关节等软骨的压缩,一天之中身高会发生变化,波动范围在 0~2cm。

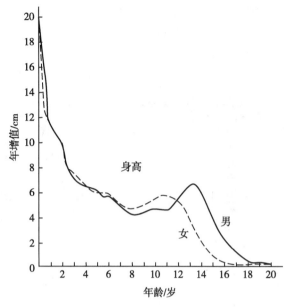

图 2-3 儿童身高增长曲线
摘自:2005 年九市城区儿童体格发育调查资料。

身高(身长)的测量时间一般在上午 10 时左右,此时身高为全天的中间值。

1. 测量工具 标准量床、身高计。

2. 测量方法 ①3 岁以下儿童卧位测量身长:脱去帽、鞋、袜,穿单衣仰卧于标准量床底板中线上。助手将头扶正,头顶接触头板,儿童面向上。测量者位于儿童右侧,左手握住双膝,使腿伸直,右手移动足板使其接触两侧足跟(图 2-4)。②3 岁以上儿童立位测量身高:采取立正姿势,两眼直视正前方,胸部稍挺起,腹部微后收,两臂自然下垂,手指并拢,脚跟靠拢,脚尖分开约 60°,脚跟、臀部和两肩胛间几个点同时靠着立柱,头部保持正直位置,然后测量(图 2-5)。

3. 读数与记录 准确记录标准量床、身高坐高计读数,精确到 0.1cm。若刻度在量床双侧,还应注意量床两侧的读数应该一致。

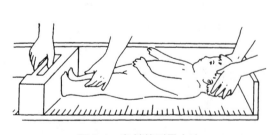

图 2-4 身长的测量方法

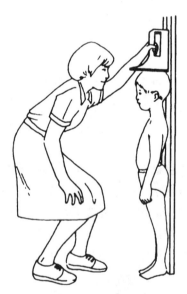

图 2-5 身高的测量方法
摘自:黎海芪. 实用儿童保健学. 北京:人民卫生出版社,2016:87.

注意事项:身高坐高计应放置在平坦靠墙的地面上;测量时,要特别注意足跟、骶骨和两肩胛间是否紧靠支柱;活动压板与头顶皮肤接触要松紧适度,读数完成后应立即将活动压板推到安全高度,并检查记录是否正确。

（三）坐高（顶臀长）

坐高（顶臀长）为头顶到坐骨结节的长度，主要反映头颅与脊柱的生长情况。其与身高比较时，可说明下肢与躯干的比例关系（表2-1）。

表2-1 7岁以下儿童坐高与身高比例

	出生		3月龄		6月龄		12月龄		2岁		4岁		6岁	
	男	女	男	女	男	女	男	女	男	女	男	女	男	女
坐高/cm	33.5	33.2	41.7	40.7	44.8	43.9	48.8	47.8	54.7	54.0	60.7	59.9	66.6	65.8
身高/cm	50.4	49.7	63.3	62.0	69.8	68.1	78.3	76.8	91.2	88.9	106.0	104.9	120.0	118.9
坐高/身高/%	66.5	66.8	65.9	65.6	64.2	64.5	62.3	62.2	60.0	60.7	57.3	57.1	55.5	55.3

摘自：2005年九市城区儿童体格发育调查资料。

坐高（顶臀长）测量步骤：

1. 测量工具 标准量床、坐高计。

2. 测量方法 ①3岁以下儿童仰卧位测量顶臀长：在完成身长测量后，测量者左手夹持小儿膝盖，使大腿与身体垂直，小腿与大腿垂直；右手滑动量床足板，使其紧密接触小儿臀部，足板与量床垂直（图2-6）。②3岁以上儿童坐位测量坐

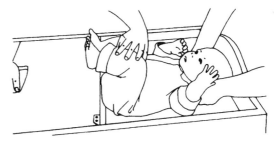

图2-6 顶臀长的测量方法

高：儿童坐高测量时间的选择同身高测量，一般在上午10时左右进行，测量人员让被测儿童坐在坐盘或有一定高度的矮凳上，骶骨靠墙壁或量板，上身后靠成直坐姿势，然后两大腿面与躯体成直角，膝关节屈曲成直角，足尖向前，两脚平放在地面上，头及肩部位置与身高测量时的要求相同；让被测儿童挺身，测量者向下移动头板使其与头顶接触（图2-7）。

3. 读数与记录 读数以cm为单位，精确到小数点后1位。

注意事项：如无身高坐高计，可用普通身高计，另备不同高度的小椅子；身高计要靠墙放置，小椅子的靠背要紧靠身高计立柱。

（四）头围

头围为头的最大围径，可反映学龄前儿童（婴幼儿）脑发育和颅骨生长的程度。我国2005年九市城区儿童体格发育调查结果显示，新生儿出生时头围34cm，在上半年增加9cm，下半年增加3cm，1岁时头围平均达到46cm。1岁后增长速度减慢，2岁时48cm，5岁约为50cm，15岁时接近成年人头围54~58cm。若有头小畸形，提示脑发育不良；若头围过大，则要怀疑脑积水。

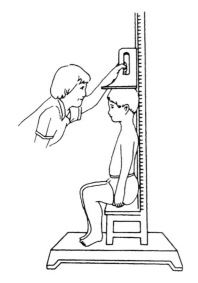

图2-7 坐高的测量方法

摘自：黎海芪. 实用儿童保健学. 北京：人民卫生出版社，2016：87.

头围测量步骤：

1. 测量工具 无伸缩性的标准软尺,使用前先用标准钢尺校正,每 2m 误差不超过 0.2cm。

2. 测量方法 被测儿童取坐位、立位或仰卧位,去掉帽子、围巾或发辫等。测量者位于被测者右侧或前方,用左手拇指将软尺零点固定于头部右侧眉弓上缘处,软尺经枕骨粗隆(后脑勺最突出的一点)及左侧眉弓上缘回至零点(图 2-8)。

3. 读数与记录 读取软尺与零点重合处的读数,以 cm 为单位,精确到小数点后 1 位。

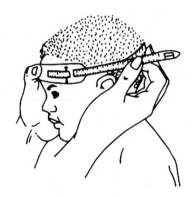

图 2-8 头围的测量方法
摘自:黎海芪. 实用儿童保健学.
北京:人民卫生出版社,2016:87.

注意事项:软尺轻轻与皮肤接触,松紧度合适;对长发或梳辫者,应先将头发在软尺经过处向上、下分开,使软尺紧贴头皮;测量时尽量分散儿童注意力,使其保持安静,以保证测量顺利进行。

（五）指距

指距为上肢与躯干纵轴垂直伸展时中指间的距离,反映上肢长骨的生长状况。正常儿童指距小于身长(高)1~2cm。

指距测量步骤:

1. 测量工具 准备无伸缩性的标准软尺,使用前先用标准钢尺校正,每 2m 误差不超过 0.2cm。

2. 测量方法 儿童立位,两手平伸,手掌向前,向两侧伸直,双上臂长轴与地面平行,与身体中线垂直,测量两中指指尖点之间的直线距离(图 2-9)。

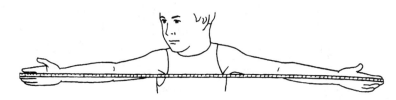

图 2-9 指距的测量方法
摘自:黎海芪. 实用儿童保健学. 北京:人民卫生出版社,2016:88.

3. 读数与记录 读取软尺读数,以 cm 为单位,精确到小数点后 1 位。

（六）胸围

胸围为乳头下缘经双肩胛骨下角下缘绕胸部一周的长度,可反映胸腔容积、胸背部肌肉、皮下脂肪蓄积程度和肺的生长发育情况。胸围在出生后第一年发育最快,1~1.5 岁超过头围,次年增长速度明显减慢,平均增长 3cm,之后每年平均增加约 1cm。婴儿时期营养良好时,胸廓发育良好,胸部皮下脂肪较为丰满,也可在几个月时胸围大于头围。

胸围测量步骤:

1. 测量工具 准备无伸缩性的标准软尺,使用前先用标准钢尺校正,每 2m 误差不超过 0.2cm。

2. 测量方法 被测儿童处于平静状态,取卧位或立位,卧位时要求自然躺平;若取立位,则让其自然下垂两手,两眼平视。测量者立于被测儿童前方或右方,用左手拇指将软尺零点固定于被测者胸前乳头下缘,右手拉软尺使其绕经右侧后背以两肩胛骨下角下缘为准,经左侧面回至零点。

3. 读数与记录 读取软尺与零点重合处的读数,以 cm 为单位,精确到小数点后 1 位。

注意事项:测试时应及时提醒并纠正被测儿童耸肩、低头、挺胸、驼背等不正确姿势。软尺要平整、无折叠,前经左右乳头,后经两肩胛骨下角下缘,左右对称,轻轻接触皮肤,取平静呼吸时的中间读数。

(七) 上臂围

上臂围为上臂中点绕上臂一周的围径,可反映上臂肌肉、骨骼、皮下脂肪和皮肤的发育情况。1~5 岁儿童上臂围多在 12.5~13.5cm 之间,>13.5cm 为营养良好,<12.5cm 为营养不良。

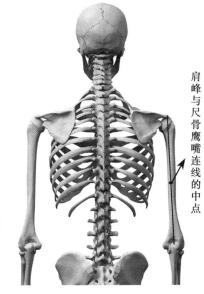

肩峰与尺骨鹰嘴连线的中点

上臂围测量步骤:

1. 测量工具 准备无伸缩性的标准软尺,使用前先用标准钢尺校正,每 2m 误差不超过 0.2cm。

2. 测量方法 被测儿童自然站立,肌肉放松,体重平均落在两腿上,并充分裸露左上肢,手臂自然下垂,两眼平视前方。测量者站在被测儿童身后,用标准软尺起始段下缘压在标记的肩峰与尺骨鹰嘴连线中点,水平围绕一周,并读取周长,以 cm 为单位,精确到小数点后 1 位(图 2-10)。

3. 读数与记录 读取软尺与零点重合处的读数,以 cm 为单位,精确到小数点后 1 位。

图 2-10 上臂围测量

二、儿童体格生长发育评价

评价儿童体格生长发育的情况是儿科、营养科等保健与临床工作的重要内容之一。只有通过比较准确且客观的评价,才能及时发现问题,并采取相应的措施,促进儿童的健康成长。选择合理的评价标准是评价儿童个体和群体体格生长发育状况的必要前提。标准的选择不同,评价结果也不同。

(一) 我国儿童常用的生长参考标准

目前我国儿童常用的生长参考标准包括:中国九市城、郊区儿童体格发育调查资料参考值(2015 年)(附录 3)、世界卫生组织(WHO)推荐的儿童生长标准(2006 年)(附录 4)。

中国九市 7 岁以下儿童体格发育参考值自 1975 年制定,每隔 10 年进行一次定时间、定地点、定人群的大样本连续性体格发育专项调查,该参考值客观地反映和记录了中国儿童生长发育状况与变化趋势,长期以来被广泛应用于我国儿童体格发育的评价中。1994 年,WHO 就人体测量学参考标准的使用与解释进行全面审查,认为 1977 年推荐国际使用的美国国家卫生统计中心/世界卫生组织儿童生长发育标准(简称为 NCHS/WHO 生长参考标准)已经不能够充分反映婴幼儿期的生长情况。WHO 多中心生长标准研究组认为,NCHS/WHO 生长参考标准存在局限性,最主要的局限性在于样本人群主要采用的是配方喂养方式。研究表明,配方奶喂养婴儿的生长模式显著偏离健康母乳喂养婴儿的生长模式。因此,WHO 重新开展了多中心生长标准研究,提出了 WHO 新标准,其主要区别见表 2-2,而我国也在逐步推广使用 WHO 新标准。但是,在参考国际标准的同时,以本国的参照人群建立的生长标准可能能更加客观、准确地评价该国儿童的生长水平。

表 2-2 NCHS/WHO 生长参考标准和 WHO 新标准的主要区别

项目	NCHS/WHO 生长参考标准	WHO 新标准
发布时间	1977 年	2006 年
数据来源	0~36 月龄:1929—1963 年 Fcis 研究所对俄亥俄州中产阶级人群调查 2~18 岁:1963—1974 年美国国家卫生统计中心的全国第一次健康和营养调查资料	0~24 月龄:1997—2003 年纵向随访研究 18~71 月龄:1997—2003 年横断面调查
研究现场	美国	巴西、加纳、印度、挪威、阿曼、美国
喂养方式	配方奶喂养为主	母乳喂养
测量指标	年龄别体重、年龄别身长(身高)、年龄别头围、身长(身高)别体重	年龄别体重、年龄别身长(身高)、年龄别头围、身长(身高)别体重、年龄别体重指数、年龄别上臂围、年龄别头围、年龄别三头肌皮褶厚度、年龄别肩胛下皮褶厚度、生长速率、六大运动发育里程碑

摘自:冯围围,黄小娜,宫丽敏,等.2006 年世界卫生组织儿童生长标准的研究与应用情况[J].中华儿科杂志,2013,51(9):704-707.

(二) 资料分析及统计学表示方法

1. 均值离差法 均值离差法是将个体儿童的体格测量数值与生长评价标准中的均值($\bar{X}$)及标准差(S)比较,根据实测数值在均值上下所处位置,确定和评价儿童体格生长情况。此方法适用于评价正态分布状况。但儿童体重、身高等体格测量数值(统计学上资料类型属于定量资料)并不完全呈正态分布(即偏峰分布),所以在实际应用时常以中位数(M)表示,从而描述其平均水平或集中趋势。

根据离差范围的不同,常将 $\bar{X}\pm1SD$ 和 $\bar{X}\pm2SD$ 作为界值点,评价可分为五等级、六等级等(表 2-3)。

表 2-3 体格生长五等级、六等级评估

均值加减标准差	五等级	六等级
$\bar{X}+2SD$ 以上	上	上
$\bar{X}+(1SD\sim2SD)$	中上	中上
$\bar{X}+1SD$	中	中+
$\bar{X}-1SD$		中−
$\bar{X}-(1SD\sim2SD)$	中下	中下
$\bar{X}-2SD$ 以下	下	下

摘自:刘湘云,陈荣华,赵正言.儿童保健学.4 版.南京:江苏科学技术出版社,2011:19.

2. **百分位数法** 一组变量值(如体重、身高)按从小到大的顺序排列为 100 个等份,每个等份为 1 个百分位。排列顺序确定各百分位的数值,即百分位数(P)。一般采用 P_3、P_{25}、P_{50}、P_{75}、P_{97} 表示,P_{50} 相当于离差法中的均值,P_3 相当于离差法中的均值减 2 个标准差,P_{97} 相当于离差法中的均值加 2 个标准差。$P_3 \sim P_{97}$ 包括了全部样本的 95%,属正常范围。

当变量值呈现偏峰分布时,百分位数能更准确地反映出所测数值的分布情况。当变量呈正态分布时,百分位数法与均值离差法两者相应数相当接近。由于样本常呈偏峰分布,两者的相应数值略有差别。儿童体格生长评价广泛应用均值离差法与百分位数法,但目前一般都用百分位数法。均值离差法计算较简单,百分位数法计算相对复杂,但结果较精确。

3. **中位数法** 中位数法是将一组人群测量的数值按大小排列,位居中央的值为中位数。当样本变量呈现正态分布时,中位数就等于均数或第 50 百分位数。当样本变量分布不是完全正态时,选用中位数而不是算术均数作为中间值。因为此时样本中少数变量分布在一端,用算术均数表示则对个别变量值影响大。故用中位数表示定量资料的平均水平或集中趋势较为合适。

4. **Z 评分法(Z score,也称标准差的离差法,SDS)** Z 评分法是目前进行学龄前儿童群体营养状况评价时最常用的方法之一。它的优点在于标化了年龄,因此,可以跨年龄组进行分析,在群体水平上,不但可以估计低于或高于某界值点的儿童比例,而且可以计算出群体 Z 值的均数和标准差,可利用 t 检验、回归分析等进行统计分析,可区分营养不良的严重程度。但是,在使用 Z 值时也要根据排除标准排除不合理数据。

Z 值计算公式为:Z 值=(测量数据−参考值中位数)/参考值标准差。以<−2 和<−3 为界值点来诊断中、重度营养不良,以≥2 和≥3 为界值点来诊断中、重度超重或肥胖。Z 值有正有负,《中国孕期、哺乳期妇女和 0~6 岁儿童膳食指南(2007)》解释:Z 评分是将某个儿童测量的数据与推荐的理想儿童群体的数据进行比较,若该儿童的生长数据高于这个群体一般水平,则 Z 评分为正值,反之则为负值。Z 评分的绝对值越小(最小为 0),说明该儿童的生长状况越接近一般水平,Z 评分的绝对值越大,说明该儿童的生长状况越偏离一般水平。

(三)婴幼儿(0~3 岁)体格生长评价

正确评价婴幼儿体格生长情况,应当采用准确的测量用具及统一的测量方法,定期纵向观察。同时有可用的参考人群值,参照人群值的选择将决定评价的结果。婴幼儿体格生长评价包括发育水平、生长速度以及匀称程度三个方面。

1. **发育水平** 将某一年龄时点所获得的某一项体格生长指标测量值(横断面)与参照值比较,如年龄别体重、年龄别身高(身长)、身高(身长)别体重,年龄别头围,以判断儿童的生长发育水平(表 2-4)。

2. **生长速度** 对某一单项体格生长指标进行定期连续测量(纵向观察)所获得的该项指标在某一时间段中的增长值。如生长曲线图法。以生长曲线表示生长速度最为简单、直观,定期体格检查是评价生长速度的关键。这种动态纵向观察个体儿童的生长规律的方法可以发现每个儿童有自己稳定的生长轨道,体现个体差异。因此,生长速度的评价较发育水平更能真实反映儿童的生长状况。儿童年龄小,生长较快,定期检查间隔时间不宜太长。生长速度正常的儿童生长发育基本正常。

(1)定期、连续、准确地测量个体儿童的体重(表 2-5)。

表 2-4 常用指标的分级评价标准

指标	测量值		评价
	百分位法	标准差法	
年龄别体重	$<P_3$	$<M-2SD$	低体重
年龄别身高	$<P_3$	$<M-2SD$	生长迟缓
身高别体重	$<P_3$	$<M-2SD$	消瘦
	$P_{85} \sim P_{97}$	$M+1SD \sim M+2SD$	超重
	$>P_{97}$	$\geqslant M+2SD$	肥胖
年龄别头围	$<P_3$	$<M-2SD$	头围过小
	$>P_{97}$	$>M+2SD$	头围过大

摘自:夏慧敏. 小儿外科疾病诊疗流程. 北京:人民军医出版社,2013,108.

表 2-5 婴幼儿体格测量间隔时间

儿童年龄	间隔时间	测量指标
6 个月内	每 1~2 个月	体重、身长
6 个月~不满 1 岁	每 2~3 个月	体重、身长
1 岁~不满 3 岁	每 3~6 个月	体重、身长

（2）在小儿生长发育图中描述小儿的体重、身高曲线。

（3）评价小儿体重、身高曲线的变化趋势并分析其原因（表 2-6、图 2-11）。

表 2-6 婴幼儿生长曲线的变化趋势及其临床意义

曲线性状	变化趋势	临床意义
曲线平行	小儿体重、身高曲线在上下两条参考标准曲线之间且与任何一条参考标准曲线平行	说明小儿体重、身高在正常范围,并且体重增长速度和生长趋势也是正常的
曲线上斜	小儿体重、身高曲线缓慢向上偏斜,不与参考标准曲线平行	这是个好现象,说明小儿体重、身高增长在向好的方向发展
曲线低偏	小儿体重、身高曲线虽在上升但不与参考标准曲线平行,出现向下偏离的倾向	说明小儿体重、身高虽在增长但增长速度不够
曲线平坦	小儿体重、身高曲线水平,不与参考标准曲线平行	说明小儿体重、身高未增加
曲线下斜	小儿体重曲线向下倾斜,不与参考标准曲线平行	说明小儿体重减轻
曲线剧升	小儿体重、身高曲线急剧向上倾斜,甚至超过上面一条参考标准曲线	说明小儿体重、身高增长过快

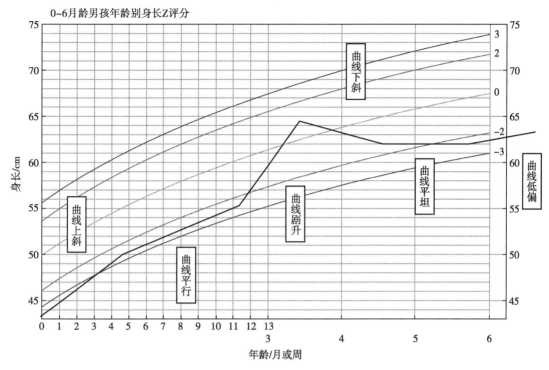

图 2-11 0~6 月龄男孩年龄别身长 Z 评分

摘自：WHO Child Growth Standards

3. 匀称程度 是对体格生长指标之间关系的评价。

（1）体型匀称度：表示体型（形态）生长的比例关系。实际工作中常选用身高体重的比表示一定身高的相应体重增长范围，间接反映身体的密度与充实度。将实际测量值与参考人群值比较，结果常以等级表示。

（2）身材匀称：以坐高（顶臀长）/身高（身长）的比值反映下肢生长情况。按实际测量计算结果与参照人群值计算结果比较。结果以匀称、不匀称表示。

（四）学龄前期（3~6 岁）儿童体格生长评价

学龄前期儿童体格生长评价包括对生长水平、生长速度及匀称度的三方面评价。推荐使用 WHO（2006）或中国（2015）九市儿童体格发育调查数据进行评估。通过横断面调查，可以评价群体的生长水平或了解人群的营养状况现状；通过纵向追踪调查，可以评价个体的生长速度，了解一定时间内各种环境因素对生长发育的影响。3 岁以后，体格生长评价主要侧重于身高。身高增长主要受到遗传及生长激素的影响，此时同龄儿童的身高、体重差异逐渐明显。因此，在进行体格生长评价时应注意观察生长速度的变化，建议学龄前期儿童每年测量两次身高和体重。

学龄前期是超重和肥胖的好发年龄段，评价学龄前期儿童生长发育时应重视年龄别体重指数（BMI/Age）评价。临床上常采用 WHO 参数，当儿童的 BMI/Age$<P_3$ 为消瘦，P_{85}~P_{97} 为超重，$\geqslant P_{97}$ 为肥胖。国际上推荐 BMI 作为评价儿童肥胖首选指标。BMI 与身体脂肪直接测量及皮下脂肪测量呈显著相关。BMI/Age 是超重的危险预测因素，对伴有超重的疾病，BMI/Age 是很强的临床危险因子。因此 BMI 常用于筛查儿童超重。

(五) 学龄期至青春期儿童(7~18岁)体格生长评价

1. **身高发育水平**　2018年我国卫生与计划生育委员会(现为国家卫生健康委员会)发布了卫生行业标准《7~18岁儿童青少年身高发育等级评价》(WS/T612—2018),见表2-7,界值点见表2-8,按照不同性别规定了我国7~18岁儿童青少年身高发育等级的判断方法。

表2-7　7~18岁儿童青少年身高发育等级评价

等级	标准	等级	标准
上等	>中位数+2SD	中下等	≥中位数-2SD 且<中位数-1SD
中上等	>中位数+1SD 且≤中位数+2SD	下等	<中位数-2SD
中等	≥中位数-1SD 且≤中位数+1SD		

注:SD为标准差。
摘自:《7~18岁儿童青少年身高发育等级评价》(WS/T 612—2018)。

表2-8　男生/女生身高发育等级划分(单位:cm)

年龄/岁	-2SD	-1SD	中位数	+1SD	+2SD
7	113.51/112.29	119.49/118.21	125.48/124.13	131.47/130.05	137.46/135.97
8	118.35/116.83	124.53/123.09	130.72/129.34	136.90/135.59	143.08/141.84
9	122.74/121.31	129.27/128.11	135.81/134.91	142.35/141.71	148.88/148.51
10	126.79/132.09	133.77/133.78	140.76/141.18	147.75/148.57	154.74/155.97
11	130.39/138.11	138.20/139.72	146.01/147.36	153.82/154.99	161.64/162.63
12	134.48/138.11	143.33/145.26	152.18/152.41	161.03/159.56	169.89/166.71
13	143.01/146.18	151.60/149.91	160.19/156.07	168.78/162.23	177.38/168.39
14	150.22/146.18	157.93/151.98	165.63/157.78	173.34/163.58	181.05/169.38
15	155.25/147.02	162.14/152.74	169.02/158.47	175.91/164.19	182.79/169.91
16	157.72/147.59	164.15/153.26	170.58/158.93	177.01/164.60	183.44/170.27
17	158.76/147.82	165.07/153.20	171.39/159.18	177.70/164.86	184.01/170.54
18	158.81/148.54	165.12/154.28	171.42/160.01	177.73/165.74	184.03/171.48

摘自:《7~18岁儿童青少年身高发育等级评价》(WS/T 612—2018)。

2. **体重指数**　体重指数(body mass index,BMI)是一种计算身高别体重的指数。它不仅较敏感地反映体型胖瘦程度,而且与皮褶厚度、上臂围等营养状况指标的相关性也较高。BMI的计算公式为:

$$BMI=体重(kg)/[身高(m)]^2$$

中国肥胖问题工作组(WGOC)于2004年推荐了中国学龄儿童青少年(7~18岁)超重、肥胖筛查BMI值分类标准。2018年我国卫生与计划生育委员会发布了卫生行业标准《学龄儿童青少年超重与肥胖筛查》(WS/T 586—2018),适用于我国所有地区各民族6~18岁学龄儿童青少年利用性别年龄别BMI筛查超重与肥胖,见表2-9。与2004年的标准比较,所涵盖的年龄范围更广,年龄别分组更详细。

表 2-9　6~18 岁学龄儿童青少年性别年龄别 BMI 筛查超重与肥胖界值

年龄/岁	男生/(kg·m⁻²)		女生/(kg·m⁻²)	
	超重	肥胖	超重	肥胖
6.0~	16.4	17.7	16.2	17.5
6.5~	16.7	18.1	16.5	18.0
7.0~	17.0	18.7	16.8	18.5
7.5~	17.4	19.2	17.2	19.0
8.0~	17.8	19.7	17.6	19.4
8.5~	18.1	20.3	18.1	19.9
9.0~	18.5	20.8	18.5	20.4
9.5~	18.9	21.4	19.0	21.0
10.0~	19.2	21.9	19.5	21.5
10.5~	19.6	22.5	20.0	22.1
11.0~	19.9	23.0	20.5	22.7
11.5~	20.3	23.6	21.1	23.3
12.0~	20.7	24.1	21.5	23.9
12.5~	21.0	24.7	21.9	24.5
13.0~	21.4	25.2	22.2	25.0
13.5~	21.9	25.7	22.6	25.6
14.0~	22.3	26.1	22.8	25.9
14.5~	22.6	26.4	23.0	26.3
15.0~	22.9	26.6	23.2	26.6
15.5~	23.1	26.9	23.4	26.9
16.0~	23.3	27.1	23.6	27.1
16.5~	23.5	27.4	23.7	27.4
17.0~	23.7	27.6	23.8	27.6
17.5~	23.8	27.8	23.9	27.8
18.0~	24.0	28.0	24.0	28.0

摘自:《学龄儿童青少年超重与肥胖筛查》(WS/T 586—2018)。

3. 腰围　我国发布的卫生行业标准——《7~18 岁儿童青少年高腰围筛查界值》(WS/T 611—2018)分别以不同性别儿童青少年年龄别腰围第 75 百分位数和第 90 百分位数作为儿童青少年正常腰围高值和高腰围界值点,见表 2-10。

表 2-10　7~18 岁儿童青少年 P_{75} 和 P_{90} 腰围值

年龄/岁	男生/cm		女生/cm	
	P_{75}	P_{90}	P_{75}	P_{90}
7	58.4	63.6	55.8	60.2
8	60.8	66.8	57.6	62.5
9	63.4	70.0	59.8	65.1
10	65.9	73.1	62.2	67.8
11	68.1	75.6	64.6	70.4
12	69.8	77.4	66.8	72.6
13	71.3	78.6	68.5	74.0
14	72.6	79.6	69.6	74.9
15	73.8	80.5	70.4	75.5
16	74.8	81.3	70.9	75.8
17	75.7	82.1	71.2	76.0
18	76.8	83.0	71.3	76.1

摘自:《7~18 岁儿童青少年高腰围筛查界值》(WS/T 611—2018)。

评价完成后根据儿童年龄填写体格测量表格,见表 2-11 至表 2-13。

表 2-11　婴幼儿(0~3 岁)体格测量评价表

就诊编号:

就诊时间:×年×月×日　　　　　　　　　　报告形成时间:×年×月×日

姓名:	年龄:	性别:	籍贯:

测量数据:
　身高:　cm　　　　　　　　坐高:　cm　　　　　　　　体重:　kg
　胸围:　cm　　　　　　　　头围:　cm　　　　　　　　上臂围:　cm
　指距:　cm
　备注:

评价指标: 　发育指标 　　　年龄别体重 　　　年龄别头围 　　　年龄别身高(身长) 　　　身高(身长)别体重 　匀称程度 　生长速度	营养评价:

建议:

　　　　　　　　　　　　　　　　　　　　　　　报告书出具单位:×××　　　时间:×××

　　　　　　　　　　　　　　　　　　　　　　　注册营养师签字:×××

表 2-12 学龄前儿童(3~6 岁)体格测量评价表

就诊编号:
就诊时间:×年×月×日　　　　　　　　　　报告形成时间:×年×月×日

姓名:	年龄:	性别:	籍贯:

测量数据:
身高:　cm　　　　　　　　　　体重:　kg
胸围:　cm　　　　　　　　　　上臂围:　cm
备注:

评价指标: 体重指数(BMI) 年龄别体重指数(BMI/Age)	营养评价:

建议:

报告书出具单位:×××　　时间:×××
注册营养师签字:×××

表 2-13 青少年(7~18 岁)体格测量评价表

就诊编号:
就诊时间:×年×月×日　　　　　　　　　　报告形成时间:×年×月×日

姓名:	年龄:	性别:	籍贯:

测量数据:
身高:　cm　　　　　　　　　　体重:　kg
胸围:　cm　　　　　　　　　　上臂围:　cm
备注:

评价指标: 身高发育水平 体重指数(BMI)	营养评价:

建议:

报告书出具单位:×××　　时间:×××
注册营养师签字:×××

【应用】

体格测量在人体的不同时期都是十分重要的。其中,儿童因不同的年龄分期而进行的体格测量最为复杂,也更为特殊。它能够广泛地应用在不同时期儿童的生长发育过程中,从而监测儿童体格生长发育的生长情况,若是正常或波动,则定期生长监测;若是出现异常生长情况,及时地进行营养或临床干预,避免出现损害儿童身心的不利影响。因此,本节应用对儿童体格测量的工作流程予以介绍。

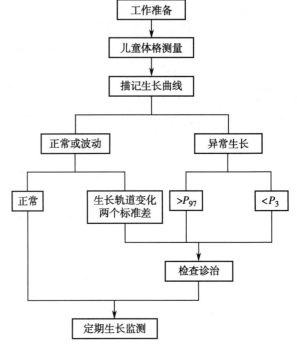

图 2-12 儿童体格生长评价流程

儿童体格测量工作流程:

1. 根据儿童的年龄采取不同的测量方法,并选择不同测量仪器。

2. 测量仪器与方法选择完毕后,按照具体的方法步骤有序操作。

3. 记录测量结果,以便描记儿童的生长发育曲线。

4. 根据评价指标对测量结果进行评估,观察是否存在异常生长情况,及时干预。

5. 定期对儿童进行测量,以观察一个长期连续的生长发育过程(图 2-12)。

【实践1】儿童体格测量与评价

男,18 月龄,对该幼儿进行体格测量与评价。

(1) 根据儿童的年龄采取不同的测量方法,并选择不同测量仪器:由于该儿童年龄小于 3 岁,体重测量采用杠杆式体重计,身长与顶臀长测量采用标准量床,以及采用无伸缩性的软尺测量头围、指距等。

(2) 测量仪器与方法选择完毕后,则在测量人员的指导下按照具体的方法步骤有序操作:由于该儿童年龄小于 3 岁,所以一些体格测量的方法与仪器都较为特殊,不能出错。当测量方法与测量仪器选择完毕后,就有序稳步地在测量人员和助手的共同操作下进行。

测量步骤如下:

1) 体重测量:空腹(喂奶后 2 小时)、排尽大小便、裸体或穿背心短裤,除去尿不湿;将体重计置于平稳的台面上,测量前校准零点;1~3 岁可坐位,由于该儿童 18 月龄,所以可以选择坐位,两手自然下垂;指针稳定后读数。在测量者操作时应当轻缓柔和,以免触疼婴幼儿。儿童测量前后衣物需要整理妥当,尿不湿放入桶内。测量读数过程中不能手扶婴幼儿,同时注意防止婴幼儿身体剧烈扭动。如不能脱去衣物,则设法扣除衣物重量。当然,该儿童 18

月龄,年龄太小,也可以由大人抱着婴幼儿称,然后减去成年人重量和儿童所穿衣服的重量。

2）身长测量:脱去帽、鞋、袜,穿单衣仰卧于量床底板中线上。助手将头扶正,头顶接触头板,儿童面向上。测量者位于儿童右侧,左手握住双膝,使腿伸直,右手移动足板使其接触两侧足跟。若刻度在量床双侧,则应注意量床两侧的读数应该一致,然后读取刻度,误差不超过 0.1cm。

3）顶臀长测量:选择卧式标准量床,采取仰卧位测量。在完成身长测量后,测量者左手夹持小儿膝盖,使大腿与身体垂直,小腿与大腿垂直;右手滑动量床足板,使其紧密接触小儿臀部,足板与量床垂直,读数以 cm 为单位,精确到小数点后 1 位。

4）头围测量:准备无伸缩性的标准软尺,被测儿童取坐位或站位,去掉帽子、围巾或发辫等。测量者位于儿童前方或者右侧,用左手拇指将软尺零点固定于头部右侧眉弓上缘处,软尺经枕骨粗隆(后脑勺最突出的一点)及左侧眉弓上缘回至零点。然后,读取软尺与零点重合处的读数,以 cm 为单位,记录精确到小数点后 1 位。

5）指距测量:采用无伸缩性的标准软尺测量,精确到 0.1cm。儿童立位,两手平伸,手掌向前,向两侧伸直,双上臂长轴与地面平行,与身体中线垂直,测量两中指指尖点之间的直线距离。

（3）记录测量结果,以便描记儿童的生长发育曲线:实例测量结果为,该儿童的体重为12.1kg,身长为82cm,根据某市儿童医院既往记录,可知该儿童在出生当天(2017 年 10 月 12日)、2018 年 1 月 4 日、2018 年 5 月 6 日、2018 年 9 月 10 日、2019 年 1 月 3 日均有测量记录,那么可以把这些数值(身长与体重)在生长发育曲线图上描记【操作方法参考实践 2】。

（4）根据评价指标对测量结果进行评估,观察是否存在异常生长情况,及时干预:根据相应指标的参考数值予以评估,如 1~6 岁儿童的体重估计值为年龄(岁)×2+8,可知这次儿童的体格指标符合正常范围。当然,描记在生长发育图上的曲线可以直接观察到该儿童的生长发育情况,这是一个动态的连续的观测过程。从图中可以明显看出曲线的低偏、上斜、平行、剧升等情况,再根据曲线的现况判断是否需要营养或临床干预其生长发育,以及通过曲线的走向来预估儿童未来的生长情况。

（5）定期使用上述体格方法对儿童进行测量,以观察一个长期连续的生长发育过程。

此次测量完毕,间隔一段时间后仍需要进行体格测量,以连续观察儿童发育的走向,促进机体的健康成长。

【实践 2】儿童生长发育曲线图

某男婴,2015 年 7 月 13 日出生在某城市某医院,各次体检的体重实测如下:

体检日期	2015.7.13	2015.10.12	2016.1.30	2016.4.12	2016.7.13	2016.12.24	2017.7.15	2018.1.14	2018.7.13
体重 kg	3.3	6.8	9.5	9.8	9.8	13.0	12.1	12.5	14.6
年龄									
生长水平 Z 评分									
生长速度									

1. 请描记出该小儿的体重曲线图 在儿童体格测量结束后,将体重的连续性测量记录分别标记在中国 0~3 岁男童身长、体重标准差单位曲线图上,并连成折线(图 2-13)。

2. 请在表格中完成小儿生长发育图评价(生长水平、生长速度)

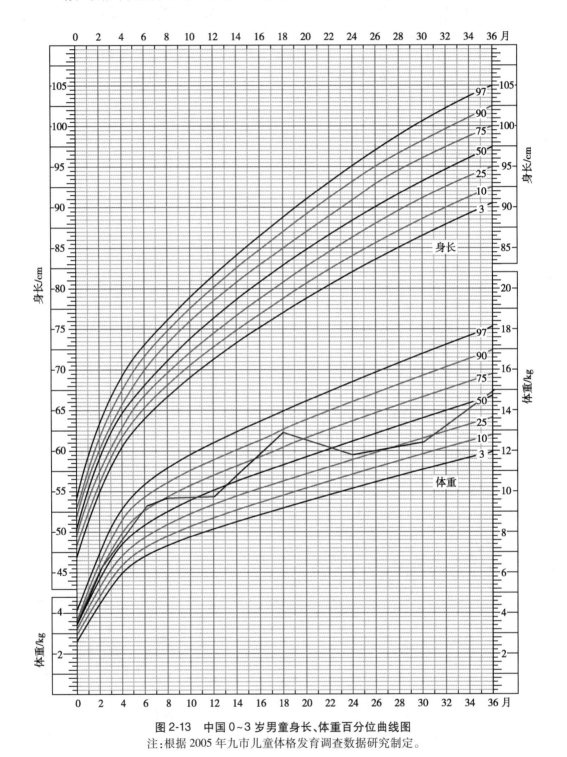

图 2-13 中国 0~3 岁男童身长、体重百分位曲线图

注:根据 2005 年九市儿童体格发育调查数据研究制定。

（1）婴幼儿年龄计算（以 2018 年 1 月 14 日测量时日为例）：

$$2018.01.14$$
$$-2015.07.13$$
$$\overline{\quad 2岁\ 6月\ 1日\quad}$$

（2）Z 评分 $=(X-Md)/SD$，其中 X 为该儿童每次体检时的体重值，Md、SD 为中国九市城区儿童体格生长参考标准中位数与标准差，需要查取相应数值，然后分别代入公式计算即可。

（3）生长速度可根据体重曲线图观察所得见表 2-6、表 2-14。

表 2-14　体重曲线性状、变化趋势

体检日期	2015.7.13	2015.10.12	2016.1.30	2016.4.12	2016.7.13	2016.12.24	2017.7.15	2018.1.14	2018.7.13
体重/kg	3.3	6.8	9.5	9.8	9.8	13.0	12.1	12.5	14.6
年龄	0	2月29日	6月17日	8月29日	1岁	1岁5月11日	2岁2日	2岁6月1日	3岁
生长水平 Z 评分	-0.08	0.73	0.73	0.43	-0.60	1.59	-0.74	-1.09	-0.41
生长速度	曲线平行	曲线上斜	曲线低偏	曲线平坦	曲线剧升	曲线下斜	曲线低偏	曲线上斜	

第二节　成年人体格测量及评价

体格测量是评价人体营养状况的重要项目之一。成年人（年龄≥18 周岁）最常用的体格测量指标是身高、体重、上臂围、腰围、臀围、皮褶厚度等，其中最为重要的是身高和体重，综合反映了蛋白质、能量及其他一些营养素的摄入、利用和储备情况，以及机体、肌肉、内脏的发育与潜在能力。本节主要介绍成年人常见体格测量步骤及评价方法，通过体格测量及评价可以了解机体的营养状况。

【目的】

1. 掌握成年人体格测量的评价方法。
2. 熟悉成年人体格测量的方法和步骤，以及测量器械的使用方法。
3. 了解成年人体格测量的指标及其意义。

【内容】

一、身高和体重

身高是指从头顶点至地面的垂直距离，一般以厘米或米为单位，是反映人体骨骼生长发育和人体纵向高度的主要形态指标。《中国居民营养与慢性病状况报告（2020）》结果显示,我国 18~44 岁的男性和女性平均身高分别为 169.7cm 和 158.0cm,与 2015 年发布的结果相比分别增加 1.2cm 和 0.8cm,6~17 岁男孩和女孩各年龄组身高平均增加了 1.6cm 和 1.0cm。

体重(body weight)是裸体或穿着已知重量的工作衣称量得到的身体重量,是反映人体生长及围度、宽度、厚度及质量的整体指标。它不仅能够反映人体骨骼、肌肉、皮下脂肪及内脏器官的发育状况,而且可以间接地反映人体的营养状况。成年人的身高已基本无变化,当蛋白质和能量供应不足或过多时,体重的变化更加灵敏,因此体重成为评价成年人蛋白质和能量摄入状况的重要指标。

1. 身高测量方法和步骤 由于脊柱弯曲和关节等软骨的压缩,一天之中身高会发生变化,波动范围在 0~2cm。身高的测量时间一般在上午 10 时左右,此时身高为全天的中间值。

(1) 测量工具:过去常采用软尺和立尺测量,现在多使用电子或机械的身高计。水平靠墙放置身高计,刻度尺面向光源。检查和校正身高计至零点,然后用钢尺测量基准板平面刻线的刻度是否一致或准确。

(2) 测量方法:被测者足跟、骶骨部及两肩胛间与立柱相接触,两眼平视前方,耳屏上缘与两眼眶下缘最低点呈水平位,测量者站在被测者右侧,将水平压板轻轻沿立柱下滑,轻压于被测者头顶(图 2-14)。

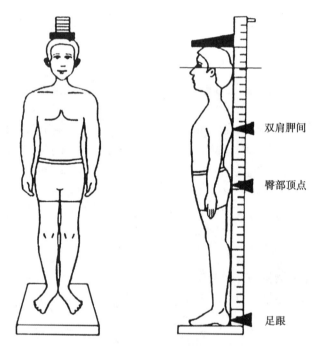

图 2-14　身高测量
摘自:《人群健康监测人体测量方法》(WS/T 424—2013)。

(3) 读数与记录:测量者双眼与压板平面等高,精确到小数点后 1 位。电子身高计直接读电子显示屏上的数,数值准确记录于登记表中。

注意事项:测量器材要求置于水平地面并靠墙;水平压板与头部接触时要适度,头顶的发辫要松开,发结等饰物要取下。

2. 体重测量方法　体重会随进食而增加,随运动、排泄、出汗而减少,也会因季节变化,秋冬季节显著增加。因此,个人体重测量应在早晨空腹排便之后进行,群体体检可在上午 10 时左右进行。

（1）测量工具:使用符合国家标准的电子或机械体重秤。将体重秤放置于平地,并检查地面是否平坦;电子体重计应插入交流 220V 插座;机械磅秤旋动调整螺杆,使空秤达到平衡;电子人体秤,打开开关,使其正常显示;刻度式体重计,则要检查其指针是否为零。

（2）测量方法:被测者仅穿背心和短裤,在秤台中央站稳,不能晃动;若由于天气和场地原因不能做到只穿背心和短裤,可估计其他衣物的重量,将测得的体重减去衣物的重量,获得最终体重(图 2-15)。

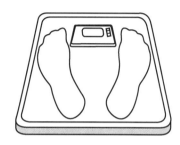

（3）读数与记录:读数以 kg 为单位,精确到小数点后 1 位。

注意事项:每天使用前进行校正。受试者站在秤正中央,上下动作轻缓。测量体重的标准(如穿着厚薄,进餐、测量时间等)要统一。

图 2-15　体重测量

3. 身高和体重测量常用工具和仪器

（1）机械式和电子式身高计:机械式和电子式身高计的结构基本相同,由水平底板、垂直立柱和可沿立柱滑动的水平压板组成。机械式身高计的刻度在立柱上,电子式身高计直接在电子显示屏上进行读数(图 2-16)。

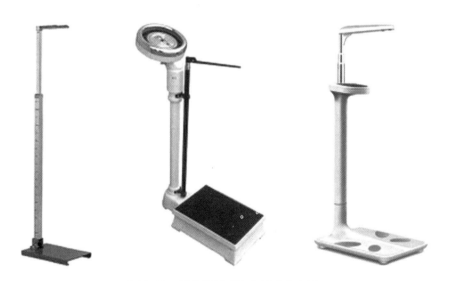

图 2-16　部分机械式和电子式身高计

（2）成年人电子体重计:成年人体重测量常采用最大载重量为 100kg 的秤,精确度读数不得超过 100g,常用电子式体重秤,要求放置于平坦地面上,无晃动。仔细查检零点是否准确,若不准确应旋转调节螺母进行校正。用标准砝码检测体重计的测量准确度,要求误差不得超过 0.1%(图 2-17)。

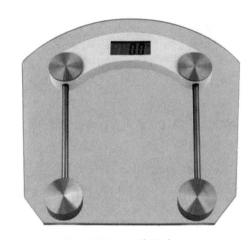

图 2-17　体重计

4. 评价方法

身高和体重是成年人体格评价常用的指标,主要有以下两种方法:

(1) BMI 法:体重指数(BMI)是衡量人体胖瘦程度以及是否健康的一个常用标准,其参考值见表 2-15。

表 2-15　BMI 的国际标准和中国标准

单位:kg/m²

	WHO 成年人标准	中国标准
消瘦	<18.5	<18.5
正常	18.5~24.9	18.5~23.9
超重	25.0~29.9	24.0~27.9
肥胖	30.0	28.0

注:不适用于采用体重指数评价的人群:运动员、正在做重量训练的人、孕妇或乳母、身体虚弱或久坐不动的老人。

(2) 标准体重法:标准体重是反映和衡量一个人健康状况的重要标志之一,其评价方法见表 2-16。

$$标准体重(kg) = 身高(cm) - 105$$
$$标准体重指数(\%) = (实际体重 - 标准体重)/标准体重 \times 100\%$$

表 2-16　成年人标准体重指数分级

评价	标准体重指数	评价	标准体重指数
重度瘦弱	<-20%	超重	>10%
瘦弱	<-10%	肥胖	>20%
正常	±10%		

二、腰围和臀围

腰围(waist circumference,WC)指腋中线肋弓下缘和髂嵴连线的中点水平位置处体围周长。在一定程度上反映腹部皮下脂肪厚度与营养状态,结合体脂百分率是反映腹部脂肪分布的重要指标,腰围作为肥胖诊断指标已得到广泛认可和应用。

臀围(hip circumference,HC)指经臀峰点水平位置处体围周长,反映了髋部骨骼和肌肉的发育情况,结合腰围能更好地评价和判断腹型肥胖,保持臀围和腰围的适当比例关系,对成年人的体质状况和健康水平及寿命有着重要意义。

1. 腰围测量方法和步骤

(1) 测量工具:准备无伸缩性的标准软尺,使用前先用标准钢尺校正,每2m误差不超过0.2cm。

(2) 测量方法:被测者自然站立,处于平静状态,两足分开与肩同宽,两手自然平放或下垂,勿用力收腹或挺胸。测量者在肋下缘与髂前上棘连线的中点做标记,站于其前或右侧,用软尺通过该点水平环绕一周进行测量(图2-18、图2-19)。

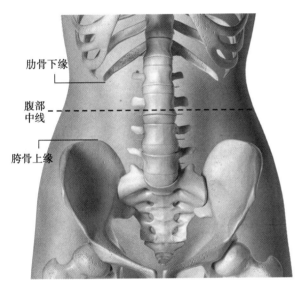
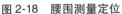

肋骨下缘

腹部中线

胯骨上缘

图 2-18　腰围测量定位

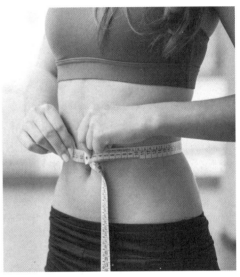

图 2-19　腰围测量方法

(3) 读数与记录:读取软尺与零点重合处的读数,以cm为单位,精确到小数点后1位。测量两次,两次测量差值不超过1cm,取两次测量的平均值。

2. 臀围测量方法和步骤

(1) 测量工具:准备无伸缩性的标准软尺,使用前先用标准钢尺校正,每2m误差不超过0.2cm。

(2) 测量方法:被测者穿贴身内衣裤,自然站立,呼吸自然,双手自然下垂,双足并拢(两腿均匀负重),臀部放松,平视前方。测量者将软尺置于臀部最隆起部位,水平围绕一周进行测量(图2-20)。

(3) 读数与记录:读取软尺与零点重合处的读数,以cm为单位,精确到小数点后1位。测量两次,两次测量差值不超过1cm,取两次测量的平均值。

3. 腰围和臀围测量常用工具　腰围和臀围测量常用工具为无伸缩性的软尺,测量前要仔细检查软尺有无裂缝,使用前先用标准钢尺校正,每2m误差不超过0.2cm(见图2-21)。

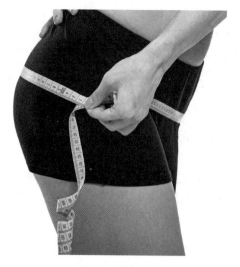

图 2-20　臀围测量

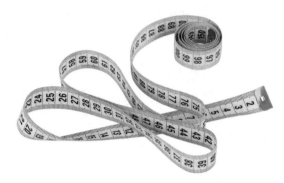

图 2-21　无伸缩性的软尺

4. 腰围和臀围相关评价指标

（1）腰围：腰围是判断腹部肥胖常用的指标，可以很好地预测腹部脂肪是否堆积过多，是预测代谢综合征的良好指标。根据《成人体重判定》（WS/T 428—2013），男性腰围≥90cm、女性腰围≥85cm 属于中心型肥胖。

（2）腰臀比（waist-to-hip ratio，WHR）：即腰围与臀围之比，正常成年人 WHR 男性<0.9，女性<0.85，超过此值为中心型肥胖，又称腹型/内脏型肥胖。

三、皮褶厚度

皮褶厚度是衡量个体营养状况和肥胖程度的较好指标，主要表示皮肤和皮下脂肪厚度，可间接评价人体肥胖与营养不良。《人群健康监测人体测量方法》（WS/T 424—2013）推荐选用三头肌、肩胛下角和髂前上棘三个测量点。

1. 三头肌皮褶厚度的测量方法和步骤

（1）测量工具：皮褶厚度常用皮褶厚度计（图 2-22），未使用的皮褶厚度计在使用前必须校正，皮褶计的压力要求符合规定标准（10g/cm²）。

（2）测量部位：触摸到右臂三头肌位置（右上臂肩峰与尺骨鹰嘴连线的中点），在此点用标记笔做标记。

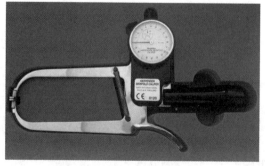

图 2-22　皮褶厚度计

（3）测量方法：被测者取站立位，双足并拢，两眼平视前方，充分裸露被测部位皮肤，肩部放松，两臂垂放在身体两侧，掌心向前。测量者站在被测者后方，在标记点上方约 2cm 处，垂直于地面方向用左手拇指、食指和中指将皮肤和皮下组织夹提起来，形成的皮褶平行于上臂长轴（图 2-23）。右手握皮褶计，钳夹部位距拇指 1cm 处，慢慢松开手柄后迅速读取

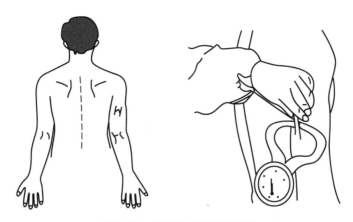

图 2-23 三头肌皮褶厚度测量
摘自:《人群健康监测人体测量方法》(WS/T 424—2013)。

刻度盘上的读数。

(4)读数与记录:以 mm 为单位,精确到 1mm。连续测量两次,若两次误差超过 2mm 需测第三次,取两次最接近的数值求其平均值。

2. 肩胛下角皮褶厚度的测量方法和步骤

(1)测量工具:皮褶厚度常用皮褶厚度计,未使用的皮褶厚度计在使用前必须校正,皮褶计的压力要求符合规定标准($10g/cm^2$)。

(2)测量部位:触摸到右肩胛下角,在此点用标记笔做标记。

(3)测量方法:被测者取站立位,双足并拢,两眼平视前方,充分裸露被测部位皮肤,肩部放松,两臂垂放在身体两侧,掌心向前。测量者站在被测者后方,左手拇指和食指提起并捏住标记处皮肤及皮下组织,形成的皮褶延长线上方朝向脊柱,下方朝向肘部,形成 45° 角(图 2-24)。右手握皮褶计,钳夹部位距拇指 1cm 处,慢慢松开手柄后迅速读取刻度盘上的读数。

(4)读数与记录:以 mm 为单位,精确到 1mm。连续测量两次,若两次误差超过 2mm 需测第三次,取两次最接近的数值求其平均值。

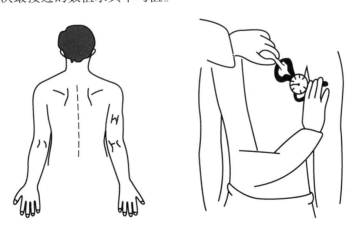

图 2-24 肩胛下角皮褶厚度测量
摘自:《人群健康监测人体测量方法》(WS/T 424—2013)。

3. 髂棘上皮褶厚度的测量方法和步骤

（1）测量工具：皮褶厚度常用皮褶厚度计，未使用的皮褶厚度计在使用前必须校正，皮褶计的压力要求符合规定标准（10g/cm²）。

（2）测量部位：触摸到右髂前上棘，在此点用标记笔做标记。

（3）测量方法：被测者取站立位，双足并拢，两眼平视前方，被测部位充分裸露，肩部放松，两臂垂放在身体两侧。测量者站在被测者右前侧，左手拇指、食指和中指轻轻提起并捏住标记处皮肤及皮下组织，形成的皮褶延长与身体长轴呈45°角（图 2-25）。右手握皮褶计，钳夹部位距拇指 1cm 处，慢慢松开手柄后迅速读取刻度盘上的读数。

（4）读数与记录：以 mm 为单位，精确到 1mm。连续测量两次，若两次误差超过 2mm 需测第三次，取两次最接近的数值求其平均值。

4. 评价标准

（1）三头肌皮褶厚度

正常参考值：男性为 11.3~13.7mm，女性为 14.9~18.1mm。

评价标准：实测值占正常值的 90% 以上为正常，80%~90% 为轻度营养不良，介于 60%~80% 为中度营养不良，小于 60% 为重度营养不良。

（2）肩胛下皮褶厚度

正常参考值：男性为 10~40mm，女性为 20~50mm。

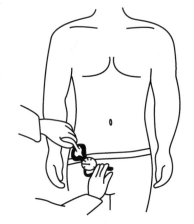

图 2-25　髂棘上皮褶厚度测量
摘自：《人群健康监测人体测量方法》（WS/T 424—2013）。

评价标准：男性测量值 >40mm 为肥胖，<10mm 为消瘦；女性测量值 >50mm 为肥胖，<20mm 为消瘦。

四、上臂围

上臂围（AC）分为上臂紧张围和上臂松弛围，上臂紧张围指的是上臂肱二头肌最大限度收缩时的围度，上臂松弛围指的是上臂肱二头肌最大限度松弛时的围度，两者差值越大说明肌肉发育状况越好。

1. 上臂围测量方法和步骤

（1）测量工具：准备无伸缩性的标准软尺，使用前先用标准钢尺校正，每 2m 误差不超过 0.2cm。

（2）测量方法：被测者自然站立，肌肉放松，体重平均落在两腿上，并充分裸露左上肢，手臂自然下垂，两眼平视前方。测量者站在被测者身后，用软尺测量找出肩峰、尺骨鹰嘴连线的中点处并做标记，将软尺起始段下缘压在标记处，水平围绕一周，并读取周长（图 2-26）。

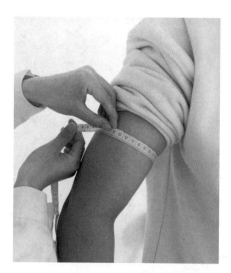

图 2-26　上臂围测量（实例）

（3）读数与记录：读取软尺与零点重合处的

读数,以 cm 为单位,精确到小数点后 1 位。

2. 上臂围相关评价标准

(1) 上臂围:正常参考值见表 2-17。

表 2-17　我国北方地区成年人上臂围正常参考值

性别	年龄/岁	例数	上臂围/cm	变异系数
男	18~25	1 902	25.9±2.09	0.08
	26~45	1 676	27.1±2.51	0.09
	46~	674	26.4±3.05	0.12
女	18~25	1 330	24.5±2.08	0.08
	26~45	1 079	25.6±2.63	0.10
	46~	694	25.6±3.32	0.13

摘自:陈伟,周春凌,周芸.临床营养诊疗技术.北京:人民卫生出版社,2017:56.

(2) 上臂肌围(AMC):上臂肌围可较好地反映蛋白质含量变化,与血清白蛋白含量密切相关,当血清白蛋白<28g/L,87% 患者臂肌围缩小,故能较好地反映体内蛋白质贮存情况,也可用作患者营养状况好转或恶化的指标。AMC 可由上臂围(AC)值换算求得,即

$$AMC(cm)=上臂围(cm)-3.14×三头肌皮褶厚度(cm)$$

评价标准:我国男性上臂肌围平均为 25.3cm,女性为 23.2cm。实测值占正常值 90% 以上为正常,80%~90% 为轻度肌蛋白消耗,60%~80% 为中度肌蛋白消耗,小于 60% 为重度肌蛋白消耗。国外资料显示,美国男性为 25.3cm,女性为 23.2cm;日本男性为 24.8cm,女性为 21.0cm。

五、握力

握力主要是测试上肢肌肉群的发达程度,测试受试者前臂和手部肌肉力量,反映人体上肢力量的发展水平的一种指标。

1. 握力测量方法和步骤

(1) 测量工具:电子握力计。

(2) 仪器使用方法:电子握力计使用前,取下电池盖板,安装 9V 叠层电池,按正负极接牢,然后合上电池盖板,调整好握把距离,握距大小根据受试者手型大小来调整。在每次使用前必须清零,受试者使用优势手用力握把,此时液晶显示屏上的数据开始刷新显示,直至不再有新的测量峰值出现为止,即可读取测量数据(图 2-27)。

(3) 测量方法:被测人员两脚自然分开,直立,两臂自然下垂,一手持握力计全力紧握,握力计显示数字即为握力值。

(4) 读数与记录:被测人员握 2 次,取最大

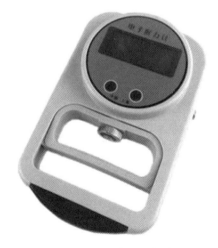

图 2-27　电子握力计

值。记录以 kg 为单位,精确到小数点后 1 位。

2. 握力正常参考值　根据《临床营养诊疗技术(2017 版)》,握力正常参考值为:男性握力≥30kg,女性握力≥20kg。亚洲肌少症工作组(Asian Working Group on Sarcopenia,AWGS)建议以日常步速和握力作为肌少症的筛查指标,其在 2014 年提出的肌少症共识中则将男性握力<26kg、女性握力<18kg 诊断为肌力下降。欧洲老年人群肌少症工作组建议用 DXA 或生物电阻抗法测定肌量,用手握力测定肌力,用步速或简易体能状况量表(short physical performance battery,SPPB)测定功能,每项评分与健康年轻人比较,分为前肌少症、肌少症及严重肌少症。鉴于肌少症的研究刚刚起步,国内相关数据及工作经验有限,因此参考国外的有关标准及我国现有的研究。建议筛查与评估步骤如下:①先行步速测试,若步速≤0.8m/s,则进一步测评肌量;步速>0.8m/s 时,则进一步测评手部握力。②若静息情况下,优势手握力正常(男性握力>25kg,女性握力>18kg),则排除肌少症;若肌力低于正常,则要进一步测评肌量。③若肌量正常,则排除肌少症;若肌量减少,则诊为肌少症。

对各项指标评价完成后,形成成年人体格测量评价表,见表 2-18。

表 2-18　成年人体格测量评价表

就诊编号:

姓名:		年龄:		性别:		籍贯:	
婚姻状况:				文化程度:			
宗教信仰:				工作单位:			
身高/cm				体重/kg			
BMI/(kg·m⁻²)				评价:			
标准体重指数/%				评价:			
腰围/cm				臀围/cm			
腰臀比				评价:			
上臂围/cm				评价:			
皮褶厚度/mm	三头肌			评价:			
	肩胛下角						
	髂前上棘						
上臂肌围/cm				评价:			
握力/kg				评价:			
总体营养状况评价:							
建议:							
注册营养师签字:　　　　时间:　　年　　月　　日　　　检查单位:(盖章)							

【应用】

成年人体格测量工作流程（图2-28）：

1. 做好测试前准备工作,安装、调试好测量仪器。

2. 在测量人员的指导下,受检者在仪器上按照具体的方法步骤有序操作。

3. 测量人员在评价表上正确记录各项检查测量结果。

4. 根据直接测量结果得出评价指标。

5. 结合直接测量结果和评价指标对受检者的体格发育和营养状况进行评价,并提出具体建议。

6. 受检者认真清理衣物后,离开测量现场。

7. 定期对受检者进行随访测量,观察并记录体格测量值的变化。

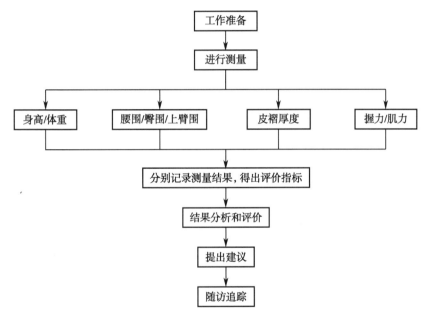

图2-28　成年人体格生长评价流程

【实践】

男,23岁,对该男子进行体格测量。

1. 做好工作准备,准备好登记表、身高计、体重秤、软尺、皮褶厚度计,进行校准调零后备用。

2. 测量人员指导该男子按照具体的方法步骤有序操作(见上述【内容】)。

3. 记录、计算并分析相应体格检查评价指标,评价该男子是否存在体格异常或不良营养状况。通过体格测量得到的身高、体重、腰围、臀围、上臂围、皮褶厚度指标得出BMI、标准体重、腰臀比、上臂肌围等,然后将各个指标与参考值进行比较,对该男子的体格情况进行评价,指出其存在的问题。

4. 对该男子存在的问题提出建议和改善措施。通过对各个指标的评价,分析其是否存在消瘦、超重、肥胖等问题,根据具体的情况给予饮食和生活方式的建议。

5. 定期使用上述方法对该男子进行体格测量,以观察其体格改善情况。

此次测量完毕后,要求该男子定期前来随访,记录其每次检查结果,并与之前结果综合评价,分析其体格和营养改善效果。

第三节　孕妇体格测量及评价

妊娠是胚胎和胎儿在母体内生长发育的过程。成熟卵子受精是妊娠的开始,胎儿及其附属物自母体排出是妊娠的终止。妊娠是非常复杂而变化极为协调的生理过程。孕周从末次月经第 1 日开始计算,通常比排卵或受精时间提前 2 周,比着床提前 3 周。妊娠全过程约为 280 日,即 40 周。妊娠 10 周(受精后 8 周)内的人胚称为胚胎,是器官分化、形成时期。自妊娠 11 周(受精第 9 周)起称为胎儿,是生长、成熟的时期。孕妇在妊娠期间需要进行一系列的生理调整,以适应胎儿在体内生长发育的复杂生理过程。妊娠期间,母体各系统和器官,如生殖系统、内分泌系统、消化系统、血容量及血液成分等会发生一系列生理变化。与此同时,孕妇的营养需要也较正常成年人有所不同。女性怀孕后要定期到正规医院进行规范的产前检查与孕期保健,有助于监护和评估胎儿生长发育情况,及时发现问题,并采取相应措施,保证母婴健康。孕妇的产科检查,包括详细询问病史、全面体格检查、产科检查(包括腹部检查、骨盆测量、阴道检查等)、必要的辅助检查和健康教育指导。本节主要介绍孕妇的体格测量方法与评价指标,包括身高、体重、腹围、体温、脉搏和血压等。其中,产科检查中的宫底高度测量严格意义上不在体格测量范畴,属于特殊检查,但考虑到宫底高度有估计胎儿大小和孕周数的作用,且与体格测量存在密切关系,故在本节予以介绍。

【目的】

1. 掌握孕妇体格测量的评价方法。
2. 熟悉孕妇体格测量的方法和步骤,以及测量器械的使用方法。
3. 了解孕妇体格测量常用指标及其意义。

【内容】

一、孕妇产检时间

合理的产前检查时间及次数不仅能保证孕期保健的质量,也能节省医疗卫生资源。针对发展中国家无合并症的孕妇,WHO(2016 年)建议产前检查次数至少 8 次,分别为:妊娠 <12 周、20 周、26 周、30 周、34 周、36 周、38 周和 40 周。我国《孕前和孕期保健指南(2018 年)》推荐的产前检查孕周分别是:妊娠 $6 \sim 13^{+6}$ 周、$14 \sim 19^{+6}$ 周、$20 \sim 24$ 周、$25 \sim 28$ 周、$29 \sim 32$ 周、$33 \sim 36$ 周、$37 \sim 41$ 周(每周 1 次)。有高危因素者,可酌情增加次数。

二、检查指标、方法及评价

(一) 身高

孕妇在首次产科检查时测量,此后可不再测量。身高的测量是为了估计骨盆的大小,以及观察孕期体重指数的增长幅度。其体重指数的变化,对于预测新生儿出生体重有着重要意义。

身高测量步骤:

1. 测量工具　身高计。

2. 测量方法　被测孕妇脱掉鞋帽,以及拿下影响测量结果的头饰等,上肢自然下垂,足跟并拢,足尖分开约60°,足跟、骶骨部及两肩胛间区与立柱接触,躯干自然挺直,头部正直,耳屏上缘与眼眶下缘呈水平位。测量人员站在被测者右侧,将水平压板轻轻沿立柱下滑,轻压于被测者头顶,测量人员读数时双眼应与压板平面等高。

3. 读数与记录　读数以 cm 为单位,精确到小数点后 1 位。

4. 评价标准　身高测量可以估计骨盆大小,小于 145cm,常伴有骨盆狭窄,阴道分娩有困难。

（二）体重

孕期增加的体重包含两大部分:一是妊娠的产物,包括胎儿、胎盘和羊水;二是母体组织的增长,包括血液和细胞外液的增加、子宫和乳腺的发育及母体为泌乳而储备的脂肪及其他营养物质。其中,胎儿、胎盘、羊水、增加的血浆容量及增大的乳腺和子宫被称为必要性体重增加。定期监测体重可以了解孕妇体重增长速度,从而控制其体重合理增长,减少妊娠并发症和产后慢性疾病的风险。每次产检时都要求测量体重,并准确记录。平时孕妇也可自己测量,作为记录体重变化的参考。

体重测量步骤:

1. 测量工具　体重秤。

2. 测量方法　孕妇空腹,称重之前排尽大小便,脱去鞋帽和外衣,并在体重秤上站稳,等至读数稳定。孕妇体重具体测量步骤与成年人一致,可参考"成年人体重测量"。注意动作要轻缓,以防伤到胎儿(图 2-29)。

3. 读数与记录　准确记录体重秤读数,以 kg 为单位,并记录到小数点后 1 位。

4. 评价标准　孕妇体重增长可以影响母婴的近远期健康。孕妇体重增长过多增加了难产、产伤、妊娠糖尿病等风险;孕妇体重增长不足与胎儿生长受限、早产儿、低出生体重等不良妊娠结局有关。由于我国目前尚缺乏足够的数据资料建立孕期适宜增重推荐值,建议以美国医学研究院(IOM)2009 年推荐的妇女孕期体重增长适宜范围和速率作为监测和控制

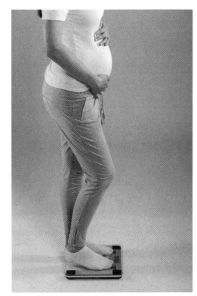

图 2-29　孕妇体重测量

孕期体重适宜增长的参考。不同孕前 BMI 妇女孕期体重总增重的适宜范围及孕中、晚期每周的增重速率参考值见表 2-19。孕早期体重增长不明显,早孕反应明显的孕妇还可能出现体重下降,均为正常。应注意避免孕早期体重增长过快。

（三）腹围

产前通过预测胎儿体重发现巨大胎儿是产科医生评估孕妇能否顺利阴道分娩的一个重要因素,也有助于注册营养师进行合理的孕期营养指导。巨大胎儿体重的估计比正常胎儿

表 2-19　孕期适宜体重增长值及增长速率

孕前体重指数/(kg·m⁻²)	总增重范围/kg	孕中晚期增重速率/(kg·周⁻¹)(范围)
低体重(<18.5)	12.5~18.0	0.51(0.44~0.58)
正常体重(18.5~24.9)	11.5~16.0	0.42(0.35~0.50)
超重(25.0~29.9)	7.0~11.5	0.28(0.23~0.33)
肥胖(≥30)	5.0~9.0	0.22(0.17~0.27)

注:双胎孕妇孕期总增重推荐值:孕前体重正常者为16.7~24.3kg,孕前超重者为13.9~22.5kg,孕前肥胖者为11.3~18kg。

摘自:Institute of Medicine. Weight gain during pregnancy:reexamining the guidelines. Washington,DC:National Academies Press;2009.

体重的估计更为重要,因为巨大胎儿可增加母婴并发症,如软产道损伤、产后出血、新生儿窒息等的发生率,若处理不当可严重危害母婴安全。在超声检查广泛应用以前,通常根据孕妇的腹围和宫高(也称子宫高度,即耻骨联合上缘至子宫底的距离)粗略地估计胎儿体重。但该方法容易受到胎先露高低、孕妇腹壁脂肪厚薄、羊水量多少等因素的影响,其准确度受到质疑。但是近年来学者们提出许多超声预测胎儿体重的生物指标和方法,如单参数、多参数测量及参数间比值等。其中以胎儿的双顶径、腹围等来判断胎儿的发育大小,也是一个重要的参考性数据。

腹围测量步骤:

1. 测量工具　准备无伸缩性的标准软尺,使用前先用标准钢尺校正,每 2m 误差不超过 0.2cm。

2. 测量方法　被测者取平卧位,测量人员将软尺置于被测者脐部中心,水平围绕腰部一周(图 2-30),在被测者呼气期末,吸气未开始时测量。孕妇腹围具体测量步骤与成年人腰围测量一致。测量人员要动作轻缓,以防伤到胎儿。

3. 读数与记录　读取软尺与零点重合处的读数,以 cm 为单位,精确到小数点后 1 位。

4. 评价标准　孕妇腹围+宫高≥140cm 为预测巨大胎儿的标准。此外,腹围和宫高可以预测胎儿体重,计算公式为:胎儿体重预测值(g) = 宫高(cm)×腹围(cm)+200g。

（四）血压

据我国《孕前和孕期保健指南(2018)》显示,血压测量也属于孕妇体格检查内容之一。孕期定期测量血压有助于及时发现妊娠高血压疾病。妊娠高血压疾病是妊娠与血压升高并存的一组疾病,发生率 5%~12%。该组疾病包括妊娠高血压、子痫前期、子痫,以及原发性高血压并发子痫前期和妊娠合并原发性高血压,严重影响母婴健康,是孕产妇和围生儿病死率升高的主

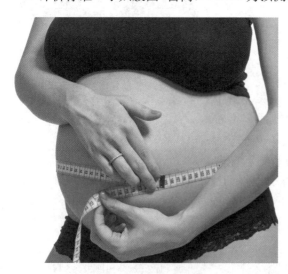

图 2-30　孕妇腹围测量

要原因。

血压测量步骤:

1. 测量工具　血压计(水银柱血压计、电子血压计)。

2. 测量方法　孕妇测量前应排尿,安静放松。若孕妇测量前存在较剧烈活动,则需要休息放松后再进行测量。取坐位或仰卧位,孕妇上肢裸露伸直并轻度外展,手掌向上放于平滑平坦的桌面,肘部置于心脏同一水平。如果是水银柱血压计,当听到清晰的"啪啪"音即为收缩压。注意声音应自这一点开始连续不断,至少要听到两次搏动才开始定收缩压数值。脉音突变为低沉时的压力值作为舒张压。如果是电子血压计即可直接读数(图 2-31)。

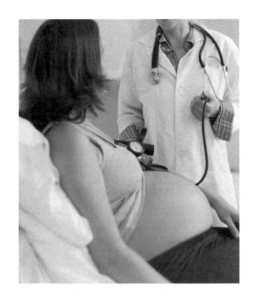

图 2-31　孕妇血压测量

3. 读数与记录　读数取整数,以收缩压/舒张压(单位为 mmHg)进行记录。

4. 评价标准　妊娠高血压诊断标准:妊娠 20 周后出现高血压,收缩压 ≥140mmHg 和/或舒张压≥90mmHg,于产后 12 周内恢复正常;尿蛋白(-);产后方可确诊。对可疑子痫前期的孕妇,应测量并监测其 24 小时尿蛋白含量。尿蛋白的诊断标准有 2 个:①尿蛋白≥0.3g/24h;②尿蛋白定性(+)。随机尿蛋白定性不准确,只有定量方法不可用时才考虑使用。要注意避免阴道分泌物或羊水污染尿液。当泌尿系统感染、严重贫血、心力衰竭和难产时,可导致蛋白尿。

(五) 宫底高度

妊娠期持续约为 280 日(40 周)。临床上分为 3 个时期:妊娠未达 14 周称为早期妊娠,第 14~27^{+6} 周称为中期妊娠,第 28 周及其后称为晚期妊娠。早期妊娠也称为早孕,是胚胎形成、胎儿器官分化的重要时期,因此早期妊娠的诊断主要是确定妊娠、胎数、孕龄,排除异位妊娠等病理情况。而中、晚期妊娠则是胎儿生长和各器官发育成熟的重要时期,此时期的诊断主要是判断胎儿生长发育情况、宫内情况和发现胎儿畸形等。

宫底高度测量步骤:

孕妇排尿后仰卧,头部稍垫高,露出腹部,双腿略屈曲稍分开,使腹肌放松。在触诊方面,检查者应采用四步触诊法检查子宫大小等。前 3 步,检查者面向孕妇头侧,第 4 步,检查者面向孕妇足端。第一步手法:检查者两手置子宫底部,了解子宫外形并手测子宫底高度或尺测耻上子宫长度(表 2-20),估计胎儿大小与孕周数是否相符。其余手法涉及胎先露、胎方位等妇产科学专业知识,本节不再介绍。子宫底高度因孕妇的脐耻间距离、胎儿发育情况、羊水量、单胎、多胎等有所差异。不同孕周的子宫底增长速度不同,妊娠 20~24 周时增长速度较快,平均每周增长 1.6cm,至 36~39^{+6} 周增长速度减慢,每周平均增长 0.25cm。正常情况下,子宫高度在妊娠 36 周时最高,至妊娠足月时因胎先露入盆略有下降。

此外,体温、脉搏等可在体格检查时进行测量,用来监测胎儿和孕妇的健康状况,并根据具体情况及时采取措施进行改善。体格测量完成后,填写表 2-21。

表 2-20　不同孕龄的子宫高度和子宫长度

妊娠周数	手测宫底高度	尺测耻上子宫长度/cm
12 周末	耻骨联合上 2~3 横指	
16 周末	脐耻之间	
20 周末	脐下 1 横指	18(15.3~21.4)
24 周末	脐上 1 横指	24(22.0~25.1)
28 周末	脐上 3 横指	26(22.4~29.0)
32 周末	脐与剑突之间	29(25.3~32.0)
36 周末	剑突下 2 横指	32(29.8~34.5)
40 周末	脐与剑突之间或略高	33(30.0~35.3)

摘自:谢幸,孔北华,段涛.妇产科学.9 版.北京:人民卫生出版社.2018:44.

表 2-21　孕妇体格测量记录表

就诊编号:

姓名:		年龄:		性别:		民族:	
婚姻状况:			文化程度:				
籍贯:			职业:				

身高/cm:　　　　　　孕前体重/kg:　　　　　　孕前 BMI/(kg·m^{-2}):

时间	周数	体重/kg	腹围/cm	宫高/cm	血压/mmHg	体温/℃	脉搏/bpm	评价	建议	签字

注册营养师签字:　　　　时间:　　年　　月　　日　　　　检查单位:(盖章)

【应用】

孕妇体格测量工作流程(图 2-32):

1. 做好测试前准备工作,准备好测量工具。

2. 受检孕妇保持平静状态,在测量人员的指导下完成体格测量,积极配合。

3. 测量人员准确记录测量结果。

4. 根据本次测量结果,以及将本次结果与之前结果进行比较,得出各指标的变化趋势,对受检者的体格发育和营养状况进行评价,并提出具体建议。

5. 测量人员告知孕妇下次进行测量的时间。

6. 受检者整理衣物后,离开测量现场。

7. 定期对受检者进行随访测量,观察并记录体格测量值的变化。

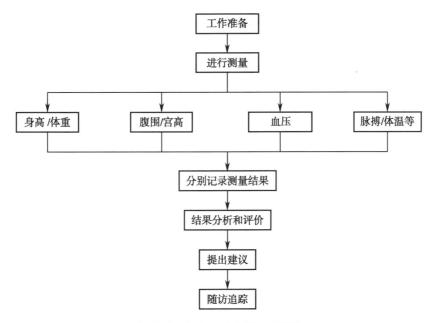

图 2-32　孕妇体格生长评价流程

【实践】

孕妇体格评价:

某孕妇身高 160cm,孕前体重 65kg,表 2-22 是其产前检查的体重测量结果。

表 2-22　某孕妇产前体重测量结果

周数/周	体重/kg	周数/周	体重/kg
12	67	32	78
16	69	34	79
20	72	36	79.5
24	74	38	80
28	77	39	80
30	78	40	80

请对该孕妇的体重增长做出评价:

孕妇的孕前 BMI 为:$65/(1.6 \times 1.6) = 25.4 \text{kg/m}^2$,因此该孕妇孕前属于超重,孕中晚期的增长速度应为 0.28(0.23~0.33)kg/周。该孕妇孕期体重增长速度较快且增重过多,主要

体现在:

(1) 孕前体重65kg,12周时体重为67kg,按照孕期体重增长标准,12周之前体重应该不增长,而该孕妇体重长了2kg。

(2) 整个孕期该孕妇应该增长7.0~11.5kg,而该孕妇增长了15kg,大于孕期增长范围。

(3) 做出该孕妇孕期体重变化曲线,如图2-33,与标准体重增长范围比较来看,可以发现该孕妇各周体重均大于标准值,显示孕妇整个孕期体重增长较快且增长过多,孕期缺少良好的生活方式和饮食的指导。

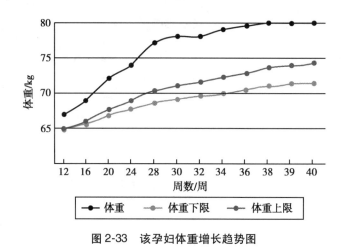

图2-33　该孕妇体重增长趋势图

(梁惠　汪求真　许磊　鹿雪梅　孙玉霞　赵鹏图)

试题练习

一、单选题

1. 某儿童使用标准差法中的五等级评估体格生长,其值所在范围为$\overline{X}\pm1SD$,则该儿童的体格等级为(　　)

A. 中下　　　　B. 中　　　　C. 中上　　　　D. 上

2. 成年人体格测量中最重要的指标为(　　)

A. 皮褶厚度　　B. 身高和体重　　C. 腰围和胸围　　D. 臀围

3. 孕妇体格测量指标不包括(　　)

A. 身高　　　　B. 血压　　　　C. 皮褶厚度　　　D. 腹围

二、材料分析题

1. 某男婴,8月龄时测体重9.0kg,身长72cm,头围45cm,10月龄时测体重9.3kg,身长74cm,头围45.8cm,如何对该婴儿的体格生长状况进行评价?

2. 某男,22岁,身高178cm,体重55kg,现为某大学学生,久坐,缺乏锻炼。

(1) 请准确定位皮褶厚度测定点,分别是三头肌部、肩胛下角、脐旁皮褶;

(2) 实例测得该大学生肱三头肌、肩胛下角的皮褶厚度分别是9.6mm、9mm,请评价他的胖瘦程度,并写出判定方法。

3. 某女,25岁,身高160cm,初次产检时(一般在孕期第12周)体重60kg。

（1）计算并评价该女性体重指数；

（2）描述体重测量的步骤及注意事项；

（3）简述孕妇体格测量有关指标及意义。

答案

一、单选题

1. B

解析:略。

2. B

解析:成年人体格测量的主要指标有身高、体重、上臂围、腰围、臀围和皮褶厚度等,其中以身高和体重最为最要,因为它综合反映了蛋白质、能量以及其他一些营养素的摄入、利用和储备情况,反映了机体、肌肉、内脏发育的潜在能力。

3. C

解析:孕妇体格测量指标包括身高、体重、腹围、体温、脉搏、呼吸和血压等。皮褶厚度是一般正常成年人测量的,孕妇一般不要求测量。

二、材料分析题

1. 可借助生长曲线图从生长水平、生长速度、匀称程度三个方面进行评价。

该婴儿体格生长情况:

（1）生长水平

8 月龄:体重:中等;身长:中等;头围:中等

10 月龄:体重:中等;身长:中等;头围:中等

（2）生长速度(8~10 月龄)

体重:下降;身长:正常;头围:正常

（3）匀称程度

体重匀称度:8 月龄:中下;10 月龄:中下

2. （1）三头肌部:肩峰至尺骨鹰嘴的连线中点上方约 2cm;肩胛下角:肩胛骨下角下方约 1cm 处;脐旁:距脐右方 2cm 处。

（2）判定方法:肱三头肌皮褶厚度的正常参考值:男性为 11.3~13.7mm。评价标准:实测值占正常值的 90% 以上为正常,80%~90% 为轻度营养不良,介于 60%~80% 为中度营养不良,小于 60% 为重度营养不良。肩胛下皮褶厚度正常参考值:男性为 10~40mm。评价标准:男性测量值>40mm 为肥胖,<10mm 为消瘦。从实测数值来看,该大学生低于正常标准,属于消瘦,甚至存在轻度营养不良。

3. （1）该女性的 $BMI=$ 体重/身高 $^2=60/2.56=23.4(kg/m^2)$,根据我国 BMI 标准,该女性体重指数在正常范围内。

（2）体重测量的具体步骤及注意事项可按本节进行操作。

测量时间:初次产检时测量,将该体重数值作为估计未来孕期体重的基准值,此后按一定时间重复测量,注意体重增长是否存在异常情况。

测量步骤:被测孕妇称重之前排尽大小便,脱去鞋帽和外套,仅着单衣,并在体重秤上站稳等到读数稳定后,准确读数,以 kg 为单位,并记录到小数点后 1 位。

注意事项:动作轻缓,以防伤到胎儿。此外,若医院或相关机构具备孕妇专用型营养检测分析仪,可直接在营养师指导下测量,这是专为孕前、孕期及产后女性设计的无创检测技术,获得孕妇身体成分多项指标并与膳食运动相结合,针对不同情况给出个性化的膳食指导方案。

(3) 孕妇体格检查常用指标包括身高、体重、腹围、体温、脉搏、血压及呼吸等。主要意义如下:

身高:测量身高是为了估计骨盆的大小。身材矮小(<145cm)常伴有骨盆狭窄,小骨盆意味着阴道分娩存在困难。可采用骨盆测定决定分娩方式。

体重:孕期增加的体重包含两大部分,一是妊娠产物;二是母体组织的增长,包括血液和细胞外液的增加、子宫和乳腺的发育及母体为泌乳而储备的脂肪及其他营养物质。

腹围:怀孕16周开始,每周一次用软尺围绕脐部水平一圈进行测量,腹围增长过快时应警惕羊水过多、多胞胎等。

宫高:估计胎儿体重,有助动态观察胎儿发育,及时发现胎儿生长受限、巨大儿或羊水过多等妊娠异常,使其有可能通过及时治疗得到纠正。

参 考 文 献

[1] 陶芳标. 儿童少年卫生学[M]. 8 版. 北京:人民卫生出版社,2017.

[2] 黎海芪. 实用儿童保健学[M]. 北京:人民卫生出版社,2016.

[3] 孙长颢,凌文华,黄国伟. 营养与食品卫生学[M]. 8 版. 北京:人民卫生出版社,2017.

[4] 夏慧敏. 小儿外科疾病诊疗流程[M]. 北京:人民军医出版社,2013.

[5] 王卫平,孙锟,常立文. 儿科学[M]. 8 版. 北京:人民卫生出版社,2018.

[6] 刘湘云,陈荣华,赵正言. 儿童保健学[M]. 4 版. 南京:江苏科学技术出版社,2011.

[7] 顾景范,杜寿玢,郭长江. 现代临床营养学[M]. 2 版. 北京:科学出版社,2009.

[8] 陈伟,周春凌,周芸. 临床营养诊疗技术[M]. 北京:人民卫生出版社,2017.

[9] 戴万亨,张永涛. 诊断学[M]. 北京:中国中医药出版社,2012.

[10] 谢幸,孔北华,段涛. 妇产科学[M]. 9 版. 北京:人民卫生出版社,2018.

[11] 让蔚清,刘烈刚. 妇幼营养学[M]. 北京:人民卫生出版社,2014.

[12] 杨月欣,葛可佑. 中国营养科学全书[M]. 2 版. 北京:人民卫生出版社,2019.

[13] 何发勤. 儿童体格发育 Z 评分分析法[J]. 预防医学情报杂志. 1994,10(2):91-92.

[14] 冯围围,黄小娜,宫丽敏,等. 2006 年世界卫生组织儿童生长标准的研究与应用情况[J]. 中华儿科杂志,2013,51(9):704-707.

[15] 国家卫生和计划生育委员会. 中国居民营养与慢性病状况报告 2015[M]. 北京:人民卫生出版社,2015.

[16] 李辉,朱宗涵,张德英. 2005 年中国九市七岁以下儿童体格发育调查[J]. 中华儿科杂志,2007,45(8):609-614.

[17] 张亚钦,李辉. 2015 年中国九市七岁以下儿童体格发育调查[J]. 中华儿科杂志,2018,56(3):192-199.

[18] 中华人民共和国卫生部妇幼保健与社区卫生司,首都儿科研究所,九市儿童体格发育调查协作组. 中国儿童生长标准与生长曲线[M]. 上海:第二军医大学出版社,2009.

[19] 中华医学会骨质疏松和骨矿盐疾病分会. 肌少症共识[J]. 中华骨质疏松和骨矿盐疾病杂志,2016,9(3):215-227.

［20］中国营养学会妇幼分会.中国孕期、哺乳期妇女和0~6岁儿童膳食指南［M］.北京:人民卫生出版社,2010.

［21］中国营养学会膳食指南修订专家委员会妇幼人群膳食指南修订专家工作组.孕期妇女膳食指南［J］.中华围产医学杂志,2016,19(11):877-880.

［22］漆洪波,杨慧霞.孕前和孕期保健指南(2018)［J］.中华围产医学杂志,2018,21(3):145-152.

［23］Institute of Medicine. Weight gain during pregnancy:reexamining the guidelines［M］. Washington,DC:National Academies Press,2009.

［24］中华人民共和国国家卫生健康委员会.7岁~18岁儿童青少年身高发育等级评价:WS/T 612—2018［S］.北京:中国标准出版社,2018.

［25］中华人民共和国国家卫生和计划生育委员会.学龄儿童青少年超重与肥胖筛查:WS/T 586—2018［S］.北京:中国标准出版社,2018.

［26］中华人民共和国国家卫生健康委员会.7岁~18岁儿童青少年高腰围筛查界值:WS/T 611—2018［S］.北京:中国标准出版社,2018.

［27］中华人民共和国国家卫生和计划生育委员会.成年人体重判定:WS/T 428—2013［S］.北京:中国标准出版社,2013.

［28］中华人民共和国国家卫生和计划生育委员会.人群健康监测人体测量方法:WS/T 424—2013［S］.北京:中国标准出版社,2013.

第三章　营养状况的实验室检查

营养状况的实验室检查指的是借助生理、生化等实验手段，发现人体临床营养不良症、营养储备水平低下或营养过量状况，以便较早掌握营养失调征兆和变化动态，及时采取必要的预防措施。

当营养相关疾病表现出临床症状和体征时，表明人体内营养素已经出现了明显变化，因此在机体出现症状和体征之前，组织、血液、尿液等的营养素水平可能出现升高或者降低，故采用临床检测手段测定体内与营养素有关的成分的变化，判断机体营养水平，评价膳食营养状况，对早期诊断及采取相应的改善措施具有重要意义。评价营养状况的实验室测定方法基本上可分为：①测定血液中的营养成分或其标志物水平；②测定尿中营养成分排出或其代谢产物；③测定与营养素有关的血液成分或酶活性的改变；④测定血、尿中因营养素不足而出现的异常代谢产物；⑤进行负荷试验、饱和试验及同位素试验。

营养状况的实验室检查目前最常用的样本为血液、尿样，其次为毛发、指甲、唾液、呼出气体和粪便。本章分两节进行介绍，第一节是常见实验室样品的收集和处理；第二节是营养状况的实验室检查。

第一节　常见实验室样品的收集和处理

实验室检查是早期发现营养缺乏病和缺乏程度的客观依据，也是营养评估的重要手段。生物样品的正确收集是进行实验室测定的前提。根据不同的检测目的选择不同的生物样本。

要想获得准确的资料，必须掌握正确的收集方法，不新鲜、受到污染、收集量不够等因素，都可以影响实验室测定结果数据的准确性。

一、血液样品的收集和处理

血液由血浆和血细胞组成。血浆为浅黄色半透明液体，其中除含有大量水分以外，还有无机盐、纤维蛋白原、白蛋白、球蛋白、酶、激素，各种营养物质、代谢产物等。血浆中水占90%～91%；蛋白质占6.5%～8.5%；还有2%的小分子物质，包括多种电解质和小分子有机化合物，如代谢产物和某些激素等。血浆中电解质含量与组织液基本相同。血细胞包括红细胞、白细胞、血小板等。血细胞在机体的生命过程中不断进行新陈代谢。红细胞的平均寿命约120天，白细胞和血小板的生存期限一般不超过10天。淋巴细胞的生存期长短不等，从几个小时直到几年。

【目的】

1. 掌握末梢取血和静脉取血的步骤。

2. 熟悉血液处理和防腐剂的使用方法。

3. 了解血液及血液收集的相关知识。

【内容】

（一）血液样品的收集

1. 血液样品种类　静脉血、动脉血、毛细血管血，其中毛细血管血包括耳垂血、足跟血、指尖血等。

2. 采集时间　血液中的成分受饮食、药物及采集和处理过程中各种生物和化学因素的影响，因此，血液采集一般在早晨空腹或者禁食 6 小时以上进行。

3. 采集部位

（1）静脉血：成年人一般为肘前静脉，肥胖者可选择腕背静脉。

（2）毛细血管血：婴幼儿一般选择脚趾取血或者足跟取血，成年人可在手指和耳垂取血。取血部位应没有炎症、水肿，保证清洁，保证血液自然流出，避免用力挤压。

4. 抗凝剂的使用　血液离开血管后极易凝固，为保证血液检测的准确性，需要抗凝剂处理阻断凝血因子对血液的改变。

抗凝剂是能够阻止血液凝固的化学试剂或物质。血液抗凝剂的种类有很多，包括天然抗凝剂肝素、水蛭素等，还有其他人工合成的抗凝剂。抗凝剂的使用应该是具有不干扰实验检测，不带进杂质、不改变细胞的形态，并具备用量少、溶解快的特性。常见的抗凝剂主要有草酸盐、肝素、枸橼酸钠、乙二胺四乙酸（EDTA）盐等（表 3-1）。

表 3-1　常见抗凝剂的种类及用法

种类	使用方法	抗凝原理	备注
草酸盐	使用前配成 10% 的草酸盐溶液分装到洁净小瓶或试管内，50~60℃ 烤箱内烘干后备用	草酸根与血液中的 Ca 离子形成草酸钙沉淀，使其无凝血功能	最常用每 0.2ml 10% 草酸盐溶液可使 10ml 血液不凝。
肝素	使用前配成 10mg/ml 的肝素水溶液，分装，每瓶 0.1ml（含肝素 0.1g），在 60℃ 下烘干后加塞备用	通过加强抗凝血酶Ⅲ，灭活丝氨酸蛋白酶，阻止凝血酶的形成来达到抗凝的目的	较为常用 1ml 血液需用肝素 0.1~0.2mg，可使 5~10ml 血液不凝
枸橼酸盐	仅用于单采原料血浆的体外抗凝血	与血液中 Ca 离子结合成螯合物，使 Ca 离子失去活性，中断凝血过程，从而达到抗凝目的	4.0% 浓度规格的抗凝剂：血液的比例为 1:16
EDTA 钠盐	使用浓度为 1.4~1.6g/L 血液	同上	对血细胞成分保存较好，但不适用于含氮化合物和钠的测定

（二）血液样品常用术语

1. 全血　将人体内血液采集到采血袋内所形成的混合物称为全血，即包括血细胞和血浆的所有成分。全血适用于临床血液学检查，如血细胞计数、分类和形态学检查等。

2. 血浆　离开血管的全血经抗凝剂处理后，通过离心沉淀，所获得的不含细胞成分的液体，即血浆。其组成部分大部分是水，其次是各种血浆蛋白。

3. 血清　离体的血液凝固之后，经血凝块聚缩释放出的液体，即血清。

4. 血细胞　即血液中的细胞，由骨髓、脾脏等制造。

【应用】

（一）末梢取血（以指尖取血为例）

1. 准备工作　采集者需洗手，戴口罩、帽子，准备好采血针（图3-1）和小试管或采血管，每管以装 2/3~3/4 为宜。采集器具和采血容器要经过严格清洗消毒。小试管中预先加入肝素等抗凝剂，备好棉球、消毒酒精棉和止血棉签等物品。此外，还有实验所需的离心机、冰箱、试管、酒精灯、火柴、离心管和试管架等。

2. 嘱被采集人将采血手指（一般为左手食指、中指或无名指）充分按摩或浸于热水中片刻，使其血流旺盛。采集人员戴好手套，选择采血部位，应保证无冻疮、无炎症、无破损。并用75%的酒精棉球擦拭被采集人采血部位，待其自然晾干（图3-2）。

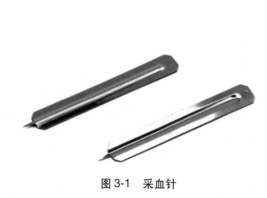

图3-1　采血针

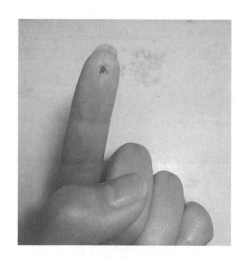

图3-2　指尖采血

3. 取血者用左手紧捏采血手指的指端上部，右手用采血针或弹簧针轻刺指尖皮肤表面，刺入深度视皮肤厚薄而定，进针深度一般为 2~3mm，第一滴血用棉球擦去，然后用采血管吸取或用小试管盛接血液。

4. 采血后用消毒棉块或其他消毒止血物品紧压针刺破处，不要触及脏物，不要立即浸水洗手。

5. 将采集好的样品进行标记，包括姓名、编号等。

（二）静脉取血

静脉取血包括肘部静脉、手背静脉、内踝静脉或股静脉取血等，最常见的是肘部静脉（图3-3）和手背静脉（图3-4）取血。

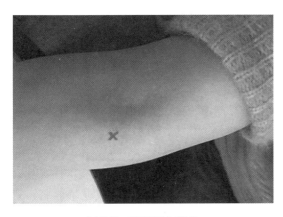

图 3-3　肘部采血部位

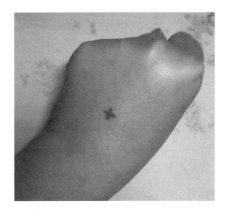

图 3-4　手背采血部位

1. 准备工作　采集者需洗手,戴口罩、帽子,备干燥注射器(5~10mL),7 号针头,标本容器(按需要备干燥试管、抗凝管或血培养瓶),酒精棉球、火柴等。采集器具和采血容器要经过严格清洗消毒。

2. 备齐用物,贴好标签,核对无误后嘱被测者握拳数次,按摩采血部位(血管清晰、无皮肤破损处),用碘酒或者酒精消毒采血部位皮肤。

3. 按静脉穿刺法采取所需血量,采血者左手固定静脉,右手持注射器穿刺(图 3-5),采血结束后立即卸下针头,然后将血液沿管壁缓慢注入试管内。如为真空采血,将采血针另一端的穿刺针沿采血管轴心方向垂直刺穿采血管胶塞,由于负压吸引,血液会自然流入真空采血管内。

4. 如需全血、血浆,可将血液如上述方法注入盛有抗凝剂的试管内,立即轻轻摇动,使血液和抗凝剂混匀,以防血液凝固。如需作二氧化碳结合力测定时,抽取血液后,应立即注入有石蜡油的抗凝试管中,注入时针头应插入石蜡油面以下,以隔绝空气,样品立即送检。否则血液中二氧化碳逸出,使检验结果降低,影响准确性。

5. 采集血培养标本时,应防止污染。静脉采血后,将血液注入培养瓶内,一般培养标本用肉汤培养瓶,如做伤寒杆菌培养则备胆汁培养瓶。拔针后注意用消毒棉签轻压针眼。采血完毕后,连同检验单及时送验,清理用物,归还原处。一次性注射器使用

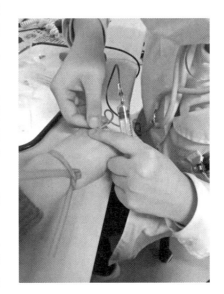

图 3-5　手部静脉穿刺

后应经消毒液浸泡集中处理(血液标本采集所需血量视检验目的而定)。

（三）婴儿手背静脉取血

1. 准备工作　采集者需洗手,戴口罩、帽子,备干燥注射器(5~10ml),5.0~5.5 号头皮针,止血带,标本容器(按需要备干燥试管、抗凝管或血培养瓶),酒精灯、酒精棉球、火柴等。采集器具和采血容器要经过严格清洗消毒。

2. 备齐用物,贴好标签,核对无误后嘱咐家长将婴儿抱在怀中取坐位,适当安抚婴儿,与操作者面对面。

3. 轻轻拍击婴儿手背,选择手背显露良好的静脉,按常规消毒,持头皮针与皮肤成 15°~20°进针,穿刺成功后固定针翼,将婴幼儿的手置于下垂的位置,低于心脏水平位,嘱咐家长配合安抚婴儿,抽取足量血液样本。

4. 采血完成后拔针,嘱咐家属用带有酒精的棉球棒按压婴儿抽血处 5~10 分钟。

5. 将采集好的血样做好标记后,立即送检。

(四) 婴儿头皮静脉取血——以前额静脉采血为例

1. 准备工作 采集者需洗手,戴口罩、帽子,备干燥注射器(5~10ml),一次性 5.0~5.5 号头皮针,无菌棉球棒、无菌手套、标本容器(按需要备干燥试管、抗凝管或血培养瓶),剃毛刀等。采集器具和采血容器要经过严格清洗或消毒。

2. 备齐用物,贴好标签,核对无误后将婴儿放置病床上取仰卧位,助手面向婴儿,用双手按住婴儿躯体及上肢,两手扶住婴儿面颊部,并适当安抚婴儿,防止其哭闹。

3. 准备剃毛刀将采血部位婴儿毛发剃去,动作要轻柔,以免伤及婴儿皮肤。常规皮肤消毒后,操作者左手拇指、食指绷紧婴儿头皮,右手持一次性 5.0~5.5 号头皮针,进针点选择静脉最清晰处的稍后少许,快速进针,然后平行沿静脉方向缓缓刺入,当针头内有少许回血或落空感,表明穿刺成功,用单条胶布固定穿刺针翼,右手持注射器,抽吸所需的血量。

4. 采血完成后轻轻回抽注射器活塞,竖着提起头皮针,使头皮针内血液流入注射器,然后将注射器内血液沿着试管壁注入试管。如为真空采血,左手固定针头,右手拇指、食指持采血针,将采血针另一端的穿刺针沿采血管轴心方向垂直刺穿采血管胶塞。穿刺成功后,由于负压吸引,血液会自然流入真空采血管内。针头拔出后,嘱咐家长用无菌棉球棒按压婴儿抽血处 5~10 分钟。

5. 将采集好的血样做好标记后,立即送检。

注意事项:

(1) 血液标本采集后应尽快根据所做检测进行分离处理,如不能及时处理,则应放于 4℃的冰箱保存,切勿将全血冰冻。在 4℃的冰箱保存中保存的时间不得超过 72 小时。若是处理后的样品也可放于−30℃冰箱中保存,可保存几周到数年不等的时间。

(2) 采血过程中要注意避免溶血的发生,注射针头一定要保持干燥、清洁。抽血时将血液沿管壁缓慢注入试管内,切勿将泡沫注入,避免震荡。

(3) 样本收集后应注意快速送检,避免血液内的某些成分发生改变而影响检测结果。

【实践】

小明同学,18 岁,学生,山东青岛人,要求行血型检测。

1. 准备工作 采集者需洗手,戴口罩、帽子,准备好干净、清洁的采血针和采血管。采血管中预先加入肝素等抗凝剂,准备好棉球,消毒酒精棉,止血棉签等物品。此外,还有检测血型需要的其他物品等。

2. 嘱咐小明同学用温水或中性肥皂水将手洗干净,选择无冻疮、无炎症、无破损的手指,充分摩擦,直到血液丰富。

3. 用 75%的酒精棉球擦拭被采集人采血部位,待其自然晾干。

4. 用左手紧捏小明同学手指的指端上部，快速用右手执采血针刺指尖皮肤表面，视皮肤厚薄决定进针深度，一般为 2~3mm。第一滴血快速用棉球擦去，然后用采血管吸取第二滴血液至足够用量。

5. 采血完成后用消毒棉签紧压针刺破处，在保持压紧的状态下将棉签的尾部交给小明，并且嘱咐小明继续压紧棉签，直至不再出血为止，一般为 3~5 分钟即可。在此期间不要触及脏物，不要立即浸水洗手。

6. 将采集好的样品标记小明的基本信息，以免混淆。并将样本及时送往实验室按照玻片法的相关流程进行血型检测。最后，将用过的采血针等医疗废物放入指定器皿内。

二、尿液样品的收集和处理

收集尿液进行检测是进行营养状况评价的重要手段，很多人体内营养素含量可以通过尿液中的营养素的组成及其代谢产物的含量变化来反映。尿液的主要成分是尿素及盐类，这些化学物质的浓度在不同食物摄入、饮水及昼夜生理变化状态下有较大差异，这就使在不同时间段收集的尿液的质量可能会大不相同。如饭后受进食的影响，尿液中糖、蛋白质、尿胆原的含量相对晨尿增多，晨尿则因为受到食物影响少而比较稳定。

尿液常用来进行水溶性维生素、尿肌酐、矿物质、蛋白质检测和骨代谢实验等。

【目的】

1. 掌握 24 小时尿和任意一次尿的收集步骤。

2. 熟悉尿液的处理方法。

3. 了解尿液收集的相关知识。

【内容】

（一）尿液的种类及收集

根据尿液标本采集时间、采集方法和用途的不同，可大致分为以下几类。被检查者在留取尿液前都应清洗会阴部位，避免污染尿标本。

1. 任意尿　任意尿即留取任何时间的一次尿液，适用于门诊、急诊患者，一般在就诊时嘱咐患者留取。本法留取尿液方便，但易受饮食、运动、用药等因素的影响，致使病理临界浓度的物质和有形成分漏检，也可能出现饮食性糖尿或受其他物质如维生素 C 等的干扰。任意尿的采集量应多于 15ml 为宜，在半小时内送检。

2. 晨尿　晨尿即清晨起床后的第一次尿标本，此时的尿液一般在膀胱中的存留时间超过 6 小时，是较浓缩和酸化的标本，血细胞、上皮细胞、管型、结晶及肿瘤细胞等有形成分相对集中且保存得较好，适宜相关检验或培养。晨尿受前天膳食影响较小，其化学成分常较恒定，留取标本方便，尿液较为浓缩，并可提高阳性检出率，故是临床上常用的一种检验项目。尿液标本盛放于实验室准备好的一次性尿杯中，一般尿量 10ml 即可。

3. 餐后尿　通常于午餐后 2~4 小时收集患者尿液，常用于病理性糖尿和蛋白尿的检出，有助于肝胆疾病、肾脏疾病、糖尿病、溶血性疾病的诊断。因餐后增加了负载，使肾脏负担加重，有利于提高阳性检出率。

4. 白昼尿及夜间尿　分别留取白天 12 小时（早 8 时至晚 8 时）和夜间 12 小时（晚 8 时

至次晨 8 时)的尿液,适用于尿液有形成分计数、微量清蛋白、球蛋白排泄率测定及进行尿量、尿比重等对比测量,对心脏和肾脏疾病的诊断有一定价值。夏天留取样本要注意防腐。

5. 负荷尿　主要用于进行 B 族维生素和抗坏血酸的营养状况评价。负荷尿的收集一般在早饭后开始,先要求被检者排空膀胱中的尿液,然后口服硫胺素 5mg、核黄素 5mg、尼克酸 50mg、抗坏血酸 500mg(按测定需要选服或几种均服);最后将服药后 4 小时内所排出尿液全部收集于棕色瓶中,测量体积后取约 100ml 放入预先加有 100mg 草酸的小棕色瓶中。尿液混匀后调 pH 值至 4.0,即可进行测定。

6. 24 小时尿　尿液中的一些溶质(如肌酐、蛋白质、糖、尿素、电解质及激素等)在一天的不同时间内排泄浓度不同,为了准确定量,必须收集 24 小时尿液。常用于内生肌酐清除率、儿茶酚胺、总蛋白及电解质等化学物的定量。24 小时尿留取比较困难,一般在清晨 8 时嘱咐受检者排尿,并弃去。然后收集 24 小时内的全部尿液,包括次日早晨 8 时整最后排出的尿液,测量总体积。混合后取出约 60ml 存于棕色瓶内并在送检单上写明总尿量,快速送检。

7. 特殊尿标本

(1) 尿三杯试验:分别采集前段尿、中段尿和末段尿,分别装到三个不同的尿杯容器中。常用于泌尿系统疾病的检查。

(2) 培养用尿:留尿前先清洗外阴,再用 0.01% 清洁液(如苯扎溴铵等)消毒尿道口后,以无菌容器(图 3-6)留取中段尿送检。

(二) 尿液的保存方法

尿液标本在采集后要尽快送到实验室进行检查,运送过程中还应注意防止漏洒和混杂,尿液采集后如不具备立即送检的条件,则需采取一定的措施保护样本。

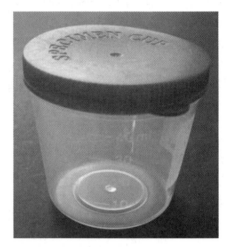

图 3-6　尿杯

尿液如果不冷藏或防腐,在室温下细菌繁殖很快,易导致样品分解、腐败,无法进行试验检测。室内温度和湿度高时,保存的时间更短。因此,尿液取样后应立即进行试验检测,如果条件不允许不能立即检验的情况下或者要收集 24 小时样品,则应放冰箱冷藏或者添加防腐剂。常用的保存方法如下:

1. 防腐保存法　尿中少量的葡萄糖、蛋白质、氨基酸等有利于细菌的增殖,尿液保存的重点是抑制细菌的繁殖。人们常使用防腐剂达到目的,防腐剂的种类很多,因其本身对尿成分有影响,故应按不同的测定项目选择不同的防腐剂。

(1) 甲苯、二甲苯:每 100ml 尿添加量一般为 1ml,因其比重小,覆盖在尿液表面,防止细菌与尿液直接接触。其对细菌的被膜有损伤作用而抑制细菌增殖,主要用于尿肌酐、尿糖、蛋白质、丙酮等生化项目的测定。

(2) 甲醛:每 100ml 尿样添加量为 0.25~0.3ml。甲醛有强力杀菌作用,并对细胞有固定作用,主要用于尿沉渣的细胞学检验。

(3) 碳酸钠:每升尿加入量为 5g。碳酸钠具有稳定剂作用主要用于尿胆原、尿卟啉的定量测定。

（4）盐酸：通常用量为 1.0ml 浓盐酸/100ml 尿液，使 pH 保持在 1~3。除盐酸外，硼酸、冰醋酸也可。适用于一些物质的定量检测，如 17-羟类固醇，17-酮类固醇、儿茶酚胺等的定量测定。

（5）麝香草酚：每 100ml 尿液中加入 0.1g 麝香草酚，用 10% 的麝香草酚异丙醇溶液可增加麝香草酚的溶解量，达到抑菌及保护代谢物的目的，适用于尿糖、钠、氨基酸、胆红素等的测定，但对蛋白质、胆酸、17-酮类固醇等的检测可能产生影响。

（6）硼酸：每 100ml 尿中加 0.2g，有抑制细菌生长的作用，但不能阻止酵母菌的繁殖。

2. 低温保存法

（1）冷暗处保存：远离热源、避光，用于常规检查和病房 24 小时留尿检查。

（2）冷藏保存：温度一般在 4℃，适用于多种检查。但由于温度低，常有磷酸盐、尿酸盐析出，对镜检和磷酸盐有影响。磷酸盐沉淀可通过加酸，尿酸盐沉淀通过加热去除。

（3）冷冻保存：适用于 1 天以上的保存，其尿液的多种成分保持不变，但乳酸脱氢酶（LDH）、谷氨酰转移酶（γ-GT）在 -20℃ 不稳定，而在 -80℃ 较稳定。此方法对细胞有破坏作用，不适用尿沉渣和细胞学诊断。冻结复温时应在 37℃ 恒温箱缓慢溶解，不要反复冻溶。

【应用】

进行尿液样品的收集主要应用于 24 小时尿液和任意一次尿液的收集，主要包括准备、收集、保存、处理、送检等流程。

（一）24 小时尿液的收集

1. 准备工作　准备一次性尿杯和尿液试管，2L 以上尿液容器。准备记号笔、标签（或用条形码标记）和棉签。在收集容器上贴上标签，写上被检者的姓名、性别、年龄等基本信息。

2. 尿液收集　要求被检者清洗外阴，清晨 8 时排空小便但不收集，用 2L 以上尿杯收集此后至第二天清晨 8 时的所有尿液，包括第二天清晨 8 时排除的尿液，也包括排大便时排出的尿液。

3. 尿液保存　嘱咐被检者将 24 小时内的尿液均收集在容器中。盛装尿液的容器需放置在温度为 4℃ 的冰箱保存，无冰箱且气温高时需加入防腐剂（根据实验目的每升尿中加入 10ml 甲苯，或 10ml 浓盐酸，或 1g 麝香草酚）。

4. 尿液处理　收集完 24 小时尿液后，测量总体积，并将尿液混匀。

5. 样品送检　取出一定量的尿液样本存于尿液试管中，并在送检单上写明总尿量，尽快送检。

6. 注意事项

（1）收集容器要求清洁、干燥、一次性使用，有较大开口以便于收集；无化学干扰物质（如表面活性剂、消毒剂等）混入；容器上有明显标记，如被检者姓名、编号、收集日期等，必须粘贴在容器上。

（2）容器应足够大，必要时加防腐剂。需将尿液放置在阴凉避光处，防止阳光的照射。

（3）如需进行尿培养，应在无菌条件下，用无菌容器收集中段尿。

（4）尿标本收集后放置一段时间会发生细菌繁殖、蛋白变性、细胞裂解等，应注意保存。

（二）任意一次尿的收集

1. 准备工作　准备好收集尿液的试管或者尿杯，清洁用品，消毒纱布，棉签。在收集容器上贴上标签,写上被检者的姓名、性别、年龄和检测内容。

2. 尿液收集　向被检者交代如何正确收集尿液样品,包括:样品收集前要先用肥皂、清水清洁外阴部及会阴周围,然后排尿,前段尿液不要,只收集中段尿,将中段尿排入消毒容器中后,立即用消毒的塞子或盖子封好。女性尿液样品还应注意不要被大便、月经等污染。

3. 尿液保存　如果不具备立即检测的条件或者需要保存一段时间,则可根据需检测的指标采取适宜的保存措施,注意,样品不能过夜。

4. 尿液检查　检查样品是否有可见的污染或者收集尿液的量是否足够(不少于12ml),如量不够可要求被检者再收集一次,如有污染物视情况进行相应处理,经处理仍不可用者也需被检者再收集一次。

5. 样品送检　符合要求,则尽快送检。

6. 注意事项

(1) 收集容器要求干燥、清洁,开口较大便于收集,无其他污染物混入。如需进行尿液培养,应在无菌容器和无菌条件下收集清洁中段尿。

(2) 避免机体分泌物、粪便、月经等的污染。

(3) 尿液放置在阴凉避光处,防止阳光直接照射,根据需要加入防腐剂。

(4) 收集的尿液要检查是否有污染或不合格的地方,如不能使用的尿液样本应弃之,并且尽快重新收集。

【实践】

李女士,40 岁,非经期,双下肢浮肿 1 个月,伴头晕、尿中泡沫增多,间歇性双膝及双手近端指间关节疼痛,无红肿。就诊时医生嘱咐收集任意一次尿测定尿常规。

1. 准备工作　准备好收集尿液的尿杯,清洁用品,消毒纱布,棉签。在收集容器上贴上标签,用准备好的记号笔写上被检者的姓名、性别、年龄和检测内容(尿常规)。

2. 尿液收集　将贴有标签的尿杯交给李女士,并向李女士交代如何正确收集尿液样品,包括:样品收集前要先用肥皂、清水清洁外阴部及会阴周围,然后排尿,只收集中段尿,将中段尿排入消毒容器中后,立即用消过毒的塞子或盖子封好。

3. 尿液保存　取李女士收集的尿液,如直接送医院检验室检查,则无需特殊保存;如不能马上检测,则应放入冰箱保存,但不能过夜。

4. 尿液检查　现检查李女士尿液样品,尿量足够检测所用,且没有肉眼可见的污染物。

5. 样品送检　符合要求,将样品送到实验室进行测定。

三、粪便样品的收集和处理

正常粪便主要由消化后未被吸收的食物残渣、消化道分泌物、大量细菌和无机盐及水等组成。粪便检查的主要目的是了解消化道有无炎性产物、出血、寄生虫感染等情况,判断机体胃肠、胰腺、肝胆等系统的功能状态,筛查相关疾病及进行营养代谢研究,现也多用于肠道菌群分布的检测。

粪便用于营养学研究的意义主要有:采用氮平衡法评价食物蛋白质的营养价值;监测体内矿物质随粪便排泄的情况,评价食物中矿物质的吸收率以及影响矿物元素吸收的因素。

【目的】

1. 掌握粪便样品的收集步骤。
2. 熟悉粪便样品的保存和处理方法。
3. 了解粪便收集的相关知识。

【内容】

（一）粪便收集的种类

根据检查目的和检测项目的不同,需采集的粪便量不同,因此,粪便收集包括常规粪便样品和浓缩粪便样品的收集。

常规粪便样品:取自然排出的粪便一小块放在纸盒内送检。样品不宜过少,以免样品干燥影响检验,一般采集约拇指大小的一块。腹泻病人应取带有脓血或黏液的粪便分别送检。

浓缩粪便样品:指 24 小时内排出的所有粪便收集于同一容器中送检。

注意事项:

常规粪便检查中,拇指大小(20~40g)的成形粪便或 5~6 汤匙的水样便即可。如果要做如离心和培养之类的特殊检查,则需整次、整天或者 3 天内的所有粪便。

（二）粪便样品的保存

粪便中除了大量细菌、水分、食物残渣、消化道分泌物,其中的有形成分、阿米巴滋养体容易被分解破坏,粪便中的致病菌也容易被优势菌的过度繁殖而掩盖,因此,粪便样品应尽快送检。尤其是含阿米巴滋养体的粪便应立即送检(不超过 10 分钟),从脓血和稀软部分取得的样品在寒冷季节送检时应保温。若无立即送检的条件,应注意保存(表 3-2)。

表 3-2 粪便的主要保存方法

名称	方法	备注
固定保存	使用聚乙烯醇(PVA)、硫柳汞-碘-甲醛(MIF)等固定液进行固定	适用于寄生虫及虫卵监测,可保存数周
冷藏保存	纸盒装的粪便样品装入有盖的玻璃容器中放到冰箱中保存	冷藏时间为 2~3 天
运送培养基保存	腹泻病人的粪便保存时应放入运送培养基中	用于致病菌监测
0.05mol/L 硫酸保存	收集的粪便加入适量 0.05mol/L 硫酸后保存	适用于氮平衡实验
冷冻保存	将收集的粪便样品做好标记后冷冻保存	只用于矿物质代谢研究

注:样本如果采集周期在 1 周之内,可以保存在 2~8℃;如果取样周期在 1 周以上 1 个月以内,一般-20℃保存;如果取样标准超过 1 个月,保存在-80℃冰箱。

【应用】

医生要求患者留粪便有两种方式,一种是在医院留取,另一种是嘱患者在家中留取,具体的收集方法如下。

1. 准备工作 样本采集者需清洁双手,准备好经过消毒处理的广口瓶、封口用的蜡纸、有盖的塑料容器以及棉签和竹签、记号笔、标签、医用手套等辅助工具和用品。在收集容器上贴上标签,写上被检者的姓名、性别、年龄、编号和检测内容等。

2. 核对收集容器标签,向被检者介绍收集粪便样品的注意事项:腹泻患者采集样品时应使用干净的竹签选取含有黏液、脓血等病变成分的粪便;外观无异常的粪便须从表面、深处等多处取材。

3. 被检者排出粪便后,用竹签或棉签挑选拇指大小的一块粪便,连同竹签或棉签一并放入收集容器中,或戴上无菌手套后直接从粪便上采集,有的塑料容器自备有采集粪便用的塑料匙,也可直接使用。进行营养代谢研究收集的粪便样品时间一般要连续收集 3 天的粪便,每天的样品都需要称重和记录,根据测定指标的要求,将粪便样品打碎或搅匀,取粪便的全部或部分送检。需注意收集的样品要放入冰箱内保存备检,做好标记。

4. 采集的粪便根据检测项目和实际条件选择送检及保存的方法。一般情况下,保存在 4~8℃条件下送检,运送时间不超过 2 个小时。感染性疾病的首次粪便采集最好在用药前采集。

5. 粪便采集中的注意事项

(1) 粪便检验应取新鲜的标本,盛器应干净、清洁,不得混有尿液,不可以有消毒剂或者污水,以免破坏粪便的原有成分,影响粪便中病原菌或病原虫的存在状态。

(2) 粪便最好应直接收集在洁净容器中,不能从便池的水中或土壤以及草地上收集,防止标本被污染。

(3) 寻找寄生虫虫体及做虫卵计数时应采集 24 小时粪便,前者应从粪便中仔细搜查或过筛,然后鉴别其种属类别;后者应混匀后进行检查。

(4) 做隐血试验时,应于取样前三日禁食肉类及含动物血的食物并禁服铁剂及维生素C,目前临床应用的某些检测方法可不受饮食限制。

(5) 做粪胆原定量时,应连续收集 3 天的粪便,每天将粪便混匀称重后取 20g 送检。

(6) 做细菌学检查的粪便样品应采集于灭菌有盖的容器内,立即送检。

(7) 做氮平衡或矿物质平衡实验收集粪便时应使用粪便标记物(如卡红),以区分不同代谢期间的粪便。

【实践】

王先生,56 岁,有近日饮食不洁史,腹痛、腹泻、里急后重,怀疑为痢疾杆菌感染,嘱咐其留取粪便进行粪便检查。

1. 准备工作 准备好经过消毒处理的便杯,竹签、棉签等工具。准备好记号笔、标签、医用手套。在收集容器上贴上标签,写上王先生的姓名、性别、年龄、编号和检测内容。

2. 粪便采集 嘱咐王先生于清洁的便盆内方便,不应混入尿液和水,解出大便后,用粪便收集杯瓶盖上的小匙挑选脓血及黏液部分的粪便(量以超过收集容器的三分之二为宜),然后一并放入收集容器中,并拧紧盖子,用塑料袋装好,如果粪便不易用小匙挑起,则戴上一次性医用手套后直接从粪便上采集,收集后放入容器中,注意不要将样本黏附到收集容器的外壁,然后从手套内侧往外翻并顺势取下手套,用塑料袋装好,放入医用垃圾处理箱,将收集容器瓶盖拧紧后同样用塑料袋装好。

采集样品时应取含有黏液、脓血等病变成分的粪便。因痢疾具有传染性,还要注意清洁消毒,并且一定不能随意处置可能沾染有痢疾杆菌的相关用品。

收集的粪便应在阴凉避风处放置,尽快将样本交给医生送检。从样本离体采集至送达医院,最终至实验室整个运送过程不超过 2 个小时。

四、头发样品的收集和处理

头发样品来源丰富,收集方法简单且对人体无直接伤害,是可应用于评价人体营养状况的生物学样品。人的头发平均每月长 1~2cm,通过对它的分析可获得人体的一些基本营养信息,用作营养评价的参考指标。且头发的采集不会对人体造成直接影响,易被接受。

头发的主要成分是角蛋白,此外还含有胱氨酸、黑色素和铁等无机物质。头发生长与机体的营养状况密切相关。氨基酸、维生素、铜、铁、锌、钙等矿物质和泛酸对维持头发正常结构、光泽发挥着重要作用。头发中的无机元素与其在机体内的含量密切相关,但头发代谢活动低,不能反映营养水平的近期变化,反映的是机体一段时间内无机元素的实际水平。

【目的】

1. 掌握头发样品收集的步骤。

2. 熟悉头发与营养和饮食的联系,以及用头发评价身体营养状况的影响因素。

3. 了解头发的生理学相关知识。

【内容】

（一）头发的生理学知识

人的头发数量有 10 万~15 万根,头皮面积约 600cm^2,每平方厘米约有 200 根头发。头发的生长阶段分为生长期(3~7 年)、休止期(3~4 个月)和脱落期三个阶段,生长速度为平均每月生长 1~2cm,每年生长 15cm。此外,头发的生长受内分泌系统的影响较为明显。

（二）头发收集的目的和意义

检测头发中钙、铁、锌、铜、硒、镁、铬、铅、锰等元素的含量可以用来评价机体矿物质营养状况,并可作为环境中某些元素污染的评价指标。

微量元素在自然界普遍存在,任何细微的内、外界因素都可能影响其结果的可靠性。内部因素包括饮食、水分、性别、年龄、身体状况、机体内分泌水平等。外界因素包括环境中无机元素(如锌、铅、锶等)对头发的污染,头发样品在采集过程、保存、运送和实验过程中受到的污染,洗护或护发剂、染发或烫发剂中含有的无机元素残留等。

【应用】

1. 准备工作　采集者清洁双手,戴口罩、帽子。准备好用纱布或滤纸擦干净的不锈钢剪刀、干净塑料杯或塑料试管或纸杯、一次性手套。

2. 嘱咐被检者头发披散后自然站立或坐在凳子上。

3. 收集者站在被检者身后,嘱被检者稍低头。收集者戴上一次性手套,找到脑后枕部,在枕部发际至耳后处提起一小撮头发,右手握剪刀,从发根 1~2cm 处剪断(若为长发,可应用带齿的美发剪刀,以求取样的同时不对被检者的发型造成明显的破坏)。

脑后枕部头发不受激素水平的控制,生长慢,可以反映更长时间的营养状况。

4. 将头发放到干净的塑料杯或塑料试管或纸杯中。头发长的,需将头发远端减掉丢弃,只保留剪下的头发近端 3~5cm。

5. 将装有头发的容器密封好,登记编号和姓名,及时送检。若不具备及时送检的条件,则温室保存。

6. 取样具体要求

(1)动作轻柔,不要粗暴地将头发提起,以免被检者感到疼痛,剪头发时要小心,以免伤到头皮。

(2)一定要使用不锈钢剪刀,以防止头发被微量元素污染。

(3)位置要定位准确,不能随便在某个地方剪一下。

(4)剪下的头发不宜太多,但要留出处理时的损耗量,一般收集 1~2g 样品。

(5)如遇到枕后没有头发的儿童,可取其他部位的头发。

【实践】

张女士,24 岁,中长发,因去烫发引起过敏怀疑烫发剂中无机元素残留来做检查。

1. 准备工作 准备好用纱布或滤纸擦干净的不锈钢剪刀和干净塑料杯,医用口罩、手套,隔离衣等。

2. 嘱咐张女士自然坐在凳子上。

3. 收集者站在张女士的身后,嘱咐张女士稍微低一下头,观察张女士的头发状态,并且大概找到脑后枕部的位置(图 3-7)。收集者带好手套之后,将张女士枕部以上的头发用左手提起,右手从枕部提起一小撮外表看起来不太明显的头发,左手提起的头发放下,接过右手手中的头发,右手取剪刀,从发根 1~2cm 处剪断(图 3-8)。

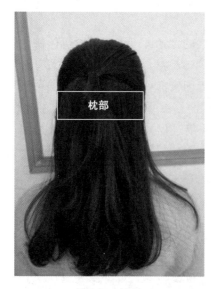

图 3-7 枕部

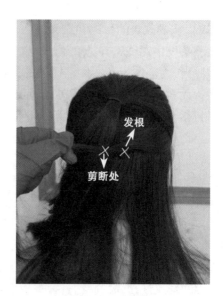

图 3-8 枕部剪发

4. 将头发放到干净的塑料杯中。

5. 将装有张女士头发的容器密封好,并在外壁的标签纸上写清楚张女士的个人信息及待检测项目,及时送去实验室检测。

第二节 营养状况的实验室检查

实验室检查主要是指人体营养状况的生化检验,具有客观、灵敏的优点,常常先于临床缺乏症状前已有变化。实验室检查对于人体营养水平的评估、营养缺乏或营养过剩的预防、早期发现与治疗具有重要的价值。人体营养状况的生化检测可为观察某些因素对人体营养状况的影响提供科学依据。

【目的】

1. 掌握营养状况常用实验室检查指标及临床意义。

2. 熟悉常用指标的正常参考值范围。

3. 了解实验室检查方法。

【内容】

(一)常用指标概述

人体营养状况的生化检测的常用指标如表 3-3 所示。

表 3-3 人体营养状况的生化检测常用指标

营养素	检测指标
蛋白质和氨基酸	血液:血清总蛋白质、血清白蛋白、血浆前白蛋白、血浆视黄醇结合蛋白、血清运铁蛋白、血浆游离氨基酸、甲状腺素视黄质运载蛋白、空腹血浆必需氨基酸量/氨基酸总量比值、血浆纤维结合蛋白 尿液:尿肌酸酐、尿肌酸酐/身高指数、3-甲基组氨酸、羟脯氨酸等
脂类	血清总脂、血清总胆固醇、游离胆固醇和胆固醇酯、血清高密度脂蛋白胆固醇、血清低密度脂蛋白胆固醇、血清极低密度脂蛋白胆固醇、血清总甘油三酯、血清游离脂肪酸等
碳水化合物	血清葡萄糖、血浆胰岛素、血浆胰高血糖素、葡萄糖耐量实验、胰高血糖素耐量实验、尿糖定性、尿糖定量等
铁	血红蛋白、血浆游离血红蛋白、血清铁蛋白、红细胞游离原卟啉、血清运铁蛋白、血清运铁蛋白饱和度、血清铁、血清铁饱和度、血清总铁结合力、红细胞计数、网织红细胞计数、血细胞比容、平均红细胞血红蛋白含量、平均红细胞血红蛋白浓度、平均红细胞体积等
硒	全血硒、血浆硒、尿硒、发硒、全血/红细胞谷胱甘肽过氧化物酶等
锌	血清锌、红细胞锌、白细胞锌、金属硫蛋白、碱性磷酸酶等

营养素	检测指标
铜	血清铜、全血铜、血清铜蓝蛋白、红细胞超氧化物歧化酶
碘	血浆无机碘、血清蛋白结合碘、血清甲状腺素(T_4)、血清游离甲状腺素、血清三碘甲腺原氨酸(T_3)、血清促甲状腺激素、血清甲状旁腺激素、血清甲状腺球蛋白、尿碘
氟	全血氟、血清氟、尿氟
维生素 A	血浆维生素 A、血清 β-胡萝卜素、血浆视黄醇结合蛋白
维生素 D	血浆 25-OH 维生素 D_3、血浆 1,25-二羟维生素 D_3、血清碱性磷酸酶
维生素 E	血清维生素 E、红细胞维生素 E、过氧化氢溶血实验
维生素 K	血浆纤维蛋白原、凝血酶原前体蛋白、凝血酶原活力、脱-γ-羧基-凝血酶原、血浆叶绿醌
维生素 C	血浆总抗坏血酸、白细胞维生素 C、全血维生素 C、尿维生素 C、4 小时负荷尿总抗坏血酸、4 小时负荷尿还原型抗坏血酸
维生素 B_1	血清维生素 B_1、白细胞维生素 B_1、红细胞转酮醇酶焦硫酸维生素 B_1 效应(ETK-TPP)、RBC 转羟乙醛酶活力 TPP 效应、4 小时负荷尿维生素 B_1、尿维生素 B_1
维生素 B_2	血清核黄素、红细胞核黄素、全血谷胱甘肽还原酶活力系数(BGR-AC)、4 小时负荷尿、尿核黄素
烟酸	尿 N^{2-} 甲基尼克酰胺(NMN)、4 小时尿负荷试验、尿 2-吡啶酮/NMN 比值、标准膳食试验、红细胞辅酶 I/辅酶 II 比值
维生素 B_6	血浆吡哆醛(PLP)、尿维生素 B_6、尿吡哆酸、尿黄尿酸、黄尿酸排出的净增加量
叶酸	红细胞叶酸、血清叶酸、血浆同型半胱氨酸
维生素 B_{12}	血清维生素 B_{12}、血清全转钴胺素 II 含量、血清维生素 B_{12} 结合咕啉、血浆同型半胱氨酸

（二）部分常用指标

1. 血红蛋白　血红蛋白是判断机体是否贫血的最重要的指标。1966 年国际血液学标准化委员会推荐氰化高铁血红蛋白测定法作为国际 Hb 测定标准法。1978 年国际临床化学联合会和世界病理学联合会发表的国际文件中重申了氰化高铁血红蛋白测定法。

医学上贫血的定义是指外周血中单位容积内血红蛋白浓度、红细胞计数和/或血细胞比容(HCT)低于同年龄、性别和地区的正常标准范围下限。目前常用标准:成年男性 Hb < 120g/L,成年女性 Hb<110g/L,孕妇 Hb<100g/L。现妇产科学第 8 版(人民卫生出版社)教材中孕妇轻度贫血定义为 Hb≤110g/L,重度贫血为 Hb≤60g/L。此外应注意不同检验设备可能存在参考范围不同。

根据血红蛋白降低程度的不同,对成年人贫血划分为以下 4 级,见表 3-4。6 个月以上小儿同成年人标准,新生儿至 6 个月小儿不照此标准。

表 3-4　贫血的分级

分级	血红蛋白/(g·L⁻¹)	临床表现
轻度	90~120(男)90~110(女)	症状轻微
中度	60~90	体力劳动后感到心慌、气短
重度	30~60	卧床休息时也感心慌、气短

摘自:杨月欣,葛可佑.中国营养科学全书(下册).2 版.北京:人民卫生出版社.2019.

2. 血清铁　血清中的铁一部分与运铁蛋白结合,另一部分呈游离状态,血清铁检测的即为这部分游离铁。血清铁受生理、病理因素影响较大,其敏感性、特异性均低于血清铁蛋白。

血清铁降低分为生理性和病理性。生理性变化:女性比男性低;6 周内新生儿因溶血有暂时性血清铁升高;生长快速的婴儿、青少年,有月经或妊娠期妇女血清铁常降低。病理性变化:血清铁降低常见于缺铁性贫血、感染或炎症、真性红细胞增多症等。血清铁增高,常见于急性肝炎、恶性贫血、再生障碍性贫血、溶血性贫血等。

血清铁测定参考值见表 3-5。

表 3-5　血清铁正常参考值

人群	正常参考值范围/ (μmol·L⁻¹)	人群	正常参考值范围/ (μmol·L⁻¹)
新生儿	18~45	成年人(男性)	10.6~36.7
婴儿	7~18	成年人(女性)	7.8~32.2
儿童	9~22	老年人	7.2~14.3

摘自:杨月欣,葛可佑.中国营养科学全书(下册).2 版.北京:人民卫生出版社.2019.

3. 血清铁蛋白　铁蛋白最重要的功能是贮存铁。血清铁蛋白(SF)是一种灵敏而可靠的血清学指标,是检查体内铁缺乏的最灵敏的指标,其量的多少是判断体内缺铁还是铁负荷过量的指标。

(1) 缺铁性贫血:SF 降低是诊断缺铁性贫血的重要指标。当体内贮存铁减少时,铁蛋白就开始减低,因此也是诊断隐性缺铁性贫血的可靠指标,具有早期诊断价值。

(2) 营养不良:血清铁蛋白可作为儿童营养不良的流行病学调查指标。另外,血清铁蛋白升高还与肿瘤有关,因此也是一种肿瘤标志物。

临床上测定铁蛋白的方法是用放射免疫法(RIA)或酶联免疫法(ELISA)。血清铁蛋白参考值见表 3-6。

表 3-6　血清铁蛋白参考值

人群	正常参考值范围/ (μg·L⁻¹)	人群	正常参考值范围/ (μg·L⁻¹)
新生儿	25~200	6 月~15 岁	7~140
1 个月	200~600	成年人男性	15~200
2~5 个月	50~200	成年人女性	12~150

注:检验方法为 RIA 或 ELISA。

摘自:杨月欣,葛可佑.中国营养科学全书(下册).2 版.北京:人民卫生出版社.2019.

4. 血脂　血浆脂蛋白和脂质测定是临床生化检验的常规测定项目,有助于早期发现与诊断高脂蛋白血症;协助诊断动脉粥样硬化;评价动脉粥样硬化疾患如冠心病和脑梗死等危险度;监测评价饮食与药物治疗效果。测定血浆胆固醇和甘油三酯及脂蛋白成分的方法包括化学方法和以高效液相色谱分析及液-气色谱分析法为基础的方法,对临床实验室而言,以酶学技术为基础的分析方法可能更适用,简单易行,快速准确。

(1) 胆固醇测定:血清总胆固醇测定方法分为化学法和酶法两大类。酶法是目前常规应用方法,快速准确,标本用量少,便于自动生化分析器作批量测定。血清总胆固醇升高是冠心病的危险因素。

(2) 甘油三酯测定:血清甘油三酯测定方法一般分为物理化学法、化学法及酶法三大类。目前常规检测应用的方法有甘油激酶(glycerol kinase,GK)法和甘油氧化酶(glycerol oxidase,GLOX)法。操作简便,快速准确,并能在自动化生化分析仪上进行批量测定。甘油三酯升高也是动脉粥样硬化和冠心病的危险因素。

(3) 血浆脂蛋白测定:包括 4 种方法:超速离心分离纯化法;电泳分离法;沉淀分离法;遮蔽直接离心法。

需要注意的是,流行病学调查表明世界各地人群的血脂相差悬殊,血脂异常的划分标准不一。20 世纪 80 年代以来,国内外学者主张以血脂水平异常与冠心病危险性增加的关系和需要治疗这两个方面的因素来确定血脂异常的划分标准为宜。1993 年美国国家胆固醇教育规划(national cholesterol education program,NCEP)第二次报告中将甘油三酯(TG)水平分为四级,即正常水平<200mg/dl,临界高水平 200~400mg/dl,高水平 400~1 000mg/dl,极高水平>1 000mg/dl;低密度脂蛋白胆固醇(LDL-C)<30mg/dl 为合适水平,130~159mg/dl 为高危水平。2016 年修订版中国成年人血脂异常诊断标准见表 3-7。

表 3-7　血脂异常诊断参考标准

分层	血浆 TC		血浆 TG		血清 LDL-C	
	mmol/L	mg/dl	mmol/L	mg/dl	mmol/L	mg/dl
合适范围	<5.2	<200	<1.7	<150	<3.4	<130
边缘升高	5.2~6.2	200~240	1.7~2.3	150~1 200	3.4~4.1	130~160
升高	≥6.2	≥240	≥2.3	≥200	≥4.1	≥160
降低	血清 HDL-C<1.0mmol/L(40mg/dl)					

摘自:杨月欣,葛可佑.中国营养科学全书(下册).2 版.北京:人民卫生出版社.2019.

5. 血清甲状腺激素、促甲状腺激素　血清中甲状腺激素测定包括总 T_3(TT_3)、游离 T_3(FT_3)、总 T_4(TT_4)、游离 T_4(FT_4)测定,促甲状腺激素(TSH)的测定反映机体甲状腺功能紊乱。其中 T_4、FT_4 的下降,TSH 升高是碘缺乏的指征;新生儿 TSH 筛查也是评估婴幼儿碘营养状况的敏感指标。免疫化学法是常用的检测方法。

不同年龄血清 TT_4、TT_3、TSH 正常参考值见表 3-8。

表 3-8 不同年龄血清 TT_4、TT_3、TSH 正常参考值

	脐血	新生儿	婴儿	1~5 岁	6~10 岁	11~60 岁	>60 岁（男）	>60 岁（女）
$TT_4/(nmol \cdot L^{-1})$	101~169	130~273	91~195	95~195	83~173	65~156	65~130	72~136
$TT_3/(nmol \cdot L^{-1})$	0.5~1.1	1.4~2.6	1.4~2.7	1.5~4.0	1.4~3.7	1.8~2.9	1.6~2.7	1.7~3.2
$TSH/(nmol \cdot L^{-1})$	3~12	儿童:0.9~8.1				2.0~10	2.0~7.3	2.0~16.8

摘自:杨月欣,葛可佑. 中国营养科学全书(下册). 2 版. 北京:人民卫生出版社. 2019.

6. 血清维生素 A　血清视黄醇浓度反映近期膳食维生素 A 的摄入量和维生素 A 由肝脏的释出量,代表经血液运送到靶细胞的维生素 A 水平,是评价机体维生素 A 营养状况的常用指标。检测方法常采用高压液相色谱法(HPLC 法)。

维生素 A 的营养状况评价见表 3-9。

表 3-9 血清维生素 A 缺乏参考值

分组	边缘型缺乏		缺乏	
	μg/ml	μmol/l	μg/ml	μmol/l
6 岁以上儿童及成年人	0.20~0.30	0.70~1.05	<0.20	<0.70
儿童(6 岁及以下)	0.10~0.20	0.35~0.70	<0.10	<0.35

注:转换系数 1mol 视黄醇=286.45g 视黄醇。
来源:《人群维生素 A 缺乏筛查方法》(WS/T 553—2017)。

7. 红细胞转酮醇酶活性　红细胞转酮醇酶活性(E-TKA)是评价机体硫胺素营养状况的常用指标,比较灵敏,可作为早期诊断指标。血液中硫胺素绝大多数以 TPP 形式存在于红细胞中,并作为转酮醇酶辅酶而发挥作用。该酶活力的大小与血液中硫胺素的浓度密切相关,故可通过体外实验测定加 TPP 与不加 TPP 时红细胞转酮醇酶活力的变化反映营养状态。通常用两者活力之差占基础活性的百分率即红细胞转酮醇酶活力系数(ETK-AC)或 TPP 效应表示。

ETK-AC 愈高,则说明硫胺素缺乏越严重。一般认为 TPP>16% 为不足,TPP>25% 为缺乏。

8. 尿负荷试验(B_1/B_2/烟酸 C)　水溶性维生素在体内没有特殊的储备组织和器官。当机体处于缺乏状态下一次摄入大剂量时将首先满足机体的需要,从尿中排出量相对较少;反之,如果机体营养状况良好,则从尿中排出就多。因此可以用尿负荷试验的结果对机体营养状况作出评价。维生素 C、硫胺素、核黄素、烟酸、维生素 B_6 常采用尿负荷试验进行检测。让受试者口服一定量某维生素,收集 4 小时尿,测定该维生素的排出量。

判断标准见表 3-10。

表 3-10 水溶性维生素营养评价(尿负荷试验)

	正常	不足	缺乏
维生素 C	5~13mg	<5mg	—
硫胺素	≥200μg	100~199μg	≤100μg
核黄素	800~1 300μg	400~799μg	≤400μg

续表

	正常	不足	缺乏
烟酸(尿中 N^1-NM)	3.0~3.9mg	2.0~2.9mg	<2.0mg
维生素 B_6	0~1.5	—	>12

摘自:杨月欣,葛可佑.中国营养科学全书(下册).2版.北京:人民卫生出版社.2019.

我国居民常用的人体营养水平诊断参考指标及数值如表 3-11。

表 3-11　人体营养状况临床检查常用指标及参考值

营养素	检查项目	参考值
蛋白质	血清总蛋白	60~80g/L
	血清白蛋白	35~55g/L
	血清球蛋白	20~30g/L
	白/球(A/G)	1.5~2.5:1
	血清氨基酸比值	<2
	血液比重	>1.015
血脂	甘油三酯	0.5~1.9g/L
	α脂蛋白	30%~40%
	β脂蛋白	60%~70%
	胆固醇	1.2~2.2g/L(3.1~5.7mmol/L)
	游离脂肪酸	0.2~0.6mmoL/L
	低密度脂蛋白胆固醇	沉淀法 2.07~3.12mmol/L
	高密度脂蛋白胆固醇	沉淀法 0.94~2.0mmol/L
钙、磷	血清钙(其中游离钙)	1.10~1.37mmol/L(45~55mmol/L)
	血清无机磷	儿童 40~60mg/L,成年人 30~50mg/L
	血清钙磷乘积	>30
	血清碱性磷酸酶	连续检测法,儿童<500U/L,成年人<40~150U/L
维生素 D	血清 25-OH-D_3	30~100ng/ml(75~250nmol/L)
铁	血红蛋白	成年男性 120~160g/L,成年女性 110~150g/L,新生儿 170~200g/L
	血清运铁蛋白饱和度	33%~35%
	血清铁蛋白	男性 15~200μmol/L,女性 12~150μmol/L
	血清铁	男性 10.6~36.7μmol/L,女性 7.8~32.2μmol/L
	平均红细胞血红蛋白浓度(MCHC)	320~360g/L
锌	发锌	125~250μg/g(各地暂用:临界缺乏<110,绝对缺乏<70)
	血浆锌	800~1 100μg/L
	红细胞锌	180.5~272.8μmol/10^{10} 个

续表

营养素	检查项目	参考值
维生素 A	血清视黄醇	儿童>300μg/L,成年人 200~500μg/L
	血浆视黄醇结合蛋白	学龄前儿童 25~35mg/L,成年人 40~90μg/L
维生素 B$_1$	24 小时尿	>100μg
	4 小时负荷尿	≥200μg
	任意一次尿	≥66μg
	RBC 转羟乙醛酶活力效应	<16%
维生素 B$_2$	24 小时尿	>120μg
	4 小时负荷尿	800~1 300μg
	任意一次尿	80~269μg
	红细胞内谷胱甘肽还原酶活力系数	≤1.2
烟酸	4 小时负荷尿	3.0~3.9mg
	任意一次尿	1.6~4.2mg
维生素 C	4 小时负荷尿	5~13mg
	血浆	≥4mg/L

（汪求真　贺娟　周晗　赵鹏图）

试题练习

一、单选题

1. 头发样品收集的正确方法是剪取被测者(　　),从发根部起 2~3cm 的头发

　　A. 枕部发际处至耳后　　　　　　　　B. 耳后部

　　C. 头顶至前额　　　　　　　　　　　D. 后脑勺至耳后

2. (　　)是对心脏和肾脏疾病的诊断有一定价值的尿液

　　A. 任意尿　　　B. 24 小时尿　　　C. 白昼尿及夜间尿　　　D. 晨尿

3. 在尿液中加入(　　),可用于尿糖、尿蛋白等定量检查

　　A. 麝香草酚　　　B. 甲苯　　　C. 福尔马林　　　D. 浓盐酸

4. (　　)是对病理型糖尿和蛋白尿的检出更为敏感的尿液

　　A. 晨尿　　　B. 餐后尿　　　C. 24h 尿　　　D. 任意尿

5. 在尿液中加入(　　),既能抑制细菌生长,又能较好地保存尿中的有形成分,可用于化学成分检查

　　A. 福尔马林　　　B. 甲苯　　　C. 麝香草酚　　　D. 氯仿

二、多选题

1. 以下与人体铁水平相关的实验室指标有(　　)

　　A. 血红蛋白　　　　　　　　　　　　B. 血清铁蛋白

　　C. 平均红细胞血红蛋白浓度　　　　　D. 血清铁

2. 可用尿负荷实验反映人体营养状况的维生素有(　　)

　　A. 维生素 D　　　B. 维生素 B$_1$　　　C. 维生素 C　　　D. 维生素 A

3. 以下反映人体血脂水平的实验室指标有(　　)

A. 甘油三酯　　　　B. 胆固醇　　　　　C. 低密度脂蛋白　　　D. 磷脂酰胆碱

4. 血液收集常用的抗凝剂有(　　)

A. EDTA 钠盐　　　B. 肝素　　　　　　C. 草酸盐　　　　　　D. 枸橼酸钠

5. 营养状况的实验室检查目前最主要测定的样品为(　　)

A. 血液　　　　　　B. 尿液　　　　　　C. 粪便　　　　　　　D. 毛发

三、判断题

1. 做隐血试验时,不需禁食肉类及含动物血的食物并禁服铁剂及维生素 C。(　　　)

2. 手指取血时,取血者用左手紧捏采血手指的指端上部,右手用采血针或弹簧针轻刺指尖皮肤表面,刺入深度一般为 2mm 左右,第一滴血用棉球擦去,然后用采血管吸取或用小试管盛接血液。(　　　)

3. 尿液标本在采集后要尽快送到实验室进行检查,若不能及时送检,常用防腐保存法或低温保存法进行保存。(　　　)

四、简答题

1. 请简述尿液采集的种类和尿液保存的主要方法。

2. 请举例说明尿液收集的基本步骤。

3. 简述血液样品采集的注意事项。

4. 简述头发样品采集的步骤。

答案:

一、单选题

1. A

解析:不同部位的头发中微量元素的含量不一样;头发生长时间不同,其无机元素含量也有差异。正确的方法应该是剪取被测者枕部发际处至耳后从发根部起 2~3cm 的头发。一方面是因为不影响美观,更重要的是因为脑后枕部头发不受激素水平的控制,生长慢,可以反映更长时间的营养状况。

2. C

解析:分别留取白天 12 小时(早 8 点至晚 8 点)和夜间 12 小时(晚 8 点至明显 8 点)的尿液,进行尿量、尿比重等对比测量,对心脏和肾脏疾病的诊断有一定价值。

3. B

解析:每升尿中加 5~10ml 甲苯,充分振荡混合,或加在尿液表面使其形成一薄层。甲苯为生化检验最合适的防腐剂,尤其适用于尿糖、尿蛋白等定量检查。

4. B

解析:餐后尿对病理性糖尿和蛋白尿的检出更为敏感,因餐后增加了负载,使已降低阈值的肾不能承受。

5. C

解析:每升尿中加入少于 1g 的麝香草酚,既能抑制细菌生长,又能较好地保存尿中的有形成分,可用于化学成分检查。

二、多选题

1. ABCD

解析:与人体铁水平相关的常用实验室指标包括:血红蛋白、血清运铁蛋白饱和度、血清铁蛋白、血清铁、平均红细胞血红蛋白浓度。

2. BC

解析：尿负荷试验可以用于评价人体水溶性维生素的营养状况。

3. ABC

解析：反映人体血脂水平的常见实验室指标有：甘油三酯、α脂蛋白、β脂蛋白、胆固醇、游离脂肪酸、低密度脂蛋白胆固醇、高密度脂蛋白胆固醇。

4. ABCD

解析：常见抗凝剂的种类包括草酸盐、肝素、枸橼酸盐、EDTA钠盐。

5. AB

解析：营养状况的实验室检查目前常常测定的样品为血液、尿样。

三、判断题

1. ×

解析：粪便隐血试验进行前3天内不得食用动物血、肉、肝、铁剂（硫酸亚铁，枸橼酸亚铁、红色补九、富马酸亚铁）、富含叶绿素的食物（菠菜、青菜），避免假阳性反应；亦不可大量服用维生素c或其他有还原作用的物质，避免出现假阴性反应。

2. √

解析：略

3. √

解析：略

四、简答题

1. 略；2. 略；3. 略；4. 略

（具体答案请参照本章节基础知识部分）

参 考 文 献

［1］中国就业培训技术指导中心. 公共营养师（国家职业资格三级）［M］. 2版. 北京：中国劳动社会保障出版社，2012.

［2］中国就业培训技术指导中心. 公共营养师（国家职业资格四级）［M］. 2版. 北京：中国劳动社会保障出版社，2012.

［3］陈永坚. 尿液标本收集与尿液检验质量控制［J］. 医学信息（下旬刊），2010，23（6）：237.

［4］鲁慧红. 两种婴幼儿手背静脉取血方法效果比较［J］. 齐鲁护理杂志，2013，19（03）：85-86.

［5］李灵慧，王金赞，刘惠丽. 大隐静脉内踝延伸处取血法在儿科的应用［J］. 现代护理，2007，13（23）：2234.

［6］罗国霞，李广权. 血浆葡萄糖在不同糖酵解抑制剂-抗凝剂管中稳定性研究［J］. 国际检验医学杂志，2017，38（24）：3410-3412.

［7］沙枫. 全血保存时间对全血成分及少白细胞悬浮红细胞中残留白细胞数量的影响［D］. 郑州：郑州大学，2017.

［8］胡高峰. 外周血细胞形态学分级报告模式的建立及临床意义研究［D］. 长春：吉林大学，2016.

［9］杨月欣，葛可佑. 中国营养科学全书［M］. 2版. 北京：人民卫生出版社，2019.

［10］谢幸，苟文丽. 妇产科学［M］. 8版. 北京：人民卫生出版社，2019.

第四章　常见的营养缺乏和过量

第一节　营 养 缺 乏

目前,营养素缺乏病在全世界人群中分布较广,随着经济和生活水平提高,我国大部分地区的营养缺乏状况得到改善,但是在我国广大农村偏远地区营养不良仍是危害居民身体健康的重要因素。此外,某些地理和环境以及饮食习惯等因素导致的地方性营养缺乏仍然存在。

识别营养缺乏和营养过量的症状和体征,继而进行相应的营养治疗至关重要。营养缺乏病的评价需要根据临床症状和体征、人体测量和实验室检查进行综合判断。常见的缺乏病主要包括蛋白质-能量营养不良(protein energy malnutrition,PEM)、维生素和矿物质缺乏症等。本节主要内容为蛋白质-能量营养不良,维生素缺乏症中的维生素 A、维生素 D、维生素 C 缺乏症及 B 族维生素(B_1、B_2、B_6)缺乏症,矿物质缺乏症中的钙、铁、锌、碘、氟、硒缺乏症的评价与干预。

一、蛋白质-能量营养不良

【目的】

1. 掌握蛋白质-能量营养不良的评价。
2. 熟悉蛋白质-能量营养不良的分型及临床表现。
3. 了解蛋白质-能量营养不良发生的原因。

【内容】

蛋白质-能量营养不良是一种慢性营养缺乏症,由各种原因所致的能量和蛋白质缺乏造成。使机体不能维持正常代谢,消耗自身的脂肪和肌肉组织,继而出现体重逐渐减轻,皮下脂肪逐渐减少或水肿等全身症状,常伴有全身各系统功能紊乱及免疫力低下,儿童则表现为生长发育停滞。蛋白质-能量营养不良是所有营养不良中最致命的一种,尤其是在生理上对能量和蛋白质需求较高的婴幼儿。

蛋白质-能量营养不良的原因有以下几种:①需求量增大:婴幼儿、妊娠及哺乳期妇女因机体需要量增加而供给不足;②摄入不足:疾病如胃肠道疾病、神经性厌食等疾病不能正常摄食,饥荒、战争或经济落后造成食物匮乏或不平衡;③消耗增加:甲状腺功能亢进症、肿瘤、结核、糖尿病等消耗性疾病均增加体内各种营养物质消耗;④吸收不良:顽固性的呕吐、腹泻及脂肪泻等导致消化吸收障碍。

（一）蛋白质-能量营养不良的分型及临床体征

蛋白质-能量营养不良的临床表现因个体差异、严重程度、发病时间等因素而不同,根据临床表现分消瘦型(marasmus)、水肿型(kwashiorkor)、混合型(marasmic kwashiorkor)。根据营养缺乏的程度分轻、中、重度营养不良;根据病程又可分急性、亚急性和慢性营养不良。并发症为水电解质紊乱、其他营养素(主要为维生素 A 和 B 族维生素)缺乏症或免疫力低下。

1. 消瘦型蛋白质-能量营养不良的体征　由于能量严重摄入不足所致,主要特点为消瘦。

（1）患者体型消瘦,肌肉无力,双颊凹陷,皮下脂肪消失,消瘦严重者呈"皮包骨头"样(skin and bones),见图 4-1。

（2）头发枯黄稀疏,容易脱落。

（3）皮肤干燥松弛及失去弹性和光泽,多皱纹。

（4）精神萎靡不振或易烦躁不安。

（5）其他症状:脉搏细缓,血压及体温偏低,内脏器官萎缩,淋巴结易触及,对冷敏感,严重者伴有腹泻、呕吐,并可导致脱水、酸中毒及电解质紊乱等并发症,甚至导致死亡。

2. 水肿型蛋白质-能量营养不良的体征由于严重蛋白质缺乏所致,主要特点为全身水肿。

（1）水肿先见于下肢或足背,渐及全身,脸部水肿似满月脸,眼睑水肿。

（2）患者身高、体重正常或偏低,体软无力。

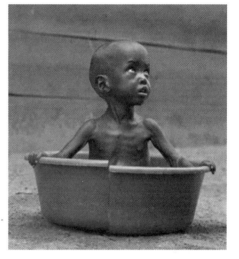

图 4-1　消瘦型蛋白质-能量营养不良

（3）患者表情淡漠,食欲减退。

（4）毛发干脆,易脱落;指甲脆弱易断,有横纹。

（5）常伴腹泻,肝脾肿大,有腹水,可见腹部肿大,水肿型严重者可并发支气管肺炎、肺水肿、败血症、胃肠道感染及电解质紊乱,常是致死的原因。

3. 混合型蛋白质-能量营养不良的体征　绝大多数患者因蛋白质和能量同时缺乏,临床表现为上述二型的混合,主要表现为极度消瘦或水肿。早期无明显症状,仅表现为食欲不佳,儿童身高、体重略低于正常,病情继续发展,可出现消化功能减退,易患呼吸道感染,重度营养不良者外形消瘦、拒食、表情淡漠、反应迟钝,常伴有多种维生素缺乏及各种并发症如口角炎、角膜软化、紫癜等,最后进入到全身水肿及抑制状态。单纯性的蛋白质或能量营养不良较为少见,多数病例表现为混合型蛋白质-能量营养不良。

（二）蛋白质营养不良的实验室评价

1. 血清蛋白　血清蛋白是反映蛋白质-能量营养不良的敏感指标。由于疾病应激、肝脏合成减少、氨基酸供应不足,以及体内蛋白的亏损等都可影响血清蛋白的浓度。住院患者在应激情况下,分解代谢亢进,如不能进食,仅用 5% 葡萄糖生理盐水维持,短时间内即可出现血清蛋白浓度降低。其中半衰期较长的血清蛋白（如白蛋白和运铁蛋白）可反映人体内蛋白质的亏损，而半衰期短、代谢量少的前白蛋白和视黄醇结合蛋白则更敏锐地反映膳食中蛋白质的摄取情况。此外，血清蛋白浓度与其代谢速度、利用、排出和分布情况以及水化程度有关。因而在评价时，必须考虑被评价者的肝脏功能是否正常，通过其胃肠道或肾脏有无大量丢失情况，对测定数值要作具体分析。

（1）白蛋白：血清蛋白中含量最多，约35～45g/L，对维持血液胶体渗透压有重要作用。血清白蛋白和运铁蛋白的减少与患者发生合并症、死亡率、创伤愈合及其免疫功能都有密切关系。正常成人每天肝内合成白蛋白约16g，半衰期为16～20天。

（2）运铁蛋白：正常含量为2.0～4.0g/L，主要在肝脏生成，对血红蛋白的生成和铁的代谢有重要作用。孕妇、体内缺铁及长期失血的人血浆运铁蛋白浓度增高，而患恶性贫血、慢性感染、肝脏疾病、肠炎或补铁过多时，运铁蛋白浓度降低。半衰期为8～10天。

（3）前白蛋白：正常血清含量为150～300mg/L。由于应激、传染病、手术创伤、肝硬化及肝炎可使血清中前白蛋白浓度迅速下降，但患肾脏病时，前白蛋白水平升高。半衰期2～3天。

（4）视黄醇结合蛋白：代谢量少，正常含量仅为26～76mg/L，半衰期短（10～12小时），是反映膳食中蛋白质营养状况最灵敏的指标。它主要在肾脏代谢，当患肾脏病时可造成血清视黄醇结合蛋白升高的假象。

2. 肌酐-身高指数（creatinine-height index，CHI）　在肾功能正常时，肌酐-身高指数是测定肌蛋白消耗量的一项生化指标。肌酐是肌酸的代谢产物（肌酸绝大部分存在于肌肉组织中，每100g肌肉约含肌酸400～500mg），其排出量与肌肉总量、体表面积和体重密切相关，不受输液与体液潴留的影响，比氮平衡、血清白蛋白等指标灵敏。在蛋白质营养不良、消耗性疾病和肌肉消瘦时，肌酐生成量减少，尿中排出量亦随之降低。正常情况下健康成人24小时肌酐排出量约为23mg/kg体重（男）和18mg/kg体重（女）。

测定方法：准确地收集被检者24小时尿，分析其肌酐排出量，与相同身高的健康人尿肌酐排出量对比，以肌酐-身高指数衡量骨骼肌亏损程度。肾衰时肌酐排出量降低。

$$肌酐\text{-}身高指数 = \frac{被试者24小时尿中肌酐排出量（mg）}{相同身高健康人24小时尿中肌酐排出量（mg）}$$

评定标准：被检者的肌酐-身高指标数与健康成人对比，90%～110%为营养状况正常，80%～90%为轻度营养不良，60%～80%为中度营养不良，低于60%为重度营养不良。

3. 尿羟脯氨酸指数　羟脯氨酸是胶原代谢产物，儿童营养不良和体内蛋白质亏损者，其尿中羟脯氨酸排出量减少。因而可用晨尿的尿羟脯氨酸指数作为评定儿童蛋白质营养状况的生化指标。

$$尿羟脯氨基指数 = \frac{尿羟脯氨基（\mu mol/ml）\times 体重（kg）}{尿肌酐（\mu mol/ml）}$$

评定标准（3个月～10岁的婴幼儿及儿童）：尿羟脯氨酸指数大于2.0为正常；1.0～2.0为不足；小于1.0为缺乏。

4. 机体免疫功能检测　细胞免疫功能是近年来临床上用于评价内脏蛋白质的一个新的指标，可间接评定机体的营养状况。它的测定方法很多，可根据技术设备、评价目的等选用。

（1）淋巴细胞总数（又称淋巴细胞绝对值）：淋巴细胞一般占细胞总数的 20%～40%。患者营养不良、应激反应使其分解代谢增高、或不能进食仅靠输注葡萄糖生理盐水维持，都会使淋巴细胞的生成减少。

$$淋巴细胞总数/m^3 = \frac{白细胞计数×淋巴细胞所占比例（\%）}{100}$$

评定标准：

正常：淋巴细胞 1.7×10⁹/L；轻度营养不良：淋巴细胞（1.2～1.7）×10⁹/L；中度营养不良：淋巴细胞（0.8～1.2）×10⁹/L；重度营养不良：淋巴细胞 0.8×10⁹/L。

总淋巴细胞计数不是营养状况的绝对指标，在感染和白血病时可以增多；癌症、代谢性应激、类固醇治疗和外科手术后可减少。

（2）迟发型皮肤过敏反应（delayed hypersensitivity，DTH）：细胞免疫功能与机体营养状况密切相关。营养不良时，免疫试验常呈无反应性。细胞免疫功能正常的患者，当在其前臂内侧皮下注射 0.1ml 本人接触过的三种抗原，24～48 小时后可出现红色硬结，呈阳性反应。如出现两个或三个斑块硬结直径大于 5mm 为免疫功能正常；其中仅一个结节直径大于 5mm 为免疫力弱；三个结节直径都小于 5mm 则为无免疫力。

一般常用的皮试抗原（致敏剂）有流行性腮腺炎病毒、白念珠菌、链球菌激酶-链球菌 DNA 酶（SK/SD）、结核菌素、纯化蛋白质衍生物（PPD）等，可任选其中三种作为致敏剂。

本试验结果虽与营养不良有关，但属非特异性的。因此，在评定结果时应注意一些非营养性原因对皮肤迟发型过敏反应的影响，如感染、癌症、肝病、肾功能衰竭、外伤、免疫缺陷疾病（如艾滋病）或接受免疫抑制性药物治疗等。

5. 氮平衡　氮平衡=摄入量-（尿氮+粪氮+皮肤等氮损失）

正常情况下，生长发育期的儿童处在正氮平衡状态，老年以后多为负氮平衡。因疾病、创伤或手术的影响造成大量含氮成分流失而又未得到足够的补充，这是负氮平衡的重要原因。也可用下式计算氮平衡：

$$氮平衡 = \frac{24 小时蛋白质摄入量（g）}{6.25} - [24 小时尿素氮（g）+3g]$$

上式中，24 小时蛋白质摄入量（g）/6.25 为氮的摄入量，一般以每 100g 蛋白质含 16g 氮计算。[24 小时尿素氮（g）+3g]相当于氮的排出量，公式中 3g 为每天必然的丢失氮，作为常数计算，包括尿中的尿酸、肌酐及少量氨基酸以及粪便和皮肤排泄的氮量。

6. 营养素检测　蛋白质-能量营养不良若存在并发症，可对机体维生素水平（A 和 B 族维生素）进行检测，方法见本节。

【应用】

蛋白质-能量营养不良评价

1. 准备工作　熟练掌握蛋白质-能量营养不良有关知识、诊断标准和相关体征及实验室检查标准。身高体重测量仪等各种仪器用具，环境安静。

2. 信息收集分析

（1）一般情况，包括年龄、性别、籍贯、职业等，婴幼儿需了解生长发育史。

（2）膳食史和疾病史

1）膳食史及生活习惯：询问被评价对象近期的膳食情况，包括进食是否规律、食欲如何、近期食物的主要摄入种类及摄入量变化、是否有饮食禁忌、心理变化、运动消耗情况等，体重变化情况等。对 1 岁以下的婴儿，还应询问喂养情况，包括母乳喂养及辅食添加情况等。

2）疾病史：询问可能影响机体消化吸收的疾病史，包括消化道疾病、外伤、手术或是否患某些消耗性疾病，如甲亢、肿瘤等。注意获取与蛋白质-能量营养不良有关的信息。

3）膳食调查：计算 3 天标准膳食日能量及蛋白质的摄入量，并与其标准推荐摄入量进行比较，评价膳食摄入是否达标。

（3）体格检查及体征检查：体成分分析

1）体格检查：测量包括身高、体重、皮褶厚度、头围、胸围、上臂围、腿围等指标，评估是否存在消瘦、营养不良、发育不良。

人体测量资料的分析：详见第二章。

婴幼儿及儿童：与同年龄、同性别的身高别体重、年龄别体重、年龄别身高的正常值进行比较。

青少年及成人：测定体重与标准体重进行比较，皮褶厚度、上臂围、腿围与正常值进行比较。

2）蛋白质缺乏症体征检查：观察对象的外貌、表情、活动、精神状态，是否存在萎靡不振和反应冷淡。

观察皮肤弹性，检查下肢、足背、脸部、眼睑或腹部是否有水肿或者皮肤干燥，检查皮下脂肪是否变薄或消失，肌肉组织弹性检查等。水肿在临床上观察皮肤凹陷体征，用手指按压骨骼突出处时是否留下凹陷，恢复速度是否较慢。询问受累部位是否活动受限，穿鞋、穿衣是否感觉胀紧。

观察头发是否枯黄稀疏，询问是否脱发，指甲是否薄脆有横纹。

观察有无口唇及舌干燥、血压降低、肢体末端厥冷和尿量减少来判断机体是否处于失水状态。蛋白质-能量缺乏患者常死于水、电解质紊乱，及时发现并纠正水、电解质紊乱极为重要。

根据营养缺乏程度分类的体征：

体重：世界卫生组织推荐：男性，标准体重＝［身高（cm）－80］×70%；女性，标准体重＝［身高（cm）－70］×60%。标准体重±10% 为正常体重，根据病情将营养不良分为轻度营养不良（Ⅰ度），即体重低于正常均值的 15%～25%，腹壁皮下脂肪厚度为 0.8～0.4cm；中度营不良（Ⅱ度），即体重低于正常均值的 25%～40%，腹壁皮下脂肪厚度在 0.4cm 以下；重度营养不良（Ⅲ度），即体重低于正常均值的 40% 以上，腹壁皮下脂肪消失。

身高：儿童时期身高呈直线上升，蛋白质-能量营养不良者上升连续减慢，一般与本地区平均身高比较为中或下,才有诊断价值。"中"指身高在 $\overline{X}-2S$ 和 $\overline{X}-S$ 之间;"下"指身高 $\overline{X}-2S$ 以下,图详见第三章表 2-3。但要注意综合分析,因为身高正常者也可以发生蛋白质-能量营养不良;反之,矮小者也非都是营养不良。

(4)实验室检查:主要项目包括血清白蛋白、运铁蛋白、前白蛋白、24 小时尿肌酐、尿羟脯氨酸。具体标准见表 4-1。

表 4-1　蛋白质营养不良的实验室检查指标

项目	正常值	营养不良情况	备注
血浆白蛋白	>35g/L	30~35g/L 轻度缺乏 25~30g/L 中度缺乏 <25g/L 严重缺乏	早期缺乏不易测出
运铁蛋白	2.5~4.3g/L	1.5~2.0g/L 轻度缺乏 1.0~1.5g/L 中度缺乏 <1.0g/L 严重缺乏	半衰期较短
前白蛋白	250~500mg/L	蛋白质-能量营养不良时明显下降	较灵敏
血清氨基酸比值	<2	比值>3 有诊断参考价值	在营养缺乏的早期,比血浆蛋白和白蛋白的改变灵敏
24 尿肌酐/身高	>90%	80%~90% 轻度缺乏 60%~80% 中度缺乏 <60% 严重缺乏	—
尿羟脯氨酸指数	>2	1.0~2.0 为蛋白质不足 <2.0 提示生长缓慢	应用于 3 月龄~10 岁儿童

注:"—"指没有特殊备注;
血清氨基酸比值=非必需氨基酸(甘氨酸、丝氨酸、谷氨酸、牛磺酸)/必需氨基酸(亮氨酸、异亮氨酸、缬氨酸、蛋氨酸);羟脯氨酸指数=羟脯氨酸($\mu moL/ml$)/肌酐$[\mu moL/(ml\cdot kg)]$。

辅助检查包括心电图检查、二维超声心动图和胸部 X 线检查,心电图和二维超声心动图改变为非特异性,无助于诊断。心电图检查示窦性心动过缓和 QRS 波低电压,ST-T 异常,可见明显 U 波。二维超声心动图示心脏缩小,少数可见心腔扩大,心排血量下降。胸部 X 线检查:心脏缩小,少数患者心脏轻度扩大,胸壁和脊柱骨质疏松。

(5)需要鉴别的几种疾病:因蛋白质明显缺乏出现水肿的患儿,应与心脏、肾脏病性水肿、结核性腹膜炎、肝硬化所致的腹水,以及过敏性水肿等鉴别。

3. 出具评价报告　根据膳食史、临床症状和体征、人体测量和实验室检查进行综合判断,出具评价报告。

4. 膳食指导　寻找导致蛋白质-能量营养不良的原因,并解决病因。

(1)消瘦型营养不良者以补充能量为主,蛋白质及其他缺乏的营养素为辅。饮食上给予高热量食物,遵循循序渐进的原则,逐渐增加食物摄入数量,从易消化的软食或半流质食物,甚至流质食物开始,根据使用者的胃肠道适应情况逐渐调整,直至达到目标量。

（2）水肿型营养不良者适量补充蛋白质,特别是优质蛋白质,其他为辅。轻症则以膳食调整为主,给予富含蛋白质和高热量的食物,如豆类及豆制品、鱼、肉、蛋类等,限制食盐摄入量,可按2~3g/(kg·d)供给。同时治疗原发疾病及并发症,待病情好转,体重稳步上升时,可适当安排一定活动量,促肌力恢复。严重水肿者应及时到医院就诊,并给予相应治疗。

富含蛋白质的食物参考如表4-2。中国居民的蛋白质和能量需要量见本书附录2。

表4-2 富含蛋白质的食物(以100g可食部计)

食物名称	蛋白质/g	食物名称	蛋白质/g
豆腐丝(干)	57.7	牛肉干	45.6
奶豆腐(鲜)	46.2	猪蹄筋	35.3
豆腐皮	44.6	福建式肉松	25.1
腐竹	44.6	香肠	24.1
豆粕	42.5	牛肉(肥瘦)	19.9
黄豆[大豆]	35.0	鸡肉	19.3
花生仁(生)	24.8	鸡蛋	13.3
葵花子(生)	23.9	猪肉(肥瘦)	13.2
杏仁	22.5	鱿鱼(干)	60.0
口蘑(白蘑)	38.7	扇贝(干)[干贝]	55.6
紫菜(干)	26.7	虾皮	30.7
大红菇(干)	24.4	小麦胚粉	36.4
蘑菇(干)	21.0	婴儿奶粉	19.8

摘自:杨月欣.中国食物成分表标准版.6版.北京:北京大学医学出版社,2018.
本表中数据为几种相同食物数据的均值。

（3）混合型营养不良:轻者进行适当的饮食上的蛋白质和能量补充。严重者需进行原发病治疗,原则是进行相关营养素的补充,纠正水、电解质平衡失调,在满足能量供给的基础上进行蛋白质和其他营养素的补充。

1）蛋白质和能量供给应高于正常需要量。以成人为例,开始供给蛋白质1g/(kg·d),能量为83.6~104.5kJ/(kg·d),以后逐渐增加,直到1.5~2.0g/(kg·d),其中1/3应为动物蛋白,能量125.4~146.3kJ/(kg·d)。

2）无机盐和维生素适量补充:根据实验室检查结果进行相应补充。

3）饮食指导:饮食从少量开始,逐步增加,少量多餐。根据患者的具体情况进食易消化的流质、半流质、软饭,必要时可给予肠内营养制剂。

（4）饮食指导时还需兼顾特殊人群的生理状态

1）孕妇:应每天增加蛋白质的摄入,如每周吃2~3次鱼虾等海产品,每天进食肉类食物约 100~150g,鸡蛋 1~2 个,牛奶 250~500ml,不喜吃畜肉类食物的孕妇,可食用去皮禽肉、大豆制品等进行蛋白质的补充。制作食谱时可以选择清淡不油腻且色、香、味俱全的做法,如虾仁豆腐、鱼头炖豆腐、鸡蛋羹等,孕吐反应时可选择水果奶昔、糖醋花生等开胃菜。

2)婴幼儿:WHO 推荐,7~24 月龄婴幼儿每日动物性食物为 500ml 奶,1 个鸡蛋和 15~75g 肉禽鱼。6 月龄内婴儿:新生儿出生 3 天内体重下降不超过出生体重的 7% 可坚持母乳喂养,婴儿有代谢性疾病或母亲有传染性疾病、乳汁分泌不足或无法分泌则需添加配方奶作为补充。选择适用于 6 月龄内的婴幼儿配方奶,不能用普通液态奶、成人奶粉、蛋白粉和豆奶粉等。7~24 月龄婴儿:7~9 月份可继续母乳喂养,此阶段内婴儿可适量添加辅食,每日需 600ml 以上奶,1 个鸡蛋,50g 肉禽鱼。10~12 月龄每日需 600ml 奶,1 个鸡蛋,50g 肉禽鱼,适量谷物蔬菜水果。13~24 月龄每日需 500ml 奶,1 个鸡蛋和 50~75g 肉禽鱼,50~100g 谷物,适量蔬菜水果。婴幼儿蛋白质和能量补充需兼顾乳母。

3)儿童、青少年:父母合理安排饮食结构,培养孩子养成良好饮食习惯,规律进餐,合理饮食。父母应以身作则,言传身教,与儿童一起进食,起到良好榜样作用,鼓励孩子选择多种健康食物。对于孩子不喜欢吃的食物,可通过变更烹调方法或盛放容器(如将蔬菜切碎、瘦肉剁碎),小份量供应,鼓励尝试,及时给予表扬。选择儿童喜欢的活动项目,增加能量消耗,增进食欲。

4)老年人:50 岁以上老年人蛋白质的推荐摄入量:男性 60g/d,女性 55g/d。老年人的咀嚼能力和蛋白质消化吸收能力均降低,60 岁以上老年人的蛋白质吸收率只有年轻人的1/3,因此更需选择较为松软且蛋白质价值较高的牛奶、鸡蛋、豆制品或鱼肉。

【实践】

张女士的孩子小明出生 7 个月以来,因上呼吸道感染入院治疗,头发脱落、经常呕吐、哭闹、头脸胖大、四肢凹陷性水肿,前来咨询。

1. 准备工作 准备个人信息表、膳食调查表和相关测量仪器,如体格测定所需仪器,及软尺,体重计等常用仪器用具。为咨询者提供一个舒适、安静的环境。

2. 信息收集及分析

(1)一般信息:小明,男,7 月龄,混合喂养,体重 5kg。

(2)膳食史和疾病史

1)膳食史(喂养史):母亲饮食规律,哺乳期无辛辣刺激食物摄入。母乳不足,使用某品牌奶粉(后经质检部门检测,其中蛋白质含量低于国家标准)补充喂养,已少量添加辅食。

2)疾病史:小明无传染病、寄生虫病、消化道疾病或消耗性疾病病史,曾有过轻度腹泻。小明无心脏病、肾病,也无过敏现象。

(3)体格检查:小明身长 54cm,近 1 个月以来头脸胖大,四肢凹陷性水肿,精神萎靡,反应冷淡。

(4)实验室检查:结果如下:血清白蛋白 25g/L,运铁蛋白 0.9g/L,前白蛋白 150mg/L,晨尿羟脯氨酸指数 1.2,淋巴细胞总数正常。

3. 评价报告

营养评价报告

评价时间:××××年××月××日　　　　　　　　　　　　报告编号:

姓名:小明	性别:男	年龄:7月龄	居住地:××
身高:54cm	体重:5kg		BMI:kg/m²
婚姻状况:	文化程度:		职业:

膳食史:母亲饮食规律,哺乳期无辛辣刺激食物摄入。母乳不足,使用某品牌奶粉(后经质检部门检测,其中蛋白质含量低于国家标准)补充喂养,已少量添加辅食
疾病史:小明无传染病、寄生虫病、消化道疾病或消耗性疾病病史,曾有过轻度腹泻。小明无心脏病、肾病,也无过敏现象
临床症状:经常上呼吸道感染入院治疗,头发脱落,经常呕吐,哭闹
体格及体征检查:小明身长54cm,近1个月以来头脸胖大,四肢凹陷性水肿,精神萎靡,反应冷淡
实验室检查:血清白蛋白25g/L,运铁蛋白0.9g/L,前白蛋白150mg/L,晨尿羟脯氨酸指数1.2,淋巴细胞总数正常
营养评估结果: 1. 水肿型蛋白质-能量营养不良 2. 生长发育迟缓
饮食建议: 1. 母乳及婴儿二阶段配方奶粉4次以上喂养,共600ml以上,辅食添加鸡蛋50g(1个鸡蛋,做成鸡蛋羹)和猪(鱼)肉泥(末)50g或(肉松20g),逐步添加少量碎菜和水果粒可满足蛋白质及其他营养需求。 2. 母亲应加强蛋白质摄入,乳母每日需增加25g蛋白质,含有蛋白质丰富的豆类、肉类、蛋类及鱼类的摄入,如每天进食肉类食物约150~200g,鸡蛋1~2个,牛奶250~500ml,即可满足蛋白质需求。不喜吃畜肉类食物的孕妇,可食用去皮禽肉、大豆制品等进行蛋白质的补充。制作食谱时可以选择清淡不油腻且色、香、味俱全的做法,如虾仁豆腐、鱼头炖豆腐、鸡蛋羹等。

营养师签字:×××

　　4. **膳食指导**　小明7月龄,每日需蛋白质20g,需保证充足奶量并及时添加富含优质蛋白质的肉蛋类辅食。为满足其生长发育的需要,应改用二阶段婴儿配方奶粉。母乳及婴儿二阶段配方奶粉4次以上喂养,共600ml以上,辅食添加鸡蛋50g(1个鸡蛋的蛋羹)和猪(鱼)肉泥(末)50g或(肉松20g),逐步添加少量碎菜和水果粒满足其蛋白质及其他营养需求。

　　母亲也应增加蛋白质的摄入,乳母每日需增加25g蛋白质,可增加含蛋白质丰富的豆类、肉类、蛋类及鱼类食物的摄入,如每天进食肉类食物约100~150g,鸡蛋1~2个,牛奶250~500ml,豆类或豆制品50~100g,每周吃2~3次鱼虾等海产品,50~70g坚果。不喜吃畜肉类食物的孕妇,可食用去皮禽肉、大豆制品等进行蛋白质的补充。制作食谱时可以选择清淡不油腻且色、香、味俱全的做法,如虾仁豆腐、鱼头炖豆腐、鸡蛋羹等。并应在医生的指导下适当吃一些通乳中药,增加乳汁量。

　　由于小明为水肿型蛋白质-能量营养不良、低蛋白血症,应到医院进行相关治疗。

二、维生素缺乏

（一）维生素 A 缺乏症

维生素 A 缺乏症是由于膳食中维生素 A 或其前体胡萝卜缺乏或吸收不良而引起的全身性疾病，以儿童及青少年较多见，男性多于女性，病变可累及视网膜上皮、骨骼等组织，甚至影响免疫、生殖功能。人群维生素 A 缺乏筛查方法（WS/T 553—2017）将维生素 A 缺乏分为维生素 A 缺乏（vitamin A deficiency）和边缘型维生素 A 缺乏（marginal vitamin A deficiency）。维生素 A 边缘型缺乏指人体内维生素 A 水平可以维持正常生理功能，补充维生素 A 后血清（血浆）中视黄醇水平升高。维生素 A 缺乏指人体内维生素 A 水平不足以维持正常生理功能，血清（血浆）中视黄醇水平儿童低于 0.35μmol/L，成人低于 0.70μmol/L，可能出现皮肤和眼部的病理改变。维生素 A 缺乏是 WHO 确认的世界四大营养缺乏病之一。

维生素 A 缺乏的原因有：维生素 A 摄入不足，胃肠吸收障碍，消耗和损失增加，转化功能受阻等导致维生素 A 不足而引起疾病。

【目的】

1. 掌握维生素 A 缺乏症的评价步骤。
2. 熟悉维生素 A 缺乏症的临床体征。
3. 了解维生素 A 缺乏症的原因。

【内容】

1. 维生素 A 缺乏的主要症状　维生素 A 边缘型缺乏和维生素 A 缺乏的主要区别是有无眼部症状。维生素 A 缺乏的主要症状为眼部和皮肤症状，具体症状如下：

（1）眼部症状：暗适应障碍或夜盲症，是维生素 A 缺乏最早出现的临床表现。夜盲是指在黑夜中看不见东西。在发生夜盲前，先有暗适应障碍。当人们在阳光下停留一段时间后，突然进入暗处，最初会感到什么也看不到，只有漆黑的感觉。要获得充分的暗适应，一般需要 30 秒钟，这种变化称为暗适应。这段在黑暗中看不到物体的时间称暗适应时间。暗适应障碍者多在黎明及黄昏时看物不清。

眼干燥症。维生素 A 缺乏时患者常感眼部不适、发干，有灼烧感，畏光、流泪，故本病又称为干眼病。当角膜干燥时，会失去正常光泽和弹性，透亮度降低并呈混浊的颜色。维生素 A 缺乏时间较长时，在眼部球结膜近角膜缘处有灰白色微小泡沫状小点散在于表面。随后集成圆、卵圆形或三角形，表面微隆起、干燥，不易擦去，即为比奥斑（Bitot spots）（俗称毕脱氏斑），见图 4-2。比奥斑常作为儿童维生素 A 缺乏的典型临床诊断体征。

角膜软化（图 4-3）。维生素 A 缺乏严重时，初期会引起角膜干燥、角化，失去光泽，后期可出现软化、溃疡、穿孔，导致失明。

（2）皮肤症状：维生素 A 缺乏者皮肤的典型症状是干燥。之后由于毛囊上皮角化，出现角化过度的毛囊性丘疹，以上臂后侧与大腿前外侧最早出现，以后扩展到上、下肢伸侧，肩和下腹部，但很少累及胸、背和臀部。丘疹呈圆形或椭圆形，针头大小，坚实而干燥，暗棕色，去除后留下坑状凹陷，无炎症。由于皮脂腺分泌减少，皮肤干燥且有皱纹，外表与蟾蜍的皮肤相似，又称"蟾皮症"。严重时皱纹明显如鱼鳞。具体见图 4-4。

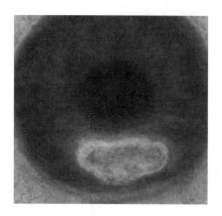

图 4-2 比奥斑

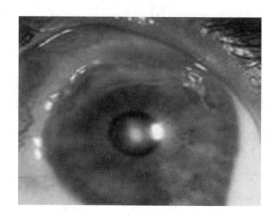

图 4-3 角膜软化

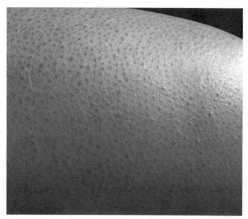

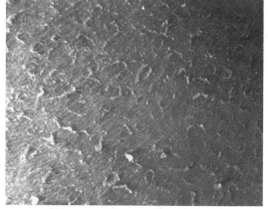

图 4-4 大腿前侧毛囊角化及鱼鳞状皮肤

（3）非典型症状：口腔、咽喉、呼吸道及泌尿生殖系统黏膜萎缩、干燥，纤毛脱落等，导致免疫功能降低。

（4）其他：维生素 A 缺乏还会影响人的骨骼系统和生殖功能。

2. 维生素 A 缺乏的实验室检查　维生素 A 缺乏症的诊断标准仍沿用 2001 年在越南河内召开的第 20 届国际维生素 A 研讨会制定的标准：

（1）血清维生素 A 储存低于 $20\mu g/g(0.07\mu mol/g)$，即认为开始有维生素 A 缺乏，此时血清视黄醇水平有可能尚在正常范围。

（2）人群维生素 A 缺乏筛查方法（WS/T 553—2017）将单位体积血清（血浆）内视黄醇水平作为维生素 A 缺乏的筛查指标。

（3）维生素 A 相对剂量反应（RDR）试验：首先测定空腹血浆维生素 A 浓度，服用视黄基酯 $450\sim1\,000\mu g$，5 小时后测定血浆维生素 A 浓度。

（4）眼结膜印记细胞学法：维生素 A 缺乏者眼结膜杯状细胞消失，上皮细胞变大且角化。用醋酸纤维薄膜贴于受检者的球结膜上取样，然后染色、镜检。

【应用】

维生素 A 缺乏症的营养状况评价

1. 准备工作　掌握维生素 A 缺乏的主要症状、体征和膳食指导的知识。另一方面准备好将要用到的个人信息表、膳食调查表和相关测量仪器,如体格测定所需仪器和暗适应测定的工具。为咨询者提供一个舒适、安静的环境。

2. 信息收集及分析

（1）一般信息:年龄,性别,职业等。

（2）膳食史及疾病史

1）膳食史:询问最近 1~3 个月的膳食摄入情况。如饮食是否规律,食欲如何,食物摄入情况,特别注意询问富含维生素 A 及相关食物的摄入频率及数量。

2）健康状况:询问疾病史、服药史及个人生活习惯。通过疾病史判定是否有影响维生素 A 需求量增加、消化吸收障碍的疾病,如胃肠道慢性疾病、手术史、肝病史、厌食症等。通过个人生活习惯,如节食减肥、熬夜、酗酒、厌食等判定有无影响维生素 A 摄入的生活习惯。孕妇或乳母则要询问怀孕几周,或婴幼儿的年龄、喂养情况等,以便判定咨询者对维生素 A 的需求量。

（3）体格及维生素 A 缺乏体征检查:维生素 A 的缺乏重点关注眼睛、皮肤、身高、毛发、指甲等体征。

1）体格检查:特别是儿童应测量身高、体重(见第二章体格检查内容)。

2）眼部体征检查:进行眼部症状和暗适应能力测定。

询问眼睛是否有不适、发干、灼烧感,观察是否畏光、流泪,角膜干燥,溃疡、角化等症状(其中,比奥斑用于儿童维生素 A 缺乏的诊断)。

暗适应能力测试:使用暗适应仪。

测试程序:

将仪器准备好,并熟悉仪器的操作。

指导语:"这是一个检查人眼快速暗适应能力的实验,你要先接受一段明适应,明适应时要求正视前方,不能闭目,要主动接受光刺激。明刺激结束,立即转换成暗适应。当你看清正前方的视标时,立即按下反应键。"

被检查者于椅子上身体立正坐好,用双眼通过观察孔观察正前方。

主试者设置好视标位置,明适应时间与强度(明适应时间分别为 3 分钟、5 分钟。强度为 1 800abs、4 000abs)。按下明灯按钮,开始明适应。

明适应结束后,主试者立即按下暗适应键,并将视标拨至"＝"或"＋"档上,这些操作都要求主试者越迅速越好。

当被检查者看清正前方的视标时,立即按反应键。记录者立即记下被试者暗适应的时间。

正常人的暗适应特点是最初 5 分钟光敏感度提高很快,随后减慢,8~15 分钟时再次光敏感度快速提高,15 分钟后又减慢,50 分钟左右达到稳定高峰。5~8 分钟时暗适应曲线上可见转折点,代表视锥细胞暗适应过程的终止。正常人的暗适应时间为 6~8 分钟。

3）皮肤和头发:观察上臂后侧和腿部是否干燥、有皱纹、有蟾蜍样皮肤改变,上臂后侧与大腿前外侧有无毛囊性丘疹。

4）指甲：观察指甲，一般选择手指甲观察其形状、颜色、薄厚及大小等，这里重点关注手指甲上是否有竖纹（操劳过度、休息不好时指甲也会出现竖纹）。

（4）实验室检查

1）血清维生素 A 水平：婴儿低于 $0.70\mu mol/L$（$200\mu g/L$）时提示缺乏，儿童、青少年及成人低于 $1.0\mu mol/L$（$300\mu g/L$）时为缺乏。

2）血清视黄醇浓度：正常成人血清视黄醇浓度小于 $0.70\mu mol/L$（$200\mu g/L$）时，表示机体视黄醇不足，小于 $0.35\mu mol/L$（$100\mu g/L$）时，表示机体视黄醇缺乏；儿童血清视黄醇浓度在 $0.70\sim1.02\mu mol/L$ 时，为边缘缺乏，小于 $0.70\mu mol/L$ 时为缺乏。

3）维生素 A 相对剂量反应（RDR）试验：首先测定空腹血浆维生素 A 浓度，服用视黄基酯 $450\sim1\,000\mu g$，5 小时后测定血浆维生素 A 浓度。若两次测定的浓度差大于 5 小时后测定浓度的 20%，此时虽然血浆维生素 A 含量可能在正常范围内，但肝脏内的维生素 A 储量很低，处于维生素 A 缺乏的边界，能判断出处于亚临床维生素 A 缺乏的状态。

4）眼结膜印迹细胞法（CIC）：正常结膜标本：即小而成群、排列整齐的上皮细胞，其间有较多的杯状细胞或黏液斑。维生素 A 缺乏者眼结膜杯状细胞消失，上皮细胞变大且角化。用醋酸纤维薄膜贴于受检者的球结膜上取样，然后染色、镜检。CIC 是一种无创伤的方法，与其他的检测方法相比，家长及儿童易于接受。

（5）需要鉴别的几种疾病

1）维生素 A 中毒：维生素 A 慢性中毒时表现为毛发干枯、易脆、脱发，皮肤干燥等与维生素 A 缺乏的相似症状，因此，应注意询问病史中是否有长期过量摄入维生素 A 的病史。

2）皮肤病变应与鱼鳞病鉴别。

3）眼部比奥斑应与老年性胆固醇沉积斑区别。

3. 出具评价报告　根据临床症状和体征、人体测量和实验室检查进行综合判断，出具评价报告。

4. 膳食指导　天然维生素 A 只存在于动物性食物中，植物中无维生素 A，但含有维生素 A 原。一般黄绿色植物中含有多种类胡萝卜素，有些在进入人体后可在小肠和肝中转变为维生素 A，这些类胡萝卜素被称为维生素 A 原。维生素 A 的食物来源一部分来自动物性食物提供的视黄醇，特别是动物性食物的肝脏中含量较高，猪肝的总维生素 A 含量约在 $4\,972\mu g$ RE/100g；维生素 A 原来自植物性食物，主要为富含胡萝卜素的黄绿色蔬菜和水果，如西蓝花、胡萝卜、菠菜、杧果和柑橘等。维生素 A 的 RNI 和 AI 见附录 2，富含总维生素 A 的食物见表 4-3。

表 4-3　富含总维生素 A 的食物（以 100g 可食部计）

食物名称	总维生素 A/μg RE	食物名称	总维生素 A/μg RE
胡萝卜（脱水）	2 875	羊肝	20 972
胡萝卜（黄）	668	牛肝	20 220
甜椒（脱水）	2 818	鸡肝	10 414
西蓝花［绿菜花］	1 202	猪肝	4 972

续表

食物名称	总维生素 A/μg RE	食物名称	总维生素 A/μg RE
甜菜叶	610	鸡蛋黄	438
青蒜	590	鸡蛋	234
芥蓝［甘蓝菜,盖蓝菜］	575	河蟹	389
芹菜叶	488	河蚌	243
菠菜［赤根菜］	487	蘑菇(干)	273
豌豆苗	445	羊肚菌［干狼肚］	178
荠菜［蓟菜,菱角菜］	432	紫菜(干)	228
生菜	298	沙棘	640
芥菜(大叶)	283	刺梨［茨梨,木梨子］	483
蒜黄	280	哈密瓜	153
小白菜	280	杧果［望果］	150
茼蒿	252	柑橘	148
韭菜	235	木瓜［番木瓜］	145

摘自:杨月欣.中国食物成分表标准版.6 版.北京:北京大学医学出版社,2018.
本表中数据为几种相同食物数据的均值。

因摄入不足可以通过食物补充,如果是因为疾病引起的维生素 A 缺乏,首先要去除病因,同时给予富含维生素 A 的膳食。

【实践】

王某某,男,50 岁,近一段时间天稍黑就看不清东西,适应一会才缓解,怀疑自己视力减退,前来咨询。

1. 准备工作　准备好将要用到的个人信息表、膳食调查表和相关测量仪器,如体格测定所需仪器和暗适应测定的工具。为咨询者提供一个舒适、安全的环境。

2. 信息收集及分析

（1）个人信息　50 岁,男,居住地吉林,离异,网络作家。

（2）膳食史及疾病史

1）膳食史:近 2 个月的膳食较单一,常吃自家贮存的酸菜和火腿肠,主食多为面条或玉米粥或馒头,动物肝脏、肉类等摄入较少,不喜欢吃胡萝卜。饮食不规律,1 天 1~2 顿饭。食欲缺乏,无酗酒。

2）健康状况:无疾病史和手术史。最近时常感到眼睛比较干涩,傍晚时视物欠清,需适应 2~3 分钟才能看清。

（3）体格及体征检查

1）体格检查:该男士身高 168cm,体重 73kg,体重指数(BMI)为 25.86kg/m^2。

2）体征检查

眼部检查:进行眼部症状和暗适应能力测定。

眼睛症状:时常感到眼睛比较干涩,傍晚时视物欠清,需适应 2~3 分钟才能看清。

暗适应能力测试:此人暗适应时间为 3 分钟,长于正常人的暗适应水平。

皮肤和头发:头皮、脸部、唇部、手部的皮肤干燥,小腿部皮肤干燥脱屑,上臂后侧与大腿前外侧有毛囊性丘疹,其余无异常。

（4）实验室检查:空腹血清维生素 A 为 0.75μmol/L,血清视黄醇浓度为 0.28mol/L。

3. 出具评价报告　由于手指、腿部均无水肿,手指无麻木状况出现,排除维生素 B_1 缺乏的可能性。结合膳食史、体格及维生素 A 缺乏症检查及实验室检查,最终确定该男士为维生素 A 缺乏。

营养评价报告

评价时间:××××年×月××日　　　　　　　　　　　　　报告编号:

姓名:王某某	性别:男	年龄:50 岁	居住地:吉林
身高:167cm	体重:73kg		BMI:25.86kg/m²
婚姻状况:离异	文化程度:大专		职业:作家
膳食史:近 2 个月的膳食较单一,常吃自家贮存的酸菜和火腿肠,主食多为面条、玉米粥或馒头,动物肝脏、肉类等摄入较少,不喜欢吃胡萝卜。饮食不规律,1 天 1~2 顿饭。食欲缺乏,无酗酒			
疾病史:无			
临床症状:时常感到眼睛比较干涩,傍晚时视物欠清,需适应 2~3 分钟才能看清			
体格及体征检查: 1）眼睛症状:时常感到眼睛比较干涩,傍晚时视物欠清,需适应 2~3 分钟才能看清。 2）暗适应能力测试:此人暗适应时间为 3 分钟,长于正常人的暗适应水平。 3）皮肤和头发:头皮、脸部、唇部、手部的皮肤干燥,小腿部皮肤干燥脱屑,上臂后侧与大腿前外侧有毛囊性丘疹,余无异常			
实验室检查:空腹血清维生素 A 为 0.75μmol/L,血清视黄醇浓度为 0.28mol/L			
评估结果:该男士为维生素 A 缺乏			
饮食建议:根据标准体重及体力活动,建议该男子每日所需能量为 1 550kcal,碳水化合物 194g,蛋白质 70g,脂肪 55g,维生素 A 800μg RAE。 　　每日应食用猪肝 15g,西蓝花 65g,菠菜 165g,鸡蛋 2 个即能满足对维生素 A 的需求。或每天深色蔬菜 200~300g,柑橘、杏果、哈密瓜等红黄色水果 200~300g 也能满足其对维生素 A 的需求。该男士虽不喜欢吃胡萝卜,其他青蒜、芥蓝、茼蒿、韭菜等深色蔬菜的维生素 A 原丰富,可与鸡蛋、猪肝等搭配,同时适当减少能量摄入,加强体育锻炼,合理控制体重。			

营养师签字:×××

4. 膳食指导

（1）采用低能量平衡膳食适当控制体重。

（2）增加含维生素 A 和/或胡萝卜素丰富的食物,如:动物肝脏、黄绿色蔬菜或水果。

（二）维生素 D 缺乏症

维生素 D 为固醇类衍生物,又称抗佝偻病维生素,对骨骼健康有重要意义,具有抗佝偻病作用。维生素 D 缺乏症(vitamin D deficiency)是由于维生素 D 缺乏导致的钙、磷代谢紊乱和骨骼的钙化障碍为主要特征的疾病,是一种世界性的流行病,在农村和城市地区,包括幼儿、学龄儿童、男性、女性、年轻人、老年人、孕妇及其新生儿在内的所有年龄组中普遍存在。最近的证据表明,维生素 D 在促进心血管健康和预防慢性疾病(糖尿病、自身免疫性疾病和各种癌症)方面也起到非常重要的作用。

维生素 D 缺乏的主要原因有:①皮肤日光照射不足,季节、居住地纬度、环境污染等;②食物中摄入不足或需要量增加;③吸收和代谢受阻:胃肠道及肝胆疾病影响维生素 D 的吸收,服用药物(如苯妥英钠、苯巴比妥类药物)加速维生素 D 的分解和代谢。

【目的】

1. 掌握维生素 D 缺乏的评价步骤。

2. 熟悉维生素 D 缺乏的临床体征。

3. 了解维生素 D 缺乏的缺乏原因。

【内容】

1. 维生素 D 缺乏的主要症状　人体维生素 D 缺乏在不同生长发育阶段中的表现不同,婴幼儿及儿童主要表现为维生素 D 缺乏性手足搐搦症(infantile tetany)或维生素 D 缺乏性佝偻病(rickets),成人主要表现为骨软化病。

（1）维生素 D 缺乏性手足搐搦症:维生素 D 缺乏性手足搐搦症又叫佝偻病型低钙惊厥,多见于 6 个月以下小婴儿,冬春季多见。临床表现主要为手足搐搦、惊厥,无骨骼变化或变化不显著。

手足搐搦:发作时神志清、手足强直痉挛、腕部屈曲、手指伸直、拇指内收掌心,足部踝关节伸直,足趾同时向下弯曲,见图 4-5。

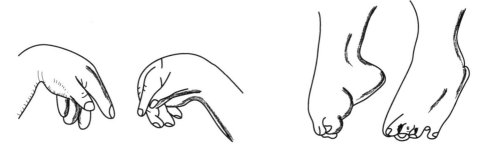

图 4-5　维生素 D 缺乏性手足搐搦症

惊厥:常突然发生,四肢抽动,两眼上翻,面肌颤动,神志不清,持续时间短者数秒钟,长者达数十分钟。每天发作数次至数十次不等,间歇期意识清晰,活动如常。轻者仅有两眼凝视、惊跳或部分面肌抽动。一般不发热,若伴感染或发作频繁和时间过久者,体温可升高。

（2）维生素 D 缺乏性佝偻病:维生素 D 缺乏性佝偻病多见于 3 岁以下婴幼儿及儿童。主要由于维生素 D 缺乏,甲状旁腺代偿,导致钙磷代谢失调进而使骨骼矿化受阻。维生素 D 缺乏性佝偻病在临床上分为活动期(包括初期和激期)、恢复期和后遗症期。主要表现为神经精神症状和骨骼的变化。

神经精神症状:表现为多汗、夜惊、易激惹等,特别是入睡后头部汗多,与气候无关,由于汗液刺激,患儿经常摇头擦枕,形成枕秃或环形脱发。

骨骼的变化(图 4-6):

头部:颅骨软化为佝偻病的早期表现,多见于 3~6 个月婴儿。轻者前囟边缘软化,闭合延迟,重者枕部呈乒乓球样软化,以手指按压枕、顶骨中央,有弹性,额、顶骨对称性隆起,形成"方颅""鞍状头"或"十字头"。

肋骨串珠:在肋骨与肋软骨交界区呈钝圆形隆起,外观似串珠,以第 7~10 肋最为显著。也可向内隆起压迫肺而导致局部不张,易患肺炎。

胸廓畸形:1 岁以内的患儿肋骨软化,胸廓因受膈肌收缩面内陷,呈现沿胸骨下缘水平的凹沟,称为赫氏沟。2 岁以上患儿可见有鸡胸等胸廓畸形;剑突区内陷,形成漏斗胸。

四肢及脊柱:由于骨骼软化,上下肢均可因承重而弯曲变形,婴儿爬行时可发生上肢弯曲,较大的儿童站立行走时则发生下肢变曲,出现 O 形腿或 X 形腿,见图 4-7。

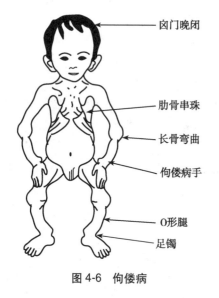

图 4-6　佝偻病

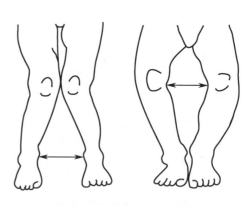

图 4-7　"X"形腿,"O"形腿

其他表现:佝偻病患儿一般发育不良,神情呆滞,条件反射建立缓慢且不巩固,能直立行走的时间也较晚。严重者由于变形呼吸运动受限制,患儿容易继发肺部感染,也影响消化系统、循环系统、免疫系统等的功能。

恢复期和后遗症期:恢复期是经过治疗后,症状消失,重度佝偻病者各项生化指标恢复正常后仍有不同程度的骨骼畸形等后遗症。

按 1980 年全国佝偻病防治科研协作组修订的诊断标准,佝偻病活动期根据骨骼改变的程度可分为轻、中、重三度。

轻度:有轻度的骨骼改变如方颅、颅骨软化、肋串珠及肋膈沟,或有某些神经症状。血钙近于正常,血磷低,碱性磷酸酶正常或稍增高。X线检查正常或可见干骺端临时钙化带模糊。

中度:发现较明显的骨骼体征,如鸡胸、肋串珠、肋膈沟、囟门大、囟门迟闭及出牙延迟,手(脚)镯及下肢畸形等,血钙稍低,血磷低,碱性磷酸酶明显升高。X线检查具有典型的活动性佝偻病征象。

重度:骨骼畸形,如重度鸡胸、漏斗胸、脊柱弯曲、下肢畸形,或有运动功能障碍,神经精神发育滞缓,营养障碍及贫血等。血钙、磷均降低,碱性磷酸酶显著增高。X线表现除活动性佝偻病征象外,尚有严重畸形或骨折。但南方重度佝偻病极为少见。

(3)骨软化病:多发生于成年人,多见于寒冷地区的妊娠多产妇女及体弱多病的老人,少数病例是因病所致,最常见的症状就是骨痛、肌无力和骨压痛。

骨痛:发病初期,骨痛的部位不固定,其发作无规律,活动时加重,无明显的体征。

肌无力:是维生素D缺乏的重要表现,患者步态特殊,被称为"鸭步"。

其他症状:成年人由于维生素D缺乏发生骨软化症时,特别是妊娠、哺乳期妇女和老年人,主要表现为骨骼软化、变形,易折断,严重时发生骨骼脱钙,骨质疏松,有自发性、多发性骨折。

2. 维生素D缺乏的实验室检查

(1)生化检查:25-(OH)D的浓度比 1,25-(OH)$_2$D$_3$ 高三个等级,即使 25-(OH)D 处于低水平的维生素D缺乏患者也有足够的 25(OH)D-1 羟化酶的基质。因此血清 1,25-(OH)$_2$D$_3$ 浓度对评价维生素D缺乏几乎没有价值。普遍认为血清 25-(OH)D$_3$ 浓度是反映机体维生素D营养状况的最好指标,见表4-4。但维生素D的营养状况与骨质的变化并不完全平行,血浆 25-(OH)D$_3$ 低的人,不见得一定都有维生素D缺乏的骨质变化。

表4-4 人体维生素D营养状况参考判定值

判断条件	判定指标	判定标准一[1]	判定标准二[2]
正常		≥20ng/ml	≥30ng/ml
		≥50nmol/L	≥75nmol/L
不足	血清(浆)	12～20ng/ml	20～30ng/ml;
	25-(OH)D$_3$ 浓度	30～50nmol/L	50～75nmol/L
缺乏		<12ng/ml	<20ng/ml
		<30nmol/L	<50nmol/L

注:[1]判定界值源于美国国家科学院医学研究所的推荐;
　　[2]判定界值源于美国内分泌协会的推荐。

低血钙、低血磷和血清碱性磷酸酶活性升高,被认为是典型改变。血清中碱性磷酸酶以骨碱性磷酸酶为主,为成骨细胞所分泌,当维生素D缺乏时该细胞活跃,血清中骨碱性磷酸酶升高,升高程度与佝偻病严重程度密切相关,对佝偻病早期诊断敏感性高。维生素D缺乏的临床生化指标见表4-5。

表 4-5　维生素 D 缺乏的生化指标

血清指标		正常范围		分期			
				活动期		恢复期	后遗症期
				初期	激期		
钙		2.25~2.75mmol/L		正常或稍低	稍低	正常	正常
磷	婴儿	1.88~2.42mmol/L		降低	明显降低	正常	正常
	儿童	1.3~1.9mmol/L					
	成人	0.9~1.3mmol/L					
钙磷乘积		30~40		300~400mg/L	<300mg/L	正常	正常
碱性磷酸酶	女性	1~12 岁	<500U/L	增高或正常	增高明显	4~6 周恢复正常	正常
		>15 岁	40~150U/L				
	男性	1~12 岁	<500U/L				
		12~15 岁	150U/L				
		>15 岁	40~150U/L				

摘自：蔡威. 临床营养学. 上海：复旦大学出版社，2016.

（2）X 线检查：一般临床体征和生化检查就可确定是否存在维生素 D 缺乏。

骨软化症：X 线检查最常见的现象是骨密度下降、骨皮质变薄、骨质疏松、畸形和骨折。

佝偻病：以发育较快的长骨的 X 射线改变最为明显，尤其以尺桡骨远端及胫腓骨近端更为明显。初期或轻症期改变不显著，干骺端钙化预备线可有轻度模糊，以尺桡骨端明显。活动期干骺端钙化预备线消失，呈毛刷状，常有杯口状凹陷；骺线显著活动期增宽，骨质稀疏，皮质变薄，可伴有不完全骨折及下肢弯曲畸形。恢复期：钙化预备线重新出现，但仍不太规则，杯口状改变渐消失，骨密度渐恢复。

【应用】

维生素 D 缺乏症的营养状况评价

1. 准备工作　掌握维生素 D 缺乏症的主要症状、体征和膳食指导的知识。准备好个人信息表、膳食调查表和相关测量仪器，如体格测定所需仪器。为咨询者提供一个舒适、安静的环境。

2. 信息收集分析

（1）一般情况：年龄，性别，职业等。

（2）膳食史及疾病史

1）膳食史：最近 3 个月或以上饮食是否规律，食欲如何，通过食物频率法调查半年内的食物摄入种类及数量，进一步了解维生素 D 缺乏时间的长短。婴幼儿要注意乳母的维生素 D 营养状况或者奶粉的摄入情况。

2）健康状况：有无患病如胃肠道慢性疾病（如慢性胰腺炎、脂肪痢及胆道梗阻、肠炎、消化道溃疡、肠瘘等)及手术史、肝病史等,对患病者要询问所服用的药物,判断是否影响维生素 D 的吸收及代谢。白天户外活动情况,如是否经常晒太阳或进行户外活动,或因工作原因(煤矿工人)、地理位置(南北回归线以外光照时间较短)、季节原因(北半球冬春季光照时间短且相对弱)、天气(阴雨天较多)接触阳光较少等。

(3) 体格及维生素 D 缺乏症体征检查:主要进行精神症状和骨骼方面的体征检查。

1) 精神状态:观察或询问是否易激怒或哭闹,惊厥,睡眠不安。

2) 枕骨:用于婴幼儿的诊断,用手按在 3~6 个月患儿的枕骨及顶骨部位,感觉颅骨内陷,随手放松而弹回,称乒乓球征。观察头枕部是否有掉发或秃发。

3) 胸骨:观察胸骨是否有鸡胸、串珠、漏斗样内陷或肋缘外翻的变化。

4) 下肢:观察是否存在"O"形或"X"形腿。

5) 肌力:徒手肌力测定法、等张收缩测定法及等长收缩测定法等观察肌肉是否松弛无力,步伐是否无力。

徒手肌力测定法:国际上普遍应用的徒手肌力检查方法是 1916 年美国哈佛大学矫形外科学教授 Robert Lovett 提出来的。检查时令患者作肢体伸缩动作,检查者从相反方向给予阻力,测试患者对阻力的克服力量,并注意两侧比较。根据肌力的情况,一般均将肌力分为以下 0~5 级:

0 级:完全瘫痪,测不到肌肉收缩。

1 级:仅测到肌肉收缩,但不能产生动作。

2 级:肢体能在床上平行移动,但不能抵抗自身重力,即不能抬离床面。

3 级:肢体可以克服地心吸收力,能抬离床面,但不能抵抗阻力。

4 级:肢体能做对抗外界阻力的运动,但不完全。

5 级:肌力正常。

注意事项:对骨折错位或未愈合,骨关节不稳定、脱位,术后尤其是肌肉骨骼结构的术后,关节及周围软组织急性损伤、严重疼痛及关节活动受限、严重的关节积液和滑膜炎等疾患、严重骨质疏松,心血管疾病及有骨化性肌炎部位不适宜徒手肌力测定。

6) 手足搐搦:以指尖或叩诊锤叩击耳前面神经出颅处,可引起面肌收缩(赫沃斯泰克氏征)。叩击腓骨头处,可见足部向外侧收缩(腓反射)。

7) 其他部位骨骼的变化。

(4) 实验室检查:见第三章实验室检查。主要检查血清 25-(OH)D$_3$ 浓度,血钙、血磷和血清碱性磷酸酶活性和 X 线检查。

(5) 需要鉴别的几种疾病

1) 软骨营养不良:佝偻病需与软骨营养不良鉴别,后者是一种遗传性软骨发育障碍,出生时可见四肢短、头大、前额突出等,可根据短肢型矮小及骨骼 X 线作出诊断。

2) 惊厥:惊厥可由产伤、脑膜炎、癫痫、低血糖、高热等引发,应注意通过血清检查进行鉴别,维生素 D 缺乏症患者有血清 1,25-(OH)$_2$D$_3$ 下降。

3) 手足搐搦:手足搐搦可由多种原因产生,需与高钠血症、低镁血症、碱中毒等疾病相鉴别。

4）呆小病(克汀病)：呆小症会出现与佝偻病类似的症状，呆小症的特殊体征及实验室检查为：表情呆滞、眼距宽、塌鼻梁、唇厚、舌大并常伸出口外；皮肤粗干、腹胀、四肢短、智力明显低下，可有黏液性水肿等；血钙、磷和碱性磷酸酶均正常；X线示骨龄落后，但骨钙化正常，以此与佝偻病相鉴别。

5）抗维生素D佝偻病：2~3岁以上小儿患重症佝偻病，经维生素D正规治疗无效者，应考虑此类疾病。

6）其他：还需与低血磷性抗维生素D佝偻病、肾性佝偻病远端肾小管性酸中毒等疾病相鉴别。

3. 出具评价报告　根据临床症状和体征、人体测量和实验室检查进行综合判断，出具评价报告。

4. 膳食指导　症状较轻者，可给予膳食、生活习惯的指导，较重者建议在临床医生的指导下进行临床治疗(较轻的骨骼畸形3岁前治疗多能自行矫正。严重骨骼畸形者待4岁后佝偻病痊愈时进行手术矫形)和维生素D制剂的补充。

人体摄取维生素D的途径主要为皮肤内转化和食物中获取，因而较难估计膳食维生素D的供给量。在钙、磷供给量充足的条件下，0~50岁人群的AI均为$10\mu g/d$，65岁以上老人为$15\mu g/d$。孕妇在同龄人基础上适量增加维生素D。

1）人体所需维生素D约80%经皮肤内合成，每天接受日光直射30分钟即可满足人体维生素D的需求。生活在日光照射不足的地区的人群、两岁以内的婴幼儿以及冬春季节等多从食物中获取维生素D。动物性食品是非强化食品中天然维生素D的主要来源，如深海鱼(鱼油)，包括鲱鱼、三文鱼、金枪鱼、沙丁鱼、秋刀鱼、鳗鱼、鲶鱼等；肝脏，包括鸡肝、鸭肝、猪肝、牛肝等、蛋黄和鱼肝油制剂等。强化食品如配方奶粉，A、D强化牛奶等。人奶和牛奶中维生素D含量极低，因此，6个月以内的婴幼儿要特别注意维生素D的补充。

2）对一些特殊人群，如婴儿、孕妇、乳母及老年人，提供充足的维生素D供应。

婴儿：婴儿出生后2周可采用维生素D油剂或乳化水剂，每日补充维生素D $10\mu g$，可在母乳喂养前将滴剂定量滴入婴儿口中，然后再进行母乳喂养。配方奶粉喂养的婴儿食用符合国家标准的配方食品，能获得足量的维生素D，不需要再额外补充。对于6月龄内的婴儿，阳光中的高能蓝光可以透过晶状体，到达视网膜，对视觉产生不利影响；再者婴儿皮肤娇嫩，过早暴露日光照射也可能会对婴儿皮肤造成损伤，可选择在阴凉处接受反射的日光照射。相比较而言，通过维生素D补充剂来补充，难度小，可靠性高，因此每日$10\mu g$(400IU)的维生素D可满足婴儿在完全不接触日光照射情况下维生素D的需要。

孕妇及乳母：孕妇早期，胎儿和孕妇本身即需要一定数量的钙，补充维生素D帮助钙吸收，孕早期可每日补维生素D 400IU。在补钙的同时，还应保证足够的日晒时间、适量动物肝脏、蛋黄、鱼类等食物的摄入，必要时补充维生素D制剂。

老年人：消化吸收能力下降，皮肤代谢合成能力下降，腿脚不便出行或疾病缠身，骨质疏松发生率较高。因此在钙补充的同时可通过食物补充、维生素D制剂补充、晒太阳的方式补充维生素 D。晒太阳依然是补充维生素 D 的良好方式。动物肝脏和蛋黄含胆固醇高、脂肪高,老年人群不宜多食用,建议适量摄入鱼类、维生素 D 制剂等。各年龄段人群的维生素 D 的 RNI 和 AI 见附录 2,富含维生素 D 的食物见表 4-6。

表 4-6　富含维生素 D 的食物[μg/100g 可食部计]

食物名称	含量	食物名称	含量
鱼干(虹鳟鱼、大马哈鱼)	15.6	牛奶(添加维生素 D)	10.5
鱼油	8.3	猪油	2.3
奶酪	7.4	黄油	1.4
金枪鱼	6.7	牛内脏	1.2
蛋黄	5.4	奶酪	1.2
香菇(干)	3.9	猪肉(熟)	1.1
火鸡	1.4	火腿	0.7

摘自:USDA.2012。

【实践】

8 月龄男婴,家住长春,近日易哭闹、睡眠不安,易惊醒,多汗,头枕部有脱发迹象,怀疑缺乏营养。母亲带孩子前来咨询。

1. 准备工作　准备个人信息表、膳食调查表和相关测量仪器,如体格测定所需仪器和工具。为咨询者提供一个舒适、安静的环境。

2. 信息收集及分析

(1) 一般信息:8 月龄,男孩,母亲城市居民,工作较忙,多由孩子奶奶看护,奶奶较少带孩子外出。现已断奶,未出牙,能坐稳,不会爬。孩子易哭闹、睡眠不安,易惊醒,多汗,头枕部有脱发迹象。

(2) 膳食史及疾病史

1) 膳食史:现在以面条、鸡蛋、米粉、牛奶等食物为主,有时添加少量馒头、土豆泥、山药泥、豆腐等食物。经询问得知鱼类、动物肝脏摄入较少,鸡蛋摄入两天一个,不喜吃蛋黄,牛奶为非维生素 D 强化的牛奶,从未进行过维生素 D 制剂的补充。

2) 疾病史:无疾病史。

(3) 体格及体征检查

1) 体格检查:身长 65cm,体重 8kg。

2) 体征检查:易激怒,睡眠不安,夜间易惊醒,出汗。

被检查者出现枕部头发有缺失,经询问为孩子哭闹不安蹭掉的。轻微 O 形腿。

(4) 实验室检查:对咨询者进行生化检查,结果显示:血清 25-羟基维生素 D 为 18nmol/L,血钙为 2.3mmol/L,血磷为 1.5mmol/L,碱性磷酸酶 600U/L。X 线检查正常。

(5) 鉴别诊断:通过膳食史、实验室检查的结果与其他判定为维生素 D 缺乏症。

3. 出具评价报告

营养评价报告

评价时间:××××年××月×日　　　　　　　　　　　　报告编号:

姓名:	性别:男	年龄:8月龄	居住地:长春市
身高:65cm	体重:8kg		BMI:kg/m²
婚姻状况:	文化程度:		职业:

膳食史:现在以面条、鸡蛋、米粉、牛奶等食物为主,有时添加少量馒头、土豆泥、山药泥、豆腐等食物。经询问得知鱼类、动物肝脏摄入较少,鸡蛋摄入两天一个,不喜吃蛋黄,牛奶为普通奶粉,从未进行过维生素D制剂的补充

疾病史:无疾病史

临床症状:近日孩子易哭闹、睡眠不安,易惊醒,多汗,头枕部有脱发迹象,怀疑维生素D缺乏

体格检查:
1) 易激惹,睡眠不安,夜间易惊醒,出汗。
2) 被检查者出现枕部头发有缺失,经询问为孩子哭闹不安蹭掉的。
3) 轻微O形腿

实验室检查:血清25-羟基维生素D为18nmol/L,血钙为2.3mmol/L,血磷为1.5mmol/L,碱性磷酸酶600U/L。X线检查正常

评估结果:该婴幼儿为维生素D缺乏症。

饮食建议:建议给予维生素D每日120μg,口服,持续1个月后根据复查结果改为预防量。维生素D强化奶制品100ml均可满足该男孩维生素D需求。二阶段配方奶粉500ml,及时添加辅食肝泥10g,肉泥30g,蛋黄10g,鱼肉70g来补充维生素D

营养师签字:×××

4. 膳食指导　食物多样,均衡饮食;改变烹调方式,以鸡蛋羹、鸡蛋糕等形式吸引孩子对鸡蛋的喜爱,以身作则,培养孩子健康的饮食习惯,每天1~2小时户外活动。或增加一些维生素D强化食品。

(三) 维生素C缺乏

维生素C又称抗坏血酸,参与人体许多重要的生物氧化、还原过程。包括促进人体内胶原蛋白的合成、加速伤口的愈合、促进钙和铁的吸收和叶酸的利用,将叶酸还原成四氢叶酸,增强造血功能,大量维生素C可缓解金属中毒及细菌毒素的毒性等。人类体内不能合成维生素C,必需靠食物供给。维生素C缺乏症(vitamin C deficiency)又称坏血病,由于人体长期缺乏维生素C(抗坏血酸)所引起的出血倾向及骨骼病变的疾病。

维生素C缺乏的原因包括:①需求增加或摄入不足,婴儿人工喂养又未按时添加辅食、节食、单一饮食等;②吸收障碍:消化不良和慢性腹泻,胃部疾病,长期服用药物,如阿司匹林、安眠药、抗癌变药、避孕药、降压药等影响维生素C的吸收;③消耗增加:高代谢性疾病或感染性疾病以及吸烟、酗酒等不良生活习惯使维生素C消耗增加;④食物加工方式不当:高温加热、碱性环境会导致维生素C损害。

【目的】

1. 掌握维生素C缺乏症的评价步骤。

2. 熟悉维生素 C 缺乏症的临床体征。

3. 了解维生素 C 缺乏的缺乏原因。

【内容】

1. 维生素 C 缺乏的主要症状　维生素 C 缺乏症主要表现为全身有出血倾向的疾病,尤以皮肤、黏膜和牙龈出血常见;当有骨膜下出血时,表现肢体肿痛、活动受限。

(1) 一般症状:起病缓慢,维生素 C 缺乏需 3~4 个月方出现典型症状。早期无特殊症状,患者常有面色苍白、倦怠无力、食欲减退、精神抑郁等表现。儿童表现为易激惹、体重不增,可伴有低热、呕吐、腹泻等。

(2) 出血症状:全身可有出血点,初时局限于毛囊周围及牙龈等处,以后皮下组织、肌肉、关节、腱鞘等处均可形成血肿或瘀斑。小儿多于下肢发生骨膜下出血,位于骨干部位出现肿胀。表皮无充血,但压痛明显。

皮肤:可有出血点和瘀斑。皮肤在受轻微挤压时可出现散在出血点,皮肤受碰撞或受压后易出现紫癜和瘀斑。

齿龈:牙龈出血、浮肿,以牙龈尖端最为显著,稍加按压即有出血,并伴有溃疡或继发感染。严重者可有牙齿松动、脱落。

可有毛囊周围角化和出血,毛发根部卷曲、变脆。

其他部位出血:也可有鼻出血、眶骨膜下出血引起眼球突出。偶见消化道出血、血尿、关节腔内出血,甚至颅内出血。

(3) 骨骼症状:严重者全身骨膜下出血,关节囊充满血性的渗出物,在婴儿早期症状之一是四肢疼痛呈蛙状体位,对其四肢的任何移动都会使其疼痛以致哭闹,四肢只能处于屈曲状态而不能伸直。患肢沿长骨干肿胀、压痛明显。少数患儿在肋骨、软骨交界处因骨骺半脱位可隆起,排列如串珠,称"坏血病串珠",与佝偻病的肋骨串珠不同。因肋骨移动时致疼痛,患儿可出现呼吸浅快。

2. 维生素 C 缺乏的实验室检查

(1) 尿负荷试验:晨起空腹时受试者口服 500mg 维生素 C(成人量),然后收集 4 小时或 24 小时的尿液,测定尿中的维生素 C 含量。若 4 小时尿中排出维生素 C>13mg 为充足,5~13mg 为正常,<5mg 为不足。测定 24 小时尿中维生素 C 排出量为口服量的 10% 以上为正常。

(2) 血浆及白细胞中维生素 C 含量:血浆中的维生素 C 水平反映近期维生素 C 的摄入水平,白细胞维生素 C 反映机体维生素 C 的储存水平。两者都能较好反映人体维生素 C 的营养状况。血浆维生素 C 含量≤11.4μmol/L(2.0mg/L)为缺乏,白细胞中维生素 C 含量<2μg/10^8 个细胞为缺乏。

(3) X 线检查骨骼典型特征有:骨干骺端临时钙化带增厚致密,其下有骨质透亮带称"坏血病带";干骺端与临时钙化带相连接处有细小骨刺称侧刺;骨干骺分离脱位或半脱位;骨骺四周钙化而中央密度减低呈毛玻璃状如指环;骨膜下可见血肿;骨皮质变薄,骨质疏松,骨小梁不清,透亮度增加。

【应用】

维生素 C 缺乏症的营养状况评价

1. 准备工作　掌握维生素 C 缺乏的主要症状、体征和膳食指导的知识。准备个人信息表、膳食调查表和相关测量仪器,如体格测定所需仪器和工具。为咨询者提供一个舒适、安静的环境。

2. 信息收集分析

(1) 一般信息:年龄,性别,职业等。

(2) 膳食史及疾病史

1) 膳食史:询问最近1~3个月的膳食摄入情况。如饮食是否规律,是否节食,食欲如何,食物摄入情况,特别注意询问富含维生素 C 及相关食物的摄入频率及数量。

2) 健康状况:询问疾病史、服药史及个人生活习惯。通过疾病史判定是否有影响维生素 C 需求量增加、消化吸收障碍的疾病,如胃肠道慢性疾病、手术史、肝病史、厌食症等,通过个人生活习惯如节食减肥、熬夜、吸烟、酗酒、厌食等判定有无影响维生素 C 摄入的生活习惯。询问是否从事高温、寒冷和缺氧条件或是经常接触铅、苯和汞等有毒用品等工作,这部分人群维生素 C 消耗多,需注意补充。孕妇或乳母则要询问孕周,或婴幼儿的年龄、喂养情况等,以便判定咨询者对维生素 C 的需求量。

(3) 体格及维生素 C 缺乏体征检查:根据症状和体征:对身高、体重、牙齿、皮肤、毛发等进行检查,维生素 C 缺乏严重时,会出现较明显的临床体征。主要检查皮肤、牙龈是否存在出血、瘀斑等;检查关节是否存在关节疼痛。

1) 情绪:咨询者是否存在性情急躁、面色苍白、食欲减退。

2) 皮肤:全身皮肤是否有瘀点或瘀斑,眼结膜、眼睑出血。

3) 牙龈:是否出现齿龈红肿、出血。

4) 毛发:是否有毛囊周围角化和出血,毛发根部卷曲、变脆。

5) 关节:是否感到关节疼痛,骨膜下是否出血。

(4) 实验室检查:主要包括尿负荷实验、血浆及白细胞中维生素 C 含量、骨骼 X 片等。

(5) 需要鉴别的几种疾病

1) 出血症状:需与血小板减少性紫癜、过敏性紫癜、血友病、白血病、败血型流行性脑脊髓膜炎等出血性疾病鉴别。

2) 肋骨串珠:维生素 C 缺乏儿童的肋软骨串珠呈尖刺状,而佝偻病的肋串珠呈圆钝形。

3) 肢体肿痛:与化脓性关节炎、骨髓炎、蜂窝织炎、深部脓肿等鉴别;维生素 C 缺乏时骨膜下血肿需与肿瘤鉴别。

3. 出具评价报告　根据临床症状和体征、人体测量和实验室检查进行综合判断,出具评估报告。

4. 膳食指导　维生素 C 缺乏症状较轻者,可给予维生素 C 制剂或膳食上的指导,较重者应就医,并结合膳食以改善维生素 C 的缺乏。

维生素 C 主要来源于新鲜的蔬菜和水果,特别是枣和刺梨,其中的维生素 C 含量较高且较稳定。各年龄段人群维生素 C 的 RNI 和 AI 具体见附录2。维生素 C 缺乏者在口服维生素 C 的同时应多吃维生素 C 含量丰富的食物,富含维生素 C 的食物见表4-7。

烹饪水果和蔬菜会使维生素 C 含量减少约三分之一。烹调时注意蔬菜应先洗后切,切后立即下锅、最好现洗、现做、现吃,烹调时用急火快炒的方法,以减少维生素 C 的损失。

表 4-7 富含维生素 C 的食物(以 100g 可食部计)

食物名称	维生素 C/mg	食物名称	维生素 C/mg
刺梨[茨梨,木梨子]	2 585	甜椒(脱水)	846
酸枣	900	辣椒(红,小)	144
枣(鲜)	243	香菜(脱水)	75
沙棘	204	荠菜(大叶)	72
酸刺	74	豌豆苗	67
番石榴	68	菜花[花椰菜]	61
中华猕猴桃	62	苦瓜[凉瓜]	56
红果[山里红,大山楂]	53	西蓝花	51
草莓[洋莓]	47	水萝卜[脆萝卜]	45
木瓜[番木瓜]	43	甘蓝[圆白菜,卷心菜]	40
毛核桃	40	油菜	36
橙	33	菠菜[赤根菜]	32
柑橘	28	大白菜	31

摘自:杨月欣.中国食物成分表标准版.6 版.北京:北京大学医学出版社,2018.
本表中数据为几种相同食物数据的均值。

【实践】

许女士,32 岁,近期感食欲缺乏,刷牙时牙龈经常出血,平时偶尔出血,前来咨询。

1. 准备工作 准备个人信息表、膳食调查表和相关测量仪器,如体格测定所需仪器和工具。为咨询者提供一个舒适、安静的环境。

2. 信息收集及分析

(1) 一般信息:咨询者为女性,32 岁,工程师。

(2) 膳食史及疾病史

1) 膳食史:近半年饮食不规律,三餐时间不固定,有时一日一餐,饮食结构以谷类为主,肉类果蔬类摄入较少。

2) 疾病史:无。

(3) 体格及体征检查

1) 体格检查:身高 160cm,体重 44.5kg。

2) 体征检查

精神状况:食欲缺乏、面色苍白、烦躁。

出血情况:胫前皮肤有散在出血点,无明显瘀斑,牙龈肿胀,有出血现象。

骨骼:无疼痛。

(4) 实验室检查:24 小时尿负荷实验为 3mg。血红蛋白 118g/L,血浆维生素 C 含量为 1.5mg/L。

(5) 鉴别诊断:排除其他可能病症,确诊为维生素 C 缺乏症。

3. 出具评价报告

营养评价报告

评价时间:××××年××月××日　　　　　　　　　报告编号:

姓名:许女士	性别:女	年龄:32 岁	居住地:××
身高:160cm	体重:44.5kg		BMI:17.38kg/m²
婚姻状况:已婚	文化程度:大学		职业:电力工程师

膳食史:近半年饮食不规律,三餐时间不固定,有时一日一餐,饮食结构以谷类为主,肉类果蔬类摄入较少
疾病史:无
临床症状:食欲缺乏、面色苍白,胫前皮肤有散在出血点,无明显瘀斑,牙龈肿胀,有出血现象
体格及体征检查: (1) 身高、体重:身高160cm,体重 44.5kg,BMI 为 17.38kg/m² (2) 体征: 1) 精神状况:食欲缺乏、面色苍白、烦躁。 2) 出血情况:胫前皮肤有散在出血点,无明显瘀斑,牙龈肿胀,有出血现象。 骨骼:无疼痛 3) 骨骼:无疼痛
实验室检查:24 小时尿负荷实验,维生素 C 含量 3mg。血红蛋白118g/L,血浆维生素 C 含量为 1.5mg/L
评估结果:排除其他可能病症如铁缺乏等,确诊为维生素 C 缺乏症
饮食建议:建议该女士维生素 C 片每天 200～300mg,持续 2～3 周,保持口腔卫生。该女士每日吃鲜枣40g 或猕猴桃 180g、草莓 200g、橙子或橘子 300g、西蓝花或菜花 200g、油菜或菠菜或白菜 300g 均能满足机体每日 100mg 的维生素 C 需要量

营养师签字:×××

4. 膳食指导

(1) 加强营养,使体重增至正常。

(2) 保证一日三餐按时进餐。

(3) 增加肉类、蔬菜、水果的摄入。按照《中国居民膳食指南(2022)》每日谷类 200～300g,薯类 50～100g,蔬菜 300～500g,水果 200～350g,动物类食物 120～200g(每周至少 2 次水产品,每天一个鸡蛋),奶及奶制品 300～500g,大豆及坚果类 25～35g。

(四) 维生素 B₁ 缺乏症

维生素 B_1 又称硫胺素或抗神经炎维生素或抗脚气病维生素,在能量代谢和信号传导中发挥重要作用,主要存在于种子的外皮和胚芽中,对谷类过于精细的碾磨会造成维生素 B_1 的大量流失。维生素 B_1 缺乏症又称脚气病,维生素 B_1 的长期缺乏累及神经系统、心血管系统、消化系统,重者引起死亡。

维生素 B_1 缺乏的原因包括:①摄入不足:长期摄入精细米面或谷类食物、加工方式不当或节食等;②吸收不良和利用障碍:长期慢性腹泻、酗酒、肝肾疾病、遗传代谢障碍等;③需要量增加:妊娠或哺乳期妇女、生长发育旺盛期、强体力劳动等;④消耗过多:慢性消耗性疾病,如恶性肿瘤、肺结核、慢性萎缩性胃炎、系统性红斑狼疮、慢性化脓性感染等。

【目的】

1. 掌握维生素 B_1 缺乏症的评价步骤。
2. 熟悉维生素 B_1 缺乏症的临床体征。
3. 了解维生素 B_1 缺乏症的缺乏原因。

【内容】

1. 维生素 B_1 缺乏的症状 维生素 B_1 缺乏症又称脚气病（beriberi），为全身性营养性疾病，主要影响神经系统和心血管系统。临床上根据年龄差异将脚气病分为成人脚气病和婴儿脚气病。

（1）成人脚气病：症状特点和严重程度与维生素 B_1 缺乏程度、发病急缓等有关。

早期症状较轻，主要表现有疲乏、淡漠、食欲差、恶心、忧郁、急躁、沮丧、腿沉重麻木和心电图异常等。

进一步发展为明显的临床症状。一般将其分成4型：

干性脚气病（dry beriberi）：以多发性周围神经炎症为主，从远端肢体开始，出现上行性周围神经炎，渐发展至下肢，表现为指（趾）端麻木、肌肉酸痛、压痛，尤以腓肠肌为甚，跟腱及膝反射异常。

湿性脚气病（wet beriberi）：多以水肿和心脏症状为主。由于心血管系统功能障碍，出现水肿，从足踝部开始，渐发展至小腿甚至整个下肢，右心室可扩大，出现心悸、气短、心动过速，如处理不及时，常致心力衰竭。

混合型脚气病：其特征是既有神经炎又有心力衰竭和水肿。

Wernicke's 脑病（Wernicke's encephalopathy）：是一种神经性脑病，常见于酗酒人群，酒精代谢消耗维生素 B_1，多由酒精中毒引起，表现为眼球震颤、精神错乱、眼肌麻痹、共济失调、健忘、精神异常，昏迷，严重时可导致死亡。

（2）婴儿脚气病：多发生于 2~5 月龄的婴儿，多是由于乳母维生素 B_1 缺乏所致。婴儿脚气病发病突然，病情急，可出现多种临床表现。

初期消化系统症状：食欲缺乏、呕吐。

晚期为脑型或神经炎症状，有发绀、水肿、心脏扩大、心力衰竭和强制性痉挛，常在症状出现 1~2 天后突然死亡。婴儿脑型表现为哭叫似腹痛状，烦躁不安等，严重者发生脑充血或颅内高压导致死亡。神经型主要表现为神志淡漠、四肢无力，致头颈后仰，手不能抓握，吮吸无力，不哭，跟腱反射和膝反射减弱或消失，水肿、心脏扩大、心力衰竭等症状。呆视或终日嗜睡，眼睑下垂，颈肌和四肢非常柔软，致头颈后仰，手不能抓握，吮吸无力，不哭，各种腱反射由减弱而至消失。严重病例可发生肌肉萎缩和共济失调，深部感觉和反射都消失。

2. 维生素 B_1 缺乏的实验室检查 生化检查较客观，其变化早于临床症状和体征。

（1）尿负荷试验：晨起空腹时受试者口服 5mg 维生素 B_1，然后收集 4 小时尿液，测定尿中的维生素 B_1 含量。一般认为，4 小时尿中的维生素 B_1 含量 $<100\mu g$ 为缺乏，$100 \sim 199\mu g$ 为不足，$200\mu g$ 以上为正常。

（2）尿中维生素与肌酐含量的比值：该指标能较好地反应机体维生素 B_1 的水平。取清晨空腹尿样,测定维生素 B_1 和肌酐含量,计算其比值 B_1(μg)/肌酐(g) ,<27 为缺乏,27~65 为不足,66~129 为正常,≥130 为充足。

(3) 红细胞转酮醇酶(ETK)活性:维生素 B_1 部分是以转酮醇酶的辅酶形式存在于红细胞内,其缺乏会导致转酮醇酶活力下降,因此 ETK 活性是评价维生素 B_1 营养状况最有效的指标,可在维生素 B_1 缺乏的临床症状出现前做出诊断,结果比较准确和灵敏。

通过测定溶解的红细胞中戊糖消失率或己糖出现率来测量 ETK 活性,体外不加(基础)或加入 TPP(刺激)后测定 ETK 活性,以基础活性(ETKA)或刺激后活性与基础活性之差占基础活性的百分率(ETK-AC 活性系数或 TPP 效应)来表示。ETK-AC 值越高,维生素 B_1 缺乏越严重,TPP 效应的正常参考值为 ≤15% ,维生素 B_1 不足时为 16% ~24% ,缺乏时 ≥25%。

(4) X 线检查:显示心脏向两侧扩大,尤以向右扩大为主,或使用心脏超声检查心脏的大小。

(5) 心电图检查:显示 P 波与 QRS 波振幅增高,T 波低于或倒置,QT 新时期延长,婴儿患者可呈低血压,偶见窦性心律不齐。

【应用】

维生素 B_1 缺乏症的营养状况评价

1. 准备工作　掌握维生素 B_1 缺乏症的主要症状、体征和膳食指导的知识。准备个人信息表、膳食调查表和相关测量仪器,如体格测定所需仪器。为咨询者提供一个舒适、安静的环境。

2. 信息收集分析

(1) 一般情况:年龄,性别,职业等。

(2) 膳食史及疾病史

1) 膳食史:最近 1 个月饮食是否规律,食欲如何,日常摄取的食物种类是否有维生素 B_1 摄入不足等。通过膳食频率表调查半年内的食物种类及数量摄入情况,关注摄入谷类食物的种类、频率、加工精度、制作过程等,了解膳食维生素 B_1 缺乏时间的长短。婴幼儿要注意乳母的维生素 B_1 营养状况。

2) 健康状况:有无消化系统疾病(如慢性腹泻、慢性痢疾、胆囊纤维化、肠道感染等)及手术史、肝病史、肾病史、消耗性疾病(如糖尿病、甲状腺功能亢进、结核、长期发热等)等,对患病者要询问所服用的药物,判断是否影响维生素 B_1 的吸收及代谢,是否有酗酒等不良生活习惯。

(3) 体格及维生素 B_1 缺乏症体征检查:主要进行神经、骨骼和心脏的体征检查。

1) 精神状态:咨询者是否存在疲乏、淡漠、食欲差、恶心、忧郁、急躁、沮丧等;

2) 是否出现周围神经炎:跟腱及膝反射是否异常,指(趾)端麻木、肌肉特别是腓肠肌有酸痛感或压痛;

3) 水肿:是否全身或远端出现不同程度的水肿。

4) 心脏:是否出现心悸、气短等心脏不适症状。

(4) 实验室检查:尿负荷试验、尿中维生素 B_1 与肌酐含量的比值、X 线检查、心电图等。

(5) 需要鉴别的几种疾病:应注意与有类似症状的疾病相鉴别,维生素 B_1 缺乏可能同时存在维生素 B_2、烟酸的缺乏。

3. 出具评价报告　根据临床症状和体征、人体测量和实验室检查进行综合判断,出具评价报告。

4. 膳食指导　维生素 B_1 缺乏症状较轻者,可给予维生素 B_1 制剂或膳食上的指导,较重者应及时就诊,进行水肿和神经症状的治疗,并结合膳食指导来改善维生素 B_1 的缺乏状况。

维生素 B_1 在人体内仅停留 3~6 小时,因此必须每天补充。各年龄段人群维生素 B_1 的 RNI 和 AI 见附录2。富含维生素 B_1 的食物见表 4-8,谷类、豆类及干果类,动物内脏、瘦肉、禽蛋中含量也较多。谷类是维生素 B_1 的主要来源,碾磨过于精细的米、面损失大量的维生素 B_1。过分淘米或在食物制作过程中加碱都会造成维生素 B_1 的损失,其损失率在 30% ~ 40%。淘米时只要达到去掉泥沙就适可而止,淘米次数不要太多,也不要用大量的水冲洗米粒。淘米最好不超过三次(陈米仍要保证清洗干净),不用流水和热水淘洗,不用力搓或用力搅拌,淘米前也不用水浸泡米。维生素 B_1、维生素 B_2 和烟酸均与能量代谢有关,补充维生素 B_1 的同时可适量补充其他能量代谢所需维生素。

表 4-8　富含维生素 B_1 的食物(以 100g 可食部计)

食物名称	维生素 B_1/mg	食物名称	维生素 B_1/mg
小麦胚粉	3.50	葵花子仁	1.89
小麦	0.40	花生仁(生)	0.72
小麦粉(标准粉)	0.28	芝麻(黑)	0.66
大麦[元麦]	0.43	木豆	0.66
青稞	0.34	榛子(干)	0.62
小米	0.33	豌豆	0.49
黑米	0.33	豆粕	0.49
荞麦	0.28	绿豆面	0.45
腰果	0.27	黄豆[大豆]	0.41
香肠	0.48	豆腐皮	0.31
猪肉	0.22	鸡蛋黄	0.33
婴儿奶粉	0.12	紫菜(干)	0.27

摘自:杨月欣. 中国食物成分表标准版.6 版. 北京:北京大学医学出版社,2018.
本表中数据为几种相同食物数据的均值。

【实践】

王某,男,大学四年级学生,22 岁,慢性腹泻 1 年,近日感觉手指指端麻木、肌肉酸痛、压痛,足部明显肿胀,前来咨询。

1. 准备工作　准备个人信息表、膳食调查表和相关测量仪器,如体格测定所需仪器和工具。为咨询者提供一个舒适、安静的环境。

2. 信息收集及分析

(1) 一般信息:了解咨询者一般情况:男,22 岁,大学生,慢性腹泻病史。

(2) 膳食史及疾病史

1）膳食史:近3个月来因腹泻饮食以米饭和白面馒头为主,果蔬类、鸡、猪肉类摄入较少。

2）疾病史:慢性腹泻病史。

（3）体格及体征检查

1）体格检查:身高178cm,体重56kg。

2）体征检查:

精神状况:咨询者是否有食欲缺乏,易烦躁不安。

肢体:手指指端麻木、肌肉酸痛、压痛,检查膝关节反射异常,足部水肿明显,踝部轻微水肿。

心脏:偶有心悸发生。

（4）实验室检查:尿负荷试验,维生素 B_1 含量70μg。尿中维生素 B_1 与肌酐含量的比值为20,TPP 效应为45%,X 线检查正常。

（5）鉴别诊断:排除其他可能病症,确诊为维生素 B_1 缺乏症。

3. 出具评价报告

营养评价报告

评价时间:××××年××月××日　　　　　　　　　报告编号:

姓名:王某	性别:男		年龄:22 岁	居住地:××
身高:178cm	体重:56kg		BMI:17.67kg/m²	
婚姻状况:未婚	文化程度:大学		职业:学生	
膳食史:近3个月来因腹泻饮食以米饭和白面馒头为主,果蔬类、鸡、猪肉类摄入较少				
疾病史:慢性腹泻病史 1 年				
临床症状:感觉手指指端麻木、肌肉酸痛、压痛,足部明显肿胀,偶有心悸发生,同时食欲缺乏,易烦躁,前来咨询				
体格及体征检查: （1）身高、体重:身高178cm,体重56kg,BMI 为 17.67kg/m²,营养不良。 （2）体征: 1）精神状况:食欲缺乏,易烦躁不安。 2）肢体:手指指端麻木、肌肉酸痛、压痛,检查膝关节反射异常,足部水肿明显,踝部轻微水肿。 3）心脏:偶有心悸发生				
实验室检查:尿负荷实验,维生素 B_1 含量70μg。尿中维生素 B_1 与肌酐含量的比值为20,TPP 效应为45%,X 线检查正常				
评估结果:排除其他可能病症,确诊为维生素 B_1 缺乏症				
饮食建议: 1. 治疗原发病,减轻腹泻; 2. 每日补充维生素 B_1 10mg,每天 3 次; 3. 饮食中增加肉类和豆类摄入				

营养师签字:×××

4. 膳食指导　注意食物多样,谷类、蔬菜水果和肉类食物均衡配比,避免单一食物品种的摄入,增加瘦肉类食物摄入。

（五）维生素 B₂ 缺乏症

维生素 B_2 缺乏症也称为核黄素缺乏症,是一种由于体内维生素 B_2 缺乏,以阴囊炎、唇炎、舌炎和口角炎为主要表现的临床综合征。维生素 B_2 又称核黄素,在体内参与体内生物氧化和能量代谢、烟酸、维生素 B_6 等代谢过程,体内多余的维生素 B_2 主要随尿液排出,未被吸收的维生素 B_2 主要随粪便排出。

缺乏的原因包括:①饮食单一,维生素 B_2 的膳食摄入量不足;②食物加工不当导致维生素 B_2 的损失;③因疾病、生理状态、工作环境等因素使需要量增加或消耗过多;④腹泻、节段性回肠炎、慢性溃疡性结肠炎和肝硬化等疾病及长期服用酚噻嗪类抗抑郁药、缓泻药、抗生素或口服避孕药物等导致吸收利用障碍。

【目的】

1. 掌握维生素 B_2 缺乏症的评价步骤。
2. 熟悉维生素 B_2 缺乏症的临床体征。
3. 了解维生素 B_2 缺乏症的缺乏原因。

【内容】

1. 维生素 B_2 缺乏的症状　维生素 B_2 缺乏主要的临床表现为眼、口腔和皮肤的炎症反应。缺乏早期表现为疲倦、乏力、口腔疼痛,眼睛出现瘙痒、灼烧感,继而出现口腔和阴囊病变,称为口腔生殖系统综合征,包括唇炎、口角炎、舌炎、皮炎、阴囊皮炎以及角膜血管生成。

（1）眼睛:眼结膜充血,眼睛畏光、视物模糊、流泪,严重时角膜下部有溃疡或出现角膜新生血管,见图 4-8。

（2）口腔:口角湿白、裂隙、疼痛和溃疡(口角炎),嘴唇疼痛、肿胀、裂隙、溃疡以及色素沉着(唇炎),舌疼痛、肿胀及舌乳头萎缩(舌炎),典型者全舌呈紫红色或红紫相间,出现中央红斑,边缘接线清楚如地图样变化(地图舌)。

（3）皮肤:溢脂性皮炎,见图 4-9 和图 4-10,常发生于鼻唇沟、下颌、眼外及耳后、乳房下、腋下、腹股沟等皮脂分泌旺盛的部位。

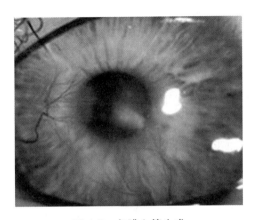

图 4-8　角膜血管生成

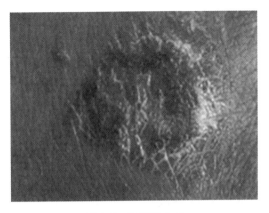

图 4-9　溢脂性皮炎

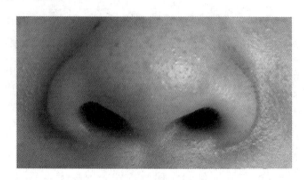

图 4-10 鼻翼处脂溢性皮炎

维生素 B_2 缺乏可伴有烟酸、维生素 B_6、铁等营养元素的缺乏,并出现相应的缺乏症状。

2. 实验室检查

(1) 红细胞谷胱甘肽还原酶活性系数(erythrocyte glutathione reductase activity coefficient,EGRAC):EGRAC 为加入黄素腺嘌呤二核苷酸(FDA)前后谷胱甘肽还原酶活性的比值,是评价核黄素营养状况的灵敏指标。该系数<1.2 为正常,1.2~1.4 为不足,>1.4 为缺乏。

(2) 尿维生素 B_2 和肌酐含量比值:>16μmol/L 为缺乏。

(3) 尿负荷试验:清晨口服维生素 B_2 5mg,4 小时尿中排出量在 400μg 以下为缺乏,400~799μg 为不足,800~1 300μg 为正常,1 300μg 为充足。

(4) 红细胞维生素 B_2 含量:该指标可反映体内维生素 B_2 的储存情况。>400nmol/L 或 ≥150μg/L 为正常,<270nmol/L 或 100μg/L 为缺乏。

【应用】

维生素 B_2 缺乏症的营养状况评价

1. 准备工作 掌握维生素 B_2 缺乏症的主要症状、体征和膳食指导的知识。准备好个人信息表、膳食调查表和相关测量仪器,如体格测定所需仪器。为咨询者提供一个舒适、安全的环境。

2. 信息收集分析

(1) 一般信息:年龄,性别,职业等。

(2) 膳食史及疾病史

1) 膳食史:最近 1 个月饮食是否规律,食欲如何,日常摄取的食物种类是否有维生素 B_2 摄入不足等。通过膳食频率表调查半年内的食物种类及数量摄入情况,关注摄入富含维生素 B_2 的食物摄入情况,并询问烹调方式。婴幼儿同时要关注乳母现在及孕期维生素 B_2 营养状况。

2) 健康状况:有无消化系统疾病(如慢性腹泻、慢性痢疾、胆囊纤维化、肠道感染等)及手术史、肝病史、肾病史、叶酸先天吸收不良、消耗性疾病(如贫血、恶性肿瘤、寄生虫感染)等,对患病者要询问所服用的药物判断是否影响维生素 B_2 的吸收及代谢,是否有酗酒等不良生活习惯。

（3）体格及维生素 B_2 缺乏症体征检查

1）眼睛：观察是否有结膜充血、眼睛畏光、视物模糊、流泪或溃疡等症状。

2）口腔：观察是否有口角炎、唇炎、舌炎或地图舌症状。

3）皮肤：观察鼻唇沟、下颌、眼外及耳后、乳房下、腋下、腹股沟等皮脂分泌旺盛的部位是否有溢脂性皮炎。

4）可能同时伴有烟酸、维生素 B_6、铁等营养元素缺乏的症状。

（4）实验室检查：EGRAC、尿维生素 B_2 和肌酐含量比值、尿负荷实验和红细胞维生素 B_2 类物质含量检测等。

（5）需要鉴别的几种疾病：需与阴囊湿疹及传染性口角炎鉴别，阴囊湿疹不并发舌炎及口角损害，维生素 B_2 治疗不易见效，传染性口角炎不并发阴囊炎。

皮炎症状：核黄素缺乏为丝状皮脂溢出，起于鼻唇交界处，而烟酸缺乏症皮炎，多见于暴晒或易磨擦的部位。

唇干裂：注意与维生素 B_6 缺乏鉴别，实验室检查排除其他原因以及治疗性试验都是必要的。

3. 出具评价报告　根据临床症状和体征、人体测量和实验室检查进行综合判断，出具评价报告。

4. 膳食指导　症状较轻者，可给予膳食、生活习惯的指导，较重者建议在临床医生的指导下进行临床治疗和维生素 B_2 制剂或烟酸的补充。

动物来源的维生素 B_2 比植物来源的维生素 B_2 容易吸收。动物肝脏含量尤为丰富，植物性食品中豆类含量较高，谷类含量较少。各年龄段人群的维生素 B_2 的 RNI 和 AI 具体见附录2。富含维生素 B_2 的食物见表4-9。维生素 B_2 在碱性环境中易分解，对光敏感，食物加工中加碱，储存过程中日晒或不避光均可导致维生素 B_2 的损失。油炸、红烧等烹调过程也会使维生素 B_2 损失。胃酸和胆盐可促进游离维生素 B_2 的释放，有利于维生素 B_2 吸收。抗酸制剂干扰食物中维生素 B_2 的释放。酒精可干扰维生素 B_2 的消化和吸收。某些金属离子，如 Zn^{2+}，Cu^{2+}，Fe^{2+} 通过螯合可抑制维生素 B_2 吸收。膳食模式对维生素 B_2 的需要量有一定的影响，低脂肪、高碳水化合物膳食使机体对维生素 B_2 需要量减少，高蛋白、低碳水化合物膳食或高蛋白、高脂肪、低碳水化合物膳食可使机体对维生素 B_2 需要量增加。特殊环境如寒冷、高原或井下作业等维生素 B_2 的需要量也会有不同程度的增加。

表 4-9　富含维生素 B_2 的食物（以 100g 可食部计）

食物名称	维生素 B_2/mg	食物名称	维生素 B_2/mg
大红菇（干）	6.90	猪肝	2.08
羊肚菌［干狼肚］	2.25	鸡肝	1.10
冬菇（干）	1.40	牛肉干	0.26

续表

食物名称	维生素 B$_2$/mg	食物名称	维生素 B$_2$/mg
香菇(干)	1.26	奶酪[干酪]	0.91
蘑菇(干)	1.10	奶豆腐(鲜)	0.69
紫菜(干)	1.02	鸡蛋	0.27
小麦胚粉	0.79	黄鳝[鳝鱼]	0.98
南瓜粉	0.70	河蟹	0.28
豆腐丝(干)	0.60	桑葚(干)	0.61
扁豆	0.45	杏仁	0.56
黑豆[黑大豆]	0.33	金丝小枣	0.50
黄豆[大豆]	0.20	桂圆(干)	0.39
婴儿奶粉	1.25	芝麻(黑)	0.25

摘自:杨月欣.中国食物成分表标准版.6版.北京:北京大学医学出版社,2018.

本表中数据为几种相同食物数据的均值。

【实践】

王先生,30岁,工人,近日眼睛经常咽喉肿痛,发痒,口、舌生疮,食欲较差,鼻翼两侧处均呈红斑状且有鳞屑,怀疑自己营养缺乏,前来咨询。

1. 准备工作 准备个人信息表、膳食调查表和相关测量仪器,如体格测定所需仪器和暗适应测定的工具。为咨询者提供一个舒适、安静的环境。

2. 信息收集及分析

(1)一般信息:男,30岁,工人,重体力劳动者。

(2)膳食史及疾病史

1)膳食史:最近2个月饮食较单一,主食为米饭,每日蔬菜以白菜、胡萝卜、茄子、西葫芦、芹菜等为主;肉类摄入少,每次100g左右;水果1周2次。

2)疾病史:无疾病史,无酗酒等不良习惯。

(3)体格及体征检查

1)体格检查:身高178cm,体重68kg,BMI为21.46kg/m^2。

2)体征检查:眼睛经常畏光流泪,咽喉肿痛;口腔内及舌部生疮,食欲差;鼻翼处有溢脂性皮炎症状。

(4)实验室检查:EGRAC系数为1.47,尿负荷试验维生素B$_2$的4小时尿中排出量518μg,红细胞维生素B$_2$含量为78μg/L。

(5)鉴别诊断:根据体征、实验室检查结果及其他可疑疾病的鉴别判定为维生素B$_2$缺乏症。

3. 出具评价报告

营养评价报告

评价时间:××××年××月××日　　　　　　　　　　　报告编号:

姓名:王先生	性别:男	年龄:30 岁	居住地:山西
身高:178cm	体重:68kg		BMI:21.46kg/m²
婚姻状况:已婚	文化程度:专科		职业:工人

膳食史:最近 2 个月饮食较单一,主食为米饭,每日蔬菜以白菜、胡萝卜、茄子、西葫芦、芹菜等为主;肉类摄入少;水果 1 周 2 次。

疾病史:无疾病史,无酗酒等不良习惯

临床症状:近日眼睛经常咽喉肿痛,发痒,口、舌生疮,食欲较差,鼻翼两侧均处呈红斑状,且有鳞屑

体格检查:
(1) 身高、体重:身高 178,体重 68kg,BMI 为 21.46kg/m²。
(2) 体征:
1) 咽喉肿痛,口腔内及舌部生疮;
2) 鼻翼处有溢脂性皮炎症状

实验室检查:EGRAC 系数为 1.47,尿负荷试验维生素 B_2 的 4 小时尿中排出量 518μg,红细胞维生素 B_2 含量为 78μg/L

评估结果:根据体征、实验室检查结果及其他可疑疾病的鉴别判定为维生素 B_2 缺乏症

饮食建议:口角炎、舌炎症状需在医师指导下用药,每日维生素 $B_2$10mg,复方 B 族维生素 1~2 片/天,症状消失后减为每日 1~4mg。增加富含维生素 B_2 的食物如瘦肉、动物肝脏、豆类和蛋类。

营养师签字:×××

4. 膳食指导　该男子每日所需维生素 B_2 为 1.2mg,50g 鸡肝或 100g 干豆腐丝提供每日所需维生素 B_2 的 1/2,100g 牛肉干或鸡蛋提供每日所需维生素 B_2 的 1/5。

(六) 烟酸缺乏症

烟酸缺乏症又称糙皮病或癞皮病,是一种系统性疾病,因烟酸或其前体物质色氨酸缺乏而致。烟酸又称尼克酸、抗癞皮病因子等,参与人体能量与氨基酸代谢、蛋白质转化、葡萄糖代谢等能量相关方面的代谢过程。烟酸缺乏症见于任何年龄段,男性多于女性,国内以青年女性多见。好发于春夏季,有复发倾向。

过去营养不良被认为是该病的主要致病原因,现研究发现嗜酒、药物等也可导致烟酸缺乏症。烟酸的缺乏原因包括:①摄入不足,如以玉米为主食;②吸收及代谢:消化系统疾病、慢性酒精中毒、感染性疾病、类癌综合征及长期服用药物(如异烟肼、氟尿嘧啶以及磺胺、抗惊厥药、抗抑郁药)等影响烟酸或色氨酸的消化、吸收及代谢。

【目的】

1. 掌握烟酸缺乏症的评价步骤。

2. 熟悉烟酸缺乏症的临床体征。

3. 了解烟酸缺乏症的缺乏原因。

【内容】

烟酸缺乏症的诊断主要根据病史、典型的皮肤表现和 24 小时尿 N-甲基烟酰胺测定来确诊。

1. 烟酸缺乏的症状　典型症状为"3D"症状,表现为皮炎、腹泻和痴呆。

(1) 皮肤及黏膜:皮肤损伤主要发生在日光暴露部位,如面颊、手背和足部,及易摩擦部位,如肩、肘、膝和臀等部位,边界清楚、对称性分布,多呈日晒斑样。颈部皮损较常见,呈衣领带状分布,称 Casal 项链。皮肤呈现暗红斑及鳞屑;粗糙、皲裂及陈旧性皮疹;口角糜烂,唇部干燥、皲裂,见图 4-11 和图 4-12。

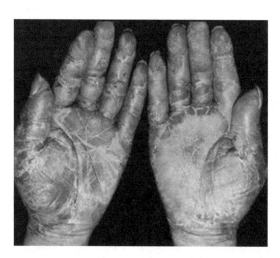

图 4-11　烟酸缺乏的手部皮肤损伤

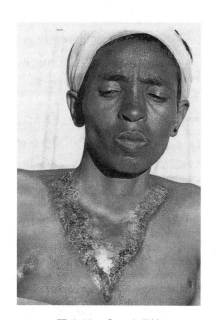

图 4-12　Casal 项链

(2) 神经系统:抑郁、焦虑、记忆力减退、痴呆、易激惹、睡眠障碍、乏力、易疲劳及肌肉震颤等症状。

(3) 消化系统:可有消化不良,食欲减退,腹胀便秘,腹痛腹泻等。

本病虽有典型"3D"症状,但三者很少同时存在。烟酸缺乏常与维生素 B_1、维生素 B_2 缺乏同时存在,可能伴有对应症状。

2. 实验室检查

(1) 尿 2-吡啶酮/N-甲基烟酰胺的比值:该指标受蛋白质摄入水平的影响较大,对边缘性烟酸缺乏不敏感。正常人烟酸从尿中排出的代谢产物尿 2-吡啶酮占 40% ~60% ,N-甲基烟酰胺占 20% ~30%。烟酸缺乏时,尿 2-吡啶酮会消失,尿 2-吡啶酮/N-甲基烟酰胺的比值可反映机体的烟酸水平。该比值 1.3-4.0 为正常,<1.3 为潜在性缺乏。

(2) 尿负荷实验:给予受试者口服 50mg 烟酰胺,4 小时尿中排出量<2.0mg 为缺乏,2.0~2.9mg 为缺乏,3.0~3.9mg 为正常。

(3) N-甲基烟酰胺与肌酐比值:一次尿中 N-甲基烟酰胺与肌酐比值<0.5 为缺乏,1.6~

4.2 为正常,≥4.3 为充足。

(4) 红细胞 NAD 含量:烟酸缺乏的灵敏指标,NAD/NADP 含量<1 时表示有盐酸缺乏的危险。

(5) 烟酸缺乏的同时可能伴随维生素 B_1、维生素 B_2 的缺乏。

【应用】

烟酸缺乏症的营养状况评价

1. 准备工作　掌握烟酸缺乏症的主要症状、体征和膳食指导的知识。准备个人信息表、膳食调查表和相关测量仪器,如体格测定所需仪器。为咨询者提供一个舒适、安静的环境。

2. 信息收集分析

(1) 一般信息:年龄,性别,职业等。

(2) 膳食史及疾病史

1) 膳食史:最近 1 个月饮食是否规律,食欲如何,日常摄取的食物种类是否有烟酸摄入不足等。通过膳食频率表调查半年内的食物种类及数量摄入情况,关注主食及摄入富含烟酸的食物或叶酸制剂的情况。成人关注是否有酗酒习惯,婴幼儿同时要关注乳母现在及孕期的烟酸营养状况。

2) 健康状况:有无消化系统疾病(如慢性腹泻、慢性痢疾、胆囊纤维化、肠道感染等)及手术史、肝病史、肾病史、消耗性疾病(如贫血、恶性肿瘤、寄生虫感染)、慢性酒精中毒、类癌综合征等,对患病者要询问所服用的药物判断是否影响烟酸的吸收及代谢。

(3) 体格及烟酸缺乏症体征检查

1) 皮肤及黏膜:面颊、手背和足部及肩、肘、膝和臀等部位是否有边界清楚、呈对称性的日晒斑样的皮肤损伤。颈部皮损较常见,呈衣领带状分布,称 Casal 项链。皮肤呈现暗红斑及鳞屑;粗糙、皲裂及陈旧性皮疹;口角糜烂,唇部干燥、皲裂。

2) 神经系统:是否有抑郁、焦虑、记忆力减退、痴呆、易激惹、睡眠障碍、乏力、易疲劳及肌肉震颤等症状。

3) 消化系统:是否有消化不良,食欲减退,腹胀便秘,腹痛腹泻等。

4) 可能伴随维生素 B_1、维生素 B_2 的缺乏症状。

(4) 实验室检查:尿 2-吡啶酮/N-甲基烟酰胺的比值,尿负荷实验,N-甲基烟酰胺与肌酐比值,红细胞 NAD 含量等指标。

(5) 需要鉴别的几种疾病:烟酸缺乏症需与其他原因导致的皮炎(如中毒性皮炎)、红斑狼疮、湿疹、紫癜、日晒斑、周围神经炎等疾病进行鉴别。

3. 出具评价报告　根据临床症状和体征、人体测量和实验室检查进行综合判断,出具评价报告。

4. 膳食指导　症状较轻者,可给予膳食、生活习惯的指导,较重者建议在医生的指导下进行临床治疗和烟酸制剂的补充。通常口服烟酰胺 100～300mg/次,3 次/d,直至症状和体征消失,同时调整膳食。严重者可肌内注射烟酰胺。烟酸缺乏若为其他疾病所引起,应同时治疗原发性疾病。对皮肤损伤部位,应加强护理,避免日光照射,注意口腔卫生,补充 B 族维生素。腹泻者止泻,给易消化的食物,有精神症状者对症治疗。

膳食中增加富含烟酸的食物,富含烟酸的食物有肝、牛、羊、猪肉、鱼、花生和麦麸等,由于大多数蛋白质均含有 1% 的色氨酸,因此能保持丰富优质蛋白质的膳食就有可能维持良好的烟酸营养。以玉米为主食的地区可在玉米粉中加入 0.6% 的碳酸氢钠,烹煮后结合型的烟酸可转化为游离型易为人体利用。在玉米中加入 10% 黄豆可使其氨基酸比例改善,也可达到预防烟酸缺乏的目的。避免酗酒等不良生活习惯,多吃蔬菜、水果、牛奶等富含多种氨基酸、维生素、蛋白质和易消化的滋补食品。各年龄段人群的尼克酸的 RNI 和 AI 具体见附录2,富含尼克酸的食物见表4-10。

表 4-10　富含尼克酸的食物(以 100g 可食部计)

食物名称	尼克酸/mg	食物名称	尼克酸/mg
蘑菇(干)	30.7	猪肝	15
大红菇(干)	19.5	牛肉干	12.5
羊肚菌[干狼肚]	8.8	鸡肝	11.9
草菇	8.0	鸡心	11.5
蘑菇(鲜蘑)	4.0	鸡肉	5.6
花生(炒)	18.9	羊肉(肥瘦)	4.5
芝麻(黑)	5.9	猪肉(肥瘦)	3.5
松子(炒)	3.8	虾皮	3.1
麸皮	12.5	草鱼	2.8
黑米	7.9	带鱼	2.8
小麦	4.0	桂圆肉	8.9
小麦胚粉	3.7	紫菜(干)	7.3
大麦	3.9	甜椒(脱水)	4.0

摘自:杨月欣.中国食物成分表标准版.6 版.北京:北京大学医学出版社,2018.
本表中数据为几种相同食物数据的均值。

【实践】

7 岁,男孩,近日面颊、颈部及手背有日晒斑样症状,父母带其前来咨询。

1. 准备工作　准备个人信息表、膳食调查表和相关测量仪器,如体格测定所需仪器和暗适应测定的工具。为咨询者提供一个舒适、安静的环境。

2. 信息收集及分析

(1) 一般信息:男,7 岁,小学生。

(2) 膳食史及疾病史

1) 膳食史:最近 2 个月饮食状况较稳定,主食以玉米饼、玉米粥为主,馒头、面条较少,肉类、蔬菜、水果摄入较少。

2) 疾病史:无疾病史。

(3) 体格及体征检查

1) 体格检查:身高 125cm,体重 25kg,BMI 为 16.0kg/m² 。

2）体征检查:焦虑、乏力、易疲劳,面颊、颈部及手背有日晒斑样症状,损伤处有鳞屑,皮肤颜色暗红。

（4）实验室检查:尿负荷实验烟酸的 4 小时尿中排出量<1.8mg,N-甲基烟酰胺与肌酐比值为 0.35,NAD/NADP 含量为 0.7。

（5）鉴别诊断:根据症状检查、实验室检查结果判定为烟酸缺乏症。

3. 出具评价报告

营养评价报告

评价时间:××××年××月××日　　　　　　　　　　报告编号:

姓名:张××	性别:男	年龄:7 岁	居住地:××
身高:125cm	体重:25kg		BMI:16.0kg/m²
婚姻状况:	文化程度:小学		职业:

膳食史:最近 2 个月饮食状况较稳定,主食以玉米饼、玉米粥为主,馒头、面条较少,肉类、蔬菜、水果摄入较少
疾病史:无疾病史
临床症状:焦虑、乏力、易疲劳,面颊、颈部及手背有日晒斑样症状,损伤处有鳞屑,皮肤颜色暗红
体格检查: （1）身高、体重:身高 125cm,体重 25kg,BMI 为 16.0kg/m²。 （2）体征: 1）皮肤:面颊、颈部及手背出现皮炎症状。 2）神经状况:焦虑、乏力、易疲劳
实验室检查:尿负荷实验烟酸的 4 小时尿中排出量<1.8mg,N-甲基烟酰胺与肌酐比值为 0.35,NAD/NADP 含量为 0.7
评估结果:根据症状检查、实验室检查结果判定为烟酸缺乏症
饮食建议:口服烟酰胺 100～300mg/次,3 次/天,直至症状和体征消失。同时补充白蛋白、B 族维生素（B_1、B_2 和 B_{12})。对皮肤损伤部位,应加强护理,按皮损类型,选择不同剂型的外用药,如温和保护剂、角质溶解剂,亦可加用遮光剂,避免日光照射。富含烟酸的食物有肝、牛肉、羊肉、猪肉、鱼、花生、香菇等。7 岁男孩每日需 11mg 烟酸,每日猪肝 60g,牛肉干 85g,炒花生 50g,草菇 50g 等均能满足每日需要量

营养师签字:×××

4. 膳食指导　①可在玉米粉中加入 0.6% 的碳酸氢钠,烹煮后结合型的烟酸可转化为游离型易为人体利用;②在玉米中加入 10% 黄豆可使其氨基酸比例改善,也可达到预防烟酸缺乏的目的;③多吃蔬菜、水果、牛奶等富含多种氨基酸、维生素、蛋白质和易消化的食品。

（七）叶酸缺乏症

叶酸又称为维生素 Bc 和维生素 M 等。叶酸在细胞分裂和增殖中发挥重要作用,其缺乏和过量都会对人体造成不利影响,正常成人体内叶酸储量为 5～10mg,备孕妇女应从准备怀孕前 3 个月开始每天补充 400μg DFE 叶酸,并持续整个妊娠期。叶酸缺乏症是由于体内叶酸不足所导致的皮肤发生色素沉着、巨幼红细胞性贫血、口腔炎及脂溢性皮炎样皮损等一系列临床表现的营养缺乏病。孕妇、哺乳期女性、青春期和婴儿等都是此病的高危人群。

叶酸缺乏的原因包括:①摄入不足,如节食或单一饮食模式、烹调习惯不良、母乳喂养未添加辅食、人工喂养不当等;消化、吸收、利用障碍,如先天性吸收不良、慢性腹泻、萎缩性胃炎、酗酒和使用某些药物(如抗痉挛药物、避孕药等)影响叶酸吸收;②需求量增高:妊娠和哺乳期女性、婴儿、儿童和青年等对叶酸需求量大者;③消耗过多:贫血、恶性肿瘤、寄生虫感染、无菌性脓肿等使叶酸消耗增加。

【目的】

1. 掌握叶酸缺乏症的评价步骤。
2. 熟悉叶酸缺乏症的临床体征。
3. 了解叶酸缺乏症的缺乏原因。

【内容】

1. 叶酸缺乏的症状　孕妇和胎儿易发生叶酸缺乏,且相互影响。叶酸缺乏的孕妇先兆子痫和胎盘剥脱的发生率增高,流产率增加,患有巨幼红细胞贫血的孕妇易出现胎儿早产和低出生体重。而且孕早期叶酸缺乏易导致胎儿神经管畸形。

(1) 巨幼红细胞贫血症状:胎儿和孕妇均可发生。叶酸或维生素 B_{12} 均可导致巨幼红细胞贫血,叶酸缺乏短期内就可出现贫血,随着缺乏时间延长贫血程度逐渐加重。

早期症状:消化系统出现厌食、恶心、呕吐、腹泻等反复发作的等症状。

显著的贫血症状:皮肤蜡黄,眼结膜、口唇、指甲等苍白,乏力、头晕、活动后气短心悸,肝脾肿大,黄疸等。

(2) 孕妇和胎儿因处于生命发展的特殊阶段,均有特殊症状。

孕妇特有症状:除贫血外,可发生高同型半胱氨酸血症、妊娠反应强烈、流产、先兆子痫等并发症。先兆子痫:先兆子痫是妊娠高血压的分类之一,在孕 20 周到分娩后第一周之间发生,主要表现为血压高,蛋白尿、全身性水肿等症状。

胎儿特有症状:除贫血外,胎儿会因母体叶酸缺乏造成神经管畸形、发育延迟、早产或新生儿低出生体重等。神经管畸形:胎儿在母体早期发育时间内叶酸缺乏可致婴儿神经管先天畸形,主要表现为脑膨出、无脑儿、智力低下、脊柱裂等症状,见图 4-13。

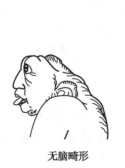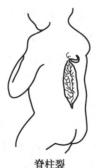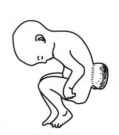

无脑畸形　　　　脊柱裂　　　　脊髓脊膜膨出

图 4-13　神经管畸形

2. 实验室检查

（1）外周血象及骨髓象：外周血象呈大细胞性贫血，MCV>94fl，MCH>32pg。骨髓象增生活跃，红细胞系增生最明显，可发现大量巨幼红细胞。

（2）血浆同型半胱氨酸含量：>16μmol/L 为缺乏。

（3）血清和红细胞叶酸含量：血清叶酸含量，小于 3ng/ml 为缺乏，3~6ng/ml 为不足，大于 6ng/ml 为正常，反映近期摄入量；红细胞叶酸含量，小于 140ng/ml 为缺乏，140~160ng/ml 为不足，大于 160ng/ml 为正常，反映叶酸的贮存情况，评价机体叶酸水平的常用指标。

（4）组氨酸负荷试验：叶酸缺乏会引起尿中亚胺甲基谷氨酸排出增加。受试者口服组氨酸 2~5g，测定 6 小时尿中亚胺甲基谷氨酸（FIGLU）排出量。排出量在 5~20mg 为正常，该指标特异性差。

（5）叶酸缺乏的同时可能伴随维生素 B_6、维生素 B_{12} 的缺乏。

【应用】

叶酸缺乏症的营养状况评价

1. 准备工作 掌握叶酸缺乏症的主要症状、体征和膳食指导的知识。准备个人信息表、膳食调查表和相关测量仪器，如体格测定所需仪器。为咨询者提供一个舒适、安全的环境。

2. 信息收集分析

（1）一般信息：年龄，性别，职业等。

（2）膳食史及疾病史

1）膳食史：最近 1 个月饮食是否规律，食欲如何，日常摄取的食物种类是否有叶酸摄入不足等。通过膳食频率表调查半年内的食物种类及数量摄入情况，关注摄入富含叶酸的食物或叶酸制剂的情况。婴幼儿同时要关注乳母现在及孕期的叶酸营养状况。

2）健康状况：有无消化系统疾病（如慢性腹泻、慢性痢疾、胆囊纤维化、肠道感染等）及手术史、肝病史、肾病史、叶酸先天吸收不良、消耗性疾病（如贫血、恶性肿瘤、寄生虫感染）等，对患病者要询问所服用的药物判断是否影响叶酸的吸收及代谢，是否有酗酒等不良生活习惯。

（3）体格及叶酸缺乏症体征检查

1）贫血体征：厌食、恶心、呕吐、腹泻的反复发作的舌炎。显著的贫血症状如：皮肤蜡黄，眼结膜、口唇、指甲等苍白，乏力、头晕、活动后气短心悸，肝脾肿大等。

2）孕妇有无高同型半胱氨酸血症、妊娠反应强烈、流产、先兆子痫等症状。

3）胎儿或新生儿有无贫血、脑膨出、无脑儿、低出生体重、智力低下、脊柱裂等症状。

（4）实验室检查：血清和红细胞叶酸含量、血浆同型半胱氨酸含量、组氨酸负荷试验、维生素 B_6、维生素 B_{12} 营养状况的检测等。

（5）需要鉴别的几种疾病：需与维生素 B_{12} 缺乏症、缺铁性贫血、溶血性贫血、再生障碍性贫血等贫血相区别。

维生素 B_{12} 缺乏症与叶酸缺乏症临床表现基本相似，但维生素 B_{12} 缺乏症常伴神经系统表现，如乏力、手足麻木等周围神经炎症状。缺铁性贫血典型的血象为小细胞低色素性贫血（MCV<80fl、MCH<27pg、MCHC<32%）。血片中可见红细胞染色浅淡，中心淡染区扩大，大

小不一。溶血性贫血是红细胞破坏加速,而骨髓造血功能代偿不足时所发生的贫血。红细胞计数下降,一般呈正细胞正色素性贫血,血清间接胆红素增多,网织红细胞增多。再生障碍性贫血多种病因引起的造血障碍,导致红骨髓总容量减少,代以脂肪髓,造血衰竭,以全血细胞减少为主要表现的一组综合征。

3. 出具评价报告　根据临床症状和体征、人体测量和实验室检查进行综合判断,出具评价报告。

4. 膳食指导　症状较轻者,可给予膳食、生活习惯的指导,较重者建议在临床营养医师或医师的指导下进行临床治疗和叶酸制剂的补充。

叶酸广泛存在于动植物,见表 4-11,肝脏、豆类、蛋类、绿叶蔬菜等都富含叶酸。育龄妇女单纯从食物中摄取叶酸不能满足胎儿生长发育的需求,备孕妇女应从准备怀孕前 3 个月开始每天补充 400μg DFE 叶酸,并持续整个妊娠期。此阶段,应特别注意食物的烹饪方法,切不可将蔬菜长时间高温烹制。孕期妇女建议服用含叶酸的复合型维生素片,可保证孕期所需的叶酸。各年龄段人群的叶酸的 RNI 和 AI 具体见附录 2。

表 4-11　叶酸含量高的食物(以 100g 可食部计)

食物名称	叶酸/μg	食物名称	叶酸/μg
酵母(干)	1 607.1	鸡肝	1 172.2
绿豆	393.0	猪肝	335.2
腐竹	147.6	羊肝	226.5
黄豆	130.2	鸡蛋	113.3
鸡毛菜	163.5	葵花子(熟)	304.5
香菜	148.8	南瓜子(熟)	143.8
茼蒿[蓬蒿菜,艾菜]	114.3	香菇(干)	135.0
菠菜[赤根菜]	87.9	紫菜(干)	116.7
辣椒(尖,青)	69.4	蘑菇(干)	110.0

摘自:杨月欣.中国食物成分表标准版.6 版.北京:北京大学医学出版社,2018.

【实践】

刘女士,孕妇,怀孕 2 个月,近日妊娠反应强烈,食欲缺乏,脸色苍白,怀疑自己贫血,前来咨询。

1. 准备工作　准备个人信息表、膳食调查表和相关测量仪器,如体格测定所需仪器等工具。为咨询者提供一个舒适、安静的环境。

2. 信息收集及分析

(1) 一般信息:女,25 岁,工程师。

(2) 膳食史及疾病史

1) 膳食史:最近 2 个月因妊娠反应强烈,食欲缺乏,只进食少量的清淡蔬菜或酸的水果,肉类摄入较少,孕前饮食不规律,未摄入营养补充剂。

2) 疾病史:无疾病史,处于孕期。

(3) 体格及体征检查

1）体格检查:身高 163cm,体重 59kg,BMI 为 22.2kg/m²。

2）体征检查:头晕乏力,脸色苍白,眼结膜、口唇、指甲等苍白;胃肠道症状明显,妊娠反应强烈,食欲缺乏,恶心,腹胀;血压偏高,腿部有水肿。

（4）实验室检查:外周血象呈大细胞性贫血,MCV:120fl,MCH:40pg。血浆同型半胱氨酸含量:30μmol/L。血清叶酸含量:2.02ng/ml,红细胞叶酸含量:120ng/ml。

（5）鉴别诊断:与其他贫血鉴别,判定为轻度巨幼红细胞贫血。

3. 出具评价报告

营养评价报告

评价时间:××××年××月××日　　　　　　　　　　报告编号:

姓名:刘女士	性别:女	年龄:25 岁	居住地:××
身高:163cm	体重:59kg		BMI:22.2kg/m²
婚姻状况:已婚	文化程度:本科学历	职业:工程师	

膳食史:最近 2 个月因妊娠反应强烈,食欲缺乏,只进食少量的清淡蔬菜或酸的水果,肉类摄入较少,孕前饮食不规律,未摄入营养强化剂

疾病史:无疾病史,处于孕期

临床症状:怀孕 2 个月孕妇,近日妊娠反应强烈,食欲缺乏,偶尔恶心腹胀,头晕乏力,脸色苍白,怀疑自己贫血,前来咨询

体格检查:
（1）身高、体重:身高 163,体重 59kg,BMI 为 22.2kg/m²。
（2）体征:
1）头晕乏力,脸色苍白,眼结膜、口唇、指甲等苍白。
2）胃肠道症状明显,妊娠反应强烈,食欲缺乏,恶心,腹胀。
3）血压偏高,腿部水肿

实验室检查:外周血象呈大细胞性贫血,MCV 为 120fl,MCH 为 40pg。血浆同型半胱氨酸含量为 30μmol/L。血清叶酸含量为 2.02ng/ml,红细胞叶酸含量为 120ng/ml

评估结果:与其他贫血鉴别,判定为叶酸缺乏所致轻度巨幼红细胞性贫血贫血

饮食建议:叶酸每次 5~10mg DFE,1 日 3 次,每个疗程为 2 周,症状好转后逐渐改为 400μg DFE,持续整个孕期。做到平衡饮食,在补充足够叶酸的同时,保证其他营养素摄入,促进胎儿正常发育

营养师签字:×××

4. 膳食指导　①增加肝脏、豆类、种子、蛋类、绿叶蔬菜等富含叶酸的食物;②猪肝 50g、熟葵花子 60g 均能满足每日叶酸需要量的 1/2;鸡蛋或茼蒿 100g 满足每日叶酸需要量的 1/4;③注意烹饪方法,不可将蔬菜长时间高温烹制。

三、矿物质缺乏

（一）钙缺乏

【目的】

1. 掌握钙缺乏的评价步骤。

2. 熟悉钙缺乏的临床体征。

3. 了解钙缺乏的原因。

【内容】

钙是人体含量最多的矿物质,钙不仅是构成骨骼和牙齿的重要成分,参与骨骼的新陈代谢,还在机体多种组织细胞、生物功能中发挥重要作用。人体中约99%的钙集中在骨骼和牙齿,其余1%的钙分布于软组织、细胞外液和血液中,参与一系列重要的生理功能。

钙缺乏的常见病因(危险因素)包括:①膳食摄入不足:膳食结构不合理,植物性食物中含有大量草酸、植酸,与钙形成难溶的盐类,阻碍钙的吸收;②机体钙需要量增加:如生长发育、孕期及哺乳期钙吸收率增加;③钙吸收率下降:随着年龄增长钙吸收率下降,某些药物可影响钙的吸收。

1. 钙缺乏的主要症状

(1) 儿童缺钙可致生长发育迟缓,骨软化,骨骼变形,严重者出现佝偻病。早期主要表现为神经兴奋性增高,如易激惹、烦躁、睡眠不安、夜间啼哭、汗多刺激头皮而摇头擦枕,出现枕秃。严重时可出现骨骼改变,如颅骨软化、方颅、前囟晚闭;胸部出现佝偻病串珠、肋膈沟、鸡胸或漏斗胸;四肢出现"手镯或足镯"、O形腿或X形腿、久坐者可出现脊柱后凸或侧弯畸形。

(2) 成人可表现为手足抽搐和惊厥、倦怠、乏力、抽筋、腰酸背疼、易过敏、易感冒等症状。

(3) 处于孕期及哺乳期的妇女,缺钙现象较为普遍。妊娠期缺钙可出现四肢无力、小腿抽筋和手足抽搐,腰背及关节疼痛,可致骨质软化症,脊椎、盆腔骨骼变形。

(4) 老年人随年龄的增加骨骼逐渐脱钙,钙的不断丢失导致骨质逐渐丢失和变薄,骨密度降低,骨组织微结构破坏,致使骨强度下降和骨折风险增加,易出现骨质疏松症。可出现以下症状:

疼痛:最常见的症状,以腰背痛多见,可出现全身骨痛。

脊柱变形:椎体压缩变形,脊椎前倾,导致身高变矮、驼背等。

骨折:脆性骨折,受到轻微创伤及日常活动均可发生,是骨质疏松症的严重后果,常见部位为椎体、髋部、前臂远端、肱骨近端和骨盆等。骨折后老年患者可产生恐惧、焦虑、抑郁等心理,骨折后自主生活能力下降,影响正常的生活质量。

2. 钙缺乏的实验室评价标准

(1) 有明确的缺钙病因和临床表现。

(2) 生化指标:血清总钙浓度,正常值为 2.25～2.75mmol/L(90～110mg/L);血清离子钙浓度:1.10～1.37mmol/L(45～55mg/L)。

(3) 钙平衡测定:钙的摄入量与排出量(粪钙+尿钙+汗液钙)的差值 0 时为平衡,负值则为负平衡,正值则为正平衡。

(4) 骨质测量:骨骼是人体的钙储备库,测量骨质可直接反映机体的钙营养状况。骨质测量一般包括两种指标:骨矿物质含量(BMC):指在一特定骨骼部位中矿物质的含量,是评价生长发育期儿童钙水平的常用指标;骨密度(BMD)测定:单位体积(体积密度)或者是单位面积(面积密度)所含的骨量。骨密度能有效反映骨质量,可用于骨质疏松的诊断,有助于预测骨质疏松的风险。常用的方法包括：

1）单光子吸收测定法（SPA）：该方法的原理为利用骨组织对放射物质的吸收与骨矿含量成正比的原理，以放射性同位素为光源，测定人体四肢骨的骨矿含量。一般选用部位为桡骨和尺骨中远 1/3 交界处（前臂中下 1/3）为测量点。右力手者测左前臂，左力手者测右前臂。该方法设备简单，价格低廉，适合于流行病学普查。缺点是无法分别测量松质骨和皮质骨，也不能测量软组织不恒定的骨骼部位，对关键部位骨折预测性不高，且误差相对较大。

2）双能 X 线吸收测定法（DEXA）：该方法的原理是通过 X 线管球经过一定的装置获得两种能量，即低能和高能光子峰，此种光子峰穿透身体后，扫描系统将所接受的信号送至计算机进行数据处理，得出骨矿物质含量。DEXA 是目前诊断骨质疏松的金标准，该设备可测量全身任何部位的骨量，但主要测量腰椎、股骨颈、胫骨等部位的骨密度。具有精度高、误差小、诊断率高等优点。且对人体危害较小，检测一个部位的放射剂量相等于一张胸片的 1/30，定量 CT 的 1%。缺点是机器较庞大、不易搬动，价格相对昂贵，不能分别测量骨转换率不同的密质骨和松质骨的骨密度，做过腰部手术或髋关节置换手术、严重动脉硬化、韧带钙化或骨质增生会导致测定骨密度值偏高而造成误诊。评价标准见表 4-12。

表 4-12　DXA 测定骨密度诊断标准

分类	T-值	分类	T-值
正常	T-值≥-1.0	骨质疏松	T-值≤-2.5
低骨量	-2.5<T-值<-1.0	严重骨质疏松	T-值≤-2.5+脆性骨折

T-值＝（实测值-同种族同性别正常青年人峰值骨密度）/同种族同性别正常青年人峰值骨密度的标准差。

3）定量 CT（QCT）：现在计算机断层（CT）已广泛应用于临床。定量 CT 主要测定的是腰椎松质骨，优点是能够选择性测定特定部位的骨矿变化，分别评估皮质骨和松质骨的骨矿密度并且检验结果精确可靠，但因骨髓内存在不定量的脂肪导致测量误差，且照射剂量大、设备庞大，检查费用高而限制了它的使用，故此方法目前主要应用于临床研究中。

4）超声波测定法：原理是利用声波传导速度和振幅衰减反映骨矿含量的多少和骨的强度、弹性和脆性，与 DEXA 相关性良好并能正确评价骨皮质的脆性。骨超声速率可以反映骨强度、骨密度、骨弹性和脆性，从骨的生物力学角度看优于单纯的骨密度测量，适用于外周皮质骨测量。主要用于桡骨、跟骨、髌骨、胫骨等部位的骨密度测量。定量骨超声可以较好地预测骨折风险，有操作简单、重复性好、易搬动和价格便宜等优点。因为不照射放射线，儿童和孕妇也可以测量。但因骨结构的复杂性和不均质性而产生的各种传导途径及时间的不同，会影响测量的准确性。

【应用】

钙缺乏病的营养状况评价

1. 准备工作　掌握钙缺乏的主要症状、体征、缺乏的可能原因和膳食指导的知识。准备个人信息表、膳食调查表和相关测量仪器，如体格测定所需仪器，并为咨询者提供一个舒适、安静的环境。

2. 信息收集分析

（1）一般情况：年龄，性别，职业等。

（2）膳食史和疾病史

膳食史：最近饮食是否规律，食欲如何，日常摄取的食物种类是否有钙摄入不足等。

疾病史：有无患影响钙吸收的疾病如胃肠道慢性疾病、手术史、肝病史等。有无服用影响钙吸收的碱性药物，女性有无妊娠及哺乳。

（3）膳食调查：计算被检查者膳食钙摄入量，并与其标准推荐摄入量进行比较，评价膳食摄入是否达标。

（4）体格及体征检查：

相关体格检查：身高、体重等。

观察被检查者的体型、骨骼发育，看是否存在消瘦、发育不良，骨骼畸形等症状。

观察其牙齿，是否松动、脱落。

观察其面容、皮肤、精神状态等，看是否存在易烦躁、疲倦。

（5）实验室检查：检测血清总钙浓度、血清离子钙、钙平衡测定、骨质测量等。

（6）需要鉴别的几种疾病

1）骨软化症：为骨有机基质增多，但矿物化发生障碍。临床上常有胃肠吸收不良、脂肪痢、胃大部切除病史或肾病病史。早期骨骼 X 线常不易和骨质疏松区别。但如出现假骨折线（Looser 带）或骨骼变形，则多属骨软化症。生化改变较骨质疏松明显。

2）维生素 D 缺乏所致骨软化症则常有血钙、血磷低下，血碱性磷酸酶增高，尿钙、磷减少。

3）肾性骨病多见于肾小管病变，如同时有肾小球病变时，血磷可正常或偏高。由于血钙过低、血磷过高，患者均有继发性甲状旁腺功能亢进症，X 线表现实际上是骨软化症和全身性纤维性骨炎的混合体。在慢性尿毒症时尚可伴有骨硬化症。

4）骨髓瘤：患者的骨骼 X 线表现常有边缘清晰的脱钙，须和骨质疏松区别。患者血碱性磷酸酶均正常，血钙、磷变化不定，但常有血浆球蛋白（免疫球蛋白 M）增高及尿中出现凝溶蛋白。

5）遗传性成骨不全症：可能由于成骨细胞产生的骨基质较少，状如骨质疏松。血及尿中钙、磷及碱性磷酸酶均正常，患者常伴其他先天性缺陷，如耳聋等。

6）骨转移：临床上有原发性癌症表现，血及尿钙常增高，伴尿路结石。X 线可见有骨质破坏。

3. 出具评价报告。

4. 膳食指导　钙缺乏症状较轻者，可给予膳食上的指导，较重者建议到医院进行相关治疗。

（1）食物钙：在营养充足的情况下进行钙的摄入。钙的食物来源需考虑钙的含量及吸收利用率两方面。食物中奶及奶制品含钙丰富且吸收利用率高，是钙最好的食物来源。也可选食其他一些含钙丰富的食物，见表4-13。

表 4-13　富含钙的食物（以每 100g 可食部计）

食物名称	钙/mg	食物名称	钙/mg
虾皮	991	乳酪（干酪）	799
芝麻（黑）	780	螺	722

续表

食物名称	钙/mg	食物名称	钙/mg
奶豆腐(鲜)	597	丁香鱼(干)	590
海带(干)	348	河虾	325
豆腐干	308	泥鳅	299
木耳(干)	247	牛乳	104

摘自:杨月欣,王光亚,潘兴昌.中国食物成分表(第一册).2版.北京:北京大学医学出版社,2009.

(2) 钙补充剂:除了从食物中摄取钙,还可以科学合理选用钙补充剂。选择钙补充剂时应考虑钙含量、含维生素 D 的数量及吸收率等。

(3) 维生素 D:由于钙的吸收利用离不开维生素 D,故补钙同时应注意维生素 D 的供给。人体摄取维生素 D 的主要来源是阳光照射和食物摄取。除强化食品外,动物性食品是非强化食品中天然维生素 D 的主要来源,如含脂肪高的海鱼和鱼卵、动物肝脏、蛋黄、奶油和奶酪等,故应保证动物性食物的摄入,防止维生素 D 的缺乏。此外,适当补充维生素 D 制剂对于保证机体维生素 D 水平也是十分有效的方法。

(4) 避免不良饮食习惯:应避免吸烟、饮酒、饮浓茶、浓咖啡、常喝碳酸饮料、高盐饮食等不良饮食习惯,防止茶碱、咖啡因等抑制钙吸收和尿钙排出增多。避免饮食搭配不良,草酸、植酸丰富的植物性食物与含钙丰富食物或钙补充剂混食时影响钙吸收,宜先焯水再烹制。

【实践】

赵女士,58 岁,已婚,身高 160cm,体重 45kg,退休在家。间断腰背疼痛两年,近两月加重,遂来咨询。

1. 准备工作　准备好个人信息表、膳食调查表和相关测量仪器,如体格测量和骨密度测定所需的设备和仪器。为咨询者提供一个舒适、安全的环境。

2. 信息收集及分析

(1) 一般情况:赵女士,58 岁,停经 10 年,退休在家。间断腰背疼痛两年。半年前因滑倒致桡骨骨折。

(2) 膳食史和疾病史

膳食史:饮食以主食和蔬菜为主,豆类、肉类食物摄入较少,少量饮奶。

疾病史:半年前滑倒致桡骨骨折,无其他疾病史。

(3) 体格及体征检查

体格检查:身高 160cm,体重 45kg,BMI 17.58kg/m²。

体征检查:腰背疼痛。

(4) 实验室检查:对咨询者进行相关检查,结果为血清钙为 2.01mmol/L,双能 X 线骨密度检查(DEXA):L1-L4 骨密度 T-2.7SD。

3. 出具评价报告

营养评价报告

评价时间:××××年××月×日　　　　　　　　　　　报告编号:

姓名:赵女士	性别:女	年龄:58 岁	居住地:××
身高:160cm	体重:45kg		BMI:17.58kg/m²
婚姻状况:已婚	文化程度:大学		职业:退休
膳食史:饮食以主食和蔬菜为主,豆类、肉类食物摄入较少,少量饮奶			
疾病史:半年前滑倒致桡骨骨折,无其他疾病史			
临床症状:腰背疼痛			
体格检查:身高160cm,体重45kg,BMI 17.58kg/m²。			
实验室检查:血清钙为2.01mmol/L,双光能X线骨密度检查(DXA):L1-L4骨密度T-2.7SD			
饮食建议:赵女士应进行钙剂及维生素D补充,钙剂推荐量为1 200mg/d,维生素D₃摄入量为800~1 200IU/d。服用钙片每次300mg,每日2次,维生素D₃60IU,其余钙及维生素D从饮食中摄取			

营养师签字:×××

4. **膳食指导** ①应平衡膳食,食物多样,增加豆类、奶类等富含钙的食物的摄入,每日饮奶300g或相当量的奶制品,逐渐增加体重,改善营养状况;②日常饮食中适当摄入如大豆、虾皮或其他含钙丰富的食物;③增加白天户外活动,以散步等低强度运动为主;④在营养医生的指导下服用钙剂和维生素D制剂。

(二) 铁缺乏

【目的】

1. 掌握缺铁性贫血的评价步骤。
2. 熟悉缺铁性贫血的临床体征。
3. 了解缺铁性贫血的原因。

【内容】

铁对健康起非常重要的作用,且是人体含量最多的微量元素之一。人体内铁的总量约4~5g,65%~70%存在于血红蛋白、3%在肌红蛋白、1%在含铁酶类(如细胞色素、细胞色素氧化酶、过氧化物酶、过氧化氢酶等)辅助因子及运铁蛋白中,称为功能性铁;其余则为储存铁,以铁蛋白和含铁血黄素的形式储存于肝脏、脾脏和骨髓的网状内皮系统中,约占总铁量的25%~30%。铁在食物中有血红素铁和非血红素铁,血红素铁多见于肉类食物,可被小肠上皮细胞以金属卟啉的形式整体吸收进入肠道黏膜,非血红素铁主要以二价铁离子形式被吸收。

贫血是指人体外周血红细胞的容量减少,低于正常范围的下限,不能够运输足够的氧到各组织器官而产生的综合征。根据不同的临床特点,贫血有不同的分类,当机体对铁的需求与供给发生失衡,从而导致体内贮存的铁耗尽(iron depletion,ID),进而导致红细胞内的铁缺乏(iron deficient erythropoiesis,IDE),最终引起的贫血叫缺铁性贫血(iron deficiency anemia,

IDA）。临床上以小细胞低色素性贫血、血清铁蛋白减少和铁剂治疗有效为特点,常发生于婴幼儿、孕妇、乳母及老人。随着社会经济水平和医疗卫生水平的提高,贫血的患病率虽有下降,但在经济不发达地区,缺铁性贫血仍是影响全球的公共卫生问题。

缺铁性贫血的常见病因(危险因素)包括①膳食铁摄入不足:多因膳食结构不合理或节食而减少食物的摄入;②机体对铁的需要量增加:如婴幼儿和儿童成长期、孕妇或手术后恢复;③铁吸收减少:因疾病而使铁的吸收和利用出现障碍,如萎缩性胃炎、胃酸缺乏、服用过多抗酸药等均可影响铁吸收;④铁的消耗增加:如大出血、月经过多或钩虫感染等;⑤蛋白质缺乏:蛋白质不仅是血红蛋白合成的原料,而且在消化过程中的产物可以提高铁的吸收率,所以蛋白质营养不良也会影响血红蛋白的合成导致贫血;⑥微量元素、维生素缺乏:一些矿物质、维生素,如铜、维生素 C、维生素 A、维生素 B_{12} 等对铁的吸收有利,故其缺乏也是导致缺铁性贫血的病因之一。

1. 铁缺乏的主要症状　体内缺铁的三个阶段:

（1）铁减少期:体内储存铁减少,血清铁蛋白浓度下降,但无临床症状。

（2）红细胞生成缺铁期:除血清铁蛋白降低外,血清铁降低、铁结合力上升,游离原卟啉浓度上升;但血红蛋白浓度尚未降至贫血标准,处于亚临床状态。

（3）缺铁性贫血期:血红蛋白和血细胞比容下降,开始出现缺铁性贫血的临床症状,见图 4-14。

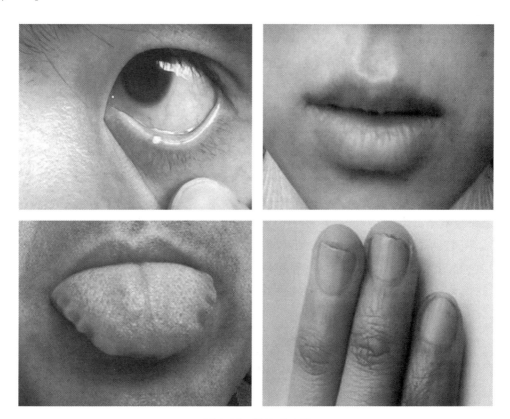

图 4-14　铁缺乏症状

皮肤、黏膜及指甲:皮肤苍白,指甲变薄变脆、易折断。

脸色:脸色苍白,缺少血色,易生皱纹。

头发:头发颜色发黄或红,干枯,脱落,缺少蛋白质、铁和维生素 E 都会导致头发分叉、折断、纵裂和卷曲。

眼睛:下眼睑(俗称眼皮)往外翻开,颜色发白,有的巩膜发蓝,肉眼可见眼白发蓝,为缺铁导致胶原纤维合成障碍所致。

手:手掌苍白,血色少,指甲外表蜡白无华,形状平坦、凹陷成勺状、无光且脆弱,甚至出现反甲,手指甲和脚指甲都有可能出现以上症状。

嘴唇和舌头:唇色发白,无血色。舌颜色淡白。

消化系统:可有恶心、呕吐、食欲减退、腹胀、腹泻等症状,少数有异食癖(如嗜食泥土、煤渣、墙皮等);儿童会有厌食、偏食、异食癖。

精神状态:精神萎靡,乏力,头晕,运动时症状更加明显。婴幼儿爱哭闹,睡中惊醒,精神萎靡、厌食、挑食、生长发育迟缓,青少年常头晕、失眠、感冒、发热、咳嗽、腹泻、注意力不集中、理解力、记忆力差、学习成绩差,至少 25% 的多动综合征患者的血铁浓度降低。

神经系统:会出现耳鸣、记忆力减退和注意力不集中等症状,青少年还会出现多动症症状,顽皮好动,注意力不集中,学习成绩下降;成年人学习和工作效率降低;老年人易健忘,提前或加重老年痴呆症状。严重者智力发育受损,生长发育受阻,体力下降,学习能力降低,且补铁后也难恢复。

免疫力和抗感染能力:免疫力降低,易生病,女性易怕冷。贫血可导致中性粒细胞对细菌的杀伤能力降低,淋巴细胞转化能力下降,造成免疫功能障碍。

月经:缺铁性贫血会导致月经紊乱、经期不规律,多为延期或缩短,常缩短为不足 3 天,经量少,颜色淡,甚至闭经。有时也会出现月经量比正常量多的情况。

育龄女性贫血对母亲和胎儿影响较大。一方面影响胎儿的发育,易造成不良妊娠后果,如流产、早产、体重不足和新生儿疾病等。另一方面母亲抵抗力降低,产后恢复较慢,乳汁分泌减少,继续影响新生儿的生长发育。

心血管系统:心慌气短、疲乏无力、严重者可出现心绞痛、心衰等。

2. 不同人群铁营养特点

(1)婴儿:婴儿出生 6 个月之后,母乳中铁营养消耗殆尽,如果不及时补铁,很容易发生缺铁,进而导致贫血。因此要及时补充铁强化的奶粉或辅食,婴幼儿铁元素的膳食补充见表 4-14。

表 4-14 婴幼儿的铁元素的膳食补充

年龄	铁的需求标准	膳食补充
2~4 个月	适宜摄入量为 0.3mg/d	早产儿从 2 个月起、足月儿从 4 个月起可在医生指导下补充乳铁蛋白,以加强预防
4~5 个月	RNI 为 10mg/d	添加鱼泥、枣泥、婴幼儿配方奶粉(约 8mg/100g)、米粉等,这些食物含铁量比血和肝低,但易于此时婴幼儿的消化和吸收

年龄	铁的需求标准	膳食补充
7个月	RNI 为 10mg/d	添加肝泥（鸭肝 23.1mg/100g、猪肝 22.6mg/100g）、血类（鸭血 35.7mg/100g、鸡血 25mg/100g、羊血 18.3mg/100g）黑木耳（97.4mg/100g）等食物
1~4 岁	RNI 为 9mg/d	瘦肉、肝泥、鱼肉等
同时给予富含维生素 C 的蔬菜或水果，如桃（51mg/100g）、草莓（47mg/100g）、猕猴桃（62mg/100g）、橙子（33mg/100g）、菜花（61mg/100g）、西蓝花（51mg/100g）等，提高铁的吸收率		

（2）少年儿童和女性：少年儿童、孕妇及乳母对铁的需求量较高。应选择含铁量高，吸收利用好的食物，如动物肝脏、动物血、瘦肉、禽肉、鱼类等动物性食物。蔬菜的颜色越深含铁量越高。如黑木耳、海带、香菇、紫菜、黑芝麻、芝麻酱含铁丰富。选择有机酸和维生素 C 含量高的蔬菜和水果，如刺梨（木梨子）（2585mg/100g）、鲜枣（243mg/100g）、芥菜、猕猴桃、辣椒（62mg/100g）等来提高吸收率。

（3）老年人：老年人吸收利用率降低，活动量减少，消化功能衰退，胃酸缺乏、慢性失血病等均易造成缺铁。老年人咀嚼能力、消化吸收能力均下降，因此选择相对松软、易于消化和吸收的食谱，见表 4-15。

表 4-15　老年人缺铁性贫血的膳食补充

餐次	50 岁以上老年人铁的 RNI 为 12mg/d
早餐	瘦肉粥（大米 25g，瘦肉 20g）； 枣糕（面粉 50g，大枣 20g，鸡蛋 20g）；拌黄瓜（黄瓜 100g）
午餐	米饭（大米 100g）；橘子 100g；猕猴桃 100g 牛肉炒青椒（牛肉 50g，青椒 150g，胡萝卜 50g，木耳 2g）； 鸭血粉丝豆腐汤（鸭血、豆腐各 50g，粉丝 10g）
晚餐	米饭（大米 100g）； 紫菜蛋汤（紫菜 10g，鸡蛋 50g）或猪肝汤（猪肝 50g，碎小白菜 100g）、莴笋肉片（莴笋 200g，瘦肉 50g，木耳 2g，胡萝卜 20g）
以上仅为参考，具体可根据老年人喜好和实际情况编制食谱	

3. 铁缺乏的实验室评价

（1）有明确的缺铁病因和临床表现。

（2）外周血红细胞呈小细胞低色素性改变：平均血细胞比容（MCV）<80fl，平均红细胞血红蛋白含量（MCH）<27pg，平均红细胞血红蛋白浓度（MCHC）<32%。

血红蛋白：检查任意时间血，低于正常参考值即可认为贫血。正常值范围为男性：120~160g/L，女性：110~150g/L。Hb 值 90~110g/L 为轻度贫血，60~90g/L 为中度贫血，<60g/L 为重度贫血。

平均红细胞容量（MCV）和红细胞分布宽度（RDW）：缺铁性贫血的特征性改变为低 MCV 和高 RDM，故一般 MCV<80fL，RDW>15% 提示铁缺乏。

（3）血清铁蛋白（SF）：反映人体内铁储存的指标，抽取空腹血检测，<12μg/L，是诊断隐性缺铁性贫血的最好方法，见表 4-16。

表 4-16 血清铁蛋白浓度与相对铁储备程度

| | 血清蛋白铁/($\mu g \cdot L^{-1}$) | | | |
| | 5 岁以下儿童 | | 5 岁及 5 岁以上人群 | |
	男性	女性	男性	女性
铁储备耗竭	<12	<12	<15	<15
铁储备耗竭(感染时)	<30	<30	—	—
铁负荷过度(成人)	—	—	>200	>150

摘自:孙长颢,凌文华,黄国伟. 营养与食品卫生学. 8 版. 北京:人民卫生出版社,2017.

（4）血清运铁蛋白受体(sTfR):精确反映铁营养状态的指标,灵敏度高,早期缺铁即可诊断,缺铁时比正常值高 3~4 倍,正常值为 0.9~2.3mg/L。

（5）红细胞游离原卟啉(FEP):原卟啉与铁结合形成血红素。铁缺乏时,会导致红细胞游离原卟啉浓度增加。FEP>0.9μmol/L(全血)或原卟啉>0.96μmol/L(全血)或 FEP/Hb> 4.5μg/g Hb,即诊断为贫血。

4. 缺铁性贫血的诊断标准

（1）小细胞低色素性贫血:男性 Hb<120g/L,女性 Hb<110g/L,红细胞形态呈低色素性表现。

（2）有明确的缺铁病因和临床表现。

（3）血清铁蛋白<14μg/L。

（4）血清铁<8.95μmol/L,总铁结合力>64.44μmol/L。

（5）运铁蛋白饱和度<0.15。

（6）骨髓铁染色显示骨髓小粒可染铁消失,铁粒幼细胞<15%。

（7）红细胞游离原卟啉(FEP)>0.9μmol/L(全血),血液锌原卟啉(ZEP)>0.9μmol/L (全血),或 FEP/Hb>4.5μg/g Hb。

（8）血清可溶性运铁蛋白受体(sTfR)浓度>26.5nmol/L(2.25mg/L)。

（9）铁治疗有效。

符合第(1)条和(2)~(9)条中任何两条以上者可诊断为缺铁性贫血。

【应用】

缺铁性贫血的营养状况评价

1. 准备工作 掌握缺铁性贫血的主要症状、体征、缺乏的可能原因和膳食指导的知识。准备个人信息表、膳食调查表和相关测量仪器,如体格测定所需仪器。为咨询者提供一个舒适、安静的环境。

2. 信息收集分析

（1）一般情况:年龄、性别、职业等。

（2）膳食史和疾病史

膳食史:最近饮食是否规律,食欲如何,日常摄取的食物种类是否有铁摄入不足等。

健康状况:有无患病如胃肠道慢性疾病及手术史、肝病史等。是否感染肠道寄生虫,有无服用抗酸药等影响铁吸收的药物。

(3)膳食调查:计算被检查者日常铁摄入量,并与其标准推荐摄入量进行比较,评价膳食摄入是否达标。

(4)体格及体征检查

相关体格检查:身高、体重、体温、血压和毛发等。

观察被检查者的提醒,看是否消瘦、发育不良或营养不良。

观察其外貌表情、活动、精神状态等,看是否存在精神萎靡、反应冷淡。

检查口唇、黏膜、甲床是否苍白,是否有反甲。

让被检查者做一定的运动,如蹲站,看其是否出现头晕、心慌等。

(5)实验室检查:查血红蛋白、血细胞比容、血清铁、总铁结合力、血清运铁蛋白饱和度、红细胞游离原卟啉、血清铁蛋白等。

(6)需要鉴别的几种疾病

巨幼红细胞性贫血:需要和维生素 B_{12} 缺乏、叶酸缺乏导致的贫血相鉴别。除贫血的一般体征外,还表现为实验室检查中红细胞、血红蛋白形状改变或结构缺失。巨幼红细胞贫血还表现为红细胞生成无效,骨髓内出现巨幼红细胞系列,并且细胞形态的巨型改变也见于粒细胞、巨核细胞系列,甚至某些增殖性体细胞。

溶血性贫血:溶血性贫血(hemolytic anemia)是由于红细胞破坏速率增加(寿命缩短),超过骨髓造血的代偿能力而发生的贫血。正常红细胞的寿命约 120 天,只有在红细胞的寿命缩短至 15~20 天时才会发生贫血。慢性溶血除贫血外,还有黄疸和脾大的特征。急性溶血发病急骤,短期大量溶血引起寒战、发热、头痛、呕吐、四肢腰背疼痛及腹痛,继之出现血红蛋白尿。严重者可发生急性肾衰竭、周围循环衰竭或休克。其后出现黄疸、面色苍白和其他严重贫血的症状和体征。

再生障碍性贫血:除一般贫血症状外,还会伴随皮下或黏膜出血,骨髓象改变,如网织红细胞数目减少等。

失血性贫血:失血是贫血常见的原因,可分为急性和慢性两种。急性失血性贫血指在短时间内大量失血所致的正细胞性贫血;慢性失血性贫血指长期中度出血所致的小细胞性贫血,是成人缺铁性贫血的重要病因,多见于慢性胃肠道疾病,泌尿系统疾病及妇科疾病。

3. 出具评价报告。

4. 膳食指导　缺铁性贫血症状较轻者,可给予膳食上的指导,较重者建议到医院进行相关治疗。

铁广泛存在于各种食物中,但吸收率相差较大。吸收率一般为血红素铁>Fe^{2+}>Fe^{3+},动物性食物中的铁多为血红素铁,吸收率均较高,动物肝脏、血、畜肉、禽肉、鱼类是铁的良好来源,蛋黄中铁含量虽高,但铁因与高磷蛋白结合,吸收率为 3%,不适合补充铁。植物性食物铁含量不高且生物利用率不高,食物中铁含量见表 4-17。

表 4-17 富含铁的食物（以每 100g 可食部计）

食物名称	铁/mg	食物名称	铁/mg
苔菜（干）	283.7	珍珠白蘑（干）	189.8
猪肝	181.3	木耳（干）	97.4
蛏子	33.6	鸭血（白鸭）	30.5
鸡血	25	沙鸡	24.8
鸭肝	23.1	猪肝	22.6
羊血	18.3	牛肉干	15.6

摘自：杨月欣,王光亚,潘兴昌.中国食物成分表（第一册）.2版.北京:北京大学医学出版社,2009.

影响铁吸收的因素：维生素 C 与铁形成复合物,使铁在肠道容易溶解,能促进铁的吸收；食物中钙（牛奶、酸奶等）、植酸（豆类等）或草酸（菠菜等）、多酚类（浓茶、咖啡等）物质可抑制铁的吸收。

【实践】

王女士,45 岁,中学教师,身高 165cm,体重 48kg,活动后心悸并逐渐加重 2 年余。伴面色苍白,神疲乏力不适,头晕,视物昏花,多梦,夜间睡眠差,食欲减退,有时腹泻等症状,特前来咨询。

1. 准备工作 准备个人信息表、膳食调查表和相关测量仪器,如体格测定所需仪器和工具。为咨询者提供一个舒适、安静的环境。

2. 信息收集及分析

（1）一般情况：王女士,45 岁,中学教师。活动后心悸并逐渐加重 2 年余。伴面色苍白,神疲乏力不适,头晕,视物昏花,多梦,夜间睡眠差,食欲减退,有时腹泻等症状。胃结肠镜检查、超声及 CT 等影像学检查未发现有明显的器质性病变。

（2）膳食史和疾病史

膳食史：素食,多为绿叶蔬菜和水果类,少量进食鸡蛋和奶。最近食欲减退,各种营养素摄入均低于正常水平。

疾病史：无疾病史,有月经过多史。最近睡眠质量变差且多梦。

（3）体格及体征检查

体格检查：身高 165cm,体重 48kg,BMI 17.63kg/m^2。

体征检查：神志清,精神萎靡,消瘦。面色苍黄,唇甲色淡,毛发干枯,甲平,有裂纹。肝脾肋下未触及,腹平软,无压痛。全身皮肤无出血点,舌苔白腻,舌体胖,有齿痕。

（4）实验室检查：对咨询者进行血常规检查,结果显示：红细胞计数 3.1×10^{12}/L,红细胞平均体积（MCV）60fl,血红蛋白（Hb）80g/L,网织红细胞计数 1.2%,血小板计数 218×10^9/L。随后进一步进行贫血相关检查：血清铁蛋白 10μg/L,血清铁 7.74μmol/L,总铁结合力 80μmol/L。肝脾超声检查（-）。心电图：正常。

3. 出具评价报告。

营养评价报告

评价时间:××××年××月××日　　　　　　　　　　报告编号:

姓名:王女士	性别:女	年龄:45 岁	居住地:××
身高:165cm	体重:48kg	BMI:17.63kg/m²	
婚姻状况:已婚	文化程度:大学	职业:教师	

膳食史:素食,多为绿叶蔬菜和水果类,少量进食鸡蛋和奶。最近食欲减退,各种营养素摄入均低于正常水平
疾病史:无疾病史
临床症状:活动后心悸并逐渐加重 2 年余。伴面色苍白,神疲乏力不适,头晕,视物昏花,多梦,夜寐不酣,食欲减退,有时腹泻等症状。胃结肠镜检查、超声及 CT 等影像学检查未发现有明显的器质性病变
体格检查: 1) 神志清,精神萎靡,消瘦; 2) 面色苍黄,唇甲色淡,毛发干枯,甲平,有裂纹; 3) 肝脾肋下未触及,腹平软,无压痛; 4) 全身皮肤无出血点,舌苔白腻,舌体胖,有齿痕。
实验室检查:红细胞计数 3.1×10¹²/L,红细胞平均体积(MCV)60fl,血红蛋白(Hb)80g/L,网织红细胞计数 1.2%,血小板计数 218×10⁹/L。血清铁蛋白 10μg/L,血清铁 7.74μmol/L,总铁结合力 80μmol/L
饮食建议:根据医生处方口服铁剂治疗。膳食推荐每日铁摄入量为 20mg,每天进食动物性食物如动物血制品、动物肝脏、红肉;为增加铁吸收,可多吃富含维生素 C 的新鲜蔬菜和水果,如柑橘、猕猴桃、甜椒等

营养师签字:×××

4. 膳食指导　①纠正饮食习惯,均衡饮食,荤素结合,增加含铁丰富食物的摄入,如瘦肉类、肝脏、血制品等动物性食物;②进食量可参照《中国居民膳食膳食指南(2022)》推荐,每天进食 300~500g 蔬菜,200~350g 水果;③治疗期间避免铁剂与牛奶、茶、咖啡同服,影响铁的吸收。

(三) 锌缺乏

【目的】

1. 掌握锌缺乏症的评价步骤。

2. 熟悉锌缺乏症的临床体征。

3. 了解锌缺乏症的原因。

【内容】

锌是对生长发育极重要的微量元素,分布于人体所有组织、器官、体液及分泌物中。锌参与多种酶的合成,在人体生长发育、生殖遗传、免疫、消化、内分泌等重要生理过程中起着极其重要的作用。锌缺乏是人群中常见的营养缺乏症,孕妇及育龄妇女、早产、偏食多动的孩子和体弱多病的孩子等因锌需求量和消耗量大、锌摄入少吸收差等原因,都极易发生锌缺乏。在 WHO《健康危险比较评价》中,铁、维生素 A 和锌缺乏被列为发展中国家十大疾病致死因素,特别是 5 岁以下儿童,锌缺乏会增加患肺炎和腹泻的风险。通过对人群的营养学评价了解人群锌摄入情况,并给锌摄入不当人群提出合理的营养学建议。

锌缺乏的原因主要有:长期膳食锌摄入不足,如不良饮食习惯、素食主义者,谷类及豆类等植物性食物中含锌较少;需求增加,儿童生长发育期、妊娠和哺乳期、营养不良恢复期、术后组织修复等锌需要量相对增加;机体吸收利用减少,如吸收不良综合征、肠胃紊乱、恶性肿瘤等;锌的排出增加:如腹泻、肾病、急性感染、烧伤及某些利尿药物。

1. 锌缺乏的主要症状

生长发育迟缓:儿童缺锌导致生长发育缓慢,身高体重均低于同龄儿童,可影响身体各个器官组织。孕妇严重缺锌导致胎儿先天畸形,低出生体重,出生后缺锌严重者,还可导致侏儒症。

皮肤表现为干燥、粗糙、过度角化,可出现肠病性肢端皮炎、脂溢性皮炎、皮疹、痤疮等症状,受伤后伤口愈合缓慢;眼部出现老年黄斑变性,还可出现夜盲症和暗适应障碍;口腔炎或白色舌苔、反复口腔溃疡,少数会出现角状唇炎;头发可表现为部分脱落,头发稀疏、暗淡;指甲白斑、匙状甲、指甲脆性增加;地图舌、舌乳头扁平、萎缩及苍白;消化系统表现为嗅觉和味觉敏感度下降,食欲减退,腹泻、少数有异食癖,如嗜食泥土、煤渣、纸张、墙皮等;缺锌影响细胞的正常功能,降低机体免疫功能,易发生感冒及反复感染;精神状态表现为认知功能损害,严重者可致行为异常,如易怒、嗜睡和抑郁,反应迟钝,注意力不集中、多动症等;睾酮水平下降,性腺功能不成熟和青春期延迟;成人可致性腺功能减退和低精子症,见图 4-15 和图 4-16。

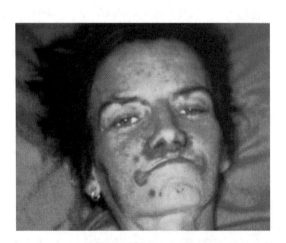

图 4-15　酒精依赖症患者锌缺乏皮炎

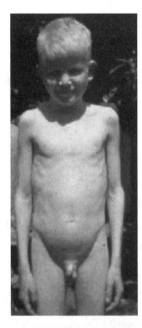

图 4-16　锌缺乏病(性腺功能减退症)

2. 锌缺乏的实验室评价标准　目前尚缺乏有效的锌缺乏特异性诊断指标,需结合临床症状、实验室检查及膳食锌摄入量综合判断。

(1) 空腹血浆(血清)锌:反应锌近期营养状况,血浆(血清)锌正常值为 11.5 ~

22.9μmol/L,小于 11.47μmol/L 提示缺锌。

（2）餐后血清锌浓度反应实验（PZCR）>15% 提示缺锌。

（3）尿锌:正常值为 2.3~18.4μmol/24h。

（4）发锌:标准参考值为 108μg/g。

3. 锌缺乏的诊断标准　确诊(需具备下列 5 项中的 3 项)。

（1）膳食调查:每日锌摄入量少于推荐供给量的 60%。

（2）有纳呆、生长发育迟缓、皮炎、反复感染、免疫功能低下、异嗜癖等典型的缺锌临床表现中的 2 个或 2 个以上条件。

（3）空腹血清锌浓度<11.47μmol/L(原子吸收法)。

（4）PZCR>15%。

（5）单独用锌剂治疗 1 个月后有显效。

可疑(具备下列 5 项中的 2 项):

（1）空腹血清锌浓度介于 13.74~11.47μmol/L(原子吸收法)。

（2）另 4 项与上述(1)(2)(4)(5)相同。

【应用】

锌缺乏病的营养状况评价

1. 准备工作　掌握锌缺乏症的主要症状、体征、缺乏的可能原因和膳食指导的知识。准备好个人信息表、膳食调查表和相关测量仪器,如体格测定所需仪器。为咨询者提供一个舒适、安静的环境。

2. 信息收集分析

（1）一般情况:年龄,性别,职业等。

（2）膳食史和疾病史

膳食史:询问最近 1~3 个月的膳食摄入情况。如饮食是否规律,食欲如何,食物摄入情况,特别注意询问富含锌及相关食物的摄入频率及数量,注意询问是否具有异食癖现象。

健康状况:询问疾病史、服药史及个人生活习惯。通过疾病史判定是否有影响锌需求量增加,或导致锌大量消耗的疾病。询问是否有味觉、嗅觉障碍。儿童则应询问年龄、身高、体重等,以判断是否有生长发育迟缓现象。对于青少年及成人患者,询问是否有性发育障碍及性功能低下。孕妇或乳母则要询问孕周或婴幼儿的年龄、喂养情况等,以便判定咨询者对锌的需求量。

（3）膳食调查:计算被检查者膳食锌摄入量,并与其标准推荐摄入量进行比较,评价膳食摄入是否达标。

（4）体格及锌缺乏体征检查:

锌缺乏应重点关注身高、体重、皮肤黏膜等体征。

儿童应重点检查其身高、体重,与同龄人相比判断是否属于生长发育迟缓。

皮肤检查:观察皮肤和舌头情况,是否存在干燥、皮炎及舌头地图舌变化。

指甲:指甲是否易脆,有白斑。

观察其活动精神状态,是否有精神行为异常,如易怒、嗜睡、反应迟钝、注意力不集中等。

（5）实验室检查:血浆(血清)锌水平、餐后血清锌浓度反应实验、发锌、尿锌、血浆碱性磷酸酶等。

（6）需要鉴别的几种疾病

侏儒症：侏儒症是由于多种原因导致的生长激素分泌不足,而致生长发育迟缓。在诊断生长发育迟缓的幼儿时,应结合其他临床症状、实验室相应指标综合判断。

眼病与其他病因引起的夜盲症、暗适应障碍及视神经疾病等眼病鉴别。

3. 出具评价报告。

4. **膳食指导** 锌缺乏症状较轻者,可给予膳食上的指导,较重者建议到医院进行补锌治疗。

锌的来源较为广泛,贝类、牛肉和其他红肉含有丰富的锌;坚果和豆类是锌的较好的植物来源。全谷物产品和植物蛋白中的锌由于含有相对高含量的植酸而导致锌具有较低的生物利用度,见表4-18。

表 4-18 富含锌的食物（以每100g可食部计）

食物名称	锌/mg	食物名称	锌/mg
生蚝	71.20	小麦胚粉	23.40
山核桃（熟）	12.59	扇贝（鲜）	11.69
猪胆肝	11.25	沙鸡	10.60
山羊肉（冻）	10.42	螺蛳	10.27
腊羊肉	9.95	火鸡腿	9.26
口蘑（白蘑）	9.04	牛肉（前腿）	7.61

摘自：杨月欣,王光亚,潘兴昌.中国食物成分表（第一册）.2版.北京:北京大学医学出版社,2009.

【实践】

张某某,男,5岁,身高100cm,体重15kg。体质差,易感冒。平时偏食,不爱吃肉类,爱吃蔬菜,食欲较差。近来发现身体皮肤粗糙,指甲出现白斑,有食纸张现象,反应迟钝。家长遂带来就医。

1. **准备工作** 准备个人信息表、膳食调查表和相关测量仪器,如体格测定所需仪器和工具。为咨询者提供一个舒适、安静的环境。

2. **信息收集及分析**

（1）**一般情况：**向父母了解患儿一般情况,张某某,5岁。近年来反复感冒。平时食欲差,有食纸张现象,近来皮肤变粗糙,指甲有白斑,反应迟钝。

（2）**膳食史及疾病史**

膳食史：不喜食肉,多食绿叶蔬菜和水果类,食欲较差,各种营养素摄入均低于正常水平,有食用纸张的情况。

疾病史：无疾病史。

（3）**体格及体征检查**

体格检查：身高100cm,体重15kg。

体征检查：神志清,精神萎靡,消瘦;同时伴有皮肤干燥,毛发干枯且部分脱落,指甲有白斑。

（4）实验室检查：空腹血清锌 10.3μmol/L，餐后血清锌浓度反应实验 17%。

3. 出具评价报告

营养评价报告

评价时间：××××年××月××日　　　　　　　　　报告编号：

姓名：张某某	性别：男	年龄：5 岁	居住地：××
身高：100cm	体重：15kg		BMI：
婚姻状况：未婚	文化程度：无		职业：

膳食史：挑食，食欲较差，各种营养素摄入均低于正常水平，有食用纸张的情况
疾病史：无疾病史
临床症状：食欲减退，近年来反复感冒，近月皮肤变粗糙，指甲有白斑
体格检查： 1）生长发育较同龄儿童迟缓 2）神志清，精神萎靡，消瘦 3）皮肤干燥，毛发干枯且部分脱落，指甲有白斑
实验室检查：空腹血清锌 10.3μmol/L，餐后血清锌浓度反应实验 17%
饮食建议：增加含锌丰富的红肉类（如猪牛羊肉）、牡蛎等，在医生的治疗下改善食欲，同时补充其他食物的摄入
营养师签字：×××

4. 膳食指导　①纠正挑食的不良饮食习惯，食物多样，规律就餐，在三餐之间可给予加餐。②增加蛋白类食物，以含锌丰富的红肉类为主，如猪牛羊肉、牡蛎等。③谷类每天摄入100～150g，可选用含锌丰富的小麦胚粉；蔬菜类 150～300g，水果 150～250g；肉禽鱼 50～75g，鸡蛋 50g，摄入含锌丰富的海产品，如生蚝、扇贝，以及牛肉和其他红肉；每天饮奶 350～500g，大豆 10～20g，油 20～25g，盐≤4g。④早餐和中餐后可适当加餐，如奶制品，水果和坚果类。

（四）碘缺乏

【目的】

1. 掌握碘缺乏病的评价步骤。
2. 熟悉碘缺乏病的临床体征。
3. 了解碘缺乏病的原因。

【内容】

碘是人体的必需微量元素，是甲状腺合成甲状腺激素的主要原料之一。人体中的碘80%以上来自食物，10%～20%来自饮水，0～5%来自空气。膳食和水中的碘主要为无机碘化物，经口进入人体后，在胃和小肠上段被迅速完全吸收。食物中的有机碘一部分可被直接吸收，另一部分需要在消化道转化为无机碘后才可吸收。健康成人体内的碘总量为 30mg（20～50mg），其中 70%～80%存在于甲状腺，甲状腺是富集碘能力最强的器官，24 小时内可富集摄入碘的 15%～45%,碘在人体内约 90% 通过肾脏从尿中排出,哺乳期妇女通过乳汁排出碘,以满足婴幼儿对碘的需求。在碘摄入停止的情况下,体内储备的碘仅够维持 2～3 个月,缺碘会引致碘缺乏病影响甲状腺功能。据 2018 年《中国居民补碘指南》显示当前我国居民中一般人群整体处于碘营养适宜的状态,但特需人群还面临碘营养缺乏的风险。碘缺乏病是由于自然环境碘缺乏造成机体碘营养不良所表现的一组疾病和危害的总称。它包括地方性甲状腺肿、地方性克汀病、地方性亚临床克汀病,以及碘缺乏导致的流产、早产、死产、先天畸形等(表 4-19)。

表 4-19　碘缺乏病疾病谱

人群	缺碘对健康的影响
所有年龄段	甲状腺肿
	甲状腺功能减退
	对核辐射敏感性增加
胎儿期	自然流产
	死产
	先天性畸形
	围生期胎儿死亡
新生儿期	地方性克汀病,包括智力缺陷、聋哑、痉挛性瘫痪、斜视、甲状腺功能减退和身材矮小,死亡率增加
儿童期和青少年期	精神功能受损
	体格发育迟缓
	碘性甲状腺功能亢进症(IIH)
成年期	精神功能受损
	碘性甲状腺功能亢进症(IIH)

碘缺乏病的常见病因(危险因素)包括:碘摄入不足,由于自然环境碘缺乏所引起的食物和饮用水缺碘;摄入含抗甲状腺因子的食物或药物;由于妊娠,哺乳等导致体内碘大量消耗。

1. 碘缺乏的主要症状

(1) 胎儿期(孕产期妇女):孕妇缺碘影响胎儿神经、肌肉的发育及引起胎儿流产、死胎、先天畸形、婴儿期和围生期死亡率增高、胎儿甲状腺功能减退。

(2) 新生儿期:机体碘的不足引起生长发育迟缓、智力发育落后、精神运动功能发育落后、体格发育落后。严重者导致呆小症(克汀病)(图 4-18),表现为呆、小、聋、哑、瘫等症状。

(3) 儿童期和青少年期:碘的摄入不足引起智力发育障碍、体格发育障碍、单纯聋哑、斜视、痉挛性瘫痪、不同程度的步态和姿态异常、甲状腺肿、青春期甲状腺功能减退。

(4) 成人期:精神功能受损、甲状腺功能减退、甲状腺肿(图 4-17)及其并发症,严重者可压迫气管和食管,影响呼吸和吞咽。

2. 碘缺乏的实验室评价标准

(1) 尿碘:尿碘中位数是评价人群碘摄入量的良好指标。儿童、一般人群碘营养水平适宜的标准是尿碘中位数在 100～199μg/L。

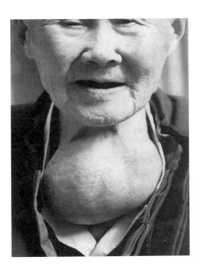

图 4-17 甲状腺肿大

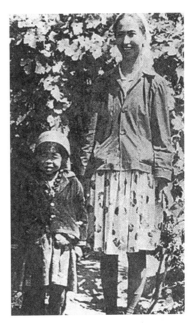

图 4-18 克汀病患者和正常人(均为 35 岁)

（2）甲状腺肿评估

触诊法:甲状腺肿大超过拇指末节且可以观察到。

超声法:甲状腺容积超过相应年龄段正常值。

（3）甲状腺功能检查

血清促甲状腺激素(TSH):可作为评估新生儿碘营养状况的一项敏感指标。

血清甲状腺激素(TT_4、TT_3、FT_4、FT_3):评价甲状腺功能,T_3 及 T_4 或 FT_4 下降,TSH 升高提示碘缺乏。

3. 碘缺乏病的诊断标准

（1）地方性甲状腺肿的诊断标准:生活于缺碘地区;触诊法诊断甲状腺肿大超过本人拇指末节且可以观察到,B 超法诊断甲状腺容积超过相应年龄段正常值;除外甲状腺功能亢进症、甲状腺炎、甲状腺肿瘤等疾病。

（2）地方性克汀病诊断标准:具备必备条件,同时再具备辅助条件一项及一项以上者。

必备条件:患者应出生和居住在碘缺乏地区,同时具有不同程度的精神发育迟滞,克汀病为智力商数(IQ)<54。

辅助条件:

1）神经系统障碍,具有以下任何条件之一或以上者判断为神经系统障碍:运动神经障碍(锥体系和锥体外系),包括不同程度的痉挛性瘫痪,步态和姿态异常,斜视;不同程度的听力障碍;不同程度的言语障碍(哑或说话障碍)。

2）甲状腺功能障碍,具有以下任何条件之一或以上者判断为甲状腺功能障碍:不同程度的体格发育障碍;不同程度的克汀病形象:傻相、傻笑、眼距宽、鼻梁塌,并常伴有耳软、腹膨隆和脐疝等;不同程度的甲减:黏液性水肿、皮肤干燥、毛发干粗。

3)实验室和 X 线检查。甲减时,血清 TSH 高于正常、$TT_4(FT_4)$ 低于正常、$TT_3(FT_3)$ 正常或降低。亚临床甲减时,血清 TSH 高于正常、$TT4(FT_4)$ 在正常范围内。X 线骨龄发育落后和骨骺愈合延迟。

(3)地方性亚临床克汀病诊断标准:具备必备条件,同时再具备辅助条件一项及一项以上者。

必备条件:患者应出生和居住在碘缺乏地区;同时,具有轻度精神发育迟滞,IQ 为 55~69 之间。

辅助条件:

1)神经系统障碍,具有以下任何条件之一或以上者判断为神经系统障碍:

极轻度的听力障碍。电测听时,听力阈值升高、高频或低频有异常;轻度或极轻度神经系统损伤。表现为精神运动障碍和/或运动技能障碍;极轻度言语障碍或正常。

2)甲状腺功能障碍,具有以下任何条件之一或以上者判断为甲状腺功能障碍:轻度体格发育障碍;不同程度的骨龄发育落后以及骨骺愈合不良。

3)实验室检查:没有甲减;可发现亚临床甲减,或者单纯性低甲状腺素血症(血清 TSH 正常、TT_4 或 FT_4 低于正常)。

【应用】

碘缺乏状况评价

1. 准备工作　掌握碘缺乏病的主要症状、体征、缺乏的可能原因和膳食指导的知识。准备个人信息表、膳食调查表和相关测量仪器,如体格测定所需仪器。为咨询者提供一个舒适、安静的环境。

2. 信息收集分析

(1)一般情况:年龄,性别,职业等。

(2)膳食史和疾病史

膳食史:询问最近 1~3 个月的膳食摄入情况。如饮食是否规律,加碘食盐摄入情况,食物摄入情况,特别注意询问富含碘及相关食物的摄入频率及数量。

健康状况:询问患者居住地、疾病史、服药史及个人生活习惯。通过查询居住地判断是否属于缺碘地区,通过疾病史及服药史判定是否有影响碘需求量增加、消化吸收障碍的疾病或药物,通过个人生活习惯如节食减肥、熬夜、酗酒、厌食等判定有无影响碘摄入的生活习惯。孕妇或乳母则要询问怀孕几周或婴幼儿的年龄、喂养情况等,以便判定咨询者对碘的需求量。

(3)膳食调查:计算被检查者日常碘摄入量,并与其标准推荐摄入量进行比较,评价膳食摄入是否达标。

(4)体格及体征检查:相关体格检查包括身高、体重、甲状腺、骨骼、精神功能。

身高和体重:特别是儿童应测量身高、体重。

甲状腺:采用触诊法或 B 超法检测甲状腺是否肿大。

观察骨骼发育是否异常。

采用量表测量其 IQ 值,尤其是儿童,检测是否存在智力缺陷。

（5）实验室检查:触诊及超声检查甲状腺,查尿碘、血清 TSH、血清甲状腺激素等。

（6）需要鉴别的几种疾病

甲状腺功能亢进:由于甲状腺体本身功能亢进,合成和分泌甲状腺激素增加所导致的血循环中甲状腺激素过多,引起以神经、循环、消化等系统兴奋性增高和代谢亢进为主要表现的一组临床综合征。

甲状腺功能减退症（甲减）:是由于甲状腺激素合成和分泌减少或组织利用不足导致的全身代谢减低综合征。

3. 出具评价报告。

4. 膳食指导　碘缺乏病症状较轻者,可给予膳食上的指导,较重者建议到医院进行相关治疗。

（1）食用加碘食盐:国家规定在食盐中添加碘的标准为 20~30mg/kg。

（2）富含碘的食物:不同食物含碘量不同,部分海产品含碘量较高,如海带、紫菜、带鱼、干贝等,尤以海带、紫菜含碘量最高。其他食品中,蛋类含碘量较高,肉类含碘量较低,植物类含碘量最低,见表 4-20。

表 4-20　富含碘的食物（以每 100g 可食部计）

食物名称	碘/μg	食物名称	碘/μg
紫菜（干）	171 465	海带（干）	36 240
海草	15 982	虾皮	264.5
墨鱼	13.9	草鱼	6.4
羊肉（瘦）	7.7	猪肉（瘦）	1.7
黄豆［大豆］	5.2	黄豆芽	10.6
橘子	5.3	菠萝	4.1

摘自:杨月欣.中国食物成分表标准版.6 版.北京:北京大学医学出版社,2018.

【实践】

李某某,女,50 岁,163cm,48kg,教师。于 6 个月前发现颈前有一肿物,可随吞咽上下移动,未觉疼痛,无发热,声音嘶哑,无呼吸困难、吞咽困难等症状,近几日发现肿块缓慢增大,颈部疼痛不适,特来咨询。

1. 准备工作　准备个人信息表、膳食调查表和相关测量仪器,如体格测定所需仪器和测定的工具。为咨询者提供一个舒适、安静的环境。

2. 信息收集及分析

（1）一般情况:李某某,50 岁,教师。于 6 个月前发现颈前有一肿物,近几日发现肿块缓慢增大,无疼痛。平时独居,饮食简单,清淡,不吃海产品。无既往病史及药物服用史。

（2）膳食史和疾病史

膳食史:饮食较为单一,多以蔬菜为主,平日饮食清淡,食用不加碘食盐,不吃海产品。

疾病史:既往健康,无疾病史。

（3）体格及体征检查

体格检查：身高 163cm、体重 48kg，BMI 18.07kg/m²。

体征检查：颈前可见一肿物，质软，无压痛，表面光滑，未闻及血管杂音，周围淋巴结无肿大。B 超显示左侧甲状腺有一占位，形态尚规则，边界清。CDFI 检查，肿块内部可见丰富血流信号。

（4）实验室检查

结果显示：TSH：2.4μIU/ml，TT$_3$：0.90ng/ml，TT$_4$：9.50μg/dl，FT$_3$：2.6pg/ml，FT$_4$：1.1ng/dl。

3. 出具评价报告。

营养评价报告

评价时间：××××年××月××日　　　　　　　　　　　报告编号：

姓名:李女士	性别:女		年龄:50 岁		居住地:××
身高:163cm		体重:48kg		BMI:18.07kg/m²	
婚姻状况:丧偶		文化程度:大学		职业:教师	
膳食史:饮食清淡、较为单一,食用不加碘食盐,不吃海产品					
疾病史:无疾病史					
临床症状:于 6 个月前发现颈前有一肿块,可随吞咽上下移动,近日缓慢增大,无疼痛					
体格检查:甲状腺处有一肿块,表面光滑,质软,无压痛,未闻及血管杂音,周围淋巴结无肿大。 B 超结果显示左侧甲状腺有一占位,形态尚规则,边界清。CDFI 检查,肿块内部可见丰富血流信号					
实验室检查: TSH:2.4μIU/ml,TT$_3$:0.90ng/ml,TT$_4$:9.50μg/dl,FT$_3$:2.6pg/ml,FT4:1.1ng/dl					
饮食建议:采用加碘食盐,增加紫菜、海带、海鱼等含碘丰富的海产品摄入。 每日所需能量目标量为 1 700kcal,碳水化合物 234g,蛋白质 64g,脂肪 56g,碘每日摄入量为 120μg。平衡膳食,调整饮食结构,荤素搭配,食物多样					

营养师签字：×××

4. 膳食指导　根据医嘱进行碘剂治疗。采用加碘食盐，每天不超过 6g。增加紫菜、海带、海鱼等含碘丰富的海产品摄入。

平衡膳食，调整饮食结构，做到荤素搭配，食物多样。

（五）硒缺乏

【目的】

1. 掌握硒缺乏的评价步骤。

2. 熟悉硒缺乏的临床体征。

3. 了解硒缺乏的原因。

【内容】

硒元素是人体必需的微量矿物质，人体内无法合成，人体本身的硒总含量为 14~20mg，它是一种强抗氧化剂,其作用与维生素 E 相似,但效力更大。硒可用于调节体内氧化还原反应的速度,影响某些重要酶的代谢及活性,调节维生素 A、维生素 C、维生素 E、维生素 K 在体内的吸收及消耗。硒又是体内谷胱甘肽过氧化物酶的重要组分,对细胞膜的结构有保护作用,对机体的免疫力有促进作用。硒遍布各组织器官和体液,肝、肾中浓度最高,脂肪组织中浓度最低。人体内的硒有两种存在形式,一种是来自膳食的硒蛋氨酸,在体内不能合成,作为一种非调节性储存形式存在,膳食中的硒供给中断时,硒蛋氨酸可以向机体供硒。另一种是硒蛋白中的硒半胱氨酸,是一种具有生物活性的化合物。我国有 72% 的地区为缺硒地区,缺硒较为严重,纠正硒缺乏具深远的公共卫生学意义。

硒缺乏的常见病因(危险因素)包括:①环境缺硒;②环境污染:环境中的有害物质会拮抗硒的吸收,造成缺硒;③食物过度精细加工,饮食结构不合理,膳食摄入硒不足;④疾病:肠功能受损、接受全肠外营养等。中老年人吸收功能下降,硒摄入不足而缺硒。

1. 硒缺乏的主要症状　硒缺乏可出现克山病和大骨节病。

克山病:克山病是在硒缺乏地区出现的一种多发性灶状坏死型心肌病,主要临床特征是心功能不全和心律失常,以及脑、肺和肾等脏器的栓塞,严重者发生心源性休克和心力衰竭,死亡率高达 85%。

大骨节病:大骨节病是指一种地方性、变形性骨关节病,以骨关节增粗、畸形、强直、肌肉萎缩、运动障碍为主要临床表现。缺硒被认为是青少年期大骨节病的主要发病原因。主要表现为多发性、对称性骨关节炎症状。少年时期发病关节粗大、以踝关节发病最早逐步累及其他关节,疼痛、肿胀,影响生长发育,常导致畸形。青春期后发病下肢发病者居多,影响行走。

2. 硒缺乏的实验室评价标准

(1)有明确的缺硒病因和临床表现。

(2)生化指标:包括血清硒、尿硒、发硒水平和谷胱甘肽过氧化物酶(GSH-Px)活性测定,见表4-21。

表4-21　硒的生化指标

生化指标	正常值
血清硒	$79\pm30\mu g/L$
尿硒	$16.9\sim88.6\mu g/L$
发硒	根据实际调查确定
谷胱甘肽过氧化物酶(GSH-Px)	(1)酶速率法(37℃):$2.96\sim83U/g\cdot Hb$ (2)比色法:$(127.64\pm12.68)U/L$

(3)X 线检查心脏、肺及骨形态。

【应用】

硒缺乏病的营养状况评价

1. 准备工作　掌握硒缺乏的主要症状、体征、缺乏的可能原因和膳食指导的知识。准备个人信息表、膳食调查表和听诊器等体格检查相关测量仪器。为咨询者提供一个舒适、安静的环境。

2. 信息收集分析

（1）一般情况：年龄，性别，居住地、职业等。

（2）膳食史和疾病史

膳食史：最近饮食是否规律，食欲如何，日常摄取的食物种类是否有硒摄入不足等。

健康状况：有无患病，如胃肠道慢性疾病及手术史等。

（3）体格及体征检查

相关体格检查包括：身高、体重等。

观察被检查者的体型，看是否消瘦、发育不良或营养不良等；观察外貌表情、面色等，看是否存在表情淡漠、面色苍白；检查血压、脉搏、心率、血压、心音是否正常；观察骨骼情况，是否有骨骼增粗、弯曲、变形。

（4）实验室检查：血清硒、尿硒、发硒、谷胱甘肽过氧化物酶（GSH-Px）活性。

（5）需要鉴别的几种疾病

克山病与非硒引起的心脏疾病：克山病是一种与环境低硒有关，多种病因综合作用所导致的地方性心肌病，临床症状与其他心脏疾病相似，需结合血清硒、尿硒、发硒及谷胱甘肽过氧化物酶等实验室指标综合判断。

类风湿性关节炎：大骨节病与类风湿性关节炎症状相似，均表现为骨关节炎症状，呈对称性关节炎，关节肿胀疼痛、僵硬，活动明显受限，导致关节畸形，丧失工作和生活能力。通过手、膝和踝关节 X 线检查，关节滑膜 B 超检查，骨密度检测并结合实验室生化指标，患者所在地硒含量情况等综合辨别。

3. 出具评价报告。

4. 膳食指导　硒缺乏症状较轻者，可给予膳食上的指导，较重者建议到医院进行相关治疗。

海产品和动物内脏是硒良好的食物来源，如鱼子酱、猪肾、海参等。富含硒的食物见表4-22。此外，还可摄入添加了硒元素的硒盐、高硒鸡蛋等。

表 4-22　富含硒的食物（以每 100g 可食部计）

食物名称	硒/μg	食物名称	硒/μg
魔芋精粉	350.15	鲑鱼子酱	203.99
猪肾（腰子）	156.77	海参（干）	150.00
蛏干	121.20	松蘑（干）	98.44
梭子蟹	90.96	海蟹	82.65
珍珠白蘑（干）	78.52	虾米	75.40
牛肾	70.25	羊肾	58.90
鸭肝	57.27	海虾	56.41
鲅鱼	51.81	沙丁鱼	48.95

摘自：杨月欣，王光亚，潘兴昌. 中国食物成分表（第一册）. 2 版. 北京：北京大学医学出版社，2009.

【实践】

张先生,58 岁,男,身高 155cm,体重 56kg,常居黑龙江。双踝肿痛 5 年,手指末节增粗肿大,晨起性僵硬,伴有疼痛。X 线表现为踝关节各骨缘骨质增生,骺端粗大,活动受限,遂来咨询。

1. 准备工作　准备个人信息表、膳食调查表和相关测量仪器,如体格测定所需仪器和暗适应测定的工具。为咨询者提供一个舒适、安全的环境。

2. 信息收集及分析

（1）一般情况:张先生,58 岁,身高 155cm,体重 56kg,常居黑龙江,有缺硒地区居住史。双踝肿痛 5 年,活动受限,手指末节增粗肿大。

（2）膳食史和疾病史

膳食史:饮食种类摄入合理。

疾病史:无其他疾病史。

（3）体格及体征检查

体格检查:身高、体重:身高 155cm,体重 56kg,BMI 23.3kg/m^2。

体征检查:X 线检查显示胫骨下端关节面增粗,距骨缩短变形,踝关节面边缘增生,关节面硬化,关节间隙变窄;指骨关节面硬化,凹陷。

（4）实验室检查:血清硒 20.52μg/L、尿硒 14μg/L、谷胱甘肽过氧化物酶(GSH-Px)活性 110U/L,指标均低于正常值。

3. 出具评价报告。

营养评价报告

评价时间:××××年××月××日　　　　　　　　报告编号:

姓名:张先生	性别:男		年龄:58 岁	居住地:××
身高:155cm	体重:56kg			BMI:23.3kg/m^2
婚姻状况:已婚	文化程度:小学			职业:农民
膳食史:食物种类合理				
疾病史:无其他疾病史				
临床症状:双踝肿痛 5 年,活动受限,手指末节增粗肿大				
体格检查:身高 155cm,体重 56kg,BMI 23.3kg/m^2。手指关节变形,X 线检查显示胫骨下端关节面增粗,距骨缩短变形,踝关节面边缘增生,关节面硬化,关节间隙变窄,指骨关节面硬化,凹陷				
实验室检查:血清硒 20.52μg/L、尿硒 14μg/L、谷胱甘肽过氧化物酶(GSH-Px)活性 110U/L 指标均低于正常值				
饮食建议:建议每日所需能量为 1 750kcal,碳水化合物 262.5g,蛋白质 65.8g,脂肪 48.5g,在平衡膳食的基础上每日补硒 60~400μg。 含富硒的食物,如肉蛋类,也可选择含硒丰富的海产品、动物内脏及富硒鸡蛋等				

营养师签字:×××

4. 膳食指导　在平衡膳食的基础上进食含富硒的食物,如肉蛋类,也可选择含硒丰富的海产品、动物内脏及富硒鸡蛋等。

常见营养缺乏症的临床体征以及检查项目及症状、体征与营养素缺乏的关系见表4-23和表4-24。

表4-23　常见营养缺乏症的临床体征

营养缺乏病	临床体征
蛋白质-能量营养不良症	幼儿:消瘦,生长发育迟缓或停止,皮下脂肪少,皮肤干燥、无弹性、色素沉着、水肿,肝脾肿大,头发稀少等 儿童和成人:皮下脂肪减少或消失,体重降低,颧骨突起,浮肿等
维生素 A 缺乏症	结膜、角膜干燥,夜盲症,毕脱氏斑,皮肤干燥、毛囊角化等
维生素 B$_1$ 缺乏症	外周神经炎,皮肤感觉异常或迟钝,体弱、疲倦、失眠胃肠症状、心动过速,甚至出现心衰和水肿等
维生素 B$_2$ 缺乏症	口腔-生殖系综合征。口角炎,唇炎,舌炎,口腔黏膜溃疡,脂溢性皮炎,阴囊皮炎及会阴皮炎等
烟酸缺乏症	皮肤炎,腹泻,抑郁或痴呆等三"D"症状。皮炎,舌炎,舌裂,胃肠症状、失眠头痛精神不集中、肌肉震颤,有些患者甚至精神失常等
维生素 C 缺乏症	齿龈炎,齿龈肿痛,出血;全身点状出血,皮下、黏膜出血,重者皮下,肌肉和关节出血、血肿出现等
维生素 D 缺乏症	幼儿:骨骺肿大,串珠肋,前囟未闭,颅骨软化,肌张力过低等 儿童:前额突出,"O"或"X"形腿,胸骨变形(哈氏沟,鸡胸) 成人:骨质软化,骨痛、肌无力和骨压痛等,骨质疏松等
碘缺乏病	地方性甲状腺肿可见甲状腺增生肥大,巨大肿块压迫气管可有呼吸困难;克汀病有智力低下和精神发育不全
锌缺乏病	生长迟缓、食欲缺乏、皮肤创伤不易愈合。性成熟延迟、第二性征发育障碍、性功能减退、精子产生过少等
硒缺乏	心脏扩大、急性心源性休克及严重心律紊乱,常可引起死亡

表4-24　检查项目及症状、体征与营养素缺乏的关系

部位	症状、体征	缺乏营养素
全身	消瘦、发育不良	能量、蛋白质、维生素、锌
	贫血	蛋白质、铁、叶酸、维生素 B$_{12}$、维生素 B$_6$、维生素 C
皮肤	毛囊角化症	维生素 A
	皮炎(红斑摩擦疹)	维生素 PP,其他
	脂溢性皮炎	维生素 B$_2$
	出血	维生素 C、维生素 K

部位	症状、体征	缺乏营养素
眼	角膜干燥、夜盲	维生素 A
	角膜边缘充血	维生素 B_2
	睑缘炎、畏光	维生素 B_2、维生素 A
唇	口唇炎、口角炎、口角裂	维生素 B_2、维生素 PP
口腔	舌炎、舌猩红	维生素 PP、维生素 B_2、维生素 B_{12}
	舌肉红、地图舌、舌水肿(牙咬痕可见)	维生素 B_2、维生素 PP
	口内炎	维生素 PP、维生素 B_2、维生素 B_{12}
	牙龈炎、出血	维生素 C
骨	鸡胸、串珠胸 "O"形腿、"X"形腿、骨软化症	维生素 D、维生素 C
神经	多发性神经炎、球后神经炎	维生素 B_1
	精神病	维生素 B_1、维生素 PP
	中枢神经系统失调	维生素 B_{12}、维生素 B_6
循环	水肿	维生素 B_1、蛋白质
	右心肥大、舒张压下降	维生素 B_1
其他	甲状腺肿	碘

第二节 营养素过量

营养不良包括营养缺乏和营养过量,营养素摄入不足易引起缺乏症,一次性大剂量摄入或长期过量摄入则易引起中毒。本节介绍人体常见的维生素 A、维生素 D 过量和氟过量等。营养过量的评价需要根据临床症状和体征、人体测量和实验室检查进行综合判断。

一、维生素 A 过量

维生素 A 中毒症是人体摄入过量的维生素 A 引起的中毒综合征。最早报于 16 世纪 90 年代,北极探险者食北极熊肝后数小时发生头痛、呕吐、嗜睡等症状,因为北极熊的肝脏中储存大量的维生素 A(13 000~18 000IU/g)。

维生素 A 中毒的原因有:维生素 A 摄入过多,滥用维生素 A 浓缩剂等。

【目的】

1. 掌握维生素 A 中毒症的评价步骤。

2. 熟悉维生素 A 中毒症的临床体征。

【内容】

1. 维生素 A 中毒的主要症状 维生素 A 中毒以儿童及经常食用维生素 A 补充剂者较多见。维生素 A 过量可降低细胞膜和溶酶体膜的稳定性,导致细胞膜受损使水解酶释放,引起肝、脑、皮肤和骨骼等组织病变;其中脑受损可使颅内压增高,骨组织变性引起骨质吸收、变形、骨膜下新骨形成、血钙和尿钙都上升,肝组织受损则可引起肝大,肝功能改变。过量摄入维生素 A 可引起急性、慢性及致畸毒性。

(1) 急性毒性:当成人一次摄入的剂量大于 0.7mmol(>200mg 或 660 000IU)维生素 A 时,或儿童一次剂量大于 0.35mmol(>100mg 或 330 000IU)时,会发生恶心、呕吐、头痛、脑脊液压力增加、眩晕、视物模糊(复视)、骨及关节疼痛、肌肉运动不协调,以及婴儿会发生囟门凸出;当剂量极大时,很快会发生昏睡、不适、食欲缺乏、运动能力降低、皮肤鳞片状脱皮、瘙痒以及不断地呕吐。

(2) 慢性毒性:婴儿摄入 13μmol(3.75mgRE 或 12 500IU)或成人摄入 35μmol(10mgRE 或 33 000IU)会发生慢性中毒。慢性中毒报道的已有 50 多种症状,经常发生的为秃发、运动失调、骨骼和肌肉疼痛、唇炎、结膜炎、头疼、肝中毒、高血脂、骨肥厚、膜干燥、瘙痒、假性脑瘤、各种皮肤病和视力受损。当终止摄入维生素 A 补充剂后,上述症状经过几周或几个月会消失。在慢性维生素 A 中毒中,血浆中的全视黄醇结和蛋白(RBP)不上升,而视黄酯常常明显增加。促使中毒的因素包括酗酒,蛋白的低摄入,病毒性肝炎,由于使用四环素而引起的肝、肾疾病等。

(3) 致畸毒性:维生素 A 和其他类视黄素为强烈的致畸剂,无论对实验动物和妇女都是一样。妇女怀孕期一周内一次性极大剂量地给予日剂量高达 0.1~0.3mmol 或 30~90mg 或长期摄入 26μmol(25 000IU 或 7.5mgRE)的维生素 A 时会引起自发性流产,或胎儿畸形。一般受害的症状为颅盖骨外形不正常、小头畸形、兔唇、先天性心脏病、肾病、甲状腺异常以及中枢神经系统疾病。

2. 维生素 A 中毒的实验室检查 血清视黄醇水平高于 2.6μmol/L。

3. 维生素 A 中毒的诊断标准

(1) 维生素 A 摄入过量史。

(2) 实验室检查异常及维生素 A 中毒的体征。

(3) 综合以上因素排除确定有无其他病因进行综合判定。

【应用】

维生素 A 中毒症的营养状况评价

1. 准备工作 掌握维生素 A 中毒的主要症状、体征、中毒的可能原因和膳食指导的知识。准备个人信息表、膳食调查表和相关测量仪器。为咨询者提供一个舒适、安静的环境。

2. 信息收集分析

(1) 一般信息:年龄,性别,职业等。

(2) 膳食史及疾病史

1) 膳食史:询问最近 1~3 个月的膳食摄入情况。如饮食是否规律,食欲如何,食物摄入情况,是否酗酒,特别注意询问富含维生素 A 及相关食物的摄入频率及数量。

2）健康状况：询问疾病史、服药史。通过疾病史判定是否有导致维生素 A 中毒的疾病。孕妇或乳母则要询问孕周或婴幼儿的年龄、喂养情况等，以便判定咨询者对维生素 A 的需求量。

（3）体格及维生素 A 中毒体征检查：维生素 A 的慢性中毒重点关注身高、体重、皮肤、毛发、运动情况等体征。

1）身高和体重：特别是儿童应测量身高、体重（见体格检查章节）。

2）眼部检查：进行视力检测，观察是否出现视力受损。

3）皮肤和头发：观察上臂后侧和腿部是否干燥、有皱纹与蟾蜍样皮肤改变，上臂后侧与大腿前外侧是否有毛囊性丘疹。观察是否出现秃发。

4）运动情况：请咨询者进行基本的运动动作，观察是否出现运动缺失或缓慢，以及不自主动作等情况。

（4）实验室检查：血清视黄醇水平高于 $2.6\mu mol/L$，则提示存在维生素 A 中毒。

（5）需要鉴别的疾病是维生素 A 缺乏。维生素 A 缺乏时表现为毛发干枯、易脆、脱发、皮肤干燥等与维生素 A 慢性中毒的相似症状，因此，应注意询问病史中是否存在膳食食用维生素 A 过少或患有某些疾病影响维生素 A 吸收的情况。

3. 出具评价报告。

4. 膳食指导 维生素 A 中毒症状较轻者，可给予膳食上的指导；对于食用维生素 A 补充剂者应立即停用，较重者建议进行临床治疗，结合膳食指导来改善维生素 A 中毒（部分食物中维生素 A 含量及中国居民膳食营养素参考摄入量见维生素 A 缺乏症膳食指导部分）。

【实践】

刘某某，女，6 岁，身高 120cm，体重 25kg，因脱发 2 个月，膝关节肿痛 10 天前来咨询。

1. 准备工作 准备个人信息表、膳食调查表和相关测量仪器，如体格测定所需仪器和工具。为咨询者提供一个舒适、安静的环境。

2. 信息收集及分析

（1）一般信息 6 岁，女，无疾病史和手术史，患儿于 6 个月前因缺钙，家长未经医生指导，自行在药店买维生素 AD 丸（每粒含 VA3 000IU，VD300IU）给患儿服用，1 次 5 粒，每日 2 次，放入奶中冲服，现服用 6 个月。近 2 个月患儿食欲减退，大便干，尿量正常，脱发明显，近 10 天出现腿疼，关节肿胀，影响走路。根据以上信息估计该女童可能存在维生素 A 慢性中毒。

（2）膳食史及疾病史

1）膳食史：两个月前膳食正常，每天伴随牛奶服用维生素 AD 丸，1 次 5 粒，每日 2 次，近两个月食欲减退，膳食摄入减少，仍服用维生素 AD 丸。

2）健康状况：无疾病史和手术史，脱发明显，膝关节肿胀。

（3）体格及体征检查

1）体格检查：该女童身高 120cm，体重 25kg。

2）体征检查：

眼部检查：视力测定显示女童视力下降。

皮肤和头发：头皮、脸部、唇部、手部的皮肤干燥，小腿部皮肤干燥脱屑，脱发明显。

运动情况:女童出现不自主运动,运动缺失等运动失调表现。

（4）实验室检查:血清视黄醇浓度为 3.1μmol/L。

3. 出具评价报告 结合膳食史、体格及维生素 A 中毒症检查及实验室检查,最终确定该女童为维生素 A 慢性中毒。

营养评价报告

评价时间:××××年××月××日　　　　　　　　　　　报告编号:

姓名:刘某某	性别:女	年龄:6 岁	居住地:××
身高:120cm	体重:25kg		BMI:17.36kg/m²
婚姻状况:未婚	文化程度:学龄前		职业:无

膳食史:两个月前每天伴随牛奶服用维生素 AD 丸,1 次 5 粒,每日 2 次,近两个月食欲减退,膳食摄入减少,仍服用维生素 AD 丸
疾病史:无
临床症状:脱发明显,膝关节肿胀
体格及体征检查: 1）眼部检查:进行视力测定,观察到视力出现损伤。 2）皮肤和头发:头皮、脸部、唇部、手部的皮肤干燥,小腿部皮肤干燥脱屑,脱发明显。 3）运动情况:女童出现不自主运动,运动缺失等运动失调表现
实验室检查:血清视黄醇浓度为 3.1μmol/L
评估结果:该女童为维生素 A 慢性中毒
饮食建议:建议该女童立刻停止服用维生素 AD 丸,并就医

营养师签字:×××

4. 膳食指导 推荐每日所需能量为 1 250kcal,碳水化合物 60g,蛋白质 35g,脂肪 25g。根据食物交换份法推荐饮食（按照推荐份数分别从每类中选择,可以自由搭配）:
早餐:谷薯类 0.5 份,奶类 1 份;
午餐:谷薯类 0.6 份,蔬果类 1 份,肉蛋类 1 份,油脂类 0.3 份;
晚餐:谷薯类 0.5 份,肉蛋类 1 份,奶类 1 份。

二、维生素 D 过量

维生素 D 中毒或维生素 D 过多症是维生素 D 长期的过量摄入,代谢途径的功能障碍等导致以高钙血症为特征的临床病症。2013 年中国营养学会确定的维生素 D 可耐受最高摄入量（UL）为 50μg/d（2 000IU）,一般认为血清 25-（OH）-D_3>250nmol/L 为维生素 D 过量,>375nmol/L 为维生素 D 中毒。国外有因服食过量 VD 强化的牛奶而引起中毒的报告。

维生素 D 中毒的原因:正常食物摄入和日光照射不会导致维生素 D 中毒。除 Williams-Beuren 综合征、肉芽肿或某些淋巴瘤等疾病因素导致机体维生素 D 代谢毒性,一次或反复大剂量使用维生素 D 制剂是造成维生素 D 中毒的主要原因。

【目的】

1. 掌握维生素 D 中毒症的评价步骤。

2. 熟悉维生素 D 中毒症的临床体征。

【内容】

1. 维生素 D 中毒的主要症状 婴幼儿、孕妇、老年人等易发生维生 D 缺乏的人群易因补充不当而发生维生素 D 中毒。维生素 D 中毒时,维生素 D 代谢产物与 $1,25-(OH)_2D_3$ 竞争维生素 D 受体,强烈刺激肠道、肾脏对钙的吸收,可导致高钙血症、软组织钙化和肾结石等疾病的发生,并导致中毒症状。维生素 D 中毒主要表现为高钙血症或高钙尿症的临床症状。

高钙血症临床症状:厌食、恶心、反复呕吐、烦躁、尿频、烦渴、便秘、乏力、脱水等:

（1）轻度表现为低热、恶心、呕吐、腹泻、口渴、肌肉无力,高血压,神经精神障碍,多尿和烦渴,肾结石等症状。

（2）重度可出现高热、嗜睡及抽搐等症状,甚至因高钙血症出现心、肾系统受累,如肾功能衰竭,全身软组织中磷酸钙晶体的沉积,心律失常,冠状血管和心脏瓣膜功能下降等,易导致死亡。

2. 维生素 D 中毒的实验室诊断标准

（1）血清 $25-(OH)_2D_3 > 375nmol/L(>150ng/ml)$。

（2）血钙水平升高

轻度:血钙 $2.75 \sim 3.0mmol/L(11 \sim 12mg/dl)$;

中度:血钙 $3.0 \sim 3.5mmol/L(12 \sim 14mg/dl)$;

重度:血钙 $>3.5mmol/L(>14mg/dl)$;

尿钙、尿蛋白或血尿素氮水平升高。

（3）长期中毒者 X 线可见长骨钙化带,骨皮质增厚。

3. 维生素 D 中毒的诊断标准 有维生素 D 过量服用史,2 岁以下的婴幼儿维生素 D 用量总剂量超过 40 万单位以上。

实验室检查血清维生素 D 水平偏高及明显维生素 D 中毒临床体征。临床体征如下:

（1）尺桡骨骨干皮质模糊并有骨膜反应。

（2）皮质骨松化或骨质疏松。

（3）尺桡骨干、肢端硬化带或疏密带。

（4）骨干皮质增厚,致密。

（5）腕骨化骨核钙化环增厚、硬化。

上述 5 条中有 3 条即可诊断为维生素 D 中毒。

【应用】

维生素 D 中毒症的营养状况评价

1. 准备工作 掌握维生素 D 中毒的主要症状、体征、中毒的可能原因和膳食指导的知识。准备个人信息表、膳食调查表和相关测量仪器。为咨询者提供一个舒适、安静的环境。

2. 信息收集分析

（1）一般信息：年龄，性别，职业等。

（2）膳食史及疾病史

1）膳食史：询问最近1~3个月的膳食摄入情况。如饮食是否规律，食欲如何，食物摄入情况，是否酗酒，特别注意询问富含维生素D、钙及相关食物的摄入频率及数量。

2）健康状况：询问疾病史、服药史。判定是否有导致维生素D毒性的疾病（肉芽肿病、结节病）、维生素D缺乏史、维生素D和钙的补充史，了解维生素D摄入情况。孕妇或乳母则要询问孕周或婴幼儿的年龄、喂养情况等，以便判定咨询者对维生素D的需求量。

（3）体格及维生素D中毒体征检查：维生素D中毒主要表现为高钙血症和高钙尿症，重点关注胃肠道、神经系统、泌尿系统、运动系统等体征。

1）体格检查：特别是儿童应测量身高、体重（见体格检查章节）。

2）体征检查

胃肠道：是否出现厌食、恶心、呕吐、腹泻、消化道溃疡、便秘等症状。

神经症状：检查神经精神状态，是否出现烦躁、乏力、头痛症状。

泌尿系统：是否有烦渴、尿频、结石症状。

运动系统：是否有关节痛、肌痛、肌肉无力等症状。

（4）实验室检查：血清25-（OH）-D_3、血钙浓度、尿钙、尿蛋白、X线检查等。

（5）需要鉴别的疾病是维生素D缺乏性佝偻病。维生素D中毒早期缺乏特异临床症状，常见厌食、恶心、呕吐、烦躁、尿频、烦渴、便秘、乏力等，这些症状部分与维生素D缺乏性佝偻病的症状重叠，故实验室检查对维生素D中毒诊断尤其重要。因此，应注意询问病史中是否存在维生素D缺乏史或维生素D补充剂的补充情况。

3. 出具评价报告。

4. 膳食指导　维生素D中毒症状较轻者，停止维生素D摄入，低钙饮食，应用利尿剂促进尿钙排出，给予膳食上的指导；严重者进行临床治疗，肾上腺皮质激素促进肠钙吸收，降钙素抑制骨钙释放，或二磷酸盐治疗来改善维生素D中毒（部分食物中维生素D含量及中国居民膳食营养素参考摄入量见维生素D缺乏症膳食指导部分）。

【实践】

王某，女，7月龄，身高65cm，体重6.0kg。因食量减少、呕吐、烦躁2个月，低热、尿频2周，前来咨询。

1. 准备工作　准备个人信息表、膳食调查表和相关测量仪器，如体格测定所需仪器和工具。为咨询者提供一个舒适、安静的环境。

2. 信息收集及分析

（1）一般信息：7月龄，女，无疾病史和手术史，患儿5个月前曾诊断维生素D缺乏，家长未经医生指导，自行在药店买鱼肝油（每粒维生素D为400IU）给患儿服用，1次2粒，2次/d，放入奶中冲服，现服用3个月。近2个月食量减少、呕吐、烦躁，近2周出现低热、尿频症状。根据以上信息估计该女童可能存在维生素D慢性中毒。

（2）膳食史及疾病史

1）膳食史：近3个月添补配方奶粉，每天伴服鱼肝油，1次2粒，2次/d，近2个月食欲减退，食量减少、反复呕吐，仍服用鱼油。

2）健康状况：无重大疾病史和手术史。

（3）体格及体征检查

1）体格检查：身高 65cm，体重 6.0kg。

2）体征检查

胃肠道：出现厌食、恶心、呕吐、等症状。

神经症状：观察易烦躁。

泌尿系统：有烦渴、尿频症状。

运动系统：检查出现肌肉无力症状。

（4）实验室检查：血清 25-（OH）-D$_3$>392nmol/L，血钙浓度>3.2mmol/L。

3. 出具评价报告　结合膳食史、体格及维生素 D 中毒症检查及实验室检查，最终确定该女童为维生素 D 慢性中毒。

营养评价报告

评价时间：××××年××月××日　　　　　　　　　　报告编号：

姓名：王某	性别：女		年龄：7 月龄		居住地：××
身高：65cm		体重：6.0kg		BMI：	
婚姻状况：无		文化程度：无		职业：无	
膳食史：近 3 个月添补配方奶粉，每天伴服鱼肝油，1 次 2 粒，每日 2 次，近两个月食欲减退，食量减少、反复呕吐，仍服用鱼油					
疾病史：无					
临床症状：食量减少、呕吐、低热、尿频					
体格及体征检查： 胃肠道：出现厌食、恶心、呕吐、等症状。 神经症状：观察易烦躁。 泌尿系统：有烦渴、尿频症状。 运动系统：检查出现肌肉无力症状					
实验室检查：血清 25-（OH）-D$_3$>392nmol/L，血钙浓度>3.2mmol/L					
评估结果：该女童为维生素 D 慢性中毒					
饮食建议：建议该女童立刻停止服用维生素 D 丸，并到医院就诊					

营养师签字：×××

4. 膳食指导　建议该女童立刻停止服用维生素 D 丸，并到医院就诊。

三、氟过量

【目的】

1. 掌握氟过量的评价步骤。

2. 熟悉氟过量的临床体征。

3. 了解氟过量的原因。

【内容】

氟的生理剂量与中毒剂量范围较窄,摄入过多易产生毒性作用。人体的氟主要来源于饮水和食物,受地球环境氟水平的影响。在高氟地区,氟摄入过多易产生氟斑牙和氟骨症。

氟过量的常见病因(危险因素)包括:居住在含氟较高的地区,摄入含有氟的食物或含氟高的水;燃煤中含氟较高,导致燃煤型氟污染;饮用砖茶;误服或因事故摄入大量氟化物。

(一)氟过量的主要症状

1. 氟斑牙(又称斑釉齿)　氟斑牙是氟中毒表现最明显的病症。长期居住在高氟地区的儿童,一般均出现不同程度的氟斑牙。由于氟过多使牙齿钙化酶的活性降低而导致牙齿的正常钙化无法进行,色素在牙釉质表面上沉着,形成氟斑牙。氟斑牙患者的牙齿失去光泽,出现白垩色、黄色、棕褐色或黑色斑点,牙面凹陷剥落,牙齿变脆,易碎,见图 4-19。

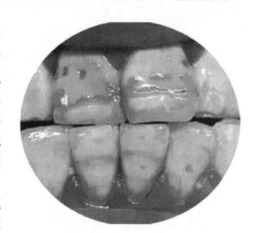

图 4-19　氟斑牙

2. 氟骨症　病程可长达数十年,重者造成残疾,甚至由于慢性衰竭或严重合并症而导致死亡。以骨和关节疼痛、肢体功能运动障碍为特征。发病初期患者自觉全身无力、头昏、腹胀肠鸣、食欲缺乏。有的患者还有皮肤瘙痒、性欲减退。不久骨骼出现变形,劳动能力下降。发展到后期,大关节出现屈曲、僵硬、疼痛加重。肌肉挛缩或萎缩,患者不能直立或下蹲,躯体呈腰弯驼背畸形。由于颈部屈曲僵直而不能抬头,终日蜷坐床上,生活不能自理,完全丧失劳动能力而成为残疾。此外,摄入过量的氟还可破坏体内钙和磷的正常代谢,易发生骨折。

3. 急性氟中毒主要见于特殊职业环境,误服或因事故摄入大量氟化物,可致恶心、呕吐、腹泻、腹痛、呼吸困难等,严重者引起心、肝、肾器质性损害,通常在短时间内发作。

4. 其他　氟过多还会对神经系统、消化系统、泌尿系统、内分泌和免疫功能等产生一系列不良影响。其中,儿童摄入过量的氟还可以出现智力发育障碍等情况。

(二)氟过量的实验室评价标准

1. 有明确的氟过量病因和临床表现。

2. 氟过量的诊断标准　氟斑牙有明确的牙发育期间摄氟过量病史,结合临床检查,按照氟斑牙检查方法要求,具有以下 1 项,可诊断为氟斑牙:

(1)白垩样变:牙表面部分或全部失去光泽,出现不透明的云雾状或粗糙似粉笔样的条纹、斑点、斑块,或整个牙面呈白色粉笔样改变。

(2)釉质着色:牙表面出现点、块状浅黄褐色、黄褐色、深褐色病变,重者呈黑褐色,着色不能被刮除。

(3)釉质缺损:牙釉质破坏、脱落,牙面出现点状甚至地图样凹坑,缺损呈浅蜂窝状,深度仅限于釉质层,严重者釉质大片缺失。

检查方法:

（1）检查时,需光线充足,清洁牙的唇颊面,使牙面保持洁净、干燥。

（2）检查每个牙唇颊面牙釉质损害状况后,选择 2 颗病损最重的牙,依其釉面损害程度逐个进行氟斑牙分度诊断,若被选的 2 颗牙受损程度不同,则以受损程度较轻的氟斑牙诊断,代表受损者的氟斑牙诊断分度,见表 4-25。

（3）乳牙、恒牙氟斑牙应分开记录,乳牙、恒牙同时存在时,只查恒牙氟斑牙。

（4）检查部位为牙的唇颊面。

表 4-25　Dean 法氟斑牙诊断分度标准

分度	
正常	釉质呈半透明乳白色,表面光滑,有光泽
可疑	釉质的透明度与正常釉质比有轻度改变,可从少数白纹到偶有白色斑点,既不能确诊为极轻氟斑牙症又不能确诊为正常牙
极轻	细小的白色条纹或似纸样的白色不透明区不规则地分布在牙面上,且不超过牙面的 1/4,常见于前磨牙和第二磨牙的牙尖顶部,呈 1~2mm 的白色不透明区
轻度	白垩色不透明区超过患牙牙面的 1/4,甚至累及整个牙齿,牙无光泽,牙面的某些部位是暴露磨耗现象,上颌前牙有时可见模糊着色
中度	白垩色不透明区遍及整个牙面,并且在唇颊面有微小的独立的窝状缺损,牙可有明显的磨损,但牙形态无明显改变,常见棕色着色
重度	牙釉质表面严重受损,明显发育不全,釉质缺损出现融合,呈带状或片状,甚至影响牙的正常形态,牙面有广泛着色,其颜色可自棕色至接近黑色不等,牙常呈侵蚀样外观

摘自:WST 208—2011,氟斑牙临床诊断标准.2011.

地方性氟骨症临床表现无特异性,根据流行病学史,临床症状及体征和/或骨、关节 X 线改变进行诊断。当临床诊断与 X 线诊断不一致时,以 X 线检查结果为准。

（1）流行病学史:出生并居住在地方性氟中毒病区或出生后迁居病区 1 年以上。

（2）临床表现:骨和关节疼痛症状。颈、腰和四肢大关节持续性休息痛,不受季节、气候变化影响,可伴有肢体抽搐、麻木和关节晨僵。肢体变形和运动功能障碍,见图 4-20。

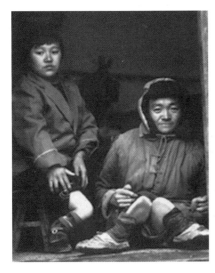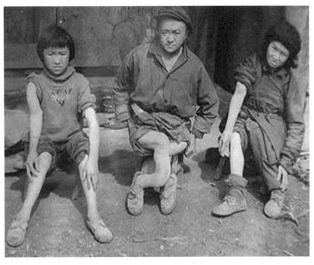

图 4-20　地方性氟骨症

（3）骨和关节 X 线表现：可为骨质硬化、骨质疏松、骨质软化、骨转换、骨周软组织骨化和关节退行性改变。

【应用】

氟过量的营养状况评价

1. 准备工作　掌握氟中毒的主要症状、体征、缺乏的可能原因和膳食指导的知识。准备个人信息表、膳食调查表和相关测量仪器，如体格测定所需仪器。为咨询者提供一个舒适、安静的环境。

2. 信息收集及分析

（1）一般情况：年龄，性别，居住地，职业等。

（2）膳食史和暴露史

1）膳食史：最近饮食是否规律，日常摄取的食物种类是否含氟过多（如饮用砖茶），当地饮用水氟含量等。

2）暴露史：居住地是否为高氟地区，有无牙齿牙釉质改变，是否有关节疼痛及关节运动障碍、受损的等。

（3）体格及体征检查：相关体格检查包括身高、体重、牙齿、骨关节、躯干及肢体形态等。

1）检查被检查者牙齿颜色、釉质、光泽，牙表面、形态，看是否出现氟斑牙症改变。

2）观察被检查者的脊柱、躯干及四肢，看是否有变形、活动情况改变。

3）检查颈椎活动度，是否存在活动受限及强直现象。

4）实验室检查：检查血浆氟化物、尿氟、骨密度测定、X 线检查等。

5）需要鉴别的几种疾病

牙釉质发育不全：牙釉质发育异常，牙面颜色改变、白垩色斑的周界比较明确，且纹线与牙釉质的生长发育线相平行吻合，牙面缺损等，常发生于单个牙或一组牙，呈对称性。

四环素牙：牙齿发育矿化期，服用四环素族药物引起的牙齿着色，也可合并牙釉质发育不全。牙齿呈现黄色、棕褐色或深灰色。

骨关节炎：骨关节炎为一种退行性病变，又称骨关节病、退行性关节炎、老年性关节炎等。可发生于身体的任意关节。临床症状为缓慢发展的关节肿胀、触痛、僵硬、活动受限和关节畸形等。

3. 出具评价报告。

4. 膳食指导

（1）降低膳食及饮水中含氟量：在高氟地区尽量少食或不食含氟量高的食物，饮用水采用化学除氟、物理沉降或吸附除氟，使饮用水中氟含量达到卫生标准。

（2）饮用砖茶地区可使用别的茶以替代，停止饮用砖茶。

（3）燃煤型氟中毒地区，采用新型燃料，减少氟暴露。

【实践】

张先生，46 岁，身高 170cm，体重 65kg，居住在贵州，平时有食用砖茶的习惯。近两年关节疼痛,伴有肢体抽搐、关节晨僵,遂前来就医。

1. 准备工作　准备个人信息表、膳食调查表和相关测量仪器,如体格测定所需仪器。为咨询者提供一个舒适、安静的环境。

2. 信息收集及分析

(1) 一般情况　张先生,46 岁,身高 170cm,体重 65kg,居住在贵州。近两年关节疼痛,伴有肢体抽搐、关节晨僵。牙齿变黄,牙面有细小的白色条纹。

(2) 膳食史和暴露史

1) 膳食史:平时饮食摄入合理,喜爱饮砖茶。

2) 暴露史:无明显暴露史。

(3) 体格及体征检查

1) 体格检查:身高 170cm,体重 65kg,BMI 为 22.49kg/m^2。

2) 体征检查:关节疼痛,伴有肢体抽搐、关节晨僵,上肢关节活动受限。牙齿呈现黄色,牙面有细小的白色条纹。

(4) 实验室检查:尿氟为 2.3mg/L,X 线检查显示骨质硬化,骨小梁部分融合。

3. 出具评价报告。

营养评价报告

评价时间:××××年××月××日　　　　　　　　　报告编号:

姓名:张先生	性别:男		年龄:46 岁	居住地:贵州
身高:170cm	体重:65kg		BMI:22.49kg/m^2	
婚姻状况:已婚	文化程度:硕士		职业:	
膳食史:平时饮食摄入合理,喜爱饮砖茶				
疾病史:无疾病史				
临床症状:关节疼痛,伴有肢体抽搐、关节晨僵,上肢关节活动受限				
体格检查:上肢关节活动受限。牙齿呈现黄色,牙面有细小的白色条纹				
实验室检查:尿氟为 2.3mg/L,X 线检查显示骨质硬化,骨小梁部分融合				
饮食建议:停止饮用砖茶,不使用含氟食盐和含氟牙膏;注意口腔卫生。食物种类多样,膳食结构合理,增加日常蔬菜水果和奶制品的摄入,以增加钙镁摄入,少吃海产品				
			营养师签字:×××	

4. 膳食指导　①遵循食物种类多样的膳食原则,增加日常蔬菜水果和奶制品的摄入,以增加钙镁摄入,少吃海产品;②停止饮用当地出产的砖茶,不使用含氟牙膏等。

根据食物交换份法推荐饮食(按照推荐份数分别从每类中选择,可以自由搭配):

早餐:谷薯类 2 份,肉蛋类 1 份,豆乳类 1 份;

午餐:谷薯类 5.5 份,蔬果类 1 份,肉蛋类 1 份,豆乳类 1 份,油脂类 1 份;

晚餐:谷薯类 5.5 份,蔬果类 1 份,肉蛋类 1 份,油脂类 1 份。

（马爱国　马冠生　韩磊　侯美玲　徐蕊）

试题练习

一、单选题

1. 蛋白质—能量营养不良主要表现为消瘦,随着疾病的发展,皮下脂肪逐渐减少以至消失。皮下脂肪消耗的顺序为( )

    A. 腹部-臀部-躯干-四肢-面颊   B. 面颊-臀部-腹部-四肢-躯干

    C. 腹部-面颊-臀部-四肢-躯干   D. 躯干-臀部-腹部-面颊-四肢

    E. 腹部-躯干-臀部-四肢-面颊

2. 氟过量会出现( )

    A. 骨质疏松   B. 龋齿   C. 氟骨病

    D. 骨关节炎   E. 牙釉质发育不全

3. 一患儿随母就诊,经体检后。医生发现患儿腹部和腿部水肿、四肢无力,头发稀疏无光泽,外表并无严重的消瘦,且母亲补充说患儿平时极易生病。该患儿属于哪一类蛋白质-能量营养不良?( )

    A. 水肿型   B. 消瘦型   C. 肌肉萎缩型

    D. 腹型   E. 混合型

4. 人体含量最多的常量元素和微量元素为( )

    A. 钙,碘   B. 磷,锌   C. 钙,铁

    D. 钙,磷   E. 磷,碘

二、多选题

1. 蛋白质-能量营养不良的分类有( )

    A. 水肿型   B. 消瘦型   C. 肌肉萎缩型

    D. 腹型   E. 混合型

2. 铁缺乏的临床评价指标有( )

    A. 血红蛋白   B. 红细胞游离原卟啉   C. 血清铁蛋白

    D. 血液锌原卟啉   E. 尿负荷试验

3. 锌对人体的生理作用有( )

    A. 参与蛋白质的合成,细胞生长、分裂和分化

    B. 通过调节细胞因子的分泌和产生来调控机体的免疫功能

    C. 可增进食欲,保护视力

    D. 对性器官和性功能的发育有重要的调节作用

    E. 调节钙和磷的利用

4. 下列缺乏哪些营养物质可能会导致贫血?( )

    A. 铁   B. 钙   C. 维生素 B_{12} D. 铜   E. 锌

5. 缺乏会导致异食癖的元素有( )

    A. 钙   B. 铁   C. 锌   D. 铜   E. 钴

三、简答题

1. 蛋白质-能量营养不良的分类。

2. 简述缺铁性贫血的阶段特征。

3. 维生素 D 缺乏的原因及主要表现。

4. 简述维生素 B₁ 缺乏的膳食指导。

5. 简述氟过量的临床症状。

6. 简述营养状况评价流程。

答案

一、单选题

1. 答案:E

解析:蛋白质-能量营养不良主要表现为消瘦,皮下脂肪逐渐减少以至消失。皮肤干燥、苍白、皮肤逐渐失去弹性、肌张力逐渐降低、肌肉松弛。皮下脂肪层消耗的顺序首先是腹部,其次为躯干、臀部、四肢,最后为面颊。

2. 答案:C

解析:氟的生理剂量与中毒剂量范围较窄,摄入过多易产生毒性作用。在高氟地区,氟摄入过多易产生氟斑牙和氟骨症。

3. 答案:A

解析:水肿型蛋白质-能量营养不良的体征:由于严重蛋白质缺乏所致,主要表现为腹腿部水肿、虚弱、表情淡漠、生长滞缓、头发变色、变脆和易脱落、易感染其他疾病等。

4. 答案:C

解析:钙是人体含量最多的矿物质元素,占成人体重的 1.5%~2.0%。铁是人体重要的必需微量元素,是人体含量最多的微量元素之一。

二、多选题

1. 答案:ABE

解析:蛋白质-能量营养不良的临床表现因个体差异、严重程度、发病时间等因素而不同,根据临床表现分消瘦型(marasmus)、水肿型(kwashiorkor)、混合型(marasmickwashiorkor)和营养性侏儒(nutritional dwarfing)等类型。

2. 答案:ABCD

解析:铁缺乏的实验室评价标准有外周血红细胞、血清铁蛋白、血清运铁蛋白受体、红细胞游离原卟啉、血红蛋白、平均红细胞容量和红细胞分布宽度。

3. 答案:ABCD

解析:锌是对生长发育极重要的微量元素,分布于人体所有组织、器官、体液及分泌物中。锌参与多种酶的合成,在人体生长发育、生殖遗传、免疫、消化、内分泌等重要生理过程中起着极其重要的作用。

4. 答案:ACD

解析:铁能维持正常的造血功能,缺铁可导致缺铁性贫血;维生素 B₁₂ 参与细胞的核酸代谢,为造血过程所必需,当其缺乏时,红细胞中 DNA 合成障碍,诱发巨幼红细胞贫血;铜蓝蛋白对生成运铁蛋白、促进铁的吸收和转运具有重要的作用,缺铜可引起缺铁性贫血。

5. 答案:BC

解析:铁缺乏可引起神经系统异常,如有异食癖;锌缺乏可影响细胞核酸蛋白的合成、味蕾细胞更新、黏膜增生、唾液中磷酸酶减少,从而导致食欲减退、异食癖等症状。

三、简答题

1. 蛋白质-能量营养不良是一种慢性营养缺乏症,由各种原因所致的能量和蛋白质缺乏造成。临床表现因个体差异、严重程度、发病时间等因素而不同,根据临床表现分消瘦型、水肿型、混合型和营养性侏儒等类型,根据营养缺乏的程度分轻、中、重度营养不良;根据病程又可分急性、亚急性和慢性营养不良。消瘦型蛋白质-能量营养不良,由于能量严重摄入不足所致,主要特点为消瘦;水肿型蛋白质-能量营养不良,由于严重蛋白质缺乏所致,主要特点为全身水肿;混合型蛋白质-能量营养不良,由于因蛋白质和能量同时缺乏,临床表现为上述二型的混合,主要表现为极度消瘦或水肿。

2. 铁缺乏的主要症状:体内缺铁的三个阶段。

(1) 铁减少期:体内储存铁减少,血清铁蛋白浓度下降,但无临床症状。

(2) 红细胞生成缺铁期:除血清铁蛋白降低外,血清铁降低、铁结合力上升、游离原卟啉浓度上升;但血红蛋白浓度尚未降至贫血标准,处于亚临床状态。

(3) 缺铁性贫血期:血红蛋白和血细胞比容下降,开始出现缺铁性贫血的临床症状。

3. 维生素 D 缺乏的主要原因有日光照射不足。可能原因:当地季节、居住地纬度、环境污染等;食物中摄入不足或需要量增加;胃肠道及肝胆疾病影响维生素 D 的吸收;糖皮质激素对抗维生素 D 对钙的转运和服用药物等。

人体维生素 D 缺乏在不同生长发育阶段中的表现不同,婴幼儿及儿童主要表现为维生素 D 缺乏性手足搐搦症或维生素 D 缺乏性佝偻病,成人主要表现为骨软化病。维生素 D 缺乏性手足搐搦症,又叫佝偻病型低钙惊厥,多见于 6 个月以下小婴儿,冬春季多见,临床表现主要为手足搐搦、喉痉挛,惊厥,无骨骼变化或变化不显著。维生素 D 缺乏性佝偻病多见于 3 岁以下婴幼儿及儿童,主要表现为神经精神症状和骨骼的变化。成年人由于维生素 D 缺乏发生骨软化症时,特别是妊娠、哺乳期妇女和老年人,主要表现为骨骼软化、变形,易折断,严重时发生骨骼脱钙,骨质疏松,有自发性、多发性骨折。

4. 维生素 B_1 缺乏症状较轻者,可给予维生素 B_1 制剂或膳食上的指导,较重者建议通过临床医生的维生素 B_1 缺乏症状的治疗,结合膳食指导来改善维生素 B_1 的缺乏状况。

维生素 B_1 在人体内仅停留 3~6 小时,因此必须每天补充。富含维生素 B_1 的食物有谷类、豆类及干果类,动物内脏、瘦肉、禽蛋中含量也较多。谷类是维生素 B_1 的主要来源,碾磨过于精细的米、面损失大量的维生素 B_1。维生素 B_1、B_2 和烟酸均与能量代谢有关,补充维生素 B_1 的同时可适量补充其他能量代谢所需维生素。

5. 氟过量主要的症状包括氟斑牙和氟骨症。氟斑牙是氟中毒表现最明显的病症。长期居住在高氟地区的儿童,一般均出现不同程度的氟斑牙。氟斑牙患者的牙齿失去光泽,出现白垩色、黄色、棕褐色或黑色斑点,牙面凹陷剥落,牙齿变脆,易碎;氟骨病,病程可长达数十年,重者造成残疾,甚至由于慢性衰竭或严重合并症而导致死亡,以骨和关节疼痛、肢体功能运动障碍为特征;摄入过量的氟还可破坏体内钙和磷的正常代谢,易发生骨折。

急性氟中毒主要见于特殊职业环境,误服或因事故摄入大量氟化物,可致恶心、呕吐、腹泻、腹痛、呼吸困难等,严重者引起心、肝、肾器质性损害,通常在短时间内发作。氟过多还会对神经系统、消化系统、泌尿系统、内分泌和免疫功能等产生一系列不良影响。其中,儿童摄入过量的氟还可以出现智力发育障碍等情况。

6. 营养状况评价流程

（1）准备工作：掌握营养状况的主要症状、体征、病因和膳食指导的知识。另一方面准备好将要用到的个人信息表、膳食调查表和相关测量仪器。为咨询者提供一个舒适、安全的环境。

（2）信息收集及分析

1）一般信息：年龄，性别，职业等。

2）膳食史及疾病史：①膳食史：询问最近1～3个月的膳食摄入情况。②健康状况：询问疾病史、服药史及个人生活习惯。

3）体格及缺乏体征检查。

4）实验室检查。

5）与其他疾病鉴别。

（3）出具评价报告。

（4）膳食指导。

参 考 文 献

［1］中国就业培训技术指导中心. 公共营养师（国家职业资格三级）［M］. 2 版. 中国劳动社会保障出版社,2012.

［2］中国就业培训技术指导中心. 公共营养师（国家职业资格四级）［M］2 版. 中国劳动社会保障出版社,2012.

［3］孙长颢,凌文华,黄国伟. 营养与食品卫生学［M］. 7 版. 北京:人民卫生出版社,2012.

［4］孙长颢,凌文华,黄国伟. 营养与食品卫生学［M］. 8 版. 北京:人民卫生出版社,2017.

［5］马爱国. 饮食与健康［M］. 北京:科学出版社,2015.

［6］中华人民共和国国家卫生和计划生育委员会. 职业性氟及其无机化合物中毒的诊断:GBZ 5—2016［S］. 北京:中国标准出版社,2016.

［7］雷秋成,王新颖. 蛋白质-能量营养不良与脑功能的关系［J］. 肠外与肠内营养,2015,22(3):184-186.

［8］韩夏. 严重烧伤患者蛋白质能量营养不良状况的调查分析［D］. 天津:天津医科大学,2016.

［9］贺媛,曾强,赵小兰. 中国成人肥胖、中心性肥胖与高血压和糖尿病的相关性研究［J］. 解放军医学杂志,2015,40(10):803-808.

［10］李建新,樊森,李莹,等. 我国 35～74 岁成人肥胖发病率及其可控危险因素的前瞻性队列随访研究［J］. 中华流行病学杂志,2014,35(4):349-353.

［11］XI B,LIANG Y,HE T,et al. Secular trends in the prevalence of general and abdominal obesity among Chinese adults,1993-2009［J］. Obes Rev,2012,13(3):287-296.

［12］赵宏. 城市居民超重或肥胖现状影响因素分析及措施［J］. 世界临床医学,2015,9(4):278-279.

［13］中国营养学会. 中国居民膳食指南 2022.［M］. 北京:人民卫生出版社,2022.

［14］蔡威. 临床营养学［M］. 上海:复旦大学出版社,2016.

［15］HOFMEYR GJ,LAWRIE TA,ATALLAH ÁN,et al. Calcium supplementation during pregnancy for preventing hypertensive disorders and related problems［J］. Cochrane Database of Systematic Reviews 2014,Issue 6. Art.

［16］BUPPASIRI P,LUMBIGANON P,THINKHAMROP J,et al. Calcium supplementation(other than for preventing or treating hypertension)for improving pregnancy and infant outcomes. Cochrane Database of Systematic Reviews 2015,Issue 2. Art.

［17］中华医学会骨质疏松和骨矿盐疾病分会. 原发性骨质疏松症诊疗指南(2017)［J］. 中国骨质疏松杂

志,2019,25(3):281-309.

[18] Callum Livingstone,BSc,MBChB,et al. Zinc:physiology,deficiency,and parenteral nutrition[J]. Nutr Clin Pract. 2015,30(3):371-82.

[19] 杨华梅,周瑜,曾昕,等.地图舌危险因素的研究进展[J].华西口腔医学杂志,2015,33(1):93-97.

[20] 杨克敌.环境卫生学[M].7版.北京:人民卫生出版社,2012.

[21] 中华医学会地方病学分会,中国营养学会,中华医学会内分泌学分会.中国居民补碘指南[R].2018:5.

[22] 中华人民共和国卫生和计划生育委员会.地方性克汀病和地方性亚临床克汀病诊断:WS/T 104—2014[S].北京:中国标准出版社,2014.

[23] 中华人民共和国卫生部.地方性甲状腺肿诊断标准:WS 276—2007[S].北京:中国标准出版社,2007.

[24] 徐卫红,张亚增,申庆光,等.氢化物原子荧光法测定人体血清硒的方法研究[J].中国卫生检验杂志,2001,11(6):669.

[25] 叶立和,蔡小璇.同一基体改进剂石墨炉原子吸收光谱法直接测定全血、尿中硒[J].中国职业医学,2005,32(6):45-46.

[26] 王丽华,安冬,边建朝,等.新修订 Dean 法氟斑牙诊断标准编制说明与图示[J].中华地方病学杂志,2013,32(2):213-216.

[27] 黄长青.地方性氟骨症的临床诊断[J].中国地方病学杂志,2010,29(2):231-233.

[28] LEUNG AM,BRAVERMAN LE. Consequences of excess iodine[J]. Nat Rev Endocrinol,2014,10(3):136-142.

[29] 中华医学会内分泌学分会.成人甲状腺功能减退症诊治指南[J].中华内分泌代谢杂志,2017,33(2):167-180.

[30] SUTTER ME,THOMAS JD,BROWN J,et al. Selenium toxicity:a case of selenosis caused by a nutritional supplement[J]. Ann Intern Med,2008,148(12):970-971.

[31] STEVEN MJ,CRANE SB. Selenium Toxicity from a Misformulated Dietary Supplement,Adverse Health Effects,and the Temporal Response in the Nail Biologic Monitor[J]. Nutrients,2013,5(4):1024-1057.

[32] 李廷玉.维生素 A 缺乏的诊断、治疗及预防[J].中华实用儿科临床杂志,2013,28(19):1519-1520.

[33] 李永艳,张俊俊,郑颖娜,等.烟酸缺乏症 22 例临床分析[J].医药论坛杂志,2019,40(01):22-24.

[34] 朱正伟,王再兴,张学军.烟酸缺乏症的研究进展[J].中国麻风皮肤病杂志,2014,30(01):27-29.

中篇　营养教育与膳食指导

营养教育是健康教育的一个分支和重要组成部分,是改善人民营养状况的有效手段之一。营养教育、营养咨询是运用营养学、心理学、相关医学等方面的知识,通过进行营养信息传播和行为干预,帮助个人和群体掌握食物与营养相关知识,使受众认同健康的营养观念,获得科学的营养知识,得到正确的营养方面的指导,转变不良膳食习惯和态度。通过改变人们的饮食行为、减少或者消除不利于健康的膳食营养的危险因素、改善不良的饮食结构,从而改善个人及群体的营养状况,预防和减少一些营养相关性疾病的发生,促进人们的健康水平和生活质量的提高。营养教育更加注重培养营养师组织、计划、写作和演讲等技巧。

营养教育和营养咨询的过程是通过营养师完成的。营养师通过了解个体或群体的相关营养问题、体格检查、实验室检查等,运用所储备的知识经验和通过对各种信息资料的综合加工而制订科学合理的营养方案,并通过各种咨询方式及宣教资料达成营养宣教的目的。

有了科学合理的营养方案,必需落实到每日的一日三餐中,使受众知道每天应吃什么食物,吃多少,什么时间吃,哪些可以吃,哪些少吃等,这些都需要通过食谱来完成。因此,制订一个科学、合理、可行的食谱尤为重要,这也是落实营养健康理念的基石。本篇将会讲述营养教育和营养咨询的相关技术、营养咨询、传播材料的编写、食谱的编制,并对婴幼儿、学龄前儿童、孕妇以及老年人等特殊人群进行实践举例。

第五章 营养教育及咨询

营养教育,又称"营养宣教",是国家和营养学家改善人民营养状况的有效手段。WHO将营养教育定义为"通过改变人们的饮食行为而达到改善营养状况目的的一种有计划的活动"。营养教育是健康教育的一个分支和组成部分,主要通过进行营养信息传播和行为干预,帮助个人和群体掌握食物与营养相关知识,认同健康的营养观念,转变不良膳食习惯的态度并自愿采纳有益于健康的膳食行为和生活方式的教育活动与过程。营养教育的目的是减少或者消除不利于健康的膳食相关危险因素,改善个人及群体的营养状况,并预防其营养相关性疾病的发生,以促进人们健康水平和生活质量的提高。

营养咨询是营养师对咨询者进行营养分析的过程,营养师通过了解病史、体格检查、实验室检查等,运用营养学、心理学、医学等方面的知识,对咨询者进行营养方面的指导。咨询者通过营养咨询可以获得相关的营养保健知识,从而可以改善不良的饮食结构,提高营养状况,可一定程度上避免或者减少营养相关疾病的发生。

本章节将会讲述营养教育和营养咨询的相关技术,与营养咨询相比,营养教育更加注重培养营养师组织、计划、写作和演讲等技巧,并对婴幼儿、学龄前儿童、孕妇以及老年人等特殊人群进行营养教育和营养咨询的实践举例。

第一节 营养咨询和演讲相关技术

人际传播是营养教育和营养咨询最基本和最重要的一种传播方式,人际传播活动效果的好坏关乎到营养活动能否取得成功。营养教育和咨询中常用的人际传播形式包括咨询、演讲、小组活动、个别劝导、培训等,其中应用更多的形式为咨询和演讲。咨询多是一对一针对性讲解,演讲一般是一对多,以下将对这两种形式向大家进行详细介绍。

一、咨询及营养咨询

【目的】

1. 掌握营养咨询的步骤及技巧。
2. 熟悉 SOAP 营养咨询的方法。
3. 了解营养咨询的定义。

【内容】

咨询(consultation)是通过某些人头脑中所储备的知识经验和通过对各种信息资料的综

合加工而进行的综合性研究开发。从传播的角度讲,面对面的咨询活动是一种典型的人际交流。常见的咨询形式有门诊咨询、电话咨询、随访咨询等。营养咨询就是营养师对咨询者进行营养分析的一种过程,咨询者通过营养咨询获得营养信息,达到改善健康的目的。在实际的营养咨询工作中,扎实的专业知识和丰富的从业经验是对营养师的基本要求。咨询能力要通过和咨询者保持密切联系,通过进行营养咨询不断提高和充实自己的一个过程。

(一) SOAP 营养咨询方法

临床中常用的营养咨询方法为 SOAP。SOAP 是主管询问、客观检查、营养评价和营养支持计划的英文单词的首字母缩写,是较为流行的营养咨询的方法,此方法方便、简单易行。

1. S(subjective) 主观询问

(1) 了解顾客/患者的一般情况(性别、年龄、民族、职业等)。

(2) 了解疾病史和家族史。

(3) 饮食史的询问和记录。

(4) 确定其主要咨询目的(一般营养问题的咨询、营养相关疾病的咨询)。

(5) 饮食行为习惯:饮酒、吸烟、食物购买力、饮食嗜好、进餐制度、食物过敏史、营养补充剂、排便情况、锻炼和体力活动情况。

(6) 膳食调查:3 天 24 小时回顾、填写食物记录表、活动记录、食物频率表等。

2. O(objective) 体格营养状况检查

(1) 观察可能是营养缺乏的相关症状和体征(例如:眼结膜干燥——维生素 A)缺乏,口角炎、皮炎、舌炎——维生素 B_2 缺乏)

(2) 现场测量:身高、体重、血压、血糖等。

(3) 血液常规检查:血清总蛋白、白蛋白、球蛋白、视黄醇结合蛋白等。

3. A(access) 营养评价

(1) 通过膳食调查数据评价膳食摄入情况(热能、营养素与 DRIs 进行比较、产能营养素的比例、优质蛋白质比例、三餐能量分配)。

(2) 根据顾客/患者的其他资料(测量指标、病史、饮食史)分析可能存在的主要问题。

4. P(project) 饮食营养计划　根据顾客/患者的主要营养问题,提出具体的营养改进方案(饮食治疗原则、食谱设计、饮食习惯的改变、营养补充剂的使用、食物的烹调加工以及体力活动能量的消耗等方面)。

(二) 营养咨询的技巧

1. 开场与结束技巧　人际传播形式不论是访谈、咨询、讨论等,在交流开始或结束时,都要有或长或短的开场白与结束语。具体技巧见表 5-1。

表 5-1　营养咨询的技巧

开场白	开场白是为了发展关系,在见面时,通过运用必要的招呼、问候、寒暄或介绍等用语言和非语言形式,调节一种准备就绪的气氛和心理准备,以便引出交流的主题		
	以传播者为主导的交流	社交性	用礼貌用语互相介绍,问候寒暄,逐步引导
		事实性	开门见山,直入主题,"您好,您有什么想咨询的吗?"
		激励性	激发对方的热情和参与意识,以新奇的观点或物体,引起其兴趣或注意
	对方主动求咨询或求意见的交流		以当事人为中心的开场白,提出关系对方切身利益的问题,引导思考或求解

续表

结束语	结束语是为了巩固关系和保持联系,也是一种使交流双方都注意到交流过程已经完成的社交行为。有效的道别方法,并非是简单的终止谈话	
	社交性结束语	对于交流的成果表现出满意和愉快,建立新的关系
	事实性结束语	概要总结谈话的内容,询问理解,获取反馈
	激励性结束语	鼓励当事人进一步探索和思考所谈及的问题,将知识和认识应用到实践中

2. 说话技巧

(1)力求普通话。但在少数民族或基本农村,可适当学习当地语言,从而更好地进行沟通。

(2)适当的重复主要的和不被理解的词句,谈话内容及概念要简单明确。

(3)使用简单句和通用词语,避免不易理解的专业术语。

(4)正确运用语音、语调、重音和停顿等技巧。

(5)必要时运用图画、模型辅助交流。

3. 听话技巧

(1)听对方说话时,要专心,倾耳细听,身体稍微向前,目视对方。

(2)不要轻易打断对方的讲话,必要时可以有一定的引导。

(3)要适时的作出恰当的反应,以回应对方的对话,如点头或口头的"嗯"。

(4)善于听出对方的"潜台词"或"话外音",进一步明确证实对方所说的意思。

4. 问话技巧

(1)封闭型问题适用于在已经集中限定的范围内,希望迅速得到需要证实的确切答复的场合,要求对方作出简短而准确的、肯定或否定的答复。

(2)开放型问题是给对方以思考和判断的余地,有助于坦率的表达个人意见和作出解释,适用于交流活动能够继续下去,并希望获得更多的信息反馈的场合。

(3)试探型问题是估测到某种结果的问题。

【应用】

营养咨询的步骤如下:

步骤 1-营养评估 （1）膳食回顾； （2）人体测量检查； （3）临床生化检查； （4）疾病史。 步骤 2-营养学诊断 （1）摄入情况； （2）临床检查； （3）行为环境	步骤 3-营养干预 （1）食物和营养成分； （2）营养教育； （3）营养咨询； （4）营养护理。 步骤 4-营养监测和评价 （1）膳食回顾； （2）人体测量的结果； （3）临床生化检查

在咨询现场时,面对咨询者时具体实施步骤见流程图(图 5-1):

【实践】

咨询者的咨询主要原因——肥胖

具体咨询对话如下:以一名女性肥胖者为例。

姓名:×× 性别:女 年龄:20 岁 职业:大学生 住址:××××

联系方式:×××××××××× 来访时间:上午

咨询者:您好,我觉得自己现在太胖了,您看我应该怎么办啊?

营养师:您好,能不能说一说您平常的饮食习惯呢?

咨询者:恩。我平时一般零食吃的比较多。在宿舍没事的时候就想吃零食,然后还不爱运动,吃饭也不规律。

营养师:那家里有没有人肥胖啊?

咨询者:有,我爸爸比较胖。

营养师:恩,好的。那能说一说你昨天一天都吃了啥?

咨询者:昨天嘛,我昨天没吃早饭,因为起得晚了。中午湖区逛街吃了汉堡、薯条、可乐。晚上是在食堂吃的,吃了面条。然后晚上容易饿,我就又吃了一桶方便面。

营养师:那我们现在来测量一下你的身高、体重和皮褶厚度吧。

咨询者:好的。

营养师:根据您的客观指标数据和您的膳食,现在对您做一个简单的分析。

咨询者:好的。

营养师:您的 BMI 是大于 $28kg/m^2$ 的,所以是属于肥胖的。另外,您一天的饮食结构并不合理,蔬菜水果摄入过少,同时缺乏运动,油炸食物摄入过多,还爱吃零食,这是您导致肥胖的主要原因。您现在的血脂和血压已经处于临界点,应及时调整您的膳食模式。控制总能量的摄入,减少油炸食物和零食的摄入,可以适当增加奶及蛋的摄入。需要严格控制脂肪,想要减脂,脂肪类的食物必然需要减少,您吃的汉堡、薯片都应减少,甚至不吃。米饭等主食也同时需要控制量。可以多吃富含膳食纤维的粗粮。多吃蔬菜水果,加强运动。管住嘴、迈开腿。我将给您一份一周的膳食食谱(略),您可以按照上面进行适度调整。

咨询者:嗯,谢谢!

营养师:您还有其他什么问题吗?

咨询者:是不是甜食也不能吃了?

营养师:那是当然啊。甜食里面的碳水化合物含量太高了,能量也高。

咨询者:好吧。谢谢您!

营养师:不客气,祝您早日减肥成功。

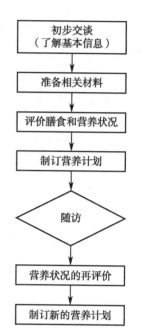

图 5-1 营养咨询的步骤

二、健康教育平面媒体传播资料的使用

【目的】

1. 掌握健康教育平面媒体传播材料的设计思路。

2. 熟悉健康教育平面媒体传播材料的制作技巧。

3. 了解健康教育平面媒体传播资料的分类及各自特点。

【内容】

传播材料泛指健康教育活动中所使用的辅助材料,如张贴画、报刊、小册子、宣传折纸等,印刷平面材料和录像、光盘、动态声像材料等。在健康教育活动中,经常要使用辅助材料来提高信息传播的效果。

健康教育平面媒体传播材料是向受众传播健康知识、技能和服务的常用手段。对提高全民健康意识和自我保健、倡导健康行为和生活方式营造有益的健康环境、促进全民健康素质发挥着重要作用。其内容应使受众能够接受,且引导受众形成良好的健康行为,形式应新颖、别致,适合各种具有文化、生活差异、民族特征等受众。材料整体形象应展现和提升健康教育品牌,这就要求健康教育工作者和健康教育平面媒体传播材料设计者能够捕捉准确的核心信息,并围绕核心信息设计制作出适合各种人群的健康教育媒体传播材料。

(一) 健康教育平面媒体传播材料的分类

1. **按形式分类** 常用的平面媒体传播材料按照形式分类如下:

小册子:其特点是一册一题、短小精悍、携带方便、传播广、收效快。

折页:常用的折页为 16 开 3 折。根据传播内容、目标人群需求的不同,折页可有不同的形式,如 32 开、64 开,4 折、6 折等。折页往往为彩色印刷,每个信息都配插图辅助说明,图文并茂。也可以以文字为主,插图仅作为装饰。

单页:在经费相对不足时,常常使用单页。往往以文字为主,可根据经费情况或实际需要配以 1~2 幅插图,或彩色或黑白,一般为 16 开。单页经济实用,信息量丰富,但视觉冲击力欠佳。

招贴画:常用的招贴画为对开或 4 开大小,往往为彩色印刷。招贴画主题鲜明,图画紧密配合主题,视觉冲击力强。

宣传栏、黑板报:宣传栏、黑板报是群众性的报刊,它以通俗浅显、简明扼要、具体生动博得群众的欢迎。稿子要求文字通俗易懂,使不同文化层次的人都可以看懂,并且不用费力就可接受。主题突出,一般以 200~500 字为宜。

标语、口号:标语是为了达到一定的目的,实现某项任务而提出的能起到鼓动作用的短语。通常是写在纸上,广为张贴或书写在木板、建筑物、车身上、悬挂在高处醒目的地方,吸引人们的注意,以达到宣传目的。标语的语言高度概括、极其精炼,内容上旗帜鲜明、生动活泼、感人动情。

公众号、微博和小视频等新兴多媒体:目前,越来越多的新媒体进入大家的视野,许多营养师均已选择通过互联网,写公众号、发微博、录小视频等方式进行营养宣教,让越来越多的大众能够接受营养教育,而这些方式也正是大众目前所能接受的,所以其传播力度广,且不受地域、时间等其他因素的影响。

其他:近年来,随着经济与文化的发展,健康教育工作者开发出许多针对特定目标人群使用的传播材料形式,如挂图、年画、年历、明信片、贺卡、书签、笔、台历、扑克牌、水杯、杯垫、钥匙扣、领带等。

2. **按使用场合分类** 按使用场合的不同,平面媒体传播材料分为以下几类:

面向个体的材料:这类材料通常发给个人或家庭使用,常见的有营养健康教育处方、图片、折页和小册子等传播材料,近年开发的扑克牌、水杯、钥匙扣、台历等也属此类。

面向群体的材料:特定人群,在组织培训、专题讲座或小组讨论时,常常需要使用这些材料。

面向公众的材料:在公共场所或单位张贴的宣传画、卫生报刊,及设置的公益广告、涂刷的宣传标语等属于此类。

(二)健康教育平面媒体传播材料中的版式设计

1. 创作技巧　健康教育材料紧密围绕卫生、健康教育,主要解决公众的科学观念和态度问题。作为科普文章,创作则应该注重语言通俗、因人而异、联系生活实际、讲究文笔四个方面,并且保证内容的科学性、通俗性和综合性。

(1) 语言通俗:应把医学术语编译成流畅的、形象的、能为各层次群众接受的语言文字。如"人体免疫功能"写成"人体防御疾病的能力","母乳中的碳水化合物"写成"母亲奶汁中所含的糖","变态反应"写成"过敏"等。

常见的写法包括对话体,即医生与患者或医生与记者之间的问答;自述体,以第一人称的形式,讲述自己在行医过程中遇到的病例和总结的经验;漫说体,平铺直叙,是最常见的科普文章写作形式;新闻体,采用新闻报道的方式来讲述科普知识,常见于大众媒体的新闻版面。

(2) 因人而异:健康教育材料的创作应重视受众人群的需求心理。比如针对青少年学生的健康教育材料,不仅在内容上要讲清道理,语言上更要浅显易懂、生动活泼,形式上必须直观、形象、富有趣味性,连环画、影视、幻灯片等都是他们喜闻乐见的材料。

(3) 联系生活实际:心理学研究证明,熟悉、相似的东西容易使人产生兴趣。所以,健康教育材料创作应以群众普遍熟悉的日常生活为出发点,用人们熟悉的事和物作为诱饵,引导人们认识他们所不熟悉的健康知识。

(4) 讲究文笔:实践告诉我们,把文学上的修辞手法如比喻、拟人、设问等,运用到健康教育材料中来,可以使抽象概念变得形象、趣味化,使人易于理解和掌握。一般的宣传材料如招贴画、卡片、宣传画等,使用简短的警句式、口号式、顺口溜式的语言最好,因为这样易懂好记,使人们在一瞥之间就能产生印象,学到科学知识。

2. 色彩　色彩搭配是健康教育平面媒体传播材料设计中的重点,不同颜色给观众不同的心理感受,从而使人们对色彩产生知觉,联想以及审美等心理活动,甚至会影响人的情绪、行为等。通常给人最美好的色彩感觉并不是花花绿绿的色彩拼凑,而是恰到好处的冷暖对比。如:面积对比、位置对比、方向对比等。要使色彩符合人的视觉心理,要使色彩符合人的欣赏习惯等。

由于健康教育平面媒体传播材料本身的特殊性,色彩艺术处理时,应力求清新高雅的色彩美,与营养健康知识的内容相协调,具有宣传品特有的色彩美感。在设计时应注意以下三点:

(1) 尽量少用颜色,除金、银、黑、白、灰外,再用一到两种色即可,能少用的,决不多用,多用黑、白、灰。

(2) 小面积可以用对比色,大面积一定要用同类色,一般来说,以红、黄为界,为暖色系统,蓝、绿为界,为冷色系统,但冷暖的界定是通过比较而确定的,并不是孤立存在的。

（3）整个版式要有色调，就是说整个版式要有色彩总趋势，要有一个主导色彩，色调从明度上看有灰调子、亮调子、暗调子等，从色相上看有黄调子、红调子、绿调子等。

3. 排版 排版是吸引读者阅读的重要手段，是形成卫生宣传栏各自个性的重要组成部分。应注意研究编排的艺术性和独特性。排版设计需要注意以下几点。

（1）版式设计的总原则：统一与变化相结合，也就是在统一下的变化。

（2）版式的基本构成元素：点、线、面。在版式中一般以面为主，然后加上线和点，使版面既大方又富有变化。

（3）图片和文字的编排，一般把文字和图片相对集中编排，使整个版式有序化。

（4）图片的编排不宜太多的变化，编排变化太大，会使整个版面凌乱。

（5）图片的编排要有主次之分（大小结合），使整个版面有节奏。

（6）文字编排：一定要有行距；不能行距、字距不分。字体在一个版面上三到四种以内比较好。

（7）标题可以居中、横向、竖向、边置、插入等方式来设计。

（8）图文混排时，文字不要离图片太近，要留有足够的空间。

（9）关于留白：版式设计中的留白很重要，它能让观者产生轻松、愉悦感。使版式具有强烈的设计形式感。

成功的健康教育平面媒体传播材料离不开版式设计的支撑，尽管现在的新媒介、宣传手段比以前进步了许多，但所有的这些表现途径都是以版式设计为基础的。提高对版式设计的认识，既是顺应版式设计发展的要求，也促使健康教育平面传播材料推陈出新，其艺术价值、社会价值、实用价值不可估量。

【应用】

1. 调查分析目标人群 设计制作的思路应该从确定"目标人群"开始。

首先，明白使用此次设计制作的平面媒体传播材料的"目标人群"是"特定人群"还是"大众人群"。"目标人群"确定以后，首先应该做一个简单的目标人群对平面媒体传播材料的需求调查并对结果进行分析。

调查分析"目标人群"是些什么样的人，对信息有什么样的需求，对营养教育平面媒体传播材料的喜好情况（喜欢使用什么样的媒体材料），目标人群文化程度、年龄阶段、价值观、心理状态、社会地位、风俗习惯及性别不同，他们对信息的需求及接受能力有什么不同，接受信息的形式有哪些差异。

2. 了解设计原则 与以政治、社会、文化、商业等为主题的传播材料一样，健康教育平面媒体传播材料也有设计基本原则、创意思维、设计元素和表现手段等。

设计原则包括核心信息（文案创意）、图形创意和色彩的运用。这三个方面各有特点，又相互统一。文案注重"义"的表达，图形注重"形"的表达，色彩注重"意境"的表达。营养教育平面媒体传播材料作为一种特殊的媒体材料，通常在文字编排、色彩搭配和图形设计上较为谨慎。

3. 设计定位 在营养教育传播活动中，所需的健康教育平面媒体传播材料形式各异，但最终目的是为目标人群的健康知识信息需求服务。目标人群、核心信息确定以后，就要考虑营养健康教育平面媒体传播材料的设计定位和创意。设计定位是创意的依据，有了准确的定位才能谈到创意和表现。营养健康教育平面媒体传播材料的设计定位主要是以目标人群所需的健康知识信息为起点,然后考虑文化内涵的导入和表达方式的组合,提出创意方案的构想,如何运用色彩、图形等表现引起目标人群的注意。

(1) 确定核心信息:传播活动的核心是信息,传播材料的设计制作首先是设计制作者也要确定传播哪些信息。营养教育传播活动中所使用的各种平面传播材料通常是以图形为主,核心信息内容不宜太多。调查研究表明,受众不像阅读报纸、杂志那样去读健康教育平面传播材料中的文字信息。核心信息是对营养教育主题和内容所作的进一步说明和介绍,如何说明和介绍要把握目标人群的各方面差异及心理,有所甄别,避免信息过多、过繁。

(2) 选择与编排字体:在营养教育传播活动中所使用的平面媒体传播材料,通常使用的字体为标准字体和创意字体,"黑、宋、仿宋、楷"是最基本的四种标准字体,主要是用于印刷。根据主题意念需要也可做创意字体,为使其阅读方便和画面结构完整统一,字体风格应与材料风格一致。字体种类不宜过多,否则会造成层次上的混乱和阅读上的障碍。在文字的编排方面,要符合大部分人的阅读习惯,注意字距和行距,满足可读性好、易读性。

4. 图形的创意和人物的造型

(1) 图形图像创意:图形图像是最佳的直观形象传达元素,是人类通用的信息符号。专业的文字让人费解并失去阅读的耐心,对于解析预防各种传染病和慢性病最为直观有效的方法,非图形图像莫属,因此在传播材料中使用大量的图形图像是其主要特点。图形图像是属于结构的,图形图像素材运用的目的是以另一种形象语言吸引目标人群关注,有效利用图形图像的视觉效果吸引受众注意力,并准确传达主题思想,使受众容易接受和接纳传达信息。

(2) 人物造型:由于目标人群具有性别、年龄、文化、生活差异,民族特征等,在设计制作营养教育平面媒体传播材料时应根据受众的喜好进行人物形象设计。年轻、文化层次较高的目标人群,比较喜欢清秀或造型夸张搞笑的漫画人物;年龄较大、文化层次较低的目标人群则喜欢写实类人物和照片;现在的少年儿童则受现在铺天盖地的动漫影响,更喜欢夸张的卡通漫画人物造型。见图5-2。

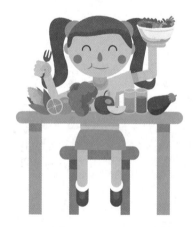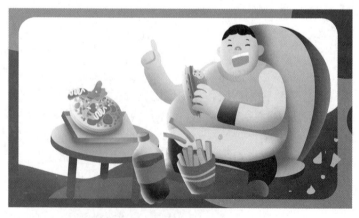

图5-2　少年儿童的图形创意和人物的造型示例图

【实践】

以给孕妇设计饮食小册子为例

1. 调查分析目标人群　该目标人群为孕妇,她们所想了解的是如何吃得更有营养,更符合孕妇膳食以及生产后的月子餐等,年龄大多数为年轻人,这部分人依从性较好,接受能力尚可,可自己读懂文字内容。

2. 注意设计原则　做小册子设计时,灵活应用核心信息(文案创意)、图形创意和色彩,孕妇喜好看色彩艳丽,有小宝宝的图,会使其心情愉悦,图形创意设计中以图为主,字为辅。

3. 设计定位　首先,确定其核心信息,即你想通过小册子传播什么知识,想让孕妇了解哪方面的内容。如孕妇的怀孕期间,前、中、后各期的营养摄入的不同,哪些应着重补充,哪些应减少摄入。其次,信息的前后安排,由主到次,由重点到一般,由易到难,思路清晰,调理清楚。最后,在字体的安排上,要整体协调,赏心悦目,图片与字合理安排。

4. 图形的创意和人物的造型　孕妇适合以多图片为主,字数较少,有新创意,够吸引。可适当放大人小孩卡通图片,以及每餐食谱图。还可放置母乳喂养方法等图片。见图5-3。

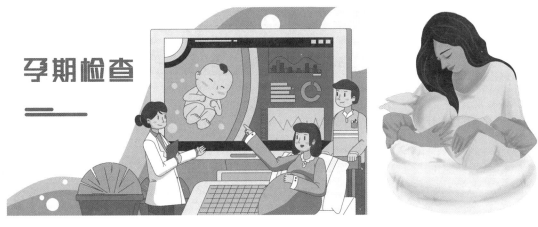

图5-3　孕妇及乳母漫画示例图

三、演讲

【目的】

1. 掌握教育演讲中知识讲座的过程。
2. 熟悉演讲的类型及其相应技巧。
3. 了解演讲的概念、目的和特征。

【内容】

演讲(speech)又称演说、讲演,是在一定的场合,面对众多的听众,以求达到预期目的的语言技术。"演"包含着演绎或表演,是推理过程或用辅助语言表达情感的姿势或动作。而"讲",即描述,用经过组织的语言表达出来。其优点在于简便、易行,演讲者可以一个人同时面对众多听众,对场地、器械的要求不高,因而已成为营养健康教育工作中广泛采用的一种宣传教育方式。

（一）演讲的目的

演讲的目的是传播科学文化知识、健康的生活理念与健康的生活态度及方式。演讲者在宣传营养健康知识和技能时,均是为了让听众同意自己的主张、观点和立场并取得共识,然后在此基础上激发听众的实际行动,以期达到演讲的最理想效果,即自愿采纳有益于健康的膳食行为和生活方式。

（二）演讲的特征

1. 社会性 演讲活动发生在社会成员之间,它是一个社会成员对其他社会成员进行宣传鼓励活动的口语表达形式。因此,演讲不只是个体行为,还具有很强的社会性。

2. 公开性 演讲者必须在公众场合发表意见,将自己的立场观点公之于众,以取得听众的共识,达到宣传教育的目的,因此演讲内容具有公开性。

3. 现实性 演讲者和听众都有自己的目标指向和心理定式,都十分重视演讲的实际效益。对于演讲者而言,力图感召听众,说服听众,达到预定的目的。对于听众而言,希望从演讲中获得知识和启迪。

4. 艺术性 演讲优于一切现实的口语表现形式,它要求演讲者去除一般讲话中的杂乱、松散的因素,以集中、凝练、富有创造色彩的面貌出现。

5. 逻辑性 演讲者思维要缜密,语言应有调理,层次分明,结构清楚。

6. 针对性 一方面演讲主题具有针对性,是大众关注的问题;另一方面,针对听众的年龄、身份、文化程度等决定演讲的风格和内容。

7. 感染性 演讲者要有鲜明的观点、独到的见解和看法以及深刻的思想等,要善于用流畅生动、深刻风趣的语言和恰当的修辞打动观众。

8. 直观性 演讲者和听众双方总在进行直接的思想感情交流,演讲者不仅随时观察听众的情绪、反应,而且还需要根据其反应适时调整演讲,以达到预期效果。

（三）演讲的类型及其相应技巧

按照演讲主题内容的不同分为政治性演讲,包括就职演说、集会演说;教育演讲,包括知识讲座、学术报告等;宗教演讲;经济演讲,包括商业广告演讲等;以及军事演讲等五个类型。

营养教育演讲属于教育类演讲,主要应用的方式为知识讲座,其面向的是各行各业对营养相关知识有所需求的人群,是针对某一专题,有组织有准备地面对目标人群进行的营养教育活动。通过演讲的方式把健康知识有系统地、有重点地以通俗易懂的方式向大众进行传播。下面以教育性演讲为例介绍演讲的相应技巧。

第一,应注意文体的转换。在学术信息保真的前提下,把论文、专著、教科书、标书等转换成听者容易理解、接受、适合演示的文本形态。要对原作的内容加减处理,即扩展或缩写;要对原作进行通俗化、口语化、图示化、视频化等处理,把泛泛而论的散在资料按逻辑顺序和思维方式进行归纳,以通俗的形式解释高深的理论,以简明的方法表达复杂的程序。

第二,应注意媒介的转换。即把演讲者的书面材料、图表转换为视听媒体的过程,它的目的是便于有效传递视听的学术信息,便于吸引听者的注意力,提高听众交流兴趣。其核心是做媒介化处理,呈现在视听媒体上的学术内容决不能是文稿内容生硬的转移,而是以条理化、精简化、图表化再现文稿内容,以口述和多媒体演示相结合的方式。

第三,应注意情景的调控。理想的教育演讲情景应是既庄重又活跃,既紧凑又宽松。演讲者选择适宜的演讲内容,应用合适的演讲技巧,善于创设情景,与听众进行互动,创造恰如其分的驾驭演讲气氛,营造自己学术演讲的良好氛围。

第四,应注意避免或减少紧张情绪。不论是哪一种类型的演讲,除了做好前期的准备工作,还要有足够的信心和沉稳的心态,演讲过程中,尤其是初次演讲者,难免会出现紧张情绪,或多或少都会影响演讲的质量和预期效果。因此有效的减少和避免紧张情绪也是演讲者必备的技巧。可采用下述方法:

1. "一四二"深呼吸法 "一四二"讲是的时间,吸气用一个单位的时间,屏气用四个单位的时间,吐气再用两个单位的时间,这个深呼吸方式,就叫一四二深呼吸法,一般一个单位时间为一秒钟。用这种方式,一般都能很好地克服我们的紧张。

2. 转移注意力法 可以进行搓脸、合口、左右撅唇、转唇等一系列口腔运动,来转移自己的注意力,从而来突破自己的紧张感。

3. 不写发言稿,写提纲 把要讲的几个要点写在一张小纸条上,然后想想每一点大概要讲些什么。这样可以避免忘稿,因为根本就没有发言稿,也不会不知道自己要讲什么。

4. 反复练习,充分准备。

5. 找支持你的眼光 当我们站在台上发言,总会有一些支持的眼光和不支持的眼光,这时如果我们感觉内心紧张,就去多看看支持我们的眼光,看着他们对自己那种支持的眼光,可想而知自己讲得不错,于是就越讲越有劲,结果真的比预想中要讲得好得多。

6. 适当提高音量,建立自信心 在自己公众演讲过程中,适当的提高自己说话的音量,也能在一定程度上克服自己的紧张感;想象自己非常的自信,让自己感觉充满了力量,然后默默对自己说"我就是最棒的!"自己马上立刻就会充满自信,充满力量。

7. 手势演讲 手势在演讲中也必不可少,全程若无手势,呆板;若手势过多,观众们眼花缭乱。因此,正确地使用手势,对一个演讲者尤其重要。讲话的手势大有讲究,但不是靠闭门造车"设计"出来的,而是在讲坛上,随着演说的内容、听众的情绪、场上的气氛,在演讲者情感的支配下,自然而然"喷射"出来的。至于选择单式手势还是复式手势,则要看内容的要求,会场的大小,听众的多少,表情达意的强弱而定。

【应用】

(一) 准备阶段

1. 确认目的,了解听众 为让听众接受自己的演讲,我们就要了解听众的心理要求,理解听众的心理需求及听讲的目的、动机,引导听众积极配合演讲活动。每次演讲时所面对的群体是不同的,都会有不同的特点。根据其主要特点,我们应注意其文化、地位、职业、年龄、地域等特征。

例如,关于饮食方面,受伊斯兰文化影响的中亚人,他们是不吃猪肉的,如果你面对一群伊斯兰教徒,就不能说猪肉太有营养价值了;作为演讲者,如果面对某一职业群体讲话时,能够在短时间内讲到该群体感兴趣的共同话题,那你的演讲就很容易引起台下听众的共鸣,并迅速将演讲推向高潮;由于年龄的差距,就容易造成思想的代沟。所以,我们面对不同的人群,讲话的方式都必须有所不同。

2. 准备讲稿 确认了演讲的目的、了解到听众的相关情况之后,接下来就要选题、选材和撰写讲稿了。选材的材料可以分为三种:

核心素材:演讲时必须提出的素材;

机动素材:如因演讲时间不足而加以省略的话,也不会对整体演讲造成伤害的素材;

辅助素材:如果时间足够的话,就可以把这些素材演讲出来,这样做避免时间的尴尬或者是在回答别人的问题时也不妨运用这些素材。

讲稿也叫演讲稿、演讲词等,它是在演讲的准备阶段所写成的文稿。演讲稿是进行演讲的依据,是演讲成功的基础(当然,特殊场合下的即兴演讲不需要提前写好演讲稿,这种情况除外)。从一般意义上来讲,写作演讲稿是参加演讲活动的一个重要环节;从特殊意义上来讲说,演讲稿的写作对演讲思维模式的锻炼有很大的帮助。演讲稿有如下五大作用:

(1) 梳理演讲者的思路:如果是即兴演讲,可能会出现演讲者想到哪讲到哪的情况。但如果是先写稿再演讲,这就会让演讲者静下心来,慢慢构思自己的演讲稿,就会让演讲内容变得井然有序,条理清晰。

(2) 提高演讲者的文笔:因为演讲稿写作它本身就是一种演讲的作文法,它是由说到写,再由写到说的这么一个过程。而这个过程中,演讲者就需要在谋篇布局上运筹帷幄,在遣词造句上字斟句酌,无形中提高了自己的文字驾驭能力、促进了自己的写作水平。

(3) 消除演讲者的恐惧:因为有些演讲者,特别是初次登台做演讲的人,面对众多听众讲话时很容易产生恐惧、怯场的心理。但如果已经写好并背熟演讲稿之后,他的心里就有了底,就能够轻轻松松地进行演讲了。

(4) 可以起到提词作用:尽管大多数情况下演讲嘉宾是不需要一边看着演讲稿一边做演讲的。但有些演讲者总喜欢拿着演讲稿上台,因为他担心自己在演讲中忘词了。所以这么说来,演讲稿就可以起到提示演讲内容的作用,使演讲顺利进行,避免出现"卡壳""结巴"等现象。

(5) 能够掌握演讲时间:如果是即兴演讲,演讲者可能无法控制自己的演讲时间和演讲进度。但如果可以提前写好讲稿,事情就好办了。因为这个可以根据演讲稿总字数的多少和什么地方应该详写或者略写的方法来决定。

3. 其他准备

(1) 辅助教具的准备:辅助教具是指配合演讲而使用的仪器和演讲材料。包括音响、话筒、多媒体、投影仪、幻灯片、纸张、粉笔、黑板、挂图以及各种演讲中可能用到的特殊道具如食物模型等。

(2) 仪表着装的准备:衣着应整洁大方,庄重朴实,色彩和谐,与演讲的内容相辅相成。举止应端庄大方,从容镇定,姿态应不卑不亢,雍容大方,彬彬有礼,不失身份。

(3) 心理素质准备:应有稳定的情绪,十足的信心,必胜的信念,这样才能保证思路通畅,言之有物,情绪饱满,镇定从容。

(二) 演讲阶段

演讲阶段是核心。在演讲过程中,主动地与听众进行眼神交流,认真观察听众的表情变化。通过听众的表情,你会知道哪位听众听得津津有味,哪位听众根本心不在焉。这个时候,你不能把注意力放在心不在焉的那位听众的身上,那样的话,你就会越讲越没劲了。你应该把注意力放在听得入迷的那位听众的身上,并主动地向他提问,借助你俩的对话,把大家的情绪全部带动起来。如果在一场 15 分钟的演讲中,有 2~3 次的互动,那你的演讲就很好了,就不会再显得干巴巴。

(三) 答疑阶段

演讲之后,演讲的内容若能引起听众的兴趣,答疑则是必不可少的一部分。答疑,即听众根据演讲的内容,将其脑中的问题抛给演讲者,演讲者运用专业的知识进行一对一的解答。它既可以成为演讲的延长和补充,又可以直接获得听众的反馈意见和了解听众的需求。

概括地说,答疑的原则为:倾听(listen,L),建立与听众的联系(rapport,R),预见和分析问题(anticipate question,A),澄清问题(seek clarification,S),耐心解答(talk patiently,T)。

1. 倾听 演讲者在答疑时首先要学会倾听,提炼出问题的关键,对所提问题要给予高度重视。无论所提的问题是什么,都要让听众说完。可能有些听众说了很多,都不是其想问的主要问题,此时应通过交流引导其说出主要问题,从而更易了解其核心问题,不会跑偏。

2. 建立与听众的联系 与听众的联系要用积极的态度,耐心解答听众的每一个问题,并且确认自己的回答是否让听众满意。

3. 预见和分析问题 回答问题时,要预见、分析还有哪些潜在的问题会提出来,要准备足够的资料,推理过程要严密,不要有漏洞。这需要演讲者在准备演讲内容时,对内容广而深的掌握,可提前站在听众的角度试想,他们可能会问哪些问题,从而做到准备充分。

4. 澄清问题 听到问题后要仔细分析,若有疑问,则要请提问者再重复一遍,如果是一个问题里含有几个问题的话,应该让提问者一个一个地提,然后逐个解答。回答问题的前提,即是澄清问题。

5. 耐心解答 在回答问题之前要考虑到提问者的背景和知识层次、知识结构,尽量避免用专业术语。

【实践】

以教育演讲为例——讲解《糖尿病饮食原则》

演讲对象:社区人群

1. 工作准备

(1) 准备幻灯片、演讲词、食物道具等。

(2) 熟悉并掌握糖尿病患者膳食原则,了解糖尿病患者想知道什么。

(3) 联系社区的负责人,确定好场地,做好组织观众的工作。

(4) 准备演讲稿。

2. 演讲阶段

(1) 开场:首先介绍自己并向大家问好,拉近与观众的距离,作演讲前的热身。

(2) 演讲

1) 讲解糖尿病患者能吃什么:谷薯类、蔬菜水果类、鱼肉类、蛋奶类、糖油盐类等。

2) 讲解糖尿病患者能吃多少:可以穿插于吃什么的时候一起进行讲解,同时可以运用食物模具进行量化讲解,让糖尿病患者可以清楚具体食物对应的量。

3)讲解糖尿病患者怎么吃:主要为清淡饮食,包括煮蒸焖等。

4)糖尿病患者常见的饮食误区:糖尿病患者常有许多饮食误区,认为什么都不能吃,有的甚至每天只喝粥,因此,此部分为最重要的部分,应了解多个误区,一一讲解。

(3)结束:以鼓励或呼吁等方式,结束演讲,并进行答疑。

第二节　营养教育实践

掌握上一章营养教育相关技术后,应针对不同的人群掌握其具体的营养教育知识。本章以学龄前儿童、孕妇为例,将具体讲解如何进行营养教育。

一、学龄前儿童营养教育实践

【目的】

1. 掌握幼儿园等教育机构(群体)以及医院/工作室(个体)的营养教育实践。
2. 熟悉学龄前儿童营养教育的方法。
3. 了解学龄前儿童营养教育的策略。

【内容】

学龄前儿童是指满2周岁后至满6周岁前的儿童。学龄前儿童生长发育速率与婴幼儿相比略有下降但仍处于较高水平,摄入的食物种类和膳食结构逐渐接近成人,是饮食行为和生活方式形成的关键时期。但是与成人相比,此时期的儿童消化系统功能尚未完善,咀嚼能力受限,又对能量的需要量偏高,因此食物的摄入量与加工烹调和成人还有所差别。另外,学龄前儿童好奇心、自主性、学习模仿能力增强,此时期也同时是培养良好饮食习惯的重要阶段。

(一)学龄前儿童膳食营养健康教育的策略

1. 合理的膳食计划　基于学龄前儿童的生理特点和营养特点,其膳食要求应在一般人群膳食指南的基础上增加相应的关键点。

根据《中国居民膳食指南(2022)》推荐,一般人群膳食指南为:

食物多样,合理搭配;

吃动平衡,健康体重;

多吃蔬果、奶类、全谷、大豆;

适量吃鱼、禽、蛋、瘦肉;

少盐少油,控糖限酒;

规律进餐,足量饮水;

会烹会选,会看标签;

公筷分餐,杜绝浪费。

在一般人群膳食指南的基础上,学龄前儿童需要注意以下几点:

食物多样,规律就餐,自主进食,培养健康饮食行为;

每天饮奶,足量饮水,合理选择零食;

合理烹调,少调料少油炸;

参与食物选择与制作,增进对食物的认知和喜爱;

经常户外活动,定期体格测量,保障健康成长。

根据以上膳食指南对学龄前儿童制定的膳食原则,无论是幼儿园保健老师还是家长,营养师都应给予营养健康知识的宣传,同时协助制订好合理的膳食计划。此外,膳食应随季节有所变化,冬季适当增加脂肪的量,提供较多的热能;夏季多选用清淡的食物。在烹调方法上注意幼儿消化能力和进食能力。在色、形、味诸方面下工夫,以激发孩子的食欲,这样不仅可以促进幼儿食欲、使营养成分相互影响,提高营养价值,而且能保证营养平衡。

2. 科学的膳食制度 为了使学龄前儿童每天摄取足够的营养素,我们还要根据儿童消化系统的特点制定合理的膳食制度。包括进餐时间、次数,以及各餐热量分配等。见表5-2。

表5-2 2~5岁儿童各类食物每天建议摄入量

单位:g/d

食物	2~3岁	4~5岁	食物	2~3岁	4~5岁
谷类	75~125	100~150	奶类	350~500	350~500
薯类	适量	适量	大豆(适当加工)	5~15	15~20
蔬菜	100~200	150~300	坚果(适当加工)	—	适量
水果	100~200	150~250	烹调油	10~20	20~25
畜禽肉鱼	50~75	50~75	食盐	<2	<3
蛋类	50	50	饮水量/ml	600~700	700~800

摘自:中国营养学会.中国居民膳食指南(2022).北京:人民卫生出版社,2022.

学龄前儿童除每天安排早、中、晚餐三次正餐以外,还应该至少有两次加餐。加餐一般应该安排在上、下午各一次,如果晚餐时间比较早的话,也可以在睡前两小时再安排一次加餐。两正餐之间应间隔4~5小时,加餐和正餐之间应间隔1.5~2小时,加餐的分量应避免过多,以免影响正餐的进食。各餐热量分配约为早餐:25%~30%;午餐:35%~40%;上午或下午加餐:10%;晚餐:25%~30%。

3. 养成良好的饮食习惯 学龄前儿童仍处于培养良好的饮食行为和习惯的关键阶段。良好的饮食习惯,包括饮食定时定量、不挑食、不偏食、细嚼慢咽、少吃零食,饭前、饭后不做剧烈活动,不吃汤泡饭,进餐时保持安静,以及其他膳食卫生习惯。

挑食、偏食是儿童常见的不良饮食习惯。由于儿童萌发的自主性,会导致一时性的偏食和挑食,此时需要家长或者看护人及时纠正,正确引导。作为家长应以身作则,与儿童一起进食,帮助孩子从小养成不偏食不挑食的好习惯。

零食是学龄前儿童营养的补充,是儿童饮食中的重要内容。零食应该尽可能与加餐相结合,以不影响正餐为宜,也不易在睡前30分钟内进食。零食应选择新鲜、天然、易消化的食物,如奶制品、蔬菜、水果、坚果和豆类食品,少选择油炸和膨化食品。见表5-3。

表 5-3　学龄前儿童推荐和限制的零食

推荐	限制
新鲜水果、蔬菜(黄瓜、西红柿)	果脯、果汁、果干、水果罐头
奶及奶制品(液态奶、酸奶、奶酪等)	乳饮料、冷冻甜品类食物(冰激凌、雪糕等)、奶油、含糖饮料(碳酸饮料、果味饮料等)
谷类(馒头、面包、玉米)	膨化食品(薯片、虾条等)、油炸食品(油条、麻花、油炸土豆等)、奶油蛋糕
鲜肉及鱼肉类	咸鱼、香肠、腊肉、鱼肉罐头等
鸡蛋(煮鸡蛋、蒸蛋羹)	—
豆及豆制品(豆腐干、豆浆)	烧烤类食品
坚果类(磨碎食用)	高盐坚果、糖浸坚果

摘自:中国营养学会.中国居民膳食指南(2022).北京:人民卫生出版社,2022.

4. 温馨的饮食环境　为了增强儿童的食欲和促进营养成分的消化与吸收,我们还可以创造条件使儿童心情愉快、安静进餐。如,我们在进餐场所墙面贴一些水果、蔬菜的图画,进餐时播放一些轻音乐等,努力创建优雅的环境使儿童心情愉快,增强胃肠的蠕动,增加消化液的分泌,增进食欲,促进消化;在孩子进餐前后及过程中不训斥、责骂或惩罚孩子,以保证孩子愉快地进餐。

对学龄前儿童的营养教育不仅在家庭和幼儿园中需要进行指导,在一些营养工作室或医院儿保科中依旧需要营养师对儿童的营养进行指导,尤其是一些常见的儿童营养缺乏病以及常见其他营养问题。

(二)学龄前儿童营养教育的主要方法

1. 设计以食物为基础的活动　营养教育活动,应以食物为基础,设定的所有活动均应与食物有关,增长孩子们的营养知识,认识食物的能力。

2. 需要顺应儿童学习发展　孩子的生长是循序渐进的,同样,孩子的学习发展也应如此。

如 2 岁时,应知道食物的名字,可以描述食物的颜色、质感、味道,可以简单说出自己喜欢和不喜欢的食物以及原因,开始了解食物从哪里来,培养基本的餐桌礼仪和饮食规则。

3~4 岁时,则应知道更多食物名称,了解通过颜色和功能来区分食物类别,能够区分电视上和屏幕上看到的食物,能够从食物主题的绘本故事中获得食物与营养的相关知识,能够描述食物和身体健康的基本联系(例如胡萝卜对眼睛好等),知道食物从哪里来,知道卫生习惯。

而当孩子 5~6 岁时,应说出不同类别的食物,知道不同类别的食物含有不同的营养素,能说出一些特定的食物中的营养素,知道食物中有不同的营养素,有利于我们身体健康,并且可以联系食物、营养素和身体健康(如奶类富含钙,对骨骼和牙齿有益处等),知道珍惜食物、爱惜环境等。

3. 丰富多彩的互动实操环节　有研究表明,自己动手操作练习,是最有效的记忆。通过他们自己的亲身接触,对环境、对食物等都会有一个深刻的理解和体验,其教育效果最佳。

4. 以改变行为为目的,培养孩子们设定目标的能力　当孩子设定一个目标,并自己完成的时候,可以增加他们的成就感。这样一步一步可以形成很多良好的习惯或行为。例如,可以让孩子自己规定自己,每天吃一个水果,喝一瓶牛奶,限定时间内吃饭,不在吃饭的时候看电视等,这些看似很小的目标,但均会促进他们养成一个良好的饮食习惯。

5. 促进自我管理和约束　可以在活动开始前,制订一系列的明确规则,需要孩子们遵守,例如饭前进行洗手,这样可以养成爱卫生的好习惯。

6. 让家长们参与进来　家长是孩子最亲密的伙伴,日常生活中接触最多的,也是孩子最易受影响的人。所以,进行营养教育时,不应只针对孩子,还应让家长们参与进来,让他们言传身教。

(三) 有效的营养健康教育途径

1. 开展丰富多彩的膳食营养健康教育活动。

2. 在日常生活中培养健康行为习惯。

3. 家园共育。

只有三者同时进行,才能使营养健康教育卓有成效。

【应用】

应用1:针对群体——幼儿园等教育机构营养教育实践

1. 根据学龄前儿童的年龄特点选择活动　我们可以根据学龄前儿童的年龄特点开展适合学龄前儿童身心发展的丰富多彩的健康主题活动。学龄前儿童已具有一定的探究欲望,开展此类活动,可引导其认识身边的食物,知道其对身体健康的益处。

2. 选择学龄前儿童能够参与操作的活动　让他们在操作、分辨、比较中增长知识,了解不同食物所含营养及其与人体健康的关系,感受到活动的快乐。并且自身的参与感更有主人翁精神,形式更为活泼,儿童们更易接受,可以促进他们的自主学习。

3. 选择的活动能促进各领域之间的融合,提高儿童们的综合能力。

在教学活动的选择过程中,我们还要注意掌握好各领域之间的融合。健康教育活动并不是一项单一的活动,它包括认知的学习、语言的发展、审美能力的提高等多领域之间的融合。通过丰富多彩的活动获得营养健康知识,逐渐建立起营养健康意识,各项能力也获得了提高。

应用2:针对个体——医院/营养工作室营养教育

来医院/营养工作室的家长,一般希望是一对一的针对性营养教育指导,需要针对具体的问题具体分析,得到针对性的解决,以及后期的追踪随访。

以下1~4条中将提到的相关内容可作为参考:

1. 生长发育评估监测　对7岁以下儿童婴幼儿建立体格生长监测,及时发现生长偏离,寻找病因并指导治疗。

2. 营养咨询　包括营养喂养指导,诊断及治疗常见营养性缺乏性疾病,如营养性贫血,佝偻病等预防和评估,厌食症,营养不良(包括消瘦、生长发育迟缓)及肥胖症的评估和治疗。

3. 微量元素的监测　包括铁、锌、钙、铜、镁、磷等矿物质缺乏的预防和评估,同时开展儿童期铅、镉等重金属的损伤防治。

4. 随访门诊　7岁以下儿童均可建立随访,内容包括:营养、体格发育评估,膳食营养指导;神经运动评估;心理评估;语言发育评估。

【实践】

1. 幼儿园等教育机构营养教育实践　我们可以根据不同年龄段的孩子特点开展不同形式的教育实践活动：

（1）根据小班幼儿对水果的喜爱，开展《酸酸甜甜的水果》主题活动

准备多个五彩缤纷的水果图片，编织一个童话故事，将水果穿插于故事中，增加儿童们的兴趣，吸引他们的注意力，并且可以准备各式各样不同口感的水果，让他们直接食用，切身直接的学习会让他们更为印象深刻，并且真实感更强。

（2）根据中班幼儿已具有一定的探究欲望，开展主题活动"黄豆的一家"。

引导儿童们认识黄豆及各种各样的豆制品，知道其对人体健康的好处。在主题活动开展过程中我们引导儿童与家长们共同收集豆类和豆制品，从多方面了解豆类含有的营养，知道多吃豆制品对身体有哪些好处。引导他们观看豆浆的制作过程，引发其发现黄豆加工后变化的兴趣，进而开始喜欢吃豆制品。

（3）根据大班幼儿丰富的生活经验和日益增长的求知欲等年龄特点，我们开展"奇特的餐具"等集知识性趣味性为一体的健康活动。

引导其认识本国及其他国家餐具的异同，学会正确使用刀叉。了解筷子的由来、使用过程中的禁忌，以及亚洲各国筷子制作材料的异同，开阔了眼界，并可以进一步懂得如何正确使用餐具。

2. 医院/营养工作室营养教育实践　一位家长带着一名2岁男孩来营养科/营养工作室咨询，自诉患儿挑食、不爱吃饭，喜爱零食，喜欢在吃饭的时候看动画片或者玩耍。

根据 SOAP 营养咨询步骤进行询问及指导：

（1）S（subjective）：主观询问。

1）了解患儿的一般情况（性别、年龄等）；

2）了解疾病史和家族史；

3）饮食史的询问和记录；

4）确定其主要咨询目的（一般营养问题的咨询、营养相关疾病的咨询）。

（2）饮食行为习惯：饮食嗜好、进餐制度、食物过敏史、营养补充剂、排便情况、锻炼和体力活动情况。

（3）膳食调查：3天24小时回顾、填写食物记录表、活动记录、食物频率表等。

（4）O（Objective）：体格营养状况检查。

1）观察可能是营养缺乏的相关症状和体征（眼结膜干燥——维生素 A 缺乏，口角炎、皮炎、舌炎——维生素 B_2 缺乏）。

2）现场测量：身高、体重、血压、血糖等。

3）血液常规检查：血清总蛋白、白蛋白、球蛋白、视黄醇结合蛋白等。

（5）A（Access）：营养评价。

1）通过膳食调查数据评价膳食摄入情况（热能、营养素与 DRIs 进行比较、产能营养素的比例、优质蛋白质比例、三餐能量分配）。

2）根据顾客/患者的其他资料（测量指标、病史、饮食史）分析可能存在的主要问题。

（6）P（Project）：饮食营养计划。

根据患儿的主要营养问题,提出具体的营养改进方案(饮食治疗原则、食谱设计、饮食习惯的改变、营养补充剂的使用、食物的烹调加工以及体力活动能量的消耗等方面)。

针对患儿相关信息的询问,考虑患儿不存在营养相关疾病,而是存在不良的饮食习惯,给予针对性的指导:患儿目前尚小,是最适宜进行良好饮食习惯养成的阶段。

第一,您可以对其进行食物认识的指导,认识食物是第一步,孩子都会对其有兴趣的东西更为好奇。所以,首先培养他对食物的兴趣,可以从颜色入手。花花绿绿食物的颜色可以吸引他的注意,可以用真实的食物,当然也可以是食物模型、食物图片。可以在平时与他玩乐的阶段,给他讲解,让他不会对食物产生厌恶心理。

第二,家长自己的做法也会影响到孩子,孩子均以家长为模板,家长吃饭的时候挑食,说什么不好吃,孩子也会跟着学。并且,吃饭的时候可以营造一定的气氛,大家坐在一起吃,定时定点吃饭。这样可以很好地避免他边吃饭边做其他事的习惯。家长不可过分溺爱孩子,专做其爱吃的食物,可以考虑每天食物的多样性,增加其好奇心。

最后,爱惜食物,同样也应从小做起。让他自己盛饭,吃多少盛多少,可以带他参加农活,体会食物的来之不易。

二、孕妇营养教育实践

【目的】

1. 掌握孕妇营养教育的方法。
2. 熟悉孕妇营养教育的策略。
3. 了解孕妇营养教育的目的。

【内容】

孕妇是指处于妊娠特定生理状态下的人群,其营养状况的好坏直接关系到人类的繁衍和人口素质。孕期妇女的生理状态及机体代谢产生了较大改变,以适应和满足胎体在宫内生长发育的需求,并为产后泌乳进行营养储备。孕期营养状况的优劣对胎儿的生长发育直至成年后的健康有着至关重要的影响。如果孕妇饮食不当,会对胎儿造成影响,甚至引起终身的缺陷,所以保障孕妇的充足营养是全民营养的一个重要环节。对孕妇进行营养教育的目的是树立正确的营养保健观念,建立良好的饮食行为模式,促进孕妇及胎儿的健康。

孕妇营养教育的策略

1. **营养均衡的膳食计划**　孕早期胎儿生长发育速度相对缓慢,所需营养与孕前无太大差别。但由于处于胚胎组织的分化增殖和主要器官系统的形成阶段,应该特别注意叶酸和铁的摄入。叶酸对预防胎儿神经管畸形和高同型半胱氨酸血症、促进红细胞成熟和血红蛋白合成极为重要。孕期叶酸的推荐摄入量为 $600\mu gDFE/d$,除常吃含叶酸丰富的食物外,还应每天补充叶酸 $400\mu gDFE/d$。为预防早产、流产,满足孕期血红蛋白合成增加和胎儿铁储备的需要,孕期应常吃含铁丰富的食物,铁缺乏严重者可在医师指导下适量补铁。

孕中晚期是胎儿生长发育及大脑发育迅速的阶段,必须增加能量和各种营养素的摄入,做到全面多样,荤素搭配。整个孕期孕妇和胎儿需要储存蛋白质约930g,孕期蛋白质-能量营养不良会直接影响胎儿的体格和神经系统发育,导致早产和胎儿生长受限、低出生体重儿等。

分娩时新生儿体内约有 30g 钙沉积,这些钙主要在孕中和晚期逐渐沉积于胎儿骨骼和牙齿中,孕期钙营养缺乏,母体会动用自身骨骼中的钙维持血钙浓度并优先满足胎儿骨骼生长发育的需要,因此,孕期钙营养不足会使母体骨骼中的钙丢失,影响骨健康。奶、鱼、禽、蛋、瘦肉是膳食优质蛋白质的主要来源,孕中期增加 50g/d,孕晚期需再增加 75g/d(合计增加 125g/d),可满足对优质蛋白质、维生素 A、钙、铁等营养素和能量增加的需要(表 5-4)。妊娠过程中孕妇的消化功能下降,抵抗力减弱,易发生腹泻和便秘,应食用新鲜和易消化的食物,多选用富含膳食纤维的蔬菜、水果及薯类。

孕期膳食除了保证孕妇和胎儿的营养外,还会对宝宝日后辅食的接受和膳食模式的建立产生影响。孕期妇女的膳食应是多样化食物组成的平衡膳食,各类食物的数量应根据不同个体的具体情况作出适当的调整。

表 5-4 妊娠期部分营养素的推荐摄入量及营养指导

营养素	推荐摄入量	营养指导
能量	非孕妇女基础上,孕早期增加 0kcal/d,孕中期增加 300kcal/d,孕晚期增加 450kcal/d	不同的地区,民族以及生活习惯、劳动强度不同,对能量的需要和供给也不同,一般根据体重的增减来调整
碳水化合物	碳水化合物的摄入量应占总热量的 55%~60%	保证每天摄入不低于 130g 的碳水化合物,首选易消化的粮谷类食物,(180g 的米或面食,550g 的薯类或鲜玉米可提供 130g 的碳水化合物)
蛋白质	非孕妇女基础上,孕早期增加 0g/d,孕中期增加 15g/d,孕晚期增加 30g/d	除增加奶类摄入量外,孕中期增加动物性食物(鱼、禽、蛋、瘦肉)50g/d,孕晚期需再增加 75g/d(合计增加 125g/d)
脂类	脂肪的摄入量应占总热量的 20%~30%	其中亚油酸应达到总能量的 4%,α-亚麻酸达到总能量的 0.6%,EPA+DHA 达到 250mg/d
叶酸	600μgDFE/d	每天保证摄入 400g 各种蔬菜,且其中 1/2 以上为新鲜绿叶蔬菜,可提供约 200μgDFE 叶酸。孕期除了常吃富含叶酸的食物外,还应补充叶酸 400μg/d,以满足其需要
维生素 A	孕早期 700μgRAE/d,孕中期 770μgRAE/d,孕晚期 770μgRAE/d	动物肝脏、鱼肝油、全奶、禽蛋是维生素 A 的良好来源,深绿色或红橙色的蔬菜和水果中富含类胡萝卜素,需要特别注意不要补充过量,维生素 A 的 UL 为 3 000μgRAE/d
维生素 D	10μg/d	可由皮肤合成,海水鱼,肝脏,蛋黄等是其良好来源,UL 为 500μg/d
铁	孕早期 20mg/d,孕中期 24mg/d,孕晚期 29mg/d	孕中、晚期每天增加 20~50g 红肉可提供铁 1~2.5mg,每周摄入 1~2 次动物血和肝脏,每次 20~50g,可提供铁 7~15mg,基本可以满足孕期增加的铁营养需要
钙	孕早期 800mg/d,孕中期 1 000mg/d,孕晚期 1 000mg/d	奶是钙的最好食物来源,孕中晚期每天需要摄入各种奶类 500g/d,可选用液态奶、酸奶,也可用奶粉冲调,可分别在正餐或加餐时食用
碘	230μg/d	食用碘盐,但量<6g/d,每周还应摄入 1~2 次含碘丰富的海产品如海带(鲜,100g)、紫菜(干,2.5g)、裙带菜(干,0.7g)、贝类(30g)、海鱼(40g)可分别提供 110μg 碘

2. 克服早孕反应 早孕反应是指怀孕早期由于雌激素作用,很多孕妇出现恶心、呕吐、胃灼热(烧心)等不良反应,严重的早孕反应会直接影响膳食营养的摄入,机体需要动员身体脂肪来产生能量维持基本的生理需要。脂肪酸不完全分解会产生酮体,当酮体生成量超过机体氧化能力时,血液中酮体升高,称为酮血症或酮症酸中毒。母体血液中过高的酮体可通过胎盘进入胎儿体内,损伤胎儿的大脑和神经系统的发育。

(1)为避免酮症酸中毒对胎儿神经系统发育的不利影响,早孕反应进食困难者,也必须保证每天摄入不低于130g的碳水化合物。可选择富含碳水化合物的粮谷类食物如米饭、馒头、面包、饼干等。

(2)孕早期胎儿生长相对缓慢,所需能量和营养素并无明显增加,孕妇应继续保持孕前平衡膳食,无需额外增加食物摄入量。早孕反应明显者不必过分强调平衡膳食。进餐的时间地点也可依个人的反应特点而异,可清晨醒来起床前吃,也可在临睡前进食。

(3)饮食尽量清淡,避免味道厚重的食品,如辛辣食品、烹调时的油烟味以及其他激发恶心的气味。孕妇往往对气味非常敏感,任何气味都会使之感到不适,引发胃肠反应。

(4)可在两餐之间喝果汁饮料或加水果,但不要在正餐时喝饮料,进餐时细嚼慢咽。饭后散步有利于胃液下降而不向上逆流。如果饭后不走动,至少要坐着,不要躺下。睡觉时把头抬高一些。

(5)早孕反应是许多孕妇在孕早期都会出现的正常生理反应,不必过于担心和焦虑,保持愉快稳定的情绪。

(6)进食困难或孕吐严重者应寻求医师帮助,若呕吐严重,尿酮体(++),可考虑通过静脉输液的方式补充必要量的碳水化合物。

3. 合理的增重 体重增长是反映孕妇营养状况的最实用的直观指标,与胎儿出生体重、妊娠并发症等妊娠结局密切相关。为保证胎儿正常生长发育、避免不良妊娠结局,应使孕期体重增长保持在适宜的范围,应从孕前开始对体重进行监测和管理,孕期每周测量体重。在测量时要使用校正准确的体重秤,还要注意每次称重前均应排空大小便,脱鞋帽和外套,仅着单衣,以保证测量数据的准确性和监测的有效性。

孕早期胎儿生长速度较慢,孕妇体重不应有太大变化,以增重0.5~2kg为宜,此时要注意防止孕妇多吃少动导致体重增长过多,孕早期营养过剩,体重增长过快,很有可能会引起机体代谢负荷增加,进而患上妊娠糖尿病。也要防止早孕反应引起体重下降过多,导致酮症酸中毒的发生。

孕中、晚期每周增重0.4kg为宜,需根据体重增长速率调整能量摄入和体力活动水平。体重增长不足者,可适当增加能量密度高的食物摄入,体重增长过多者,应在保证营养素供应的同时注意控制总能量的摄入,并适当增加身体活动。不同孕前BMI妇女孕期适宜增加的体重有所不同,见表5-5。孕早期体重增长不明显,早孕反应明显的孕妇还可能出现体重下降,均为正常。

4. 适当的身体活动 平衡膳食和适度的身体活动是维持孕期体重适宜增长的基础,身体活动利于愉悦心情和自然分娩。若无医学禁忌,多数活动和运动对孕妇都是安全的。

表 5-5　孕期适宜体重增长值及增长速率

孕前营养状况	孕前体重指数/$(kg \cdot m^{-2})$	总增重范围/kg	孕中晚期增重速率[kg/周(范围)]
低体重	<18.5	12.5~18.0	0.51(0.44~0.58)
正常体重	18.5~24.9	11.5~16.0	0.42(0.35~0.50)
超重	25.0~29.9	7.0~11.5	0.28(0.23~0.33)
肥胖	≥30.0	5.0~9.0	0.22(0.17~0.27)

注:双胞胎孕妇孕期总增重推荐值:孕前体重正常者为 16.7~24.3kg,孕前超重者为 13.9~22.5kg,孕前肥胖者为 11.3~18.9kg。

数据来源:2009 年美国医学研究所关于孕妇体重增长的建议(2009 the Institude of Medicine,2009 IOM)。

　　孕中、晚期每天应进行 30 分钟中等强度的身体活动。中等强度身体活动需要中等程度的努力并可明显加快心率,一般为运动后心率达到最大心率的 50%~70%,主观感觉稍疲劳,但 10 分钟左右可得以恢复。最大心率可用 220 减去年龄计算得到,如年龄 30 岁,最大心率为 220−30＝190,活动后的心率以 95~133 为宜。常见的中等强度运动包括:快走、游泳、打球、跳舞、孕妇瑜伽、各种家务劳动等。应根据自己的身体状况和孕前的运动习惯,结合主观感觉选择活动类型,量力而行,循序渐进。

　　5. 愉悦心情,准备母乳喂养　孕期压力可能会导致孕妇产生焦虑,从而产生一系列的身体反应。怀孕期间身体的各种变化都可能会影响孕妇的情绪,需要以积极的心态去面对和适应,愉快享受这一过程。吸烟、酗酒和药物滥用可能带来暂时的麻痹作用,却不能消除压力,对母体和胎儿产生明显的毒性作用,需避免接触。应该适当转移孕妇的注意力,缓解焦虑情绪,加强与孕妇沟通。

　　母乳喂养对孩子和母亲都是最好的选择,成功的母乳喂养不仅需要健康的身体准备,还需要积极的心理准备。孕妇应尽早了解母乳喂养的益处、增强母乳喂养的意愿、学习母乳喂养的方法和技巧,为产后尽早开奶和成功母乳喂养做好各项准备。

【应用】

　　孕期妇女膳食指导流程(图 5-4)。

　　1. 询问孕妇的一般情况　包括孕期、饮食、体重增长、胎动等,注意回答中存在的问题和潜在疑惑,做好记录。

　　2. 相关营养指标检测　测量孕妇体重,询问基础体重,计算体重增长和孕期是否适宜,必要时可以测量腹围,帮助了解孕妇健康和胎儿发育。

　　3. 评估孕妇营养及饮食状况　询问膳食和观察易缺乏营养素的症状。特别注意铁、钙和叶酸等的营养状况。观察面色、眼睑等排除贫血的可能;询问牛奶摄入和室外活动时间(晒太阳),估计钙和维生素 D 的摄入;询问深绿色叶菜的摄入,估计叶酸和维生素 A 的摄入;询问动物性食物摄入,估计蛋白质的摄入。

　　4. 分析信息和发现问题　根据以上信息,估计能量、三大

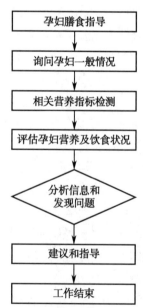

图 5-4　孕期妇女膳食指导流程

营养素的摄入情况;评估微量营养素缺乏的可能;分析体重、面色、外观等,评价胎儿发育和孕妇健康状况。

5. 建议和指导　针对存在的问题,结合孕妇的营养需要和膳食营养原则给予指导。膳食指导可根据中国孕期妇女平衡膳食宝塔或者孕妇一天食物建议量表进行(表5-6),除了膳食指导外,还应指导孕妇做健康记录,记录体重变化和身体其他部位变化。孕晚期应注意观察体重增长速度、监测血压和血糖,预防妊娠高血压和妊娠糖尿病。整个孕期应保持适量的体育活动,并随着体型的变化按需要做适当调整。

表 5-6　孕中期及孕晚期孕妇一天食物建议摄入量

单位:g/d

食物种类	建议量	
	孕中期	孕晚期
谷类/薯类[a]	200~250/50	200~250/50
蔬菜类[b]	300~500	300~500
水果类	200~400	200~400
鱼、禽、蛋、肉类(含动物内脏)	150~200	200~250
牛奶	300~500	300~500
大豆类	15	15
坚果	10	10
烹调油	25	25
食盐	6	6

注:[a] 全谷物和杂豆不少于 1/3;[b] 绿叶蔬菜和红黄色等有色蔬菜占 2/3 以上。

【实践】

示例一:某医院想开展孕妇课堂,请你作为营养师为孕妇的饮食做指导,你应该如何开展工作? 你准备讲解哪些内容?

医院开展的孕妇课堂面对的是孕妇人群,应该采用群体教育的形式,可以演讲和 PPT 结合的方法进行,主要内容包括树立科学的膳食观念,了解孕妇的膳食原则,调整饮食三个部分。

第一部分是帮助孕妇树立科学的膳食观念。

我国居民常在妊娠后为了胎儿的健康发育补充大量的营养,同时开始有许多的禁忌,众多食物都被冠上孕妇不宜的名头,然而各种说法不一,令孕妇无所适从,那么怎样的膳食才是科学的适宜孕妇的呢?

孕妇的饮食确实需引起注意,妊娠期间部分物质的摄入会对胎儿和母体产生毒性作用,尤其是对胚胎的发育造成不可逆的损害,应尽量避免。生活中最易接触到的就是烟草和酒精。烟草和酒精对胚胎发育的各个阶段都有明显的毒性作用,容易引起流产、早产和胎儿畸形。有吸烟饮酒习惯的妇女必须戒烟禁酒,远离吸烟环境,避免二手烟。此外要少喝含有咖啡因的饮料,每日量不要超过两杯。避免不必要的防腐剂、香料及色素,不要食用生鱼片等生冷食物,以防感染寄生虫。少吃辛辣刺激性食物、油炸类食物,防止便秘。

除了上述的明显对孕妇和胎儿产生危害的食物外,孕妇的饮食是多种多样的,没有禁忌之说,只有适量的问题,孕期妇女的膳食应是由多样化食物组成的营养均衡膳食。

第二部分为适合我国孕期妇女的膳食原则。

妊娠期的膳食是应随着妊娠期妇女的生理变化和胎体生长发育的状况进行调整的。孕早期胎儿生长发育速度相对缓慢,所需营养与孕前无太大差别。孕中期开始,胎儿生长发育逐渐加速,母体生殖器官的发育也相应加快,对营养的需要增大,应合理增加食物的摄入量。

我国孕妇的膳食原则在一般人群的膳食指南基础上增加以下6条:

1. 调整孕前体重至正常范围,保证孕期体重适宜增长。

2. 常吃含铁丰富的食物,选用碘盐,合理补充叶酸和维生素 D。

3. 孕吐严重者,可少量多餐,保证摄入含必需量碳水化合物的食物。

4. 孕中晚期适量增加奶、鱼、蛋、瘦肉的摄入。

5. 经常户外活动,禁烟酒,保持健康生活方式。

6. 愉快孕育新生命,积极准备母乳喂养。

第三部分为根据膳食原则,指导孕妇调整自己的饮食。

表 5-7 列举一个孕晚期妇女的一天食谱。

表 5-7　孕妇食谱示例

餐次	食物名称
早餐	鲜肉包:面粉 50g,猪肉 25g
	芝麻酱拌油麦菜:油麦菜 100g,芝麻酱 5g
	煮鸡蛋:鸡蛋 60g
	牛奶:250g
上午加餐	苹果:100g,樱桃 100g
午餐	杂粮饭:大米 50g,小米 50g
	虾仁豆腐:基围虾仁 50g,豆腐 80g
	山药炖鸡:山药 100g,鸡(肉)50g
	清炒荷兰豆:荷兰豆 200g
	鸭血菜汤:鸭血 10g,小白菜 50g,紫菜 2g
下午加餐	猕猴桃 100g,坚果 20g
晚餐	杂粮馒头:面粉 40g,黄豆面 30g,玉米面 30g
	烧带鱼:带鱼(肉)100g
	清炒菠菜:菠菜 300g
晚加餐	香蕉 100g,酸奶 250g

注:全天植物油 25g,食用碘盐不超过 6g。

通过该食谱指导孕妇记录自己的饮食(参考膳食调查部分),对比中国孕期妇女的一天的食物量的推荐表,观察自己的膳食是否达到平衡膳食的要求,指导孕妇如何进行食谱调整。根据孕期体重适宜增长表,可以初步判断膳食是否满足了母体和胎儿生长发育的需要。

有明显妊娠期疾病和严重营养不良的孕妇,需要到医院进行针对性指导,以防不良妊娠结局的发生。孕妇应树立科学的膳食观念,均衡膳食,充足营养。

示例二:周女士,25 岁,现怀孕 15 周,怀孕前体重 54kg,身高 160cm,现在体重 57kg,前来咨询应该补充哪些营养。请你根据周小姐的情况,说明营养咨询的一般步骤。

1. 工具准备　准备体重秤、身高计、皮尺等体格测量工具,准备中国孕期妇女平衡膳食宝塔,孕期妇女一天食物建议量表,孕期适宜体重增长表等工具表格。

2. 询问孕妇的一般情况

营养师:周女士您好,欢迎您前来咨询,我需要了解一下您的身体状况,请问您的年龄和怀孕周数。

周女士:我今年 25 岁了,怀孕有 15 周了。

营养师:请问您怀孕前的身体状况如何,既往是否有过什么疾病呢? 怀孕后的身体有什么不适吗?

周女士:我身体一向很好,没有得过什么疾病,就是前段时间经常孕吐,吃不下什么东西,闻到油的味道就吐,这段时间有点缓解,我来问问是不是吃点什么补补。

3. 相关营养指标检测

营养师:那您怀孕之前的身高体重是多少呢? 现在的体重呢?

周女士:我怀孕前是 54kg,身高 160cm,现在体重的话是 57kg。

4. 评估孕妇营养及饮食状况

营养师:能说一下您平时的饮食习惯吗?

周女士:我比较喜欢吃肉,中午和晚上的话就是炒菜,早上有时候赶不上就不吃了。

营养师:您孕前有补充叶酸吗? 一天能吃多少深色蔬菜啊? 就是那些深绿色、红色、橘红色或者紫红色蔬菜。

周女士:我备孕的时候就一直在吃叶酸,我不太喜欢吃菜,就是作为配菜吃一点吧,也就一顿一小碟子。

营养师:平常喝牛奶吗? 晒太阳的机会多不多?

周女士:我不喝牛奶,也不爱晒太阳,出门都打伞。

5. 分析信息和发现问题

营养师:周女士,您目前体重增长是有一些缓慢的,可能和早孕反应有关,不过不需要担心,以后保持一个健康的饮食就好。您怀孕前的 BMI 指数为 21,属于正常范围,您适宜的每周体重增长大概为 0.42kg,您可以以体重增长为标准判断自己的饮食是否合适。

周女士:好的。

6. 建议和指导

营养师:您的饮食习惯需要做一些调整,首先您的三餐一定要规律,不可不吃早饭,最好定点定量,其次每餐主食、肉类、蔬菜的比例要合适,可以参考孕妇一天食物建议量表和孕妇平衡膳食宝塔。增加牛奶摄入,保证每天 1~2 杯。要多晒太阳,为了预防便秘,可以适当增加液体摄入量,每天 5 杯,包括水、果汁、牛奶、肉汤等。少喝含有咖啡因的饮料,每日量不要超过两杯,最后一定要远离烟草、酒精,避免不必要的防腐剂、香料及色素,要食用新鲜、卫生的食物。

周女士:好的,谢谢医生。

营养师:不客气。

咨询评价:本咨询过程根据孕妇的一般情况,针对性地给出了饮食意见,较好地解决了该孕妇的问题。但在咨询过程中应该了解胎儿的生长状况,可结合定期的临床检查结果,同时关注孕妇的症状,是否有某种营养缺乏等问题,防止因为营养素缺乏对胎儿和母体的身体健康产生影响。指导孕妇做健康记录,记录体重变化和身体其他部位变化。孕晚期应注意观察体重增长速度、监测血压和血糖,预防妊娠高血压和妊娠糖尿病。

第三节　营养咨询实践

营养咨询是咨询者向营养师征求营养防治建议,营养师对咨询者进行营养分析并给出相应营养指导的过程。本节内容以0~6月龄婴儿喂养、乳母营养咨询和老年人营养咨询为例,具体讲解营养咨询的过程。

一、0~6月龄婴儿喂养营养教育实践

【目的】

1. 掌握各种喂养方式的适应证和原则。
2. 熟悉各种喂养方式可能存在的问题。
3. 了解0~6月龄内婴儿喂养方式的分类。

【内容】

0~6月龄是人一生中生长发育的第一个高峰期,对于能量和营养素的需要高于其他任何时期,但由于婴儿消化和排泄器官的发育尚未成熟,功能尚不健全,所以对食物的消化吸收能力及对代谢废物的排泄能力仍然较低。合理的喂养方式是保证婴幼儿生长发育所需要能量和营养素的关键,可将喂养方式分为母乳喂养、人工喂养和混合喂养三种。婴幼儿喂养方式的选择应结合乳母的生理状态与婴幼儿的生长发育情况来科学制定。

(一) 母乳喂养

母乳喂养是人类最原始的方法,也是最科学、有效的方法。母乳是0~6个月婴儿最适宜的天然食物,不仅可以为婴儿提供优质、全面、充足和结构适宜的营养素,满足其生长发育的需要,又能完美地适应其尚未成熟的消化能力,并促进其器官发育和功能成熟。母乳喂养不仅利于婴儿的生长发育,还能促进母亲产后恢复,增进母婴交流,对母亲和婴儿的近期和远期健康都有明显的促进作用。

1. 母乳喂养原则

(1) 产后尽早开奶,坚持新生儿第一口食物是母乳。母亲分娩后,应尽早开始让婴儿反复吸吮乳头。婴儿出生后的第一口食物应该是母乳。生后体重下降只要不超过出生体重的7%就应坚持纯母乳喂养。婴儿吸吮前不需过分擦拭或消毒乳头。温馨环境、愉悦心情、精神鼓励、乳腺按摩等辅助因素,有助于顺利成功开奶。

(2) 坚持6月龄内纯母乳喂养:母乳喂养能满足婴儿6月龄以内所需要的全部液体、能量和营养素,应坚持纯母乳喂养6个月。按需喂奶,两侧乳房交替喂养;每天喂奶6~8次或

更多。坚持让婴儿直接吸吮母乳,尽可能不使用奶瓶间接喂哺人工挤出的母乳。特殊情况需要在满 6 月龄前添加辅食的,应咨询医生或其他专业人员后谨慎作出决定。

(3) 顺应喂养,建立良好的生活规律:母乳喂养应从按需喂养模式到规律喂养模式递进。饥饿引起哭闹时应及时喂哺,不要强求喂奶次数和时间,但一般每天喂奶的次数可能在 8 次以上,生后最初会在 10 次以上。随着婴儿月龄增加,逐渐减少喂奶次数,建立规律哺喂的良好饮食习惯。婴儿异常哭闹时,应考虑非饥饿原因,应积极就医。

(4) 生后数日开始补充维生素 D,不需补钙:婴儿生后数日开始每日补充维生素 D_3 10μg(400IU)。纯母乳喂养的婴儿不需要补钙。新生儿出生后应肌内注射维生素 K_1 1mg。

(5) 婴儿配方奶是不能纯母乳喂养时的无奈选择:任何婴儿配方奶都不能与母乳相媲美,只能作为母乳喂养失败后的无奈选择,或母乳不足时对母乳的补充。以下情况很可能不宜母乳喂养或常规方法的母乳喂养,需要采用适当的喂养方法如配方奶喂养:①婴儿患病;②母亲患病;③母亲因各种原因摄入药物和化学物质;④经专业人员指导和各种努力后,乳汁分泌仍不足。不宜直接用普通液态奶、成人奶粉、蛋白粉、豆奶粉等喂养 6 月龄内婴儿。

(6) 监测体格指标,保持健康生长:身长和体重是反映婴儿喂养和营养状况的直观指标。6 月龄前婴儿每半月测量一次身长和体重,病后恢复期可增加测量次数。选用 WHO 的《儿童生长曲线》判断生长状况。出生体重正常婴儿的最佳生长模式是基本维持其出生时在群体中的分布水平。婴儿生长有自身规律,不宜追求参考值上限。

2. 母乳喂养过程中可能出现的问题

(1) 乳头疼痛或皲裂:乳头疼痛通常是由于哺乳时婴儿的含接姿势不正确,未将乳头及大部分乳晕充分含入所致,这时皮肤会发红,当婴儿吮吸时会感到疼痛,当乳头皲裂后哺乳会引起刺痛。正确的喂哺姿势和婴儿正确的吮吸方式是预防的重点。

处理方法:哺乳后将母乳涂在乳头上,用扇子或吹风机的凉风吹干乳头,不要用肥皂酒精擦洗乳头。每日让乳头接触几小时的空气。纠正母亲的抱奶体位及婴儿的含接姿势,分散乳管来自同一个方向的压力。情况严重时暂停哺乳,用吸乳器吸乳一天,乳汁弃去。一侧乳房被婴儿吸空时,及时抱离,继续吮吸时间不超过 2 分钟。

(2) 乳腺导管闭塞:乳腺导管闭塞是由于乳房内乳汁未及时排空,乳汁淤积,乳房肿胀,压迫乳腺导管导致狭窄,使乳汁不能外排,此时乳房局部出现红色硬块并伴压痛。每次哺乳将乳房排空,是良好的预防措施,既保证乳房健康又可维持乳汁的最大分泌量。

处理方法:哺乳前热敷乳房,轻加按摩,以促进乳房畅通,感到乳房胀痛时更要热敷,勤给孩子喂奶,喂奶时可能感到片刻剧烈疼痛,但是导管很快就会通畅,若导管仍不通,当天就应该就医。

(3) 急性乳腺炎及乳房脓肿:急性乳腺炎为细菌感染所致。乳头皲裂一旦发生,细菌可以侵入乳房内的淋巴管及乳叶间的组织而引起感染。急性乳腺炎早期,因乳汁的淤积,乳房会有搏动性疼痛,局部皮肤微红微热,患者出现高热寒战等,若不及时处理,可导致乳房脓肿,严重时可并发全身化脓性感染,发生败血症。不仅影响婴儿的哺乳,甚至可能影响母亲的生命,因此母亲从一开始就应该掌握正确的哺乳方法,保持乳头清洁,防患于未然。

处理方法:发生急性乳腺炎后应在医生的指导下进行治疗,常为药物治疗,抗生素的使用一定要足量足疗程,患乳腺炎的乳母其乳汁本身并没有感染,即便服用了适合哺乳期的抗生素,也不会改变母乳的营养成分。患乳腺炎的乳母不但能够继续给宝宝喂奶,而且还鼓励规律哺乳,这样有助于乳汁排空,减轻乳房的胀痛,只有出现严重化脓,在医生的建议下才有必要停止哺乳。

3. 母乳喂养误区

(1) 吸出乳汁再用奶瓶喂哺,可以很容易判断婴儿摄乳量。母乳喂养时,不需要将乳汁挤出称重来估计婴儿的摄乳量,可通过观察婴儿情绪或尿量来判断母乳摄入是否充足。一般来讲,如果婴儿每天能尿湿 5~6 个纸尿裤,就说明婴儿是能吃饱的。

(2) 为了减少婴儿感染风险,哺乳前需要消毒妈妈乳头。婴儿吸吮前不需过分擦拭或消毒乳头,清水擦拭即可。哺乳后也不要用肥皂酒精擦洗乳头,可将母乳涂在乳头上,用扇子或吹风机的凉风吹干乳头,防止乳头皲裂,继而细菌感染导致急性乳腺炎。

(3) 有些妈妈的乳汁太稀、没有营养,需要添加奶粉补充营养。母乳是婴儿最理想的食物,纯母乳喂养能满足婴儿 6 月龄以内所需要的全部液体、能量和营养素。此外,母乳有利于肠道健康微生态环境建立和肠道功能成熟,降低感染性疾病和过敏发生的风险。所以条件允许时,应坚持纯母乳喂养 6 个月。

(4) 新生儿出生后可暂时用奶粉喂养,等待乳汁分泌。婴儿出生时,体内具有一定的能量储备,可满足至少 3 天的代谢需求,开奶过程中不用担心新生儿饥饿,可密切关注婴儿体质量,体质量下降只要不超过出生体质量的 7% 就应坚持纯母乳喂养,不需奶粉补充。

(二) 人工喂养

1. 适应证　以下情况,建议选用适合于 6 月龄内婴儿的配方奶喂养:

(1) 婴儿患有半乳糖血症、苯丙酮尿症、严重母乳性高胆红素血症。

(2) 母亲患有 HIV 和人类 T 淋巴细胞病毒感染、结核病、水痘-带状疱疹病毒、单纯疱疹病毒、巨细胞病毒、乙型肝炎和丙型肝炎病毒感染期间,以及滥用药物、大量饮用酒精饮料和吸烟、使用某些药物、癌症治疗和密切接触放射性物质。

(3) 经过专业人员指导和各种努力后,乳汁分泌仍不足。

2. 婴儿配方奶或者代乳品的选择　常用的婴儿配方奶粉有乳基和豆基乳粉,根据不同年龄阶段选择适合婴儿生理特点的婴儿配方奶粉。有特殊疾病的婴儿在医生的指导下选择特殊婴儿配方食品(如乳糖不耐症的患儿要选择去乳糖的配方奶粉,对乳类蛋白过敏的患儿选择豆基的配方奶粉)。除母乳外的其他乳汁都有不可避免的缺陷,不适合直接用来代替母乳。

3. 人工喂养的方法

(1) 喂奶量按婴儿的体重及日龄计算,均有个体差异,一般按宝宝的需求喂养。约 2 小时喂一次,婴儿的胃容量较小,早期应少量多次。

(2) 加强喂养器具消毒,宝宝用的奶瓶、奶嘴等每天都要消毒。

(3) 奶粉和水的比例一般是 1∶4,奶粉过浓或过稀对宝宝均不利,可引起消化功能紊乱。

(4) 奶嘴的软硬度与奶嘴孔的大小应合适。避免空气吸入,喂养时奶瓶呈斜位、使得奶嘴及奶瓶的前半部分充满牛奶。特殊疾病如腭裂患儿使用专用奶嘴。

(5) 喂奶前试奶温,可将乳汁滴几滴于手背或手腕处,若无过热感,则表明温度适合。

(6) 每次吃多少由婴儿决定,孩子一天有 6 次或者更多的尿,表明两次喂奶之间的间隔时间合适,婴儿的体重稳步增长表明孩子吃的量够。

（7）当孩子吃饱时,会表现为闭上眼睛或离开奶瓶,或者可能入睡,对反复给他奶瓶感到厌烦等。

表 5-8 仅做参考。

表 5-8　婴儿喂奶次数和喂奶量的指导参考

年龄/月	每天喂奶的次数/d	每天喂配方奶的总量/g
出生~4	6~8	500~900
4~6	4~8	780~1 300

4. 人工喂养可能出现的问题　人工喂养的婴儿最易出现消化不良和胃肠炎的症状,如腹泻,便秘等。为了预防人工喂养引起的胃肠道不适,要注意以下几点:

（1）认真阅读婴儿配方奶粉的食物标签,调制合适的浓度,过稀婴儿得不到充足的能量,影响发育;过浓,营养素过多则会增加消化道负担引起消化不良甚至脱水。

（2）所有的喂奶物品用前消毒,冲调好的奶粉放在冰箱中不可超过 24 小时,最好现喝现冲。

（3）吃剩的奶弃去,不要再喂,为防浪费,可少量多次注入奶瓶。

（三）混合喂养

混合喂养原则:母乳不足时,可用婴儿配方奶粉及其他乳品补充进行混合喂养,其原则是采用补授法,先喂母乳,母乳不足再喂其他乳品,每天应哺乳三次以上,让婴儿按时吸吮乳头,刺激乳汁分泌,以防母乳进一步减少。其他哺乳方法同上两种方法。

【应用】

0~6 月龄婴儿喂养咨询的应用可分为询问婴儿目前情况、婴儿营养状况评价、喂养指导及喂养问题针对性解答、巩固和练习五部分。具体如下。

1. 询问婴儿目前情况　通过询问了解婴儿的月龄大小、目前如何喂养婴儿等,从中发现问题。

2. 婴儿的营养状况评价

（1）测量生长发育指标:常用的指标如体重、身长、头围等,根据世界卫生组织的《儿童生长曲线》评价婴儿的生长发育状况,若该婴儿的生长曲线处于正常参考曲线的下线,表明小儿与同龄健康小儿相比体重较轻,若排除其他器质性疾病,可以考虑为喂养不当导致的生长缓慢。

（2）婴儿吃奶情况分析:对婴儿吃奶的间隔时间、吃奶量等进行评价。

3. 喂养指导　针对婴儿当前月龄和喂养情况给予相应喂养指导。

4. 乳母喂养问题的针对性解答　对乳母的喂养问题进行针对性解答,如怎么判断乳汁是否满足了婴儿的需要。泌乳量是否足够常根据以下几点判断:婴儿吃奶时下咽的声音,是否每吸吮 2~3 次就下咽一次;吃奶后的精神状态,是否有满足感;排尿次数是否可达到一天 6 次,或一天可否换 4 个沉甸甸的纸尿裤;婴儿体重增长是否达标,满月时,婴儿体重一般比出生体重增加 800g,2~6 个月,体重每个月最少增长 600g。若能达到以上要求,可以认为泌乳量是足够的。

5. 巩固和练习 对咨询中发现的问题指导进行回顾,指导乳母正确喂养婴儿。

0~6月龄婴儿喂养咨询流程如图5-5:

【实践】

示例1:周女士的宝宝出生有一个月了,但是周女士近来对母乳喂养十分抵触,每次宝宝吮吸时乳头都会疼痛,请你对周女士乳头疼痛的原因进行分析,并指导周女士如何喂养婴儿。

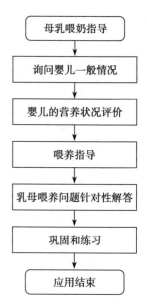

图5-5 0~6月龄婴儿喂养咨询流程

乳头疼痛通常是由于哺乳时婴儿的含接姿势不正确,一个舒适的姿势使母子都能感到满足。找一张舒适且有坚固扶手的靠背椅,或两腿交叉坐在床上或地板上喂奶,为了能更舒服点,可以将背靠在枕头或家具上。

按下列步骤指导妈妈用母乳喂奶。

1. 正确抱婴儿 把婴儿抱在手臂上,让婴儿的肚皮贴着妈妈的肚皮。让他的头枕在妈妈的肘弯上,用前臂支撑婴儿的背部,用手托着他的臀部。

2. 帮助婴儿找乳头 把乳头放在孩子嘴的正前方。使孩子的头和身子保持成直线,如果孩子的头向后倾斜,或者必须扭头才能够着乳头,那就不是正确的位置。

3. 鼓励婴儿张嘴 如果婴儿没有本能地转过头来,可以轻轻挤乳晕后面的部位,使乳汁流出,然后将乳汁滴到婴儿的唇上,以此鼓励婴儿张开嘴。

4. 开始哺乳 保持一个好姿势。用上臂托住婴儿的肩背部,或让婴儿躺坐在妈妈的腿上,用手托住婴儿的头,让他的头高于身体的其他部位。抬高婴儿的头使其靠近妈妈的乳房,另一只手的拇指和四指分别放在乳房的上下方,柔和地握住乳房。婴儿的嘴要全部含住乳头。

5. 鼓励婴儿吸乳 如果婴儿只在乳头上吮吸,妈妈会感到疼痛,此时妈妈做深呼吸,可以帮助放松,减轻疼痛。把孩子喂到他不想吃为止。用第一个乳房哺乳时,婴儿愿意吃多久就多久,使这个乳房尽量排空。下一次哺乳时先喂另一侧乳房。

6. 让婴儿离开乳房的方法 只要用干净的小指插入婴儿的嘴与乳房中间,就可以中断吮吸。放块纸巾在婴儿已吃完奶的那侧乳房上。不要强行拉出乳头,这样会伤害乳头。

7. 练习 以上喂养步骤可以让周女士一边听一边练习,也可讲解完后练习,巩固喂养技术。

示例2:齐先生的妻子因为急性乳腺炎入院治疗,他们的宝宝无法获得母乳,齐先生前来咨询如何对宝宝进行人工喂养。

营养师:您好齐先生,请问您的宝宝多大了,之前有喝过奶粉吗?

齐先生:刚两个月,之前都是喝母乳,没喝过奶粉。

营养师:您用奶瓶喂养宝宝要格外注意容器的卫生问题,需要选择合适的奶瓶和奶嘴,不要选择不好清洗的奶瓶,容量大概250ml左右,奶嘴要选择合适的孔径,喂完一瓶奶通常需要20~30分钟,如果少于15分钟,就需要换一个小孔的奶嘴。根据婴儿的年龄选择奶粉。

市面上有各个年龄段的奶粉,选择合适的就好。

齐先生:好的。

营养师:所有新买的使用过的器具都要消毒,洗掉所有奶渍,尤其注意颈部和螺纹处,可用盐清洗,然后煮沸消毒25分钟,存放于消毒液中,需要时再取出,用煮沸的水冲过后,放在厨房纸巾上晾干,不要用抹布擦干。

齐先生:好,那我每次应该冲多少奶粉呢?

营养师:奶粉的瓶体都会有冲调说明,按那个比例就好,用洁净煮沸的温开水调配,不要太稠或太稀,可以现喝现配,也可以先配好放在冰箱中,不能超过24小时,用热水水浴加热,倒几滴奶在手腕内侧,检测奶的温度,微温为宜。可以少量多次给宝宝,但是剩余的奶要丢弃,以防细菌感染,引起宝宝不适。

齐先生:好的,我明白了医生,谢谢你。

营养师:不用客气。

咨询评价:正确的治疗了咨询者如何对宝宝人工喂养,强调了喂养过程中的卫生问题和婴儿奶粉配制过程的比例的问题,此外还应告知咨询者如何判断喂养量是否达到宝宝需要,更加科学的喂养宝宝。

二、乳母的营养咨询实践

【目的】

1. 掌握乳母营养咨询流程。
2. 熟悉乳母营养咨询内容。
3. 了解乳母营养咨询目的。

【内容】

哺乳期是母体用乳汁哺育新生子代使其获得最佳生长发育并奠定一生健康基础的特殊生理阶段。乳母的营养需求主要来自两方面,一是母体恢复健康的需要,二是为泌乳提供物质基础。乳母的营养状况直接影响泌乳量和乳汁中营养素的含量,并影响母体健康。乳母的膳食应是由多种食物组成的均衡膳食,满足哺乳期的营养需求,并通过乳汁的口感和气味影响日后婴儿对辅食的接受和膳食模式的建立。

(一) 营养均衡的膳食

乳母的膳食营养状况是影响乳汁质和量的重要因素,保证哺乳期营养充足均衡非常必要。产褥期"坐月子"是我国的传统习俗,期间往往会摄入过多的动物性食物,蔬菜和水果摄入严重不足,这一饮食误区将带来能量和宏量营养素的摄入过剩,微量营养素摄入不足或缺乏,从而对乳母和婴儿的健康产生不利影响。对乳母进行营养咨询、教育的目的就是纠正饮食误区,树立正确的营养保健理念,建立良好的饮食模式,科学喂养。

乳母吸烟、饮酒会影响乳汁分泌,影响婴儿的睡眠及精神运动的发育,茶和咖啡中的咖啡因有可能造成婴儿兴奋,乳母应忌烟酒,避免浓茶和咖啡。

乳母应该重视整个哺乳阶段的营养,食物均衡、多样、充足但不过量,这样有利于乳母的健康及持续母乳喂养,保证乳汁质量。各类食物的数量应根据不同个体的具体情况作出适当的调整。见表5-9。

表 5-9　哺乳期部分营养素的推荐摄入量及营养指导

营养素	推荐摄入量	营养指导
能量	非孕妇女基础上增加 500kcal	能量摄入是否适当,以泌乳量和乳母的体重来衡量,当能量摄入合理时,其分泌的乳量可使婴儿饱足,同时母体自身体重可逐步恢复到孕前
蛋白质	80g/d	动物性食物(鱼、禽、蛋、瘦肉)220g/d,必要时可部分用大豆及其制品替代
水	3.8L/d	水的摄入量与乳汁分泌量有密切关系,水分不足将直接影响乳汁的分泌量,可通过多喝水和多吃流质食物来补充
维生素 A	非孕妇女基础上增加 600μgRAE/d,总量达 1 300μgRAE/d	动物肝脏、鱼肝油、全奶、禽蛋是维生素 A 的良好来源,深绿色或红橙色的蔬菜和水果中富含类胡萝卜素,若每周增选 1~2 次猪肝(总量85g),则平均每天可增加维生素 A 600μgRAE/d
维生素 D	10μg/d	可由皮肤合成,海水鱼、肝脏、蛋黄等是其良好来源,UL 为 500μg/d
铁	24mg/d	每天增加 20~50g 红肉可提供铁 1~2.5mg,每周摄入 1~2 次动物血和肝脏,每次 20~50g,可提供铁 7~15mg,基本可以满足哺乳期增加的铁营养需要
钙	1 000mg/d	奶是钙的最好食物来源,每天饮奶总量达 500ml,可获得约540mg 的钙,可选用液态奶、酸奶,也可用奶粉冲调,可分别在正餐或加餐时食用
碘	240μg/d	食用碘盐,但量<6g/d,每周还应摄入 1~2 次含碘丰富的海产品如海带(鲜,100g)、紫菜(干,2.5g)、裙带菜(干,0.7g)、贝类(30g)、海鱼(40g)可分别提供 110μg 碘

(二) 充足的乳汁

乳汁分泌包括泌乳和排乳 2 个环节,分别受催乳素和催产素调控。乳母的情绪、心理及精神状态可直接兴奋或抑制大脑皮质来刺激或抑制催乳素及催产素的释放,从而影响乳汁分泌。乳母每天摄入的水量也与乳汁分泌量密切相关,饮水量不足时,可使乳汁分泌量减少。为了保证乳母产生充足的乳汁以满足婴儿的需求,应做到:

1. 愉悦心情,树立信心　家人应充分关心乳母,经常与乳母沟通,帮助其调整心态,舒缓压力,愉悦心情,树立母乳喂养的自信心。

2. 尽早开奶,频繁吸吮　分娩后开奶越早越好;坚持频繁吸吮(24 小时内至少 10 次);吸吮时将乳头和乳晕的大部分同时含入婴儿口中,让婴儿吸吮时能充分挤压乳晕下的乳窦,既能使乳汁排出,又能有效刺激乳头上的感觉神经末梢,促进泌乳反射,使乳汁越吸越多。

3. 合理营养,多喝汤水　营养是泌乳的基础,而食物多样化是充足营养的基础。除营养素外,乳母每天摄水量与乳汁分泌量也密切相关,所以乳母每天应多喝水,还要多吃流质的食物如鸡汤、鲜鱼汤、猪蹄汤、排骨汤、菜汤、豆腐汤等,每餐都应保证有带汤水的食物。有调查显示大豆、花生以及各种肉类,如猪腿、猪排骨或猪尾煮汤、鲫鱼汤、黄花菜鸡汤、醋与猪蹄或鸡蛋煮汤等,均能促进乳汁分泌。

4. 生活规律,保证睡眠　尽量做到生活有规律,每天保证 8 小时以上睡眠时间,避免过度疲劳。

5. 适度的运动　孕期体重过度增加及产后体重滞留,是女性肥胖发生的重要原因之一。因此,乳母除注意合理膳食外,还应适当运动和做产后健身操,这样可促使产妇机体复原,逐步恢复适宜体重,且有利于预防远期糖尿病、心血管疾病、乳腺癌等慢性非传染性疾病的发生。

产后 2 天即可开始做产褥期的保健操,产后 6 周可以开始进行有氧运动,如散步、慢跑等。一般从每天 15 分钟逐渐增加至每天 45 分钟,每周坚持 4~5 次,形成规律。对于剖宫产的产妇,应根据自己的身体状况如贫血和伤口恢复情况,缓慢增加有氧运动及力量训练。

【应用】

哺乳期妇女的膳食指导流程见图 5-6。

1. 询问乳母的一般情况　包括饮食、体重变化、泌乳量、睡眠时间等,注意回答中存在的问题和潜在疑惑,做好记录。

2. 相关营养指标检测　测量乳母体重,检测乳母的钙、铁、维生素 A 等生化指标,检查乳母尿样中碘和水溶性维生素及其代谢产物含量,必要时需要配合骨质测量及其他检验,具体操作参见第三章实验室指标检测。

3. 评估乳母营养及饮食状况　询问膳食和观察易缺乏营养素的症状。特别注意铁、钙和蛋白质等的营养状况。观察面色、眼睑等排除贫血的可能;询问牛奶摄入和室外活动时间(有光照),估计钙和维生素 D 的摄入;询问深绿色叶菜的摄入,估计维生素的摄入;询问动物性食物摄入,估计蛋白质的摄入。

4. 分析信息和发现问题　根据以上信息,估计能量、三大营养素的摄入情况;评估微量营养素缺乏的可能;分析体重、面色、外观等,评价乳母健康状况,由于我国传统的饮食习惯,有可能出现乳母某种营养素过剩和某种营养素缺乏同时存在的问题。

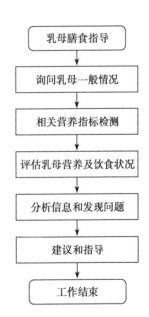

图 5-6　哺乳期妇女的膳食指导流程

5. 建议和指导　针对存在的问题,结合乳母的营养需要和膳食营养原则给予指导。膳食指导可根据中国哺乳期妇女平衡膳食宝塔或者乳母一天食物建议量表(表 5-10)进行,除了膳食指导外,还应指导乳母保持适量的体育活动,并随着体型的变化按需要做适当调整。

表 5-10 乳母一天食物建议量

食物种类	建议量	食物种类	建议量
谷类[a]	250~300g	薯类	75g
蔬菜类[b]	500g	水果类	200~400g
鱼、禽、蛋、肉类	220g	牛奶	400~500ml
大豆类	25g	坚果	10g
烹调油	25g	食盐	<6g

注:[a] 全谷物和杂豆不少于 1/3;[b] 绿叶蔬菜和红黄色等有色蔬菜占 2/3 以上。

【实践】

示例:卢女士,32 岁,产后 55 天,自述出月子后奶量有点减少,平时感到乏力,时常腿部抽筋,前来咨询如何改善,请你根据卢女士的情况,说明营养咨询的一般步骤。

1. 工具准备 准备体重秤,身高计,皮尺等体格测量工具,准备中国哺乳期妇女平衡膳食宝塔,哺乳期妇女一天食物建议量表,儿童生长曲线等工具表格。

2. 询问乳母的一般情况

营养师:卢女士您好,欢迎您前来咨询,我需要了解一下您的身体状况,请问您的年龄,您生完孩子多久了?

卢女士:我今年 32 岁了,生完孩子 55 天了。

营养师:请问您怀孕时的身体状况如何,既往是否有过什么疾病呢? 产后的恢复情况如何?

卢女士:我身体一向很好,没有得过什么疾病,怀孕时身体状况挺好的,就是快生产的时候下肢水肿,常抽筋,现在也是。

营养师:那您生产后现在恢复得怎么样?

卢女士:我是顺产,现在恢复得挺好,就是带孩子的时候常觉得很累,没有什么力气。

3. 相关营养指标检测

营养师:那现在我们需要您做一下血液的检查,还要留一下尿样。

卢女士:好的。

4. 评估乳母营养及饮食状况

营养师:能说一下您平时的饮食习惯吗?

卢女士:坐月子期间每天吃鸡蛋,还有各种汤,比如鸡汤、猪蹄汤等。不常吃蔬菜水果那些冷的东西。

营养师:每天吃几次饭呢?

卢女士:大概是一天 5 次吧,有时候晚上饿了也会再加 1 次。

营养师:主食吃什么,大概吃多少?

卢女士:大米和面都吃,大概一次 100g 吧。

营养师:吃什么菜呢?

卢女士:就是炒一炒猪肉、牛肉、鸡蛋、豆腐之类的,里面配点蔬菜,我妈说不能吃冷的,蔬菜只能吃炒过的。

营养师:平常喝牛奶吗? 吃不吃水果?

卢女士:每天喝一袋牛奶,不吃水果。

营养师:鱼、紫菜、海带这类海产品平常吃吗?

卢女士:好像吃的挺少的。

营养师:吃坚果吗?

卢女士:不吃,我不爱吃坚果。

5. 分析信息和发现问题

营养师:卢女士,根据您的检查结果和症状来看,您体内的钙含量有些缺乏,各种维生素的摄入也不足,而宏量营养素过剩。

卢女士:那我应该怎么做呢?

6. 建议和指导

营养师:您的饮食习惯需要做一些调整,首先您的用餐规律每天5次是可以的,乳母所需的能量是比一般妇女的能量高的,但是其中肉类所占比例过多,宏量营养素过剩会导致体重的滞留,是导致妇女肥胖的主要因素,也会对远期健康产生不利影响。鱼、禽、蛋、肉类每日食用量220g 左右,每周吃 1~2 次动物肝脏(总量达 85g 猪肝,或总量 40g 鸡肝)。要增加牛奶的摄入,每日牛奶的摄入量要达到 400~500ml,再食用一些深绿色蔬菜、豆制品、虾皮、小鱼等含钙较丰富的食物,则可达到营养要求。水果是应该食用的,不会影响泌乳,每天要达到 200~400g,要食用新鲜、卫生的食物。此外在哺乳期间每日的饮水量应比一般人增加 500~1 000ml,每餐应保证有带汤水的食物。每种食物的食用量可以参见乳母一天食物建议量和乳母膳食宝塔。

卢女士:好的,谢谢医生。

营养师:不客气。

咨询评价:本咨询过程根据乳母的一般情况,针对性地给出了饮食意见,较好地解决了该乳母的问题。但在咨询过程中应该同时了解婴儿的生长发育状况,作为乳母的泌乳量和乳汁是否满足婴儿生长发育要求的评价标准。同时关注乳母的体重变化情况和运动情况,指导乳母的合理减重,促进远期健康。

三、老年人的营养咨询实践

随着社会的发展和科学的不断进步,人们的寿命越来越长,世界人口老龄化趋势日渐明显,我国居民中 60 岁以上老年人数量亦趋增多。人体进入中老年期后,生理特点也逐渐发生了改变,这种改变也就引起了对营养物质需要的改变,合理的营养有助于延缓衰老,而营养不良或营养过剩、紊乱则有可能加速衰老的进程。所以,保障老年人的合理、充足营养是全民营养的一个重要环节。

【目的】

1. 掌握老年人营养咨询的方法。

2. 熟悉老年人营养状况评价、膳食原则、膳食指导以及常见问题的指导。

3. 了解老年人生理代谢特点。

【内容】

（一）老年人的生理代谢特点

1. 代谢功能降低　合成代谢降低,分解代谢增高,尤其是蛋白质的分解代谢大于合成代谢,器官、肌肉细胞合成降低,组织器官及物质代谢功能下降,体成分发生改变。基础代谢降低:与中年人相比,老年人的基础代谢率降低 15%～20%;糖代谢能力降低:随着年龄增长胰岛素分泌能力减弱,组织对胰岛素的敏感性下降,可导致葡萄糖耐量下降。

2. 体成分改变　细胞数量下降,突出表现为组织肌肉的质量减少,由此出现肌肉萎缩;身体水分减少,主要为细胞内液减少,影响体温调节,降低老年人对环境温度改变的适应能力;骨组织矿物质和骨基质均减少,骨密度降低、骨强度下降,易出现骨质疏松症。

3. 器官功能改变　消化液和消化酶分泌减少,使食物的消化吸收受影响,胃肠扩张和蠕动能力减弱,易发生便秘。多数老人因牙齿脱落而影响食物的咀嚼和消化;心率减慢,心脏搏出量减少,血管逐渐硬化,高血压患病率随年龄增加而升高;脑、肾和肝脏功能及代谢能力均随年龄增加而有不同程度的下降。

4. 免疫系统功能的改变　主要表现为胸腺萎缩、重量减轻,T 淋巴细胞数目明显减少,免疫功能下降,容易患各种疾病。

5. 老年女性的特殊生理改变　最明显的生理改变是卵巢逐渐萎缩,包括卵泡的减少、雌、孕激素的合成分泌减少、垂体促性腺激素、促卵泡生成素和黄体生成素的分泌增加,生殖功能的衰退、内分泌紊乱,血管运动障碍而导致潮热、出汗等血管舒缩功能不稳定的症状。神经精神障碍可表现为情绪不稳定、抑郁、烦躁失眠等。妇女绝经后雌激素水平下降,比男性更容易患心血管疾病和骨质疏松症。

（二）老年人营养不良风险评估

筛查及评估内容包括三部分(表 5-11),即:

（1）基本情况。

（2）初筛(0～14 分)。

（3）评估(0～16 分)。

若初筛<12 分,则继续进行评估,两项总分相加为最后总分。

结果判定:

（1）若初筛总分≥12 分提示无营养不良风险,无需评估。

（2）若初筛总分<12 分提示有营养不良风险,继续评估。

（3）若营养不良风险评估总分(初筛+评估)≥24 分,表示营养状况良好。

（4）若营养不良风险评估总分(初筛+评估)<24 分,当 BMI≥24(或男性腰围≥90cm,女性腰围≥80cm)时,提示可能是肥胖/超重型营养不良或有营养不良风险。

（5）若营养不良风险评估总分(初筛+评估)17～24 分,表示有营养不良风险。

（6）若营养不良风险评估总分(初筛+评估)≤17 分,表示有营养不良。

表 5-11 老年人营养不良风险评估表

基本情况

姓名		年龄/岁		性别	
身高/m		体重/kg		体重指数（BMI）/（kg·m⁻²）	

联系电话

初筛

	0 分	0.5 分	1 分	2 分
1. BMI	BMI<19 或 BMI>28	19≤BMI<21 或 26<BMI≤28	21≤BMI<23 或 24<BMI≤26	23≤BMI≤24
2. 近 3 个月体重变化	减少或增加>3kg	不知道	1kg≤减少≤3kg 或 1kg≤增加≤3kg	0kg<减少<1kg 或 0kg<增加<1kg
3. 活动能力	卧床	需要依赖工具活动	独立户外活动	—
4. 牙齿状况	全口/半口缺	用义齿	正常	—
5. 神经精神疾病	严重认知障碍或抑郁	轻度认知障碍或抑郁	无认知障碍或抑郁	—
6. 近 3 个月有无饮食量变化	严重增加或减少	增加或减少	无变化	—

总分 14 分，<12 分提示有营养不良风险，继续以下评估；≥12 分提示无营养不良风险，无需以下评估

评估

	0 分	0.5 分	1 分	2 分
7. 患慢性病数>3 种	是	—	否	—
8. 服药时间在 1 个月以上的药物种类>3 种	是	—	否	—
9. 是否独居	是	—	否	—
10. 睡眠时间	<5h/d	—	≥5h/d	—
11. 户外独立活动时间	<1h/d	—	≥1h/d	—
12. 文化程度	小学及以下	—	中学及以上	—
13. 自我感觉经济状况	差	一般	良好	—
14. 进食能力	依靠别人	—	自行进食稍有困难	自行进食
15. 一天餐次	1 次	—	2 次	3 次及以上

续表

16. 每天摄入奶类; 每天摄入豆制品; 每天摄入鱼/肉/ 禽/蛋类食品	0~1 项	2 项	3 项	—
17. 每天烹调油摄 入量	>25g	—	≤25g	—
18. 是否每天吃蔬 菜水果 500g 及以上	否	—	是	—
19. 小腿围	<31cm	—	≥31cm	—
20. 腰围　男	>90cm	—	≤90cm	—
女	>80cm	—	≤80cm	—
小腿围/cm		腰围/cm		

年龄超过 70 岁总分加 1 分,即年龄调整增加的分值:0 分,年龄<70 岁;1 分,年龄≥70 岁

初筛分数(小计满分 14 分):

评估分数(小计满分 16 分):

量表总分(满分 30 分):

1. 老年人的膳食原则　由于老年人在生理、代谢方面有其自身特点,其营养需求和膳食组成都不同于一般人。通过相应的营养调节,能够使老年人身体功能获得改善,促进健康生活。老年人要得到充足的营养,就要吃多种多样的食物,而且要搭配合理,否则就要影响健康。老年人的膳食指南在一般人群的膳食指南基础上,补充了 4 条关键推荐,特别强调:

(1) 食物品种丰富,动物性食品充足,常吃大豆制品:由于老年人的味觉、嗅觉、视觉功能下降常会导致食欲缺乏,口味和食物的选择随着年龄的增加逐渐固化,造成摄入的食物品种单一。所以,要充分认识食物品种丰富的重要性,不断丰富老年人的餐食。可以从以下方面着手。

①品种多样化,例如主食除常吃的米饭、馒头、花卷外,还可以选择小米、玉米、等杂粮谷物,土豆、红薯也可以作为主食。②努力做到餐餐有蔬菜,尽可能换着吃不同种类的蔬菜,不同蔬菜还可搭配食用。③尽可能选择不同种类的水果,每种吃的量少些,种类多一些。④动物性食物换着吃,包括猪肉、羊肉、牛肉等畜肉,鸡、鸭等禽肉,鱼虾类及蛋类食物。⑤吃不同种类的奶类和豆类食物。如牛奶、羊奶等鲜奶及奶粉,酸奶、奶酪等奶制品。豆制品如豆浆、豆腐、豆腐干等,可以做多样选择。

(2) 鼓励共同进餐,保持良好食欲,享受食物美味:家人、亲友应劝导、鼓励老年人一起挑选、制作、品尝、评论食物,保持良好的精神状态。并鼓励老年人适度增加身体活动量,增强身体对营养的需求,提升进食欲望。采取不同烹调方式,丰富食物的色泽、风味,增加食物本身的吸引力,让老年人更多地体验不同种类食物的美好滋味。

(3) 积极户外活动,延缓肌肉衰减,保持适宜体重:适量的户外活动能够让老年人更好地接受紫外线照射,有利于维生素 D 合成,延缓骨质疏松和肌肉衰减的发展。老年人应根据自己的生理特点和健康状况来确定运动强度、频率和时间,注意多选择快走、散步、太极拳等动作缓慢柔和的运动方式。每次运动要量力而行,切忌因强度过大造成运动损伤,甚至发生

跌倒或急性事件。

国内外多项研究结果显示,老年人身体过瘦会导致抵抗力降低,增加死亡风险目前,形成的基本共识是老年人的体重不宜过低,BMI 在 20.0~26.9kg/m² 更为适宜。

（4）定期健康体检,测评营养状况,预防营养缺乏:体检是做好健康管理的首要途径,有利于及时地发现健康问题。因此,老年人应根据自身状况,定期到有资质的医疗机构体检。

鼓励老年人关注自己的饮食,经常测评自身营养状况,定期量体重,及时查找短时间内较大波动原因。另外可以记录自己的饮食情况,是否与中国居民膳食指南中推荐的摄入量基本相当。通过这些简单的自我测评,可以了解自己的饮食是否基本合理,有效地预防营养缺乏。

2. 老年人部分营养素的推荐摄入量及膳食指导

能量:老年人的基础代谢率下降,体力活动减少,使得他们对于能量的需求降低,以能达到并可维持理想体重为宜。

蛋白质:约占总能量 15%~20% 左右,见表 5-12。进入老年期,机体对蛋白质的分解大于合成。表现为血清白蛋白含量降低,容易出现负氮平衡,且摄入蛋白质的利用率也降低。因此,应注意选择生物利用率高的优质蛋白质,如:鱼、肉、蛋、奶及大豆蛋白等,合理利用蛋白质的互补功能,混合两种或两种以上食物同时食用,提高蛋白质利用率。但同时也要注意老年人肝、肾功能降低,摄入过多蛋白质会加重肝、肾负担,无益于老年人。

表 5-12　老年人每天能量及蛋白质的参考摄入量

年龄	能量/kcal		蛋白质/g RNI	
	男	女	男	女
50~64 岁	2 100	1 750	65	55
65~79 岁	2 050	1 700	65	55
80 岁以上	1 900	1 500	65	55

脂肪和胆固醇:老年人胆汁酸减少,酶活性降低,对脂肪的消化能力下降,故膳食中脂肪不宜过多,脂肪供能占膳食总能量的 20%~30% 为宜。而且,由饱和脂肪酸、单不饱和脂肪酸、多不饱和脂肪酸提供的能量分别占膳食总能量的 6%~8%、10% 和 8%~10% 比较合适。胆固醇摄入量<300mg/d 为宜。一些含胆固醇高的食物如动物脑、鱼卵、蟹黄、蛋黄、肝、肾等食物不宜多食。

碳水化合物:老年人的糖耐量降低,血糖的调节作用减弱,容易发生血糖增高。过多的糖在体内可转变为脂肪,引起肥胖、高脂血症等疾病。建议碳水化合物提供的能量占总能量的 55%~65% 为宜。而且,老年人应降低单糖、双糖和甜食的摄入量,增加膳食中膳食纤维的摄入。

矿物质:老年人钙的吸收率低,一般<20%,对钙的利用和储存能力低、容易发生钙摄入不足或缺乏而导致骨质疏松症。中国营养学会推荐老年人每天膳食钙的 AI 男、女均为 1 000mg/d,UL 2 000mg/d。老年人对铁的吸收利用率下降且造血功能减退,血红蛋白含量减少,易出现缺血性贫血。老年人铁的 AI 男女均为 15mg/d,UL 为 50mg/d。铁摄入过多对老年人的健康也会带来不利的影响。老年人钠盐摄入以<6g/d 为宜,高血压、冠心病患者以<5g/d 为宜。见表 5-13。

表 5-13　老年人每天矿物质参考摄入量(RNI 或 AI)

年龄/岁	钙Ca/mg	磷P/mg	钾K/mg	钠Na/mg	镁Mg/mg	铁Fe/mg	碘I/μg	锌Zn/mg		硒Se/μg	铜Cu/mg	氟F/mg	铬Cr/μg	锰Mn/mg
	RNI	RNI	AI	AI	RNI	RNI	RNI	RNI		RNI	RNI	AI	AI	AI
								男	女					
50~	1 000	720	2 000	1 400	320	12	120	12.5	7.5	60	0.8	1.5	30	4.5
65~	1 000	700	2 000	1 400	320	12	120	12.5	7.5	60	0.8	1.5	30	4.5
80~	1 000	670	2 000	1 300	310	12	120	12.5	7.5	60	0.8	1.5	30	4.5

维生素:可改善老年人生化代谢、增强免疫力、促进食欲、延缓衰老,所以,老年人的维生素供给要充足,特别是维生素 A、维生素 E、维生素 B_1、维生素 B_2、维生素 C 及叶酸。维生素 A 可维持正常视力,维持上皮组织健康和增强免疫功能,有抗癌作用;维生素 E 是天然抗氧化剂,可捕获自由基,延长细胞寿命,其抗氧化效果与硒、维生素 C 有协同作用。见表 5-14。

表 5-14　老年人每天维生素参考摄入量(RNI 或 AI)

年龄/岁	维生素A/μgRE/d		维生素D/μg	维生素E/mgα-TE	维生素B_1/mg		维生素B_2/mg		维生素B_6/mg	维生素B_{12}/μg	维生素C/mg	叶酸/μgDFE	泛酸/mg	烟酸/mgNE	
	RNI		RNI	AI	RNI		RNI		RNI	RNI	RNI	RNI	AI	RNI	
	男	女			男	女	男	女						男	女
50~	800	700	10	14	1.4	1.2	1.4	1.2	1.6	2.4	100	400	5.0	14	12
65~	800	700	15	14	1.4	1.2	1.4	1.2	1.6	2.4	100	400	5.0	14	11
80~	800	700	15	14	1.4	1.2	1.4	1.2	1.6	2.4	100	400	5.0	13	10

【应用】

老年人的营养咨询主要包括营养不良风险评估、对老年人膳食原则及摄入量进行营养指导、老年人常见问题的针对性解答、巩固和练习 4 部分(图 5-7)。

1. 老年人营养不良风险评估　通过详细了解患者身高体重变化、活动能力、进食量变化、进食种类变化等情况,进行营养不良风险初筛及营养评估,评价患者营养状况,是否存在营养不良风险甚或营养不良。

2. 对老年人膳食原则及摄入量进行营养指导　针对老年人进行相应的膳食原则及摄入量的营养指导。

3. 老年人常见问题的针对性解答　对老年人常见的营养相关问题进行针对性解答。

4. 巩固和练习　对咨询中发现的问题指导进行回

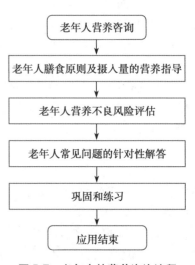

图 5-7　老年人的营养咨询流程

顾,指导老年人正确饮食。

【实践】

王某,75 岁,1 年前患者晨练后感头晕、恶心、心慌、无呕吐、无肢体活动障碍、无意识障碍、无大小便失禁,无胸痛、胸闷、憋气,于某医院就诊,测血压 155/90mmHg,初步诊断为"高血压 1 级",并给予对症处理,症状有所好转回家服药静养治疗,血压控制稳定在 120/80mmHg。请你根据王某的情况,说明营养咨询的一般步骤。

1. **老年人营养不良风险评估**　通过了解王某的一般情况,如身高体重变化、活动能力、进食量变化、进食种类变化等,进行营养不良风险初筛及营养评估,评价患者营养状况,是否存在营养不良风险甚或营养不良。

基本情况		
姓名:王某	年龄/岁:75	性别　男
身高/m:170	体重/kg:65	体重指数(BMI)/(kg·m^{-2}):22.49

联系电话 1515329××××

初筛

	0 分	0.5 分	1 分	2 分
1. BMI	BMI < 19 或 BMI >28	19≤BMI<21 或 26<BMI≤28	21≤BMI<23✓ 或 24<BMI≤26	23≤BMI≤24
2. 近 3 个月体重变化	减少或增加>3kg✓	不知道	1kg≤减少≤3kg 或 1kg≤增加≤3kg	0kg<减少<1kg 或 0kg<增加<1kg
3. 活动能力	卧床	需要依赖工具活动	独立户外活动✓	—
4. 牙齿状况	全口/半口缺	用义齿✓	正常	—
5. 神经精神疾病	严重认知障碍或抑郁	轻度认知障碍或抑郁	无认知障碍或抑郁✓	—
6. 近 3 个月有无饮食量变化	严重增加或减少	增加或减少✓	无变化	—

总分 14 分,<12 分提示有营养不良风险,继续以下评估;≥12 分提示无营养不良风险,无需以下评估

评估

	0 分	0.5 分	1 分	2 分
7. 患慢性病数>3 种	是✓	—	否	—
8. 服药时间在 1 个月以上的药物种类>3 种	是✓	—	否	—
9. 是否独居	是✓	—	否	—

续表

10. 睡眠时间	<5h/d✓	—	≥5h/d	—
11. 户外独立活动时间	<1h/d✓	—	≥1h/d	—
12. 文化程度	小学及以下	—	中学及以上✓	—
13. 自我感觉经济状况	差	一般✓	良好	—
14. 进食能力	依靠别人	—	自行进食稍有困难	自行进食✓
15. 一天餐次	1次	—	2次	3次及以上✓
16. 每天摄入奶类；每天摄入豆制品；每天摄入鱼/肉/禽/蛋类食品	0~1项	2项✓	3项	—
17. 每天烹调油摄入量	>25g✓	—	≤25g	—
18. 是否每天吃蔬菜水果500g及以上	否✓	—	是	—
19. 小腿围	<31cm	—	≥31cm✓	—
20. 腰围　男	>90cm✓	—	≤90cm	—
女	>80cm	—	≤80cm	—

| 小腿围/cm：41 | 腰围/cm：98 |

年龄超过70岁总分加1分,即年龄调整增加的分值:0分,年龄<70岁;1分,年龄≥70岁

初筛分数(小计满分14分):4分
评估分数(小计满分16分):8分
量表总分(满分30分)12分

　　结果判定:患者营养不良风险评估总分(初筛+评估)12分,表示患者存在营养不良。
　　2. 对老年人膳食原则及摄入量进行营养指导
　　(1)膳食原则指导:食物品种丰富,动物性食品充足,常吃大豆制品;鼓励共同进餐,保持良好食欲,享受食物美味;积极户外活动,延缓肌肉衰减,保持适宜体重;定期健康体检,测评营养状况,预防营养缺乏。
　　(2)摄入量指导:该老年人近期食欲下降,体重下降,进食量较前减少,每日目标能量应逐渐增加达到推荐摄入量,总能量按27kcal/(kg·d)计算,三大产能营养素供能比分别为蛋白质15%、脂肪25%、碳水化合物60%,保证能量及蛋白质摄入。见表5-15和表5-16。

表 5-15 食谱编制

食物种类	重量/g	食物种类	重量/g
主食	275	蔬菜	500
鸡蛋	60	水果	200
低脂牛奶	250	食用油	30
瘦肉及海鲜类	100	盐	3

表 5-16 一日食谱举例

餐次	菜品名称	食物种类和数量
早餐	馒头	面粉 75g
	煮鸡蛋	鸡蛋 60g
	炝圆白菜	圆白菜 100g
	低脂牛奶	低脂牛奶 250ml
早点加餐	香蕉	香蕉 100g
午餐	杂粮饭	粳米 50g，黑米 20g，糙米 20g，绿豆 10g
	青椒牛柳	青椒 100g；牛里脊 50g
	蒜蓉西蓝花	西蓝花 100g
午点加餐	梨	梨 100g
晚餐	南瓜馒头	面粉 80g，南瓜 20g
	洋葱炒猪肝	猪肝 50g；洋葱 100g，胡萝卜 15g，木耳 5g
	素炒茭瓜	茭瓜 100g
全天		植物油 25g，盐 3g

总能量 =（身高 -105）×27kcal/（kg·d）=（170-105）×27kcal/（kg·d）= 1 755kcal
蛋白质 = 1 755×15%/4=65g
脂肪 = 1 755×25%/9=50g
碳水化合物 = 1 755×60%/4=265g

将能量及营养素换算成为食物，具体计算请参考"膳食指导与评价-食谱编制方法"章节。

3. 老年人常见问题的针对性解答 对老年人的营养相关问题进行针对性解答。如腰背部及关节疼痛、胃肠胀气等在营养方面需注意哪些方面。

4. 巩固和练习 对咨询中发现的问题指导进行回顾，指导老年人正确饮食。

（马爱国 朱梓含 张超 张博 潘欣）

试题练习

一、单选题

1. 下列中不正确的是(　　)
   A. 当对方听不懂时,适当的重复主要的和不被理解的词句
   B. 可用专业术语显示自己的专业性
   C. 不要轻易打断对方的讲话,必要时可以有一定的引导
   D. 咨询的效果较演讲好

2. 下列中不正确的是(　　)
   A. 图片的编排不宜太多的变化,编排变化太大,会使整个版面凌乱
   B. 版式设计中需要一定的留白
   C. 小面积可以用同类色,大面积一定要用对比色
   D. 图文混排时,文字不要靠图片太近,要留有足够的空间

3. 新生儿第一口食物应是(　　)
   A. 母乳　　　　　　B. 牛乳　　　　　　C. 羊乳　　　　　　D. 奶粉

4. 开奶过程中,新生儿体重下降只要不超过出生体重的(　　)%就应坚持纯母乳喂养
   A. 5　　　　　　　　B. 3　　　　　　　　C. 7　　　　　　　　D. 10

5. 老年人的膳食脂肪供能占膳食能量的适宜比例是(　　)
   A. 10%以下　　　B. 10%~20%　　　C. 20%~30%　　　D. 25%~35%

6. 老年人出现夜盲、角膜干燥、色素沉着,提示(　　)缺乏
   A. 维生素 B_1　　B. 维生素 B_2　　C. 维生素 A　　　D. 维生素 C

7. 形成老年人骨质疏松的因素不包括(　　)
   A. 老年人运动量减少　　　　　　　　B. 钙吸收能力退化
   C. 维生素 C 的缺乏　　　　　　　　　D. 酒精、尼古丁、咖啡因的摄入

二、多选题

1. 演讲过程可分为哪几个阶段(　　)
   A. 准备阶段　　　B. 演讲阶段　　　C. 答疑阶段　　　D. 结束阶段

2. 答疑阶段应掌握的原则为(　　)
   A. 倾听　　　　　　B. 建立与听众的联系　　　C. 预见、分析问题
   D. 澄清问题　　　　E. 耐心解答

3. 下列符合孕妇营养膳食原则的是(　　)
   A. 调整孕前体重至正常范围,保证孕期体重适宜增长
   B. 常吃含铁丰富的食物,选用碘盐,合理补充叶酸和维生素
   C. 孕吐严重者,可少量多餐,保证摄入含必需量碳水化合物的食物
   D. 孕中晚期适量增加奶、鱼、蛋、瘦肉的摄入
   E. 经常户外活动,禁烟酒,保持健康生活方式

4. 在孕妇的饮食咨询中,常会被咨询到的问题是(　　)
   A. 如何克服早孕反应　　　　　　　　B. 如何控制孕期体重
   C. 孕期如何适当活动　　　　　　　　D. 是否母乳哺乳

5. 婴儿喂养方式包括(　　)

　　A. 母乳喂养　　　　　B. 混合喂养　　　　　C. 牛乳喂养　　　　　D. 人工喂养

6. (　　)和(　　)是反映婴儿喂养和营养状况的直观指标

　　A. 身长　　　　　　　B. 头围　　　　　　　C. 大便次数　　　　　D. 体重

7. 下列哪些情况适合选用6月龄内婴儿配方奶喂养(　　)

　　A. 婴儿患有半乳糖血症、苯丙酮尿症、严重母乳性高胆红素血症

　　B. 母亲患有HIV和人类T淋巴细胞病毒感染、结核病

　　C. 经过专业人员指导和各种努力后,乳汁分泌仍不足

　　D. 开奶过程中,新生儿体重下降5%

8. 老年人的生理代谢特征包括(　　)

　　A. 代谢功能降低　　　　　　　　　B. 老年女性卵巢逐渐萎缩

　　C. 免疫功能下降　　　　　　　　　D. 消化系统功能减退

答案

一、单选题

1. B

解析:应将论文、专著、教科书、标书等转换成听者容易理解、接受、适合演示的文本形态,对原作进行通俗化、口语化、图示化、视频化等处理,以通俗的形式解释高深的理论,以简明的方法表达复杂的程序,这样听众更容易接受与理解。

2. C

解析:小面积可以用对比色,大面积一定要用同类色,一般来说,以红、黄为界,为暖色系统,蓝、绿为界,为冷色系统,但冷暖的界定是通过比较而确定的,并不是孤立存在的。

3. A

解析:婴儿出生后第一口食物应是母乳,有利于预防婴儿过敏,并降低发生新生儿黄疸、体重下降和低血糖的风险。此外,让婴儿尽早反复吸吮乳头,是确保纯母乳喂养成功的关键。如果新生儿第一口不是母乳,而是配方粉,所摄入的异原蛋白质,可能成为引起迟发型过敏反应的过敏原。

4. C

解析:婴儿出生时,体内具有一定的能量储备,可满足至少3天的代谢需求;新生儿体重下降不超过出生体重的7%,发生严重脱水和低血糖的风险很低,应该坚持母乳喂养。

5. C

解析:老年人胆汁酸减少,酶活性降低,对脂肪的消化能力下降,故膳食中脂肪不宜过多,脂肪供能占膳食总能量的20%~30%为宜,可得答案为C。

6. C

解析:维生素A构成视觉细胞内感光物质的成分,维生素A缺乏最早的症状是暗适应下降,严重者可致夜盲症,维生素A缺乏还可以引起干眼病,进一步发展可致失明。维生素B$_1$缺乏可致脚气病,维生素B$_2$缺乏可致口角炎、舌炎、脂溢性皮炎,维生素C缺乏可引起坏血病。可得答案为C。

7. C

解析:老年人钙和铁每天的推荐摄入量分别为 1 000mg 和 12mg。老年人钙的吸收率低,一般<20%,对钙的利用和储存能力低、容易发生钙摄入不足或缺乏而导致骨质疏松症。老年人对铁的吸收利用率下降且造血功能减退,血红蛋白含量减少,易出现缺血性贫血。

二、多选题

1. ABC

解析:演讲共分为 3 个阶段,准备阶段、演讲阶段和答疑阶段。

2. ABCDE

解析:答疑阶段的原则为:倾听、建立与听众的联系、预见和分析问题、澄清问题和耐心解答。

3. ABCDE

解析:孕期妇女膳食指南在一般人群的膳食指南基础上增加以下 6 条:调整孕前体重至正常范围,保证孕期体重适宜增长;常吃含铁丰富的食物,选用碘盐,合理补充叶酸和维生素;孕吐严重者,可少量多餐,保证摄入含必需量碳水化合物的食物;孕中晚期适量增加奶、鱼、蛋、瘦肉的摄入;经常户外活动,禁烟酒,保持健康生活方式;愉快孕育新生命,积极准备母乳喂养。

4. ABC

解析:在孕妇的饮食咨询除膳食指导还应包括克服早孕反应,孕期适量身体活动,维持适宜增重和积极准备母乳喂养。

5. ABD

解析:婴儿的喂养方式包括母乳喂养、混合喂养和人工喂养,不宜直接用牛乳喂养婴儿。

6. AD

解析:身长和体重是反映婴儿喂养和营养状况的直观指标,易获得且可灵敏地反映婴儿的生长发育情况。

7. ABC

解析:婴儿患有半乳糖血症、苯丙酮尿症时婴儿无法代谢母乳应停止母乳喂养选用特殊的配方奶粉喂养。婴儿患有严重母乳性高胆红素血症时应暂停母乳的喂养,选用婴儿配方奶粉,根据婴儿病情恢复情况决定是否恢复母乳喂养与喂养频次。母亲患有 HIV 和人类 T 淋巴细胞病毒感染、结核病时不宜母乳喂养,细菌或病毒可能通过乳汁进入婴儿体内,母亲长期用药可能损害婴儿健康,此时不宜母乳喂养。经过专业人员指导和各种努力后,乳汁分泌仍不足,此时纯母乳喂养无法满足婴儿需要。开奶过程中,新生儿体重下降5%可坚持母乳喂养,婴儿出生时体内有一定的能量储备,可满足至少 3 天的代谢需求,体重下降只要不超过出生体重的7%就应坚持纯母乳喂养。

8. ABC

解析:老年人的生理代谢特征包括代谢功能降低;体成分改变,如细胞数量下降,突出表现为组织肌肉的质量减少,骨密度降低、骨强度下降;器官功能改变,消化液和消化酶分泌减少,使食物的消化吸收受影响;免疫系统功能的改变;老年女性的特殊生理改变:最明显的生理改变是卵巢逐渐萎缩。可得答案为 ABCD。

参 考 文 献

[1] 中国就业培训技术指导中心.公共营养师(国家职业资格三级)[M].北京:中国劳动社会保障出版社,2007.

[2] 刘炜炜.论健康教育平面传播材料中的版式设计[C].中国健康教育与健康促进大会.2010.

[3] 王翠侠,张莹.健康教育平面媒体传播材料的设计制作[J].中国保健营养旬刊,2014(1):487-488.

[4] 中国就业培训技术指导中心.公共营养师(国家职业资格二级)[M].北京:中国劳动社会保障出版社,2007.

[5] 中国营养学会膳食指南修订专家委员会妇幼人群膳食指南.孕期妇女膳食指南[J].中华围产医学杂志,2016,19(9):877-880.

[6] 中国营养学会.中国居民膳食营养素参考摄入量速查手册(2013版)[M].北京:中国标准出版社,2014.

[7] 葛可佑.中国营养科学全书[M].北京:人民卫生出版社,2004.

[8] 何书励,马良坤,刘俊涛.早产和营养[J].中国计划生育和妇产科,2015,7(5):4-6.

[9] 汪之顼,盛晓阳,苏宜香.《中国0~2岁婴幼儿喂养指南》及解读[J].营养学报,2016,38(02):105-109.

[10] 中国营养学会膳食指南修订专家委员会妇幼人群指南修订专家工作组.哺乳期妇女膳食指南[J].临床儿科杂志,2016,34(12),958-960.

[11] 孙长颢,凌文华,黄国伟.营养与食品卫生学[M].8版.北京:人民卫生出版社,2017.

[12] 臧少敏,王友顺.老年营养与膳食保健[M].北京:北京大学出版社,2013.

[13] 马爱国.饮食与健康[M].北京:科学出版社,2015.

[14] 中国营养学会.中国居民膳食指南(2022)[M].北京:人民卫生出版社,2022.

[15] 贾珊珊,张坚.WS/T 552—2017《老年人营养不良风险评估》标准解读[J].中国卫生标准管理,2018,9(09):13-14.

第六章　食谱编制方法

　　人体每天都要从饮食中获得各种所需的营养素。不同的个体由于其年龄、性别、生理及体力活动不同,对各种营养素的需要量可能不同。一个人如果长期摄入某种营养素不足或过量就可能产生相应的问题。因此,必须科学合理地安排每日膳食,以获得适宜的营养素。

　　个体食谱编制方法应根据个人的生理状态、健康状况及身体活动水平,确定主要的营养素需要量,并进行营养配餐。

第一节　个体食谱编制方法

一、计算法

【目的】

1. 掌握食谱编制的原则、方法及操作流程。
2. 熟悉《食物成分表》查阅方法,食谱编制的操作流程。
3. 了解食谱编制的基本理论知识。

【知识】

（一）食谱的概念与食谱编制的意义

　　"食谱"通常有两种含义:一种是泛指食物调配与烹饪方法的汇总,如有关书籍中介绍的食物调配与烹饪方法、餐馆的常用菜单等都可称为食谱;另一种则专指膳食调配计划,即每日每餐主食和菜肴的名称与数量。本章节主要指后一种含义。本节将着重介绍成人阶段即18~60岁的食谱编制方法,此阶段机体比其他年龄组相对而言较为稳定。儿童、老年人、孕妇及乳母的食谱编制方法将在后面的章节单独介绍。

（二）食谱编制的方法概述

　　食谱编制方法有两种:一种是食物交换份的方法,另一种是营养素计算方法。本章节将分别介绍食物交换份法和营养素计算方法。在实际操作中可应用手工计算或计算机软件计算。

　　食谱编制可以更有计划地调配饮食,保证饭菜多样性,帮助建立合理的饮食制度,适当地分配全天各个餐次的营养。

（三）食谱编制原则与要求

　　食谱编制的基本原则是必须根据对象的生理条件和主要营养素的需要来编制,应遵循营养平衡、饭菜适口、食物多样、定量适宜和经济合理的原则。

1. 保证营养平衡，比例适当　食谱编制首先要保证营养平衡，提供符合个体或群体的营养需求的平衡膳食。主要包括：膳食应满足人体所需要的能量及各种营养素，数量要充足，且三大产能物质碳水化合物、蛋白质、脂肪应有适当的比例。

2. 食物多样，新鲜卫生　"中国居民平衡膳食宝塔"中将食物分成谷薯、蔬菜、水果、豆类、奶、肉(含鱼、虾)、蛋、油脂 8 类，每天应从每一类食物中选用 1~3 种适量食物，组成平衡膳食。对同一类食物可更换品种和烹调方法。另外提倡食用新鲜卫生食物，少食用腌、熏、腊制食物。

3. 定量适宜，三餐分配合理均衡　进餐应定时定量，成人一般为一日三餐。三餐食物分配的比例可以为 1/3∶1/3∶1/3；也可以将午餐能量分配占全天总能量的 40%，早、晚餐各占 30%；或者早餐占 25%~30%，晚餐占 30%~35%。

4. 饭菜适口，烹调适宜，兼顾饮食习惯　就餐者对食物的直接感受首先是适口性。只有让就餐者喜爱并且食用富有营养的饭菜，才能保证足够的进食量，进而达到预期的营养效果。因此，在可能的情况下，既要保证膳食多样化，又要兼顾就餐者的膳食习惯、不同的地域习惯，还要注重烹调方法，争取做到色香味俱佳。

5. 兼顾经济条件及实际状况　食谱既要符合营养要求，又要使进餐者在经济上有承受能力，饮食消费必须与生活水平相适应。在食谱编制和膳食调配过程中，必须考虑就餐者的实际状况和经济承受能力。

【应用】

(一) 信息采集

个人的营养需求受年龄、性别、身体活动、特殊生理状况、疾病等因素影响。因此在编制餐谱前需要了解个人的基本信息，根据个人的年龄、性别、生理状况、疾病等，参照《中国居民膳食营养素参考摄入量(2013 版)》和《中国居民膳食指南(2022)》来编制。此处的个体食谱编制主要针对健康成年人，对于特殊群体如老人、孕妇、乳母、婴幼儿等的食谱编制详见第七章。

(二) 营养评价

1. 膳食史　详细了解用餐对象的饮食习惯及平均每天的营养素摄入量，以便判断各类营养素是否缺乏。可通过列出过去 24 小时内所食用的食物种类和数量，计算各种营养素的摄入量。

2. 人体测量　体格检查常用来评价生长发育和营养状况，最常使用的人体测量有体重及身高。身体质量指数(BMI)可作为成人营养状况评价的指标。BMI = 实际体重(kg)/身高^2(m^2)，见表 6-1。

表 6-1　BMI 分级表格

体重分类	BMI/(kg·m^{-2})	体重分类	BMI/(kg·m^{-2})
肥胖	BMI≥28.0	体重正常	18.5≤BMI<24.0
超重	24.0≤BMI<28.0	消瘦	BMI<18.5

摘自：中国肥胖工作组 Working Group on Obesity in China，WGOC 建议标准。

3. 生化检查　采用实验室方法检测血液中的营养素水平。

（三）确定营养素目标量

1. 确定用餐对象全日能量需要

（1）直接查表法：即按照被调查者的性别、年龄、体力活动等，直接在《中国居民膳食参考摄入量（2013 版）》中查阅 RNI 或 AI 为营养目标。原则上健康成人可直接查表。

（2）计算法，即根据标准体重和每千克体重所需能量计算，得到相应目标量以达到个体"维持健康"的基本要求，使机体处于营养均衡状态（表 6-2）。

表 6-2　成人每日能量供给量估算表（kcal/kg 标准体重）

体力活动量	极轻体力活动	轻体力活动	中体力活动	重体力活动
消瘦	30	35	40	40~45
正常	20~25	30	35	40
肥胖	15~20	20~25	30	35
劳动强度举例	卧床休息	办公室职员、教师、售货员、简单家务、或与其相当的体力活动	学生、司机、外科医生、体育教师、一般农活或与其相当的活动量	建筑工人、搬运工、冶炼工、重的农活、运动员、舞蹈者，或与其相当的活动量

摘自：《中国居民膳食营养素参考摄入量（2013 版）》。

$$每日能量需要 = 标准体重 × 每千克体重所需能量$$
$$标准体重 = 身高 - 105（体重单位 kg，身高单位 cm）$$

2. 计算三大产能营养素每日需要量　每日所需能量主要来源比例约为蛋白质 10% ~ 15%，脂肪 25% ~ 30%，碳水化合物 55% ~ 60%。食物中每克碳水化合物、脂肪和蛋白质可供给能量分别为 4kcal、9kcal、4kcal。三大产能营养素可按照三餐大致能量分布占比，早餐约占 30%，午餐约占 40%，晚餐约占 30%。

（四）确定食物的种类及数量

1. 确定主食的品种和数量　根据已知三种营养素的需要量，查食物成分表，确定主食的品种和数量。主食品种的确定需要根据用餐对象的饮食习惯来确定。

2. 确定副食的品种和数量　查食物成分表得主食中的蛋白质含量。

副食蛋白质量 = 蛋白质每日需要量 - 主食中的蛋白质量；通常设定副食中蛋白质的 2/3 由动物性食物供给，1/3 由豆制品供给。查表计算各类动物性食物及豆制品的供给量。

蔬菜的品种和数量需根据不同季节市场的蔬菜供应情况，以及与动物性食物和豆制品配菜的需要来确定。

最后查食物成分表得出每日摄入各类食物所提供的脂肪含量，将脂肪的每日需要量减去食物提供的脂肪量即为每日烹调油应用量。

（五）食谱的调整与评价

利用中国食物成分表，计算通过上述方法形成食谱的能量及各种营养成分含量，并计算三餐和加餐的能量占比，以及优质蛋白质的占比等。学生、孕妇、老年人、白领等人群的个体餐谱的营养成分计算均参照此部分内容。

计算膳食营养素摄入量和营养素在每餐中的分布,根据《中国居民膳食营养素参考摄入量(2013版)》的RNI值,进一步确定差距数值,适当调整食谱。

【实践】

某数学教师,男性,35岁,身高171cm,体重64kg,无疾病状态,营养评价均在正常范围,喜食米饭,无特殊饮食要求及偏食现象。为其制定食谱,分析如下:

1. 信息采集 已知被调查者的基本信息,该老师为正常成年男性,BMI = $64/1.71^2$ = $21.89kg/m^2$,属于正常范围。

2. 营养评价 具体详见第二章、第三章内容。

3. 计算营养素需要量

(1) 计算每日能量需要

该老师标准体重 = 171−105 = 66kg;

教师的劳动强度为轻体力劳动,每日能量供给量为30kcal/kg;

$$每日能量需要 = 66×30 = 1\,980kcal$$

(2) 计算三大产能营养素每日需要量

按三大产能营养素供能比例计算每日需要量:碳水化合物占60%,蛋白质占15%,脂肪占25%。

$$碳水化合物 = 1\,980×60\% = 1\,188kcal$$
$$蛋白质 = 1\,980×15\% = 297kcal$$
$$脂肪 = 1\,980×25\% = 495kcal$$

(3) 根据能量需要计算三种产能营养素的需要量

$$碳水化合物 = 1\,188/4 = 297g$$
$$蛋白质 = 297/4 = 74g$$
$$脂肪 = 495/9 = 55g$$

4. 根据三餐分配比例计算每餐次三种产能营养素的需要量

例如,蛋白质(早餐量) = 74×30% = 22.2g,其余计算如表6-3。

表6-3 男性教师三餐供能比示例

餐次	能量/kcal	蛋白质/g	脂肪/g	碳水化合物/g
早餐	594	22.2	16.5	89.1
午餐	792	29.6	22.0	118.8
晚餐	594	22.2	16.5	89.1
合计	1 980	74.0	55.0	297.0

5. 计算主食大米的需要量 查食物成分表,大米中碳水化合物的含量为76.8%。

$$所需大米（早餐）= 89. 1/76. 8\% = 116g$$
$$所需大米（1 日）= 297/76. 8\% = 386. 7g$$

6. 确定副食的品种和数量

（1）查食物成分表得 100g 大米约含 7.4g 蛋白质

$$386. 7g 大米中含蛋白质量 = 7. 4×（386. 7/100）= 28. 6g$$

（2）副食蛋白质量 = 蛋白质需要量 − 主食蛋白质量 = 74 − 28. 6 = 45. 4g。

（3）副食中蛋白质供给种类及量

$$动物性蛋白（2/3）= 2/3×45. 4 = 30. 3g$$
$$植物性蛋白（1/3）= 1/3×45. 4 = 15. 1g$$

（4）查表计算各类动物性食物及豆制品的供给量：若选择的动物性食物和豆制品为猪肉（里脊）、鸡胸脯肉、牛奶、鸡蛋、豆腐干（熏），由食物成分表：每 100g 猪肉含蛋白 20.2g；每 100g 鸡胸脯肉含蛋白 24.6g；每 100g 鸡胸脯肉含蛋白 24.6g；每 100g 牛奶含蛋白 3g；每 100g 鸡蛋可食部含蛋白 13.3g，每 100g 豆腐干含蛋白 15.8g。

根据《中国居民膳食指南（2022）》，推荐健康成人每日摄入奶制品 300ml 以上，查食物成分表得该牛奶中含蛋白质 300/100×3 = 9g。按照 1 个 60g 鸡蛋，查食物成分表得蛋白质 60×13.3% = 7.98g；选择猪肉 30g，查食物成分表得提供蛋白质 30/100×20.2 = 6.06g；查食物成分表得提供蛋白质 60×13.3% = 7.98g。以上共计提供蛋白质 23.04g。

$$鸡胸脯肉重量 = （30. 3 − 23. 04）/24. 6\% ≈ 30g$$
$$豆腐干重量 = 15. 1/15. 8\% = 95. 6g$$

（5）蔬菜、水果的品种和数量确定：根据《中国居民膳食指南（2022）》，健康成人每日推荐蔬菜类摄入不少于 300g，水果 200~350g。需根据不同季节市场的供应情况，以及与动物性食物和豆制品配菜的需要来确定。蔬菜选择新鲜和应季蔬菜，一般建议选用 6 种以上的蔬菜，包括根、茎、叶花、果菜和菌藻类，最好深色蔬菜约占一半，同时还要注意增加十字花科蔬菜、菌藻类食物的摄入。

7. 油和盐的确定　查食物成分表得知每日摄入各类食物所提供的脂肪含量，将脂肪的每日需要量减去食物提供的脂肪量即为每日烹调油应用量。大米每 100g 含脂肪 0.8g，牛奶每 100g 含脂肪 3.2g，猪肉每 100g 含脂肪 7.9g，鸡胸脯肉每 100g 含脂肪 5.0g，豆腐干（熏）每 100g 含脂肪 6.2g，鸡蛋每 100g 含脂肪 8.8g。

386. 7g 大米中脂肪含量为 0. 8×（386. 7/100）= 3. 09g

100g 牛奶中脂肪含量为 3. 2×（300/100）= 9. 6g

30g 猪肉中脂肪含量为 7. 9×（30/100）= 2. 37g

30g 鸡胸脯肉中脂肪含量为 5. 0×（30/100）= 1. 5g

95. 6g 豆腐干（熏）中脂肪含量为 6. 2×（95. 6/100）= 5. 93g

60g 鸡蛋中的脂肪含量为 8. 8×（60/100）= 5. 28g

$$每日植物油的量 = 55 − 3. 09 − 9. 6 − 2. 37 − 1. 5 − 5. 93 − 5. 28 = 27. 23g$$

根据《中国居民膳食指南（2022）》，食盐每天摄入不超过 5g。

8. 食谱编制　根据计算的每日食物用量列表,见表6-4。

表 6-4　男性教师一日食品计算总量

食品	数量/g	食品	数量/g
大米	386.7	油菜	150
猪肉	30	木耳	5
鸡胸脯肉	30	洋葱	150
牛奶	300	西芹	150
豆腐干	95.6	西葫芦	150
鸡蛋	60	食用油	27
黄瓜	100		

编制出一日食谱。早餐、午餐、晚餐的能量分配可大致在 30%、40%、30% 左右,见表6-5。

表 6-5　男性教师一日食谱示例

餐次	菜品名称	食物种类和数量
早餐	黄瓜鸡蛋炒饭	黄瓜 100g;鸡蛋 60g;米饭 116g
	牛奶	牛奶 300g
午餐	米饭	粳米 155g
	木耳炒油菜	油菜 150g;木耳 5g
	洋葱炒猪肉	洋葱 150g;猪瘦肉 30g
晚餐	米饭	粳米 116g
	西芹炒豆干	西芹 150g;豆干 95g
	西葫芦炒鸡肉	西葫芦 150g;鸡胸脯肉 30g
全天		全天烹调油 27g,盐 5g

9. 食谱的评价与调整　根据食谱编制原则,将所供应食物的各种营养素含量及功能列表分析、比较,实际食谱提供营养素情况及与目标量比较,并适当调整食谱。具体评价内容及过程详见本章第二节。调整后食谱如表6-6。

表 6-6　男性教师一日调整后食谱示例

餐次	菜品名称	食物种类和数量
早餐	黄瓜鸡蛋炒饭	黄瓜 100g;鸡蛋 60g;米饭 100g
	牛奶	牛奶 300g
午餐	米饭	粳米 150g
	木耳炒油菜	油菜 150g;木耳 5g

续表

餐次	菜品名称	食物种类和数量
晚餐	洋葱炒猪肉	洋葱 150g；猪瘦肉 30g
	米饭	粳米 100g
	西芹炒豆干	西芹 150g；豆干 100g
	西葫芦炒鸡肉	西葫芦 150g；鸡胸脯肉 30g
全天		全天烹调油 27g，盐 5g

二、食物交换份法

食品交换份法是将日常常用的食物按所含营养素的近似值进行分类，按照各类食物的习惯食用量，确定一份适当的食物质量，计算出每类食品每份所含的营养素值和食物重量，可将每类食品的内容列出表格供交换使用。根据不同的热能需要量，按蛋白质、脂类、碳水化合物的供给量标准比例，计算出各类食物的交换份数。

【目的】

1. 掌握食品交换单位的概念、运用食物交换份法完成食谱编制方法。

2. 熟悉食物交换份法及其单位的概念，各类食品的能量等值交换份表，不同能量所需的各类食物交换份数。

3. 了解食物交换份法特点，食物分类方法。

【知识】

（一）食物交换份法的概念及特点

地域不同，饮食习惯不同，加之个人口味多样化，使得人们需要经常更换食谱，在保障人们的平衡膳食营养需求的前提下，使用营养计算方法精细耗时，而食物交换份法则相对简单便捷。食物交换份是将食物按照来源、性质分类，每类食物均确定一个交换份，每份食物所含的热量相同，在同类食物所含的蛋白质、脂肪、碳水化合物相似，同类食物之间可以任意互换。食物交换份法相对简单、方便、易行，但在精确性方面不如营养计算方法，需要专业营养知识进行辅助，应用才能更加灵活。

（二）食物分类

运用食物交换份法计算，需要明确食物分类方法。按照计算习惯，可以有不同种分类方法，只要数值正确，便于计算都是可行的。可以采用四分类方法，往下再分八小类。第一类是谷类和薯类，如大米、面粉、马铃薯等；第二类是菜果类，主要为水果和蔬菜，如苹果、香蕉、西蓝花、油菜等；第三类是肉蛋类，如禽、蛋肉、奶、豆类及豆制品等；第四类油脂类，如植物油、坚果类等。也可以分为五类，即谷类及薯类、动物性食物、豆类及制品、蔬菜水果类、纯能量食物。四分类方法的表格示例见表 6-7。

表 6-7　食物分类表

分组	类别	食物名称	类别	食物名称	类别	食物名称
谷薯组	粮谷类		薯类			
菜果组	蔬菜类		水果类			
肉蛋组	大豆类		奶类		肉蛋类	
油脂组	坚果类		油脂类			

（三）食物交换单位

我们习惯规定食品交换表中每个交换份可产生 334.4~376.2kJ（80~90kcal）能量的食品重量为 1 个单位。含 80~90kcal 热量的食品，重量各不相同，为了便于计算，在食物交换份表中往往列举出每一种常见食品的重量，其中重量均为可食部分。食物交换表见表 6-8 至表 6-15。

表 6-8　每一交换份食品的产能营养素含量表 *

组别	食品类别	每份平均质量/g	能量/kcal	蛋白质/g	脂肪/g	碳水化合物/g	主要营养素
一、谷薯组	1. 谷薯类	25	90	2.0	—	20.0	碳水化合物 膳食纤维
二、蔬果组	2. 蔬菜类	500	90	5.0	—	17.0	矿物质
	3. 水果类	200	90	1.0	—	21.0	维生素 膳食纤维
三、肉蛋组	4. 大豆类	25	90	9.0	4.0	4.0	蛋白质
	5. 奶类	160	90	5.0	5.0	6.0	
	6. 肉蛋类	50	90	9.0	6.0		
四、油脂组	7. 坚果类	15	90	4.0	7.0	2.0	脂肪
	8. 油脂类	10	90	—	10.0	—	

注：* 食品交换份分为四大类（八小类），表中列出了有关名称和三大产能营养素。每 90kcal 约合 376kJ。

表 6-9　谷薯类食品的能量等值交换份表 *

食品名称	质量/g	食品名称	质量/g
大米、小米、糯米、薏米	25	干粉丝（皮、条）	20
高粱米、玉米渣	25	苏打饼干	25
面粉、米粉、玉米面	25	烧饼、烙饼、馒头	35
混合面	25	咸面包、窝窝头	35
燕麦片、油麦面	25	凉粉	375
荞麦面、苦荞面	25	马铃薯（可食部）	125
挂面、龙须面	25	湿粉皮	150
通心粉	25	鲜玉米（1 个，带棒心）	200
面包	37.5		

注：* 每份谷薯类食品提供蛋白质 2g，碳水化合物 20g，能量 376kJ（90kcal）。根茎类一律以净食部分计算。

表 6-10　蔬菜类食品的能量等值交换份表*

食品名称	质量/g	食品名称	质量/g
大白菜、圆白菜、菠菜、油菜	500	白萝卜、青椒、茭白、冬笋	400
韭菜、茴香、茼蒿、雪里蕻(鲜)、空心菜	500	倭瓜、南瓜、菜花	350
芹菜、苤蓝、莴笋、油菜薹	500	鲜豇豆、扁豆、洋葱、蒜苗	250
西葫芦、番茄、冬瓜、苦瓜	500	胡萝卜	200
黄瓜、茄子、丝瓜	500	山药、荸荠、藕凉薯	150
芥蓝、瓢菜	500	茨菇、百合	100
蕹菜苋菜、龙须菜	500	毛豆、鲜豌豆	70
鲜豆芽、鲜蘑、水浸海带	500		

注：* 每份蔬菜类食品提供蛋白质 5g，碳水化合物 17g，能量 376kJ(90kcal)。每份蔬菜一律以净食部分计算。

表 6-11　肉、蛋类食品能量等值交换份表*

食品名称	质量/g	食品名称	质量/g
热火腿、香肠	20	鸡蛋(1 大个带壳)	60
肥瘦猪肉	25	鸭蛋、松花蛋(1 大个带壳)	60
熟叉烧肉(无糖)、午餐肉	35	鹌鹑蛋(6 个带壳)	60
熟酱牛肉、熟酱鸭、肉肠	35	鸡蛋清	150
瘦猪、牛、羊肉	50	带鱼	80
带骨排骨	70	草鱼、鲤鱼、甲鱼、比目鱼	80
鸭肉	50	大黄鱼、黑鲢、鲫鱼	80
鹅肉	50	对虾、青虾、鲜贝	80
兔肉	100	蟹肉、水发鱿鱼	100
鸡蛋粉	15	水发海参	350

注：* 每份肉类食品提供蛋白质 9g，脂肪 6g，能量 376kJ(90kcal)。除蛋类为市品重量，其余一律为净食部分计算。

表 6-12　大豆类食品能量等值交换份表*

食品名称	质量/g	食品名称	质量/g
腐竹	20	北豆腐	100
大豆	25	南豆腐(嫩豆腐)	150
大豆粉	25	豆浆	400
豆腐丝、豆腐干、油豆腐	50		

注：* 每份大豆及其制品提供蛋白质 9g，脂肪 4g，碳水化合物 4g，能量 376kJ(90kcal)。

表 6-13　奶类食品能量等值交换份表 *

食品名称	质量/g	食品名称	质量/g
奶粉	20	牛奶	160
脱脂奶粉	25	羊奶	160
乳酪	25	无糖酸奶	130

注：* 每份奶类食品提供蛋白质 5g,碳水化合物 6g,能量 376kJ(90kcal)。

表 6-14　水果类食品能量等值交换份表 *

食品名称	市品质量/g	食品名称	市品质量/g
柿子、香蕉、鲜荔枝	150	李子杏	200
梨、桃、苹果	200	葡萄	200
橘子、橙子、柚子	200	草莓	300
猕猴桃	200	西瓜	500

注：* 每份水果提供蛋白质 1g,碳水化合物 21g,能量 376kJ(90kcal)。每份水果一律以市品质量计算。

表 6-15　油脂类食品能量等值交换份表 *

食品名称	质量/g	食品名称	质量/g
花生油、香油(1 汤匙)	10	猪油	10
玉米油、菜油(1 汤匙)	10	牛油	10
豆油(1 汤匙)	10	羊油	10
红花油(1 汤匙)	10	黄油	10

注：* 每份油脂类食品提供脂肪 10g,能量 376kJ(90kcal)。

（四）食物交换份法的具体方法和注意事项

那么如何来互换呢？以水果类食品为例,列表中柿子 150g 和苹果 200g 的能量均为 90kcal,在食谱编制时可以进行互换。再如,计算得一人一天所需主食量为 200g,根据食物交换表,200g 米饭,既可以是 200g 大米,或 200g 面粉做的馒头,也可以是 75g 面粉做的馒头和 100g 大米、25g 燕麦做的米饭组合。所以按照列表可以自由组合,使得食谱编制变得更加简便易行,食物多样性可以得到保障,同时也免去了复杂的计算过程。

食物交换份法只能是同类食物中间进行交换,不同类食物之间尽量不进行互换。

【应用】

运用食物交换份法制定食谱的流程如下：

首先,要按照平衡膳食的原则,根据个人的年龄、性别、身高、体重、劳动强度、季节等计算每日能量需要;其次,按照不同能量、蛋白质、碳水化合物和脂肪的配比,计算出每类食品的需要量,按照不同类别食品所需的能量等值交换份表选择食物进行互换。再制定出一日和一周的食谱。

1. 确定目标能量　可应用查表法与直接计算法,同食物编制方法章节,具体如下：

（1）直接查表法：健康成人按照被调查者的性别、年龄、体力活动等,直接查《中国居民膳食参考摄入量(2013版)》中 RNI 或 AI 为营养目标(可见本书附表)。

（2）计算法,即根据标准体重和每千克体重所需能量计算每日能量需要(详见本章第一节食谱编制方法)。

计算公式:每日能量需要=标准体重×每千克体重所需能量;标准体重=实际身高-105(体重单位 kg,身高单位 cm)。

2. 确定三大产能营养素日供给量　根据 DRIs 推荐的膳食能量来源比例,健康成人膳食中碳水化合物、脂肪和蛋白质占总能量的比例以 55% ~ 65% 、20% ~ 25% 和 10% ~ 15% 为宜。年龄越小,蛋白质及脂肪供能占的比例应适当增加。成人脂肪摄入量一般不宜超过总能量的 30% 。

3. 确定三大产能营养素的份数　我们可根据不同能量所需的各类食物交换份数(表6-16)得到与目标能量需要相对应的三大营养素份数。

表 6-16　不同能量所需的各类食品交换份数*

能量/ kcal	交换单位/份	谷薯类		蔬果类	肉蛋类		豆乳类			油脂类	
		质量/g	单位/份	单位/份	质量/g	单位/份	豆浆量/g	牛奶量/g	单位/份	质量/g	单位/份
1 200	14	175	6	2	150	3	200	250	2	2 汤匙	2
1 400	16	225	8	2	150	3	200	250	2	2 汤匙	2
1 600	18	225	10	2	200	3	200	250	2	2 汤匙	2
1 800	20	275	12	2	200	3.5	200	250	2	2 汤匙	2
2 000	22	325	14	2	225	3.5	200	250	2	2 汤匙	2
2 200	24	375	16	2	225	3.5	200	250	2	2 汤匙	2

注:*1.表中的数字为计算所得值,所列的数据取整数,以便于计算。
2.本表所列饮食并非固定模式,仅做参考,具体配餐饮食根据各类食物能量等值交换表调整。

如果不用查表方法,三大产能营养素份数是如何计算得出的呢? 以 1 800kcal 为例,根据三大营养素的热能分配比例:蛋白质 15% ,碳水化合物 60% ,脂肪 25% ,分别计算所需营养素日供给量如下:

碳水化合物日供给量=全日能量供给量×60%/碳水化合物产热系数=1 800×60%/4=270g;

蛋白质日供给量=全日能量供给量×15%/蛋白质产热系数=1 800×15%/4=67.5g;

脂肪日供给量=全日能量供给量×25%/蛋白质产热系数=1 800×25%/9=50g。

根据计算法所得三大产能营养素全日供给量,进行食物种类和数量的确定,详见第4 步。

4. 选择确定食物种类和数量　参照《中国居民膳食指南(2022)》,按照平衡膳食模式推荐,假设每日用乳制品 300g、蔬菜 500g。

（1）计算主要提供碳水化合物(C)类食物量:查本章节表格《每一交换份食品的产能营养素含量》(表 6-8),可得设定乳制品、蔬菜共提供碳水化合物量为 28g,不足之处由谷类补足。查表可得每份谷类供碳水化合物量为 20g,则需谷薯类供 C 量=全日所需碳水化合物量-(蔬菜供 C 量+乳制品供 C 量)= 270-28 =242g。

则每日需谷薯类份数=谷薯类供 C 量/每份谷薯类供 C 量=242/20≈12 份。

（2）计算主要提供蛋白质（P）类食物量：通过以上计算已知乳制品、蔬菜、谷薯类日供应量分别为300g、500g、242g，计算以上食物提供蛋白质总量，与日供应量比较，不足之处由肉类补足。查表可得：

乳、菜、谷供给P量=9.375+5+19.36≈34g。

需肉类供P量=全日所需蛋白质量-（蔬菜供P量+乳制品供P量+谷薯类供P量）=67.5-34=33.5g。

则每日需肉类份数=肉类供P量/每份肉类供P量=33.5/9≈3.5份。

（3）计算主要提供脂肪（F）类食物量：已知日常饮食中主要提供脂肪的食物主要为肉类及奶类，计算以上食物提供脂肪总量，与日供应量比较，不足之处由油脂补足。查表可得乳、肉类供给脂肪共计9.375+21=30.375g。

所需油脂类供F量=全日所需脂肪量-（乳类供F量+肉类供F量）=50-30.375=19.625g

则每日需油脂类份数=油脂类供F量/每份油脂类供F量=19.625/10≈2份。

综合以上，计算可得需要各类食物份数。

5. 分配各餐食物份数　将计算所得份数分配至每餐，全天食物可大致按照早1/3、中1/3、晚1/3，或早3/10、中4/10、晚3/10，或早1/5、中2/5、晚2/5进行分配，或结合实际情况分配。

6. 将食物份数换算为具体食物　主要查食物交换表可得。

示例：已计算得某餐需要谷类食物2份，蔬菜类0.5份，水果类0.5份，瘦肉/鱼/蛋类1份，油脂类0.5份，豆乳类0.5份，则列表换算为具体食物，制定2套方案（表6-17、表6-18）。

表6-17　示例食物份数交换方案1

食物种类	食物份数	具体食物	每份重量/g
谷类	2.0	面粉	50
蔬菜类	0.5	芹菜	250
水果类	0.5	梨	100
豆乳类	0.5	豆腐干	25
肉鱼蛋类	1.0	瘦猪肉	50
油脂类	0.5	花生油	5

表6-18　示例食物份数交换方案2

食物种类	食物份数	具体食物	每份重量/g
谷类	2.0	大米	50
蔬菜类	0.5	白菜	250
水果类	0.5	草莓	150
豆乳类	0.5	豆腐	50
肉鱼蛋类	1.0	排骨	70
油脂类	0.5	玉米油	5

7. 按照食物份数配餐 将食物份数安排到具体餐次中,编制具体菜品,即完成了配餐。

示例:将步骤 6 中示例食物份数交换方案 1 编制成具体菜品,并列出表格(表 6-19)。

8. 食谱的调整与评价 根据三餐能量及主要营养素含量,调整食谱,具体方法详见食谱调整与评价篇。该食谱截至步骤 7 即完成编制,如需更换食谱则需按照步骤 8 进行。

9. 食物交换进行食谱再编制 列举食谱中的食物可根据食物交换表进行交换,举例如表 6-20。

示例:以步骤 7 制定菜品为例,目标对象不变,为调节口味给予更换食谱。

表 6-19 方案 1 具体菜品

菜品名称	食物种类和数量
馒头	面粉 50g
芹菜炒肉丝	芹菜 250g
	瘦猪肉 50g
豆粉饮料	豆腐干 25g
李子	梨 100g
花生油 5g,盐 2g	

表 6-20 更换食谱举例

餐次	食物种类	食物份数	菜品名称	具体食物	食物交换	菜品更换
晚餐	谷类	2	面条	面粉 50g	大米 50g	米饭
	蔬菜类	0.5	芹菜炒肉丝	芹菜 250g	白菜 250g	白菜炒虾
	肉鱼蛋类	1		瘦猪肉 50g	对虾 80g	
	豆乳类	0.5	拌豆腐干	豆腐干 2g	豆浆 200g	豆浆
	水果类	0.5	李子	李子 100g	苹果 100g	苹果
	油脂类	0.5	花生油	花生油 6g	豆油 6g	豆油

【实践】

举例:一名 25 岁青年男性,为轻体力活动水平,身体健康无特殊疾病史,身高 175cm,体重 72kg,BMI = 23.51kg/m²,利用食物交换份法为该青年男性编制一日食谱,具体步骤如下。

1. 确定目标能量 根据《中国居民膳食营养素参考摄入量 2013 版》确定该青年男性每日能量需要量为 2 250kcal。

2. 确定三大营养素日供给量 该青年男性身高体重处于正常范围,体健无特殊疾病史,故将三大营养素的热能分配比例设定为:蛋白质 13%,碳水化合物 62%,脂肪 25%。分别计算所需全日营养供给量如下:

碳水化合物日供给量 = 全日能量供给量×62%/碳水化合物产热系数 = 2 250×62%/4 = 348.75g;

蛋白质日供给量 = 全日能量供给量×13%/蛋白质产热系数 = 2 250×13%/4 = 73.125g;

脂肪日供给量 = 全日能量供给量×25%/蛋白质产热系数 = 2 250×25%/9 = 62.5g。

3. 选择确定食物种类和数量 参照《中国居民膳食指南(2022)》,按照平衡膳食模式推荐,设每日用乳制品 300g、蔬菜 500g。

（1）计算主要提供碳水化合物（C）类食物量：查本章节表格《每一交换份食品的产能营养素含量》，可得设定乳制品、蔬菜共提供碳水化合物量为28g，不足之处由谷类补足。查表可得每份谷类供碳水化合物量为20g，则谷薯类供 C 量＝全日所需碳水化合物量－（蔬菜供 C 量＋乳制品供 C 量）＝348.75－28＝320.75g。

则每日谷薯类份数＝谷薯类供 C 量／每份谷薯类供 C 量＝320.75/20≈16 份。

（2）计算主要提供蛋白质（P）类食物量：通过以上计算已知乳制品、蔬菜、谷薯类日供应量分别为300g、500g、320.75g，计算以上食物提供蛋白质总量，与日供应量比较，不足之处由肉类补足。查表可得乳、菜、谷供给蛋白质共计 9.375＋5＋25.66≈40.035g。

需肉类供 P 量＝全日所需蛋白质量－（蔬菜供 P 量＋乳制品供 P 量＋谷薯类供 P 量）＝73.125－40.035＝33.09g。

每日需肉类份数＝肉类供 P 量／每份肉类供 P 量＝33.09/9≈3.5 份。

（3）计算主要提供脂肪（F）类食物量：已知日常饮食中主要提供脂肪的食物主要为肉类及奶类，计算以上食物提供脂肪总量，与日供应量比较，不足之处由油脂补足。查表可得乳、肉类供给脂肪共计 9.375＋21＝30.375g。

$$所需油脂类供 F 量＝全日所需脂肪量－（乳类供 F 量＋肉类供 F 量）$$
$$＝62.5－30.375＝32.125g$$

则每日需油脂类份数＝油脂类供 F 量／每份油脂类供 F 量＝32.125/10≈3 份。

综合以上，计算可得需要各类食物份数。

计算可得，该例需要谷薯类食物 16 个交换份，蔬果类食物 1 个交换份，肉蛋类食物 3.5 个交换份，豆乳类食物 2 个交换份（300g 牛奶为 1.875 个交换份≈2 个交换份），油脂类 3 个交换份。

（4）分配每餐食物份数：根据计算结果，该青年男性全日食物用量列表如表 6-21。

表 6-21　全日食物用量表

食物类别	交换份（交换单位）	食物量/g	食物类别	交换份（交换单位）	食物量/g
谷薯类	16	400	豆乳类	2	牛奶 320
肉蛋类	3.5	175	油脂类	3	30
蔬菜类	1	500			

由于就餐条件限制，全天食物可尽量按照早 1/3、中 1/3、晚 1/3，或早 3/10、中 4/10、晚 3/10，或早 1/5、中 2/5、晚 2/5 进行大致分配。

（5）将食物份数换算为具体食物：将计算所得份数尽量平均分配至每餐，具体见表 6-22、表 6-23。

表 6-22　早中晚三餐食物份分配

餐次	餐次份数	食物种类	食物份数	具体食物	每份重量/g
早餐	5.7	谷类	3	面粉	75
		蔬菜类	0.2	黄瓜	100

续表

餐次	餐次份数	食物种类	食物份数	具体食物	每份重量/g
		豆乳类	1	牛奶	160
		肉鱼蛋类	1	鸡蛋	50
		油脂类	0.5	香油	5
中餐	11.4	谷类	7	大米,土豆	150,125
		蔬菜类	0.4	胡萝卜	200
		肉鱼蛋类	1.5	牛瘦肉	75
		油脂类	1.5	花生油	15
晚餐	8.4	谷类	6	面粉,小米	125,25
		蔬菜类	0.4	油菜	200
		肉鱼蛋类	1.0	猪瘦肉	50
		豆乳类	1	牛奶	160
		油脂类	1	花生油	10

把这些食物安排到一日三餐中,即完成了配餐。

表 6-23　一日食谱示例

餐次	菜品名称	食物种类和数量
早餐	馒头	面粉 75g
	凉拌黄瓜	黄瓜 100g
	煮鸡蛋	鸡蛋 50g
	牛奶	牛奶 160g
午餐	米饭	大米 150g
	土豆胡萝卜炖牛肉	胡萝卜 200g,土豆 125 牛瘦肉 75g
晚餐	小米粥	小米 25g
	花卷	面粉 125g
	油菜炒瘦肉	油菜 200g,猪瘦肉 50g
	酸奶	酸奶 160g
全天		全天花生油 30g,盐 4g

（6）食谱的调整与评价:根据三餐能量比例及主要营养素含量,调整食谱,具体方法详见食谱调整与评价篇。

（7）食物交换举例：列举食谱中的食物可根据食物交换表进行交换，可分别交换，也可全日总量交换后再分配。举例如表6-24、表6-25。

表6-24　交换后食谱示例

餐次	食种类	食物份数	具体食物	食物交换
早餐	谷类	3	馒头（面粉）75g	挂面75g
	蔬菜类	0.2	黄瓜100g	芹菜100g
	豆乳类	1	牛奶160g	羊奶160g
	肉鱼蛋类	1	鸡蛋50g	鹌鹑蛋50g
	油脂类	0.5	香油5g	豆油5g
中餐	谷类	7	米饭（大米）175g	馒头（面粉）175g
	蔬菜类	0.4	胡萝卜200g	西葫芦200g
	肉鱼蛋类	2.5	牛瘦肉125g	猪瘦肉125g
	油脂类	1.5	花生油15g	豆油15g
晚餐	谷类	6	面包（面粉）125g	马铃薯500g
	蔬菜类	0.4	油菜200g	茼蒿200g
	豆乳类	1	酸奶160g	奶粉20g
	油脂类	1	花生油10g	豆油10g

根据交换后食物再行列举具体菜品并进行食谱调整，过程同上，即可完成食谱更换。

表6-25　调整后食谱

餐次	菜品名称	食物种类和数量
早餐	挂面	挂面75g
	凉拌芹菜	芹菜100g
	煮鹌鹑蛋	鹌鹑蛋50g
	羊奶	羊奶160g
午餐	米饭	大米175g
	西葫芦炒猪肉	西葫芦200g；猪瘦肉125g
晚餐	盐焗土豆	马铃薯500g
	清炒茼蒿	茼蒿200g
	奶粉	奶粉20g
全天		全天豆油30g，盐4g

第二节　集体食谱编制方法

一、均匀性人群食谱编制方法

【目的】

1. 熟悉均匀性群体食谱编制的方法和步骤。
2. 了解均匀性群体的概念。

【知识】

（一）概念

均匀性群体是指服务群体无论从年龄分布、健康状态、劳动强度、营养需要等都应该均匀地分布,如某部队连队战士,均为成年男性,劳动强度和营养需要一致。但实际中这样的情况很少。

（二）均匀性群体食谱编制步骤

1. 确定膳食计划预期目标　一个均匀性的群体,其膳食目标通常定为能满足97%以上人的营养需要,允许有2%~3%的人可能分别存在摄入不足和过量的危险。对于有 EAR 和 UL 的营养素,大部分营养素都可以用群体中摄入量低于 EAR 的个体所占的比例表示摄入不足概率,用摄入量超过 UL 的个体所占的比例表示摄入量过多的概率。对于有 EAR 的营养素,应用 EAR 作为切点来计算摄入不足的概率。对于只有一个 AI 值的营养素,应当设置人群摄入量的中值等于 AI 值。能量摄入量的目标应该设定为这个人群的平均能量需要量（EER）。因为铁的需要量不是呈正态分布的,不适合用此方法来估计,因此必须利用已有的铁需要量分布的材料来计算摄入不足概率。

2. 设置日常营养素摄入量分布范围　设定日常营养素摄入量分布的范围（UNID）,需要首先了解营养素摄入量的百分位分布。下面用锌举例,9~13 岁女孩锌的 EAR 是 7mg/d,借用当地健康和营养状况调查结果,有10% 9~11 岁女孩的摄入量低于 EAR。如果确定的膳食计划目标是使只有3%的孩子摄入量低于 EAR,那么膳食计划锌提供目标量就需要增加,要增加的量就是当前摄入量的第 3 百分位和期望摄入量第 3 百分位之间的差,分别是6.1mg/d 和 7.0mg/d,差别为 0.9mg/d,这就需要把当前摄入量的分布向上移动 0.9mg/d,以便使只有3%的孩子的摄入量低于 EAR。为了使摄入量的分布能够保证摄入营养素过量的概率也很低,需要采用同样的步骤。如 9~13 岁女孩锌的 UL 是 23mg/d,她们当前摄入量的第 99 个百分位是 15.5mg,所以即使摄入量的分布向上移动 0.9mg/d,这个新产生的摄入量分布第 99 百分位是 16.4mg（仍低于锌的 UL）。这样经过调整得到的 UNID 的范围就是保障膳食计划设定的摄入量不足和过量的概率目标。

UNID 的范围中值可以用来作为编制食谱的出发点或基本依据。如上面的例子,女孩当前摄入量分布的中值是 9.4mg/d,需要移动的量是每天加上 0.9mg;所以 UNID 范围中值应当是 10.3mg/d。UNID 范围中值一般应超过推荐的营养素摄入量 RNI,因为日常摄入量的变异要大于需要量的变异。这些女孩锌的 RNI 是 9mg/d,但是 UNID 范围中值为 10.3mg/d,由此可以看出用 RNI 作为计划人群膳食的目标是不正确的,因为它不能满足我们所预期的低摄入不足的概率。

3. 食谱营养素含量目标确定　假定分布形态不产生改变,一般可以用 UNID 范围中值作为食谱营养素含量的目标。食谱营养素含量应该比较富裕,因为在绝大多数集体供餐的条件下,营养素的摄入量都要一定程度地低于食物所提供的营养素含量,也就是说食物并没有被全部摄入。

4. 选择食物达到预定目标　这一过程一般都要靠以食物为基础的膳食指南来完成,方便的话可以采用食物交换份的方法。

【实践】

一个老年公寓,有 70 岁以上的离退休群体 50 名,为其制备配餐计划。假设对于这样一个均匀性群体,日常摄入的分布情况没有数据可以确定,而且膳食调查的资源也来不及获得。那么,在这种情况下,该如何进行确定靶人群的维生素 B2 摄入目标?

1. 确定群体缺乏发生率　确定群体缺乏发生率就是确定膳食预期目标。已知对于这一年龄组,维生素 B_2 的 EAR 值是 1.4mg/d。维生素 B_2 的 EAR 值被设置在一个充足的水平上,基于这个理由,假定确定了 10% 的缺乏发生率(即 10% 的人的摄入量低于 EAR),那么10% 是可以接受的设计目标。

2. 确定靶日常营养素摄入量分布　在这个例子中,已经决定将在该组中缺乏发生率定在 10% 左右,因此,这个群体的日常摄入量分布应定位于这个群体只有 10% 的人日常摄入量低于 EAR。

假定以往膳食调查数据中 70 岁以上女性的维生素 B_2 分布百分位如表 6-26,那么,通过确定 EAR 和可接受的缺乏发生率基础上的摄入量的差迁移值可以计算出来,这个差是0.36mg(1.4mg-1.04mg=0.36mg)。因此,靶日常营养素摄入量分布要迁移 0.36mg。

表 6-26　当地 70 岁人群维生素 B_2 日常分布百分数

单位:mg/d

	n	5th	10th	25th	50th	75th	90th	95th
调查 1	1 368	0.82	1.04	1.24	1.53	1.93	2.43	2.76

3. 设计食谱营养素含量目标　一般首先计算日常营养素摄入量分布中位数。在这个例子中,已经假设 10% 的人摄入低于 EAR,日常摄入量分布中位数是 1.53,那么维生素 B_2摄入中位数迁移后是 1.53mg/d+0.36mg/d = 1.89mg/d,1.89mg/d 就会成为设计目标,因此配餐设计就应该使维生素 B_2 在这个水平上。

其他营养素的制订步骤同样。

4. 制订食物购买计划和配制食谱　把所有营养素考虑完全后,营养素摄入量目标值必须转换成食物购买量和食谱,使日常摄入分布满足目标量,如设定主食、副食等早、中、晚食谱。

二、非均匀性群体食谱编制方法

【目的】

1. 掌握非均匀性群体食谱编制流程。
2. 熟悉非均匀性群体食谱编制方法。
3. 了解非均匀性群体的概念。

【知识】

概念

非均匀性群体是指年龄、劳动、营养需求都不一致的群体,如某单位全体职工,有刚毕业的年轻男女、孕妇、病人、快退休的老人等,职工食堂食谱设计不同于均匀性群体。

非均匀性群体当中对营养素和/或能量需要不是一致的,可以用不同的方法进行计划,可以把最需要关心的脆弱人群作为目标,即营养素的需要量相对需要最高的亚人群作为目标,进行特别的设计。在不可能把最高需要人群作为目标的情况下,可以用营养素密度法进行计划。营养素密度的定义是一种食物、膳食或者是食物补充物所含有的营养素和它的能量含量比,它的表示方法是每1 000kcal的营养素重量单位数,例如50mg/1 000kcal。

非均匀性群体食谱编制方法常用下述两种方法:

(1) 简单营养素密度法(simple nutrients densimetry):就是以相对于他们中间平均能量需要量最高的亚人群,确定一个营养素摄入目标中值。用这个亚人群的营养素摄入量目标中值作为食谱设计计划的营养密度目标。

(2) 营养素密度分布范围法:因为简单营养素密度法没有考虑人群内的营养密度需要的"实际分布状态"因此美国DRIs应用委员会另外制订了一种新方法,即为每一个亚人群建立一个"营养素密度分布范围",选择最高的那个密度分布中值,作为计划这个群体膳食的营养素密度目标。

【应用】

用简单营养素密度法和营养素密度分布范围法为非均匀性群体编制食谱。

1. 简单营养素密度法

例:一个由男、女混合组成的人群,假设男性的维生素C摄入量目标中值为138mg/d,女性的维生素C摄入量目标中值为116mg/d,假如男性的平均能量需要量为2 600kcal/d,女性的平均能量需要量是1 800kcal/d;那么男性维生素C摄入量目标中值,用密度表示,是138/2 600kcal也就是52mg/1 000kcal,女性的摄入目标中值:用密度表示,是116/1 800kcal即64mg/1 000kcal。女性需要膳食中的维生素C的密度高于男性,就应用女性的维生素C摄入量目标中值64mg/1 000kcal作为计划食谱的依据,而且这个食谱也同样能满足男性维生素C的摄入量。

主要流程包括:

(1) 分别计算亚组膳食营养素日常摄入量分布。

(2) 设置亚组膳食营养素目标。

（3）设置群体膳食目标。

（4）评估可行性。

2. 营养素密度分布范围法　这种方法理论上可能为不均匀人群计划膳食得到一个更为准确的、适宜的摄入目标均值，但还没有太多实践报告。

主要流程包括：

（1）获得每一个亚人群日常营养素摄入量的范围分布 UNID。

（2）把每个亚人群的某营养素的 UNID 范围和日常能量摄入量分布范围相结合，得到一个用该营养素以密度表示的摄入量范围。

（3）比较每一个亚人群的摄入量密度目标中值找出最高的营养素密度，为整个人群设定计划目标。

【实践】

一个与家属院连体的单位，职工食堂覆盖人群包括年龄 14~18 岁的青春期男孩，19~50 岁的女性，19~50 岁的男性。已知人群 EAR 的数值，使用之前的摄入量调查数据（表 6-27），用简单营养素密度法和营养素密度分布范围法为该群体编制食谱。

表 6-27　三个亚组能量和维生素 C 的日常摄入量

亚组	EAR	n	中位数	平均数	s
日常维生素 C 摄入量/（mg·d^{-1}）					
14~18 岁	63	474	107		70
19~50 岁女性	75	2 498	77		48
19~50 岁男性	75	2 726	95		67
日常能量的摄入量/（kcal·d^{-1}）					
14~18 岁			2 801	2 881	782
19~50 岁女性			1 685	1 719	430
19~50 岁男性			2 561	2 659	809

1. 简单营养素密度法

（1）分别计算亚组维生素 C 日常摄入量的分布

青春期男孩：设定缺乏率是 2%~3%，青少年 EAR 值 63mg/d。青少年维生素 C 的摄入量不足，约占青年人的 19%。

EAR 3 个百分位数是 32mg/d，因此，通过提高日常摄入分布基线 3 个百分位数，则当前的 31mg/d 就上升到了 63mg/d（63mg/d−31mg/d=32mg/d）。在靶维生素 C 摄入分布中，第 3 百分位数现在大约是 EAR 值（63mg/d），则靶摄入中位数是 107mg/d+32mg/d=139mg/d，就得到了靶维生素 C 摄入分布。

成年女性：对成年女性，在这个例子中，和平均水平 60mg/d 比，成年女性摄入量不足的分布是 33%。在靶维生素 C 摄入分布中，非常有必要把需求调整到 37mg/d（平均水平减去第 3 个百分点处的数值 60mg/d－23mg/d＝37mg/d）。靶日常摄入量低于 60mg/d 的比例大约是 3%,靶摄入中位数就是 114mg/d。

成年男性:维生素 C 缺乏发生率大约 35%,他们的 EAR 是 75mg。为了获得靶维生素 C 的摄入量分布,把分布迁移大约 49mg/d(EAR 第 3 个百分位点 75mg/d－26mg/d＝49mg/d),因此靶日常摄入的比例低于 EAR(75mg/d)现在只有 3%,靶摄入中位数现在是 144mg/d。

(2) 设置亚组膳食营养素目标:把维生素 C 摄入量靶中间值除以每一个亚组的平均能量摄取值或消耗值,以获得营养素摄入和能量相关的靶中位数。在这一步,维生素 C 的日需摄取分布的靶中间值已经发展到超过大部分组成员的需要值,需要除以能量达到摄取的平均值,而不是直接用间值。因为假定组(或亚组)处于能量平衡,能量摄入量等于平均能量需求,当能量高于或低于这个需要量就会有负面效应。

青少年男孩:青少年男孩维生素 C 摄入的靶中位数在这个例子中是 139mg/d,平均能量摄入是 2 881kcal/d,使得维生素 C 摄取的靶中位数是 139/2 881＝48.2mg/1 000kcal。

成年男子:成年男性维生素 C 摄入的靶中位数在这个例子中是 144mg/d。除以平均能量摄入 2 659kcal 得数为 54.2mg/1 000kcal。

成年女性:同样的方法,用 144mg/d 除以平均能量摄入 1 719kcal 得 66.3mg/1 000kcal。

(3) 设置群体膳食目标:对每一个离散亚组,比较和能量相关的靶营养素摄入量中位数,以确定亚组的参考摄入量(即和能量摄入量相关的最高营养需要量),并为整个群体制定规划目标,确保其他亚组的摄入量不会高于 UL。

在这三个群体中,妇女的维生素 C 摄入量靶中位数最高。因此,靶的参考摄入量为 66.3mg/1 000kcal。

靶的参考摄入是否会导致摄入量高于 UL,用简单密度法是不能准确地确定的。但利用第 95 个百分位数上的能量摄入量分布,可计算出期望摄入量。对于青春期男孩,第 95 个百分位点的能量摄入是 4 288kcal/d,这将与维生素 C 的摄入量 284mg/d(4 288kcal×66.3mg/1 000kcal)联系起来,这个摄入量对未成年人来说仍然远低于 UL(1 800mg/d),同样,对于成年男子,第 95 个百分位点的能量摄取是 4 112kcal/d,与维生素 C 摄入量的 273mg/d 联系,这对成年男性来说,也是远低于 UL(2 000mg/d)。

(4) 评估可行性:理想的情况下,膳食计划就可付诸实施了。摄入量评估应不断进行,以确定膳食计划是否满足大多数人。

2. 营养素密度分布法

(1) 获得靶日常维生素 C 的摄入分布:营养素密度分布法的第二步与简单营养素密度法的第一步是相似的。但营养素密度分布法并不是着眼于靶日常摄入量分布(中位数),而是在这种情况下人群全部的分布。

青春期男孩:如同简单营养素密度法所描述的那样,男孩的日常维生素 C 摄入分布应该迁移 32mg/d。这将使摄入分布中位数变为 139mg/d,第 5 和第 95 个百分位数分别变为 70mg/d 和 288mg/d。

成年女性:对于成年女性,日常维生素 C 摄入分布移动 37mg/d 以获取靶摄入量分布。分布中位数为 114mg/d,第 5 和第 95 百分位点分别为 65mg/d 和 215mg/d。

成年男子:成年男子的日常摄入量分布应该迁移 49mg/d,以使得靶摄入量分布中位为 144mg/d,第 5 和第 95 个百分位数分别为 80mg/d 和 287mg/d。

（2）界定亚组靶日常维生素 C 的摄入分布密度：给出靶营养素摄入量的分布和日常的能量摄入分布,现在就有可能通过每一个亚组推导出靶营养素摄入量密度分布。

在这个例子中,由每个亚群（男孩、女性、男性）以随机抽样方式选出的 400 名个人：计算维生素 C/能量的平均摄入量密度。

$$营养密度摄入 = (1/m)（日常营养摄入/能量摄入）\times 1\,000$$

计算得到维生素 C 的摄入量是 46mg,能量摄入量密度也就是 46mg/1 750kcal、46mg/3 002kcal、46mg/2 222kcal。从这 400 个不同营养摄入密度里计算平均密度营养摄入量。

$$平均营养密度摄入 = (1/m)\sum_{i=1}^{m}（日常营养摄入 / 能量摄入）\times 1\,000（此处 m = 400）$$

青春期男孩：男孩年龄 14~18 岁,维生素 C 的靶营养素摄入量密度分布中位数为 52mg/1 000kcal,在第 5 个和第 95 个百分位点分别是 26mg/1 000kcal 和 112mg/1 000kcal。

成年女性：年龄为 19~50 岁的成年女性,靶维生素 C 的摄入量密度分布的中位数为 71mg/1 000kcal,第 5 个百分位点和第 95 个百分位点分别是 42mg/1 000kcal、135mg/1 000kcal。

成年男子：年龄分别是 19~50 岁的成年男子,靶维生素 C 的摄入量密度分布中位数是 57mg/1 000kcal,在第 5 个和第 95 个百分位点分别为 33mg/1 000kcal 和 115mg/1 000kcal。

（3）设计整个群体膳食目标：在这个例子中,成年女性的靶维生素 C 的密度分布的最高中位数（71mg/1 000kcal）（和成年男性 57mg/1 000kcal、青春期男孩 52mg/1 000kcal 相比）,这个数值会被选为整体营养素密度分布的摄入量参考值,从而使膳食计划摄入值在此基础上设计出来。通过这样的活动设计出的菜单应该用维生素 C 总毫克数和维生素 C/1 000kcal 的总毫克数来检查。

简单营养素密度法和营养素密度分布法的比较：比较上文所述的两种营养素密度方法可发现,在同一群体,通过维生素 C 靶摄入量中位数除以平均能量要求,可以计算出男孩、成年女性和男性的靶营养素摄入量密度分布的中位数,在每个组分别是 48mg/1 000kcal、66mg/1 000kcal 和 54mg/1 000kcal。设计者将会瞄准这三个值中最高的那个中位数,即66mg/1 000kcal。利用这个方法,不用考虑能量需求在该组（成年女性群体）中的分布,就会得到维生素 C 缺乏的发生率是 8%~9% 的结论（青春期男孩和成年男性的摄入量是足够的）。相反,使用营养素密度分布法则仅可引起 2%~3% 女性维生素 C 缺乏,而成年男性和男孩则基本上是零,因为营养素密度分布法考虑了能量摄入的可变性,故它更有可能实现设计目标。

第三节　食谱评价和调整

【目的】

1. 掌握食谱评价和调整的内容,食谱评价的步骤。

2. 熟悉常见重点人群的主要膳食营养素合格标准。

3. 了解食谱评价和调整的概论。

【内容】

1. 食谱调整和评价的概述 设计出食谱后,还应该对其进行评价。一般来说,膳食营养素供给在能量方面达到推荐摄入量的 90% 以上即为合格。蛋白质以达到每日推荐摄入量的 90% 为合格,周平均摄入量以不超过每日推荐摄入量的 ±5% 最为理想;其他营养素达到每日推荐摄入量的 90% 为合格。

可参照食物成分表初步核算该食谱所提供的能量和各种营养素的含量,与 DRIs 进行比较,相差在 10% 上下,可以认为合乎要求,否则要增减或更换食品的种类或数量。一般情况下,每天摄入的能量、蛋白质、脂肪和碳水化合物的量出入不应该很大,其他营养素以一周为单位进行计算、评价即可。

2. 食谱评价和调整的内容

(1) 全天能量和营养素摄入是否适宜。

(2) 三大产能营养素占热比例是否恰当。

(3) 食谱中所含各类食物是否齐全,是否做到了食物多样。

(4) 各类食物的量是否充足。

(5) 三餐能量分配是否合理。

(6) 优质蛋白占总蛋白比例是否适宜。

3. 食谱评价的步骤

(1) 按类别将食物归类,看食物种类是否齐全。主要按以下六类归类:谷薯类、肉类及豆制品、奶蛋类、蔬果类、油脂类。

(2) 计算食物所含能量及营养素:可参照《食物成分表》,查找每种食物的能量及各种营养素含量,并进行相加获得食谱的能量及各种营养素的总量。对照《食物成分表》中 DRIs,分别进行比较评价。

(3) 计算三大产能营养素的供能比例,参照适宜比例进行比较评价。

食谱评价和调整流程如图 6-1。

【实践】

评价调整如下:一名 10 岁男生一日食谱(表 6-28)。

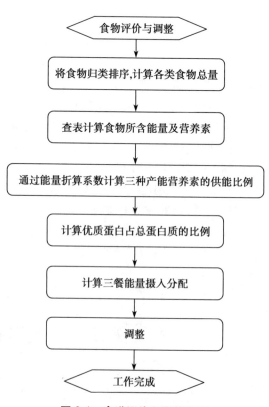

图 6-1 食谱评价和调整流程

表 6-28 某 10 岁男生一日食谱

餐次	菜品名称	食物种类和数量
早餐	面包	面粉 150g
	火腿	火腿 25g
	牛奶	牛奶 250mL
	苹果	100g
午餐	馒头	面粉 150g
	青椒肉片	青椒 100g;瘦猪肉 45g
	豆干香芹	芹菜 100g;豆干 30g
晚餐	米饭	大米 125g
	韭菜烩豆腐	韭菜 25g;豆腐 30g
	番茄煎蛋汤	番茄 125g;鸡蛋 60g
全天		全天植物油 19g,盐 5g

评价流程:

1. 按类别将食物归类排序 看食物种类是否齐全。

谷薯类:面包 150g、面粉 150g、大米 125g

肉类:火腿 25g、瘦猪肉 45g

豆制品:熏干 30g、豆腐 30g

奶类:牛奶 250g

蛋类:鸡蛋 60g

蔬果类:苹果 100g、青椒 100g、芹菜 100g、番茄 125g、韭菜 25g

油脂类:植物油 19g

食物种类评价:齐全

2. 计算食物所含能量及营养素 以 150g 面粉所含营养素为例。

查食物成分表得:

能量:150×3.44＝516(kcal)

蛋白质:150×11.2%＝16.8(g)

脂肪:150×1.5%＝2.25(g)

钙:150×31%＝46.5(mg)

铁:150×3.5%＝5.25(mg)

维生素 B_1:150×0.28%＝0.42(mg)

维生素 B_2:150×0.08%＝0.12(mg)

其余略。

将各类食物的数值相加。该食谱共提供:能量 2 113kcal,蛋白质 77.5g,脂肪 57.4g,钙 602.9mg,铁 20mg,维生素 A 341.4μgRE,维生素 C 70mg,维生素 B_1 0.9mg。

查食物成分表,该男孩 DRIs 为:能量 2 050kcal,蛋白质 50g,钙 800mg,铁 12mg,维生素 A

$600\mu gRE$,维生素 C 80mg,维生素 B_1 0.9mg。

能量及营养素摄入量评价:除维生素 A、维生素 C 和钙摄入不足外,其他基本符合要求。

改善建议:维生素 A 摄入不足可通过 1~2 周补充一次动物肝脏来弥补,维生素 C 不足可通过增加蔬菜水果来补充,钙不足可增加牛奶、虾皮、芝麻酱等含钙丰富的食物,以弥补此食谱的不足之处。

3. 三大产能营养素的供能比例,由三大营养素的能量折算系数可以算得。

蛋白质供能比:77.5g×4kcal/2 113kcal = 14.7%

脂肪供能比:57.4g×9kcal/2 113kcal = 24.4%

碳水化合物供能比:100−14.7%−24.4% = 60.9%

供能比例评价:蛋白质、脂肪、碳水化合物适宜的供能比分别为 12%~15%、25%~30%、55%~65%。该例食谱三大产能营养素供能比例比较合适。

4. 优质蛋白质占总蛋白质的比例,将来自动物性食物及豆类食物的蛋白质累计相加,本例结果为 35g,则 35/77.5×100% = 45.2%,优质蛋白质占总蛋白质的 45.2%,其比例超过 1/3,接近 1/2。

优质蛋白质占总蛋白质的比例评价:符合要求。

5. 三餐能量摄入分配是否合理,将早、中、晚三餐的能量分别按餐次累计相加后,得到每餐摄入的能量,然后除以全天摄入的总能量,即得到各餐能量占全天总能量的比例。

早餐:712/2 113×100% = 33.7%

午餐:760/2 113×100% = 36%

晚餐:640/2 113×100% = 30.3%

三餐能量摄入分配评价:三餐能量分配比较接近适宜的 30%、40%、30%。

在实际的食谱制定工作中,还必须对各种微量营养素的适宜性进行评价,而且需要检测就餐人群的体重变化及其他营养状况指标,据此对食谱进行调整。

(贺娟　盛琦　吕婧　李彩)

试题练习

一、单选题

1. 食物交换份法是将已计算好的、营养素含量(　　)的常用食品进行互换
   A. 相等　　　B. 不同　　　C. 相近　　　D. 相同　　　E. 以上都不是

2. 已知一名 30 岁外伤卧床青年男性,身高 180cm,体重 70kg,为编制食谱,按照计算法计算其一日所需三大营养素即碳水化合物、蛋白质、脂肪交换份数分别为(　　)
   A. 16;2.5;4.2　　　　　B. 18;3;6　　　　　C. 19;5;4

3. 以下哪一组食物均可记作一个食物交换份(　　)
   A. 大米 35g　毛豆 70g　鹅肉 50g　　　B. 燕麦片 25g　白萝卜 400g　草莓 200g
   C. 羊肉 50g　虾 80g　兔肉 100g　　　D. 胡萝卜 500g　豆浆 400g　苹果 200g

4. 老年人每天能摄入(　　)g 鲜牛奶或相当量的奶制品
   A. 100　　　　　B. 200　　　　　C. 300　　　　　D. 400

5. 膳食营养素供给在能量方面达到推荐摄入量的(　　)% 以上即为合格。蛋白质以达到每日推荐摄入量的(　　)% 为合格,周平均摄入量以不超过每日推荐摄入量的(　　)% 最

为理想;其他营养素每日达到推荐摄入量的( )%为合格。

  A. 90 90±5 90 B. 80 80±5 80 C. 85 85±6 85 D. 90 90±3 90

  二、材料分析题

  1. 某女士来到营养师工作站想了解她的膳食结构是否合理,营养素摄入量是否达到标准,作为营养师的你该如何进行工作?

  2. 某青年男性25岁,体健,轻体力劳动者,设定该男性日摄入量为2 000kcal,要求三大营养素供能比例:蛋白质15%,脂肪30%,碳水化合物55%。请你计算出三大供能营养素的所需数量(g为单位)。

答案:

  一、单选题

  1. C.

  解析:食品交换份法是将日常常用的食物按所含营养素的近似值进行分类,按照各类食物的习惯食用量,确定一份适当的食物质量,计算出每类食品每份所含的营养素值和食物重量,可将每类食品的内容列出表格供交换使用。

  2. A.

  解析:确定目标能量。该青年男性理想体重(kg)=实际身高(cm)−105=75kg,计算$BMI=23.15kg/m^2$,处于正常范围。该男性属于卧床劳动者,查表得出目标能量20×75=1 500kcal,需要总食物交换份数为1 500÷90,分别乘以60%、15%、25%可得答案为A。

  3. C.

  解析:详见本章节食物交换份表格。

  4. C.

  解析:根据中国居民膳食指南(2022),保证老年人每天能摄入300g鲜牛奶或相当量的奶制品,乳糖不耐受患者可以用酸奶或者添加乳糖酶的奶制品替代;除奶类可选用豆制品(豆腐、豆腐干等)、海产类(海带、虾、螺、贝)、高钙低草酸蔬菜(芹菜、油菜、紫皮洋葱等)、黑木耳及芝麻等天然含钙高的食物。

  5. A.

  解析:设计出食谱后,还应该对其进行评价。一般来说,膳食营养素供给在能量方面达到推荐摄入量的90%以上即为合格。蛋白质以达到每日推荐摄入量的90%为合格,周平均摄入量以不超过每日推荐摄入量的±5%最为理想;其他营养素达到每日推荐摄入量的90%为合格。

  可参照食物成分表初步核算该食谱所提供的能量和各种营养素的含量,与DRIs进行比较,相差在10%上下,可以认为合乎要求,否则要增减或更换食品的种类或数量。一般情况下,每天摄入的能量、蛋白质、脂肪和碳水化合物的量出入不应该很大,其他营养素以一周为单位进行计算、评价即可。

  二、材料分析题

  1. 解析:

  (1)请该女士详细列出其日常膳食。

  (2)按类别将食物归类排序,看食物种类是否齐全。

（3）查食物成分表计算总热能及各种营养素含量，根据该女士身高、体重及化验指标评估其营养状况，参考《中国居民膳食营养素参考摄入量（2013 版）》，评价能量及各种营养素是否符合要求。

（4）根据三大供能营养素折算系数计算三大营养素供能比例，蛋白质、脂肪、碳水化合物适宜的供能比分别为 10%~15%，20%~25%，55%~65%。

（5）计算优质蛋白质占总蛋白质比例，50% 左右比较合适。

（6）评估其三餐能量分配是否合理：三餐能量分配比较接近适宜的 30%、40%、30%。

2. 解析：

三大能量营养素供能比例按碳水化合物 55%，蛋白质 15%，脂肪 30% 计算。

$$碳水化合物 = 2\,000 \times 55\% = 1\,100\text{kcal}$$
$$蛋白质 = 2\,000 \times 15\% = 300\text{kcal}$$
$$脂肪 = 2\,000 \times 30\% = 600\text{kcal}$$

根据能量需要计算三种能量营养素的需要量。

$$碳水化合物 = 1\,100/4 = 275\text{g}$$
$$蛋白质 = 300/4 = 75\text{g}$$
$$脂肪 = 600/9 = 67\text{g}$$

参 考 文 献

[1] 中国营养学会. 中国居民膳食参考摄入量（2013 版）[M]. 北京：科学出版社，2013.

[2] 中国营养学会. 中国居民膳食指南（2022）[M]. 北京：人民卫生出版社，2022.

[3] WHO Multicentre Growth Reference Study Group. WHO Child Growth Standards based on length/height, weight and age. Acta Paediatr Suppl，2006，450：76-85.

[4] 孙长颢，凌文华，黄国伟. 营养与食品卫生学[M]. 8 版. 北京：人民卫生出版社，2017.

[5] 葛可佑，程义勇，柳启沛. 公共营养师[M]. 北京：中国劳动社会保障出版社，2007.

[6] 杨月欣. 中国食物成分表（2013 年）[M]. 北京：北京大学医学出版社，2013.

[7] 顾景范，杜寿玢，郭长江. 现代临床营养学[M]. 北京：科学出版社，2005.

[8] 杨月欣. 营养配餐与膳食评价实用指南[M]. 北京：人民卫生出版社，2008.

[9] 杨月欣，王光亚，潘兴昌. 中国食物成分表（第一册）[M]. 2 版. 北京：北京大学医学出版社，2009.

[10] 李勇. 营养与食品卫生学[M]. 北京：北京大学医学出版社，2005.

[11] 钟华，于康，秦明伟，等. 探讨老年人适宜的体质量指数[J]. 中华临床营养杂志，2015，23（5）：313-316.

第七章 特殊人群食谱编制

第一节 婴儿营养目标确定及食谱编制

婴儿期指从出生到满1周岁。这个时期的婴儿经历从母体到外界,从母乳喂养到完全食物供给的过程,体重和身长发育迅速,营养需要和膳食安排有其特殊性和复杂性。坚持母乳喂养是这个时期婴儿喂养的原则。因各种原因造成母乳不足或不能按时喂养,可用婴儿配方奶粉喂养,称为人工喂养,或在坚持用母乳喂养的同时用婴儿配方奶粉补充母乳的不足,称为混合喂养。

【目的】

1. 掌握婴儿营养目标确定及食谱编制方法。
2. 熟悉中国营养学会建议的婴儿营养需要量。
3. 了解婴儿生理特点、母乳喂养要点、人工喂养要点、混合喂养要点,婴儿辅食添加原则。

【内容】

1. 婴儿生理特点　婴儿期是人类生命生长发育的第一个高峰,新生儿体重正常范围为2.5~4.0kg。出生后前3个月,每月体重增加700~800g;出生后4~6个月,每月体重增加500~600g;7~12个月,每月体重增加300~400g;新生儿身长平均为50cm,至12月龄,身长增加至75cm,为出生时身长的1.5倍。

新生儿口腔黏膜娇嫩,易受损。唾液分泌量少,消化酶含量较低。咀嚼肌利于吸吮。胃容积小,出生时为30~50ml,3个月为100ml,6个月为200ml,12个月为300ml。胃液盐酸和蛋白酶的分泌量远远低于成人。

2. 婴儿营养需要估计　婴儿营养需要多根据健康婴儿母乳喂养情况估计。

(1) 能量和宏量营养素:中国营养学会建议(《中国居民膳食营养素参考摄入量(2013版)》),0~6月龄的婴儿的能量需要量为90kcal/(kg·d)(1kcal=4.184kJ),7~12月龄的婴儿的能量需要量为80kcal/(kg·d)。非母乳喂养应增加20%。母乳中必需氨基酸的比例最适合婴儿生长的需要。母乳喂养的婴儿每日约需蛋白质2.0g/kg;牛乳喂养的需3.5g/kg;大豆或谷类蛋白喂养的需4.0g/kg。

中国营养学会推荐0~6月龄婴儿脂肪摄入量为总能量的45%~50%。FAO/WHO于1994年推荐婴儿亚油酸提供的能量不低于膳食总能量的3%。母乳喂养的婴儿平均每日碳水化合物摄入量约为12g/kg(供能比约为37%),略低于人工喂养的婴儿(40%~50%)。

(2) 微量营养素:母乳中含钙量约为350mg/L。婴儿钙的适宜摄入量前6个月为200mg/d,后6个月为250mg/d。6月龄以上婴儿铁的每日适宜摄入量是10mg。0~6月龄婴儿锌的每日适宜摄入量为 2.0mg/d,6 月龄以上为 3.5mg/d。婴儿维生素 A 的每日适宜摄入量约 300μgRE/d。牛乳中的维生素 A 仅为母乳含量的一半,用牛乳喂养的婴儿需要额外补充维生素 A 150~200μgRE/d。母乳及牛乳中的维生素 D 含量均较低,从出生 2 周到 1 岁半之内都应添加维生素 D。婴儿每天维生素 D 的适宜摄入量为 10μg(400IU)。

3. 婴儿母乳喂养要点　6 月龄内是一生中生长发育的第一个高峰期,对能量和营养素的需要高于其他任何时期。母乳喂养能满足婴儿 6 月龄内全部液体、能量和营养素的需要,又能适应其尚未成熟的消化能力,并促进其器官发育和功能成熟。对 6 月龄内的婴儿应给予纯母乳喂养。喂奶时两侧乳房交替喂养;每天喂奶 6~8 次或更多。坚持让婴儿直接吸吮母乳,尽可能不使用奶瓶间接喂哺人工挤出的母乳。

中国营养学会提出 6 月龄内婴儿母乳喂养指南的核心推荐为:

(1) 产后尽早开奶,坚持新生儿第一口食物是母乳。

(2) 坚持 6 月龄内纯母乳喂养。

(3) 顺应喂养,建立良好的生活规律。

(4) 生后数日开始补充维生素 D,不需补钙。

(5) 婴儿配方奶是不能纯母乳喂养时的无奈选择。

(6) 监测体格指标,保持健康生长。

对于 7~12 月龄婴儿,母乳仍然是重要的营养来源。为了保证能量及蛋白质、钙等重要营养素的供给,7~9 月龄婴儿每天的母乳量应不低于 600ml,每天应保证母乳喂养不少于 4 次;10~12 月龄婴儿每天母乳量约 600ml,每天应母乳喂养 4 次。

虽然母乳充足,但有些情况下乳母无法确保在婴儿饥饿时直接喂哺婴儿,如危重早产儿、乳母上班期间等,此时只能采用间接哺喂方式。需要间接哺乳时,建议乳母用吸奶泵定时将母乳吸出并储存于冰箱或冰盒内,一定时间内再用奶瓶喂给婴儿。吸出母乳的保存条件和允许保存时间见表 7-1。

表 7-1　吸出母乳的保存条件和允许保存时间

保存条件	允许保存时间
室温保存	
室温存放(20~25℃)	4h
冷藏	
存储于便携式保温冰盒内(15℃左右)	24h
储存于冰箱冷藏区(4℃左右)	48h
储存于冰箱冷藏区,但经常开关冰箱门(不能确保4℃左右)	24h
冷冻	
冷冻室温度保持−15~−5℃	3~6 个月
低温冷冻(低于−20℃)	6~12 个月

注:①保存母乳时,无论室温、冷藏或冷冻保存,均需使用一次性储奶袋或储奶瓶,或使用经严格消毒的储奶瓶,不要用玻璃瓶,以防炸裂。保存母乳时要详细记录采集和存储母乳日期。②冷冻保存的母乳,使用前宜置冰箱冷藏室解冻,但在冷藏室不要超过 24 小时,解冻的母乳不宜再次冷冻。③保存的母乳使用前,先将储奶袋或储奶瓶置温水加热,再倒入喂养奶瓶。对早产儿,可在储存母乳倒入喂养奶瓶时,加入母乳强化剂,混匀溶解后再喂哺婴儿。

摘自:《中国居民膳食指南(2022)》。

4. 婴儿人工喂养要点　不能用母乳喂养婴儿时,可采用牛奶、羊奶等动物奶或其他代乳品喂养婴儿,这种非母乳喂养婴儿的方法即为人工喂养。人工喂养所用奶量可根据婴儿的能量需要量来计算。新生儿第一周的能量需要量为 60kcal/(kg·d),第二周以后约需 90kcal/(kg·d),再根据代乳品每 100ml(直接喂养的浓度)提供的能量来确定一日所需的奶量。开始每天分 6~8 次喂养,较大婴儿可逐渐减少喂养次数。

(1) 婴儿配方乳品种类及其选择原则:常见的婴儿配方奶多数是在牛奶或羊奶、大豆蛋白的基础上,模拟母乳成分添加婴儿需要的营养成分加工而成,是除母乳外喂养婴儿的首选产品。根据婴儿的情况应选择适宜的配方乳品,见表 7-2。

表 7-2　婴儿合适乳品的选择

	奶的类型	出生	6 个月	12 个月	12 个月以上
婴儿奶粉(初始婴儿配方)	由牛奶加工而成,类似人乳,可供出生及其以上月龄婴儿使用	✓	✓	✓	
较大婴儿和幼儿配方食品	属加工过的牛奶,供 6 个月及以上的婴幼儿使用(6~36 个月)		✓	✓	✓
特殊医学用途配方食品	适用于疾患或代谢紊乱婴儿的母乳代乳品。如早产儿、苯丙酮尿症儿等	✓	✓	✓	

(2) 人工喂养基本方法和原则:早期的人工喂养应少量多次,大约每 2 小时喂 1 次。用奶瓶进行人工喂养,喂完一次通常需要 20~30 分钟。如果新生儿喂一瓶少于 15 分钟,则应换一个小孔奶嘴。人工喂养应遵循按需喂养。婴儿配方奶或代乳品最好是温热(36~37℃)的,避免太凉或太热。如果婴儿一天有 6 次或更多的小便,表明两次喂奶之间的间隔是合适的。婴儿的体重稳步增长,说明婴儿吃的奶量足够。注意婴儿吃饱时的信号:婴儿会闭上眼睛或离开奶瓶;婴儿可能会入睡;婴儿对反复给他的奶瓶表示厌烦;婴儿会咬或玩弄奶瓶的奶嘴。婴儿的喂奶频率和量可参考表 7-3。

表 7-3　婴儿喂奶次数和喂奶量的指导参考

月龄	每天喂奶的次数/次	每天喂配方奶的总量/ml
出生~4	6~8	500~900
4~6	4~8	780~1 300
6~9	3~5	670~900
9~12	2~4	600~800

5. 婴儿混合喂养要点　对于 6 个月以下,特别是 0~4 个月的婴儿,混合喂养优于人工喂养。尽管母乳不足,但也应坚持按时给婴儿喂奶,让婴儿吸空乳汁,这样有利于刺激乳汁的分泌。混合喂养时代乳品补充用量应以婴儿吃饱为止,具体用量应根据婴儿体重、母乳缺少的程度而定。

6. 婴儿辅助食品添加要点　婴儿满 6 月龄时,胃肠道等消化器官已相对发育完善,可消化母乳以外的多样化食物,需在继续母乳喂养的基础上添加辅食,以满足其生长发育对营养素的需要。7~12月龄婴儿所需能量的1/3~1/2应来自辅食,99%的铁、75%的锌、80%的维生素 B₆、50%维生素 C 等必须从添加的辅食获得。

辅食添加的原则:每次只添加一种新食物,由少到多、由稀到稠、由细到粗,循序渐进。婴儿铁储备通常只能维持 6 个月,辅食添加大多从一种富铁泥糊状食物开始,如强化铁的婴儿米粉、肉泥等,逐渐增加食物种类,逐渐过渡到半固体或固体食物,如烂面、肉末、碎菜、水果粒等。每引入一种新的食物应适应 2~3 天,密切观察是否出现呕吐、腹泻、皮疹等不良反应,适应一种食物后再添加其他新的食物。

(1) 7~9 月龄如何添加辅食:7~9 月龄属于辅食添加开始阶段,主要是让婴儿适应新的食物并逐渐增加进食量。建议刚开始添加辅食时,先母乳喂养,婴儿半饱时再喂辅食,然后再根据需要添加婴儿配方奶粉。随着婴儿辅食量增加,满 7 月龄时,多数婴儿辅食喂养可单独成一餐,随后过渡到辅食喂养与哺乳间隔的模式。每天母乳喂养 4~6 次,辅食喂养 2~3 次。

7~9 月龄婴儿需每天保持 600ml 以上的奶量,并优先添加富铁食物,如强化铁的婴儿米粉等,逐渐达到每天 1 个蛋黄和 50g 肉禽鱼等,其他谷物类、蔬菜、水果的添加量根据婴儿需要而定。如婴儿对蛋黄过敏,在回避鸡蛋的同时应再增加肉类 30g。如婴儿辅食以谷物类、蔬菜、水果等植物性食物为主,需要额外添加 5~10g 油脂,推荐以富含 α-亚麻酸的植物油为首选,如亚麻子油、核桃油等。辅食的质地应从开始的泥糊状,逐渐过渡到 9 月龄时带有小颗粒的厚粥、烂面、肉末、碎菜等。

(2) 10~12 月龄如何添加辅食:10~12 月龄应在继续扩大婴儿食物种类的同时,增加食物的稠厚度和粗糙度,可带有一定的小颗粒,并可尝试块状的食物。每天哺乳 3~4 次,辅食喂养 2~3 次。逐渐达到与家人同时进食一日三餐。

10~12 月龄婴儿应保持每天 600ml 的奶量,保证摄入足量的动物性食物,每天一个鸡蛋加 50g 肉禽鱼、一定量的谷物类;蔬菜、水果的量以婴儿需要而定。增加婴儿对不同食物口味和质地的体会,减少将来挑食、偏食的风险。特别建议为婴儿准备一些便于用手抓捏的块状食物,鼓励婴儿自喂。

【食谱编制】

1. 确定婴儿性别、月龄、出生情况及喂养方式等基本状况,测量体重及身长,根据《世界卫生组织儿童生长发育标准》评价婴儿生长发育状况。

2. 估计婴儿能量及营养素的适宜摄入量 根据摄入标准确定能量和营养素摄入目标并制定营养摄入标准,食谱的编制要满足婴儿对热量和营养素的需要,按营养素的供给量标准来选择食物。食谱的编制参照《中国居民膳食营养素参考摄入量(2013 版)》。

3. 食物品种和数量的确定 根据婴儿月龄和母乳量的实际情况,首先明确母乳及配方奶的配比。根据婴儿月龄及接受程度确定辅食种类,并根据实际情况添加适宜的微量元素,计算并设计出一日婴儿标准食谱。

4. 营养核查和调整 根据食谱编制原则,将所供应食物的各种营养素含量列表,与目标量比较,并适当调整食谱。

婴儿食品编制工作流程图见图7-1。

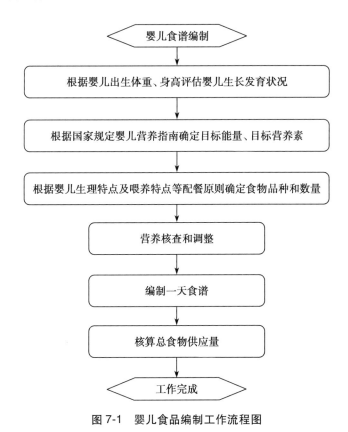

图 7-1　婴儿食品编制工作流程图

【实践】

某男婴,4月龄,出生体重3.2kg,出生身长54cm,现体重6.0kg,身长64cm,母乳喂养。基本情况调查,确定婴儿性别、月龄及基本状况,填写表7-4。

表 7-4　婴儿基本状况调查表

家长姓名:×××　　　　婴儿姓名:×××　　　性别:男

婴儿基本状况		是否处于正常范围
出生日期	2017 年 10 月 4 日	—
调查日期	2018 年 2 月 10 日	—
现月龄	4	—
出生体重	3.2kg	是
出生身长	54cm	是
现体重	6.0kg	是
现身长	64cm	是
母乳喂养	是	—

婴儿基本状况		是否处于正常范围
人工喂养	否	—
是否开始辅食添加	否	—
辅食添加种类及数量	—	—

结论:该婴儿出生时体重、身长及其目前体重和身长均处于正常范围。

编制该男婴的食谱具体过程如下:

根据婴儿月龄查《中国居民膳食营养素参考摄入量(2013 版)》表,确定婴儿每天所需要的各种营养素需要量。

该 4 月龄男婴,纯母乳喂养,查表可知每天能量的 AI 为 90kcal/kg,蛋白质的 RNI 为 1.5 ~ 3.0g/kg,脂肪占总能量的 45% ~ 50%。已知该男婴的体重是 6.0kg,在正常体重范围,因此

$$能量 = 90kcal/kg×6kg = 540kcal$$
$$蛋白质 = 2.0g/kg×6kg = 12g$$
$$脂肪 = 540kcal×45\%/9kcal/g = 27g$$
$$碳水化合物 = (540kcal - 12g×4kcal/g - 27g×9kcal/g)/4kcal/g = 62.3g$$

每天钙、碘、锌的 AI 分别为 200mg、85μg、2.0mg,铁的 AI 为 0.3mg/d。维生素 A、维生素 D、维生素 B_1、维生素 B_2、维生素 C 的 AI 分别为 300μgRE、10μg、0.1mg、0.4mg、40mg。

该婴儿为母乳喂养,查表 7-5 计算,需母乳量约 830ml,蛋白质、脂肪、碳水化合物、钙、碘、锌、铁等均摄入充足,需额外补充维生素 A 200μgRE,补充维生素 D 10μg。

表 7-5 母乳中能量和营养素含量(每 100ml)

项目	营养素含量	项目	营养素含量
能量/kcal	65	维生素 C/mg	5
蛋白质/g	1.3	钙/mg	30
脂肪/g	3.4	磷/mg	13
碳水化合物/g	7.4	镁/mg	32
维生素 A/μgRE	11	铁/mg	0.1
硫胺素/mg	0.01	锌/mg	0.28
核黄素/mg	0.05	铜/mg	0.03
烟酸/mg	0.2		

摘自:《食物成分表(2002)》。

该婴儿一天膳食安排如表 7-6。

表 7-6 婴儿一日膳食安排示例

时间	食物种类和数量	时间	食物种类和数量
06:00	母乳 140ml	18:00	母乳 140ml
10:00	母乳 130ml+维生素 A 200μgRE	22:00	母乳 140ml
14:00	母乳 140ml+维生素 D 10μg	02:00	母乳 140ml

注:3 月龄以下婴儿按需喂养。

第二节　1~3岁幼儿营养目标确定及食谱编制

【目的】

1. 掌握幼儿食谱编制。

2. 熟悉幼儿食谱设计要求。

3. 了解幼儿生长发育特点、幼儿营养需要、幼儿饮食原则。

【内容】

1~3周岁称为幼儿期,幼儿已有乳牙萌出,且此时的生长发育特点与婴儿期不同,幼儿的营养需要和食谱编制需根据此期的特点确定。该时期的喂养以天然食物为主,辅以奶制品。

1. 幼儿生长发育特点　1岁以后儿童生长发育较婴儿期减慢,身高、体重及头围增长速度均减慢。幼儿1岁时萌出上下左右第一颗乳磨牙。此时幼儿的牙齿还处于生长过程,故咀嚼功能尚未发育完善,此时期的幼儿易发生消化不良及某些营养素缺乏。幼儿期牙齿发育顺序图7-2所示。

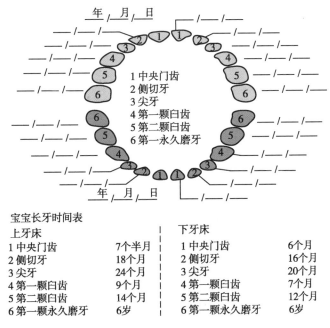

图 7-2　幼儿期牙齿发育顺序图

2. 幼儿营养需要　幼儿期相对于成年期仍处于生长发育的旺盛时期,对蛋白质、脂肪、碳水化合物及其他营养素的需要量仍高于成人。

319

（1）能量和宏量营养素:幼儿对能量的需要包括基础代谢、生长发育、体力活动及食物的特殊动力作用。其基础代谢的需要约占总能量的60%，高于成人，男女差别不大。幼儿特有的生长发育所需的能量，每增加1g体内新组织，需要18.4~23.8kJ（4.4~5.7kcal）的能量。1~2岁和3岁幼儿蛋白质推荐摄入量为25g和30g，其中优质蛋白质应占一半以上，碳水化合物推荐摄入量为120g，供能占总能量的50%~65%，一般2岁后增加淀粉类食物的摄入。目前幼儿脂肪供能占总能量的推荐比例为35%。

（2）主要微量营养素:见附录2，铁、钙、锌、碘等。

3. 幼儿饮食原则　1~2岁幼儿能量的1/2~2/3来自辅食，进食模式逐渐向成人过渡，辅食添加顺延婴儿期的过程。1岁以后可逐渐尝试淡口味的家庭膳食。适合1~2岁幼儿的家庭食物应是少盐、少糖、少刺激的淡口味食物，并且最好是家庭自制的食物。避免进食易致意外的食物，如整粒花生、腰果等坚果、果冻等胶状食物。1~2岁幼儿每天仍需保持约500ml奶量;鸡蛋1个，肉禽鱼50~75g;软饭、面条、馒头等谷物类50~100g;继续尝试不同种类的蔬菜和水果，尝试啃咬水果片或煮熟的大块蔬菜。

2~3岁幼儿注意引导规律就餐，培养良好的饮食习惯，保证每天不少于三次正餐和两次加餐。避免挑食、偏食。各类食物每天摄入量见表7-7。

表7-7　2~3岁各类食物每天建议摄入量

食物	谷类	薯类	蔬菜	水果	畜禽肉鱼	蛋类	大豆	坚果	乳制品	食用油	食盐	饮水量
摄入量/g	75~125	适量	100~200	100~200	50~75	50	5~15	—	350~500	10~20	<2	600~700

摘自:中国营养学会.中国居民膳食指南（2022）.北京:人民卫生出版社,2022.

4. 幼儿食谱设计要求

（1）营养均衡:幼儿膳食提供的能量及各种营养素需满足幼儿需要。蛋白质、脂肪、碳水化合物占能量比分别为12%~15%、25%~35%、50%~60%。动物蛋白质应占总蛋白的1/2。此外应注意微量营养素的摄入量。

（2）食物多样:幼儿膳食应包括粮谷类及薯类、奶类及豆制品、鱼禽肉类及蛋类、蔬菜水果类等。培养幼儿摄入多样化食物的饮食习惯。

（3）餐次合理:幼儿每日进餐次数需相应增加。1~2岁每天可进餐5~6次，2~3岁可进餐4~5次，每餐间隔3~3.5小时。一般可安排早、中、晚3餐，上午和下午各一次加餐。晚餐时间较早时，可睡前2小时安排一次加餐。加餐以奶类、水果为主。

【食谱编制】

1. 确定幼儿性别、年龄、出生情况及喂养方式等基本状况，测量体重及身长，评价幼儿生长发育状况。

2. 确定幼儿能量及各类营养素需要量　根据幼儿性别、年龄查《中国居民膳食营养素参考摄入量（2013版）》确定该幼儿每天对各种营养素的需要量。

3. 确定餐次及能量营养素比例　幼儿可分为三餐三点制，能量营养素比例分别为早餐+早点 25%~30%,中餐+中点 30%~40%,晚餐+晚点 30%~40%。

4. 确定食物种类和数量

（1）主食品种及数量的确定:主食的数量主要根据各类主食原料中碳水化合物的含量确定,可查阅《中国食物成分表》得知。

（2）副食品种及数量的确定:副食品种和数量的确定应在已确定主食用量的基础上,依据副食应提供的蛋白质数量确定。

1）计算主食中的蛋白质供应量。

2）全日蛋白质供给量去除主食中蛋白质供给量即为副食应提供的蛋白质量。

$$副食的蛋白质量(g)=全日蛋白质供给量(g)-主食中蛋白质供给量(g)$$

3）查阅《中国食物成分表》并计算各类动物性食物及豆制品的数量。

4）蔬菜品种和数量:确定了动物性食物和豆制品数量后,可选择蔬菜的品种和数量。蔬菜的品种和数量可根据不同季节市场的蔬菜供应情况,以及考虑与动物性食物和豆制品配菜的需要来确定。

5）确定纯能量食物:油脂的摄入应以植物油为主,并有一定量动物脂肪的摄入。

5. 设计食谱　根据以上确定的食物种类和数量,设计一日食谱。

【实践】

某幼儿,男,2 岁。出生时体重 3.2kg,身长 54cm。目前体重 11.6kg,身长 88cm。做出对其营养需要估计和食谱设计。

1. 基本情况调查(表 7-8)。

表 7-8　幼儿基本状况调查表

幼儿姓名:×××　　　幼儿性别:男

幼儿基本情况		是否处于正常范围	幼儿基本情况		是否处于正常范围
出生日期	2015 年 2 月 1 日	—	出生身长/cm	54	是
调查日期	2017 年 2 月 10 日	—	现体重/kg	11.6	是
现年龄/岁	2	—	现身长/cm	88	是
出生体重/kg	3.2	是			

结论:该幼儿出生体重、身长及其目前体重和身长均处于正常范围。

2. 确定幼儿能量及各类营养素需要　根据幼儿性别、年龄查《中国居民膳食营养素参考摄入量(2013 版)》确定该幼儿每天对各种营养素的需要量。查表得知 2 岁男童能量需 1 100kcal,蛋白质占总能量的 12%~15%,脂肪占总能量的 30%~35%。钙、铁的 AI 每天分别为 600mg、12mg,碘、锌的 RNI 每天分别为 50μg、9mg。维生素 A、维生素 D、维生素 B_1、维生素 B_2、维生素 C 的 RNI 分别为 500μgRE、10μg、0.6mg、0.6mg、60mg。

脂肪(g)=能量(kcal)×脂肪占总能量百分比/脂肪的产能系数=1 100×35%/9=42(g)

蛋白质(g)=能量(kcal)×蛋白质占总能量百分比/蛋白质的产能系数
$$=1\ 100×15\%/4=41(g)$$
碳水化合物(g)=[能量(kcal)-蛋白质提供能量(kcal)-脂肪提供能量(kcal)]/
碳水化合物产能系数=(1 100-41×4-42×9)/4=137(g)

3. 确定餐次及比例 幼儿可分为三餐三点制,分别为早餐+早点25%~30%,中餐+中点30%~40%,晚餐+晚点30%~40%。

4. 确定食物种类和数量

(1) 主食品种及数量的确定:主食的数量主要根据各类主食原料中碳水化合物的含量确定,此幼儿若以大米粥为主食,查《中国食物成分表》得知,每100g大米含碳水化合物77.7g,则所需大米数量(g)=137/77.7%=176g

(2) 副食品种及数量的确定:副食品种和数量的确定应在已确定主食用量的基础上,依据副食应提供的蛋白质数量确定。

1) 计算主食中的蛋白质供应量查食物成分表得知,每100g大米含蛋白质7.4g,则176g大米中含蛋白质176×7.4/100=13g。

2) 全日蛋白质供给量去除主食中蛋白质供给量即为副食提供的蛋白质量。

副食的蛋白质(g)=全日蛋白质供给量(g)-主食中蛋白质供给量=41-13=28g

3) 查表并计算各类动物性食物及豆制品的数量。本食谱选取牛奶500ml、鸡蛋50g、带鱼25g、猪瘦肉13g。已知100ml牛奶蛋白质含量为3g,计算牛奶蛋白质含量计算=500×3.0%=15g;鸡蛋的蛋白质含量为13.3%,带鱼的蛋白质含量为13.5%,猪瘦肉的蛋白质含量为20.3%,鸡蛋、带鱼和猪瘦肉共提供蛋白质13g。

4) 蔬菜、水果品种和数量。确定了动物性食物和豆制品的数量,最后是选择蔬菜和水果的品种和数量。蔬菜水果的品种和数量可根据不同季节市场的蔬菜供应情况,以及考虑与动物性食物和豆制品配菜的需要来确定。2岁男童摄入蔬菜推荐量为200~250g,水果推荐100~150g。

蔬菜选择"菠菜+白菜"共200g,水果选择"苹果+草莓"共100g。

5) 确定纯能量食物。油脂的摄入应以植物油为主,并有一定量动物脂肪的摄入。

5. 设计食谱 根据以上确定的食物种类和数量,设计一日食谱。

该幼儿一日食谱编制如表7-9。

表7-9 幼儿一日食谱编制

餐次	菜品名称	食物种类和数量
早餐	面包,水煮蛋,牛奶	面粉50g,鸡蛋50g,牛奶250ml
加餐	苹果泥	苹果50g
午餐	米饭,蒸带鱼,炒菠菜	粳米50g,带鱼25g,菠菜100g
加餐	牛奶,草莓	牛奶150ml,草莓50g
晚餐	米饭,白菜炖猪肉	粳米75g,白菜100g,猪瘦肉13g
加餐	酸奶,小饼干	酸奶100ml,面粉15g
全天		全天植物油15g,盐2g

第三节 3~18岁儿童营养需求及食谱编制

【目的】

1. 掌握学龄前及学龄儿童营养食谱的编制。
2. 熟悉学龄前及学龄儿童营养需求及搭配要点。
3. 了解学龄前及学龄儿童生长发育特点。

【内容】

1. 学龄前儿童

（1）学龄前儿童营养需求：3~5岁学龄前期是儿童生长发育的关键期，此时儿童已完成从奶类食物为主到谷类食物为主的过渡。食物种类与青少年食物种类逐渐接近。足量食物、平衡膳食、规律就餐、不偏食，不挑食、每天饮奶、多饮水、避免含糖饮料，是学龄前儿童获得全面营养、健康生长、构建良好饮食行为的保障。

儿童时期生长发育快，活泼好动，但胃的容量小，容易饥饿。能量需要量比成人高，并应适当增加餐次以适应学龄前期儿童的消化能力。学龄前期儿童以一日"三餐两点"制为宜。各餐营养素和能量适宜分配，早、中、晚正餐之间适量加餐。既保证营养需要，又不增加胃肠道过多的负担。两正餐之间应间隔4~5小时，加餐与正餐之间应间隔1.5~2.5小时。加餐分量宜少，以免影响正餐进食量。

儿童期的蛋白质需要量较多，不但需要蛋白质来补充消耗，还需要用来生长和构成组织，并且应注意选择优质蛋白质和摄入足够的能量以保证蛋白质能在体内被有效利用。同时生长发育期的儿童需要充足的矿物质及维生素，尤其是钙、锌和维生素A。这三种营养素对儿童的生长发育尤其重要，多食用奶制品、海产品和肝脏，可以提高这些营养素的摄入量。儿童的体重、身高、头围增长表见附录4。各类食物每天建议摄入量见表7-10。

表7-10 4~5岁各类食物每天建议摄入量

食物	谷类	薯类	蔬菜	水果	畜禽肉类	蛋类	水产类	大豆	坚果	乳制品	食用油	食盐
摄入量/g	100~150	适量	250~300	150		70~105		15	适量	350~500	20~25	<3

（2）食谱设计要求

第一，满足儿童膳食营养需要。膳食应满足儿童需要的能量、蛋白质、脂肪、矿物质和维生素。不仅种类多样，而且数量需充足，又要防止过量，并注意易缺矿物质如钙、铁、锌等的供给。

第二，各营养素之间的比例适宜。膳食中的能量来源比例要合理，保证膳食蛋白质中优质蛋白质占适宜比例，以植物油作为油脂的主要来源，同时保证碳水化合物的摄入，各矿物质之间也要配比适当。

323

第三,食物的搭配要合理。注意主食与副食、杂粮与精粮、荤与素等食物的平衡搭配。食物的品种宜丰富多样,一周内菜式、点心尽可能不重复。每日膳食应由适宜数量的谷类、乳类、肉类(或蛋、鱼类)、蔬菜和水果类四大类食物组成,在各类食物的数量相对恒定的前提下,同类中的各种食物可轮流选用,做到膳食多样化,从而发挥出各种食物在营养上的互补作用。食物尽可能天然、清淡少盐。

第四,三餐分配要合理。学龄前儿童以三餐二点制为宜。食物及营养素分配原则如下:早上活动多,早餐、早点共30%;午餐宜丰盛,午点低能量,以避免影响晚餐,午餐加午点40%左右。晚餐较清淡,以避免影响睡眠,宜30%左右。

2. 学龄儿童 学龄儿童是指从6岁到不满18岁的未成年人。学龄儿童正处于在校学习阶段,生长发育迅速,对能量和营养素的需要量相对高于成年人。学龄儿童生长迟缓判别标准见表7-11。充足的营养是学龄儿童智力和体格正常发育,乃至一生健康的物质保障,因此更需要强调合理膳食,均衡营养。

表7-11 用于筛查6~18岁学龄儿童青少年生长迟缓的年龄别身高的界值范围

单位:cm

年龄/岁	男生	女生	年龄/岁	男生	女生
6.0~	≤106.3	≤105.7	12~	≤133.1	≤133.6
6.5~	≤109.5	≤108.0	12.5~	≤134.9	≤135.7
7~	≤111.3	≤110.2	13~	≤136.9	≤138.8
7.5~	≤112.8	≤111.8	13.5~	≤138.6	≤141.4
8~	≤115.4	≤114.5	14~	≤141.9	≤142.9
8.5~	≤117.6	≤116.8	14.5~	≤144.7	≤144.1
9~	≤120.6	≤119.5	15~	≤149.6	≤145.4
9.5~	≤123.0	≤121.7	15.5~	≤153.6	≤146.5
10~	≤125.2	≤123.9	16~	≤155.1	≤146.8
10.5~	≤127.0	≤125.7	16.5~	≤156.4	≤147.0
11~	≤129.1	≤128.6	17~	≤156.8	≤147.3
11.5~	≤130.8	≤131.0	17.5~18.0	≤157.1	≤147.5

摘自:《学龄儿童青少年营养不良筛查》(WS/T 456—2014)。

学龄儿童的消化系统结构和功能还处于发育阶段。一日三餐的合理和规律是培养健康饮食行为的基本要求,应清淡饮食,减少在外就餐,少吃高能量、高脂肪和高糖的食物。不喝或少喝含糖饮料,禁止饮酒。

学龄儿童的营养应均衡,以保持适宜的体重增长。偏食挑食和过度节食均会影响儿童青少年健康,容易出现营养不良。暴饮暴食在短时间内会摄入过多的食物,加重消化系统的负担,增加发生超重、肥胖的风险。

一日三餐的时间应相对固定,做到定时定量。早餐提供能量应占全天总能量的25%~

30%，午餐占 30%~40%，晚餐占 30%~35% 为宜。

【食谱编制】

1. 确定儿童性别、年龄、饮食习惯等基本状况，测量体重及身长，评价儿童生长发育状况。

2. 确定儿童能量及各类营养素需要量　根据儿童性别、年龄及《中国居民膳食营养素参考摄入量（2013 版）》确定该儿童每天各种营养素的需要量。

3. 确定餐次及能量营养素比例　学龄前儿童可分为三餐二点，能量营养素比例分别为早餐+早点 30%，中餐+中点 40%，晚餐 30%。

学龄儿童规律三餐饮食，能量营养素比例分别为早餐 25%~30%，中餐 30%~40%，晚餐 30%~35%。

4. 确定食物种类和数量

（1）主食品种及数量的确定：主食的数量主要根据各类主食原料中碳水化合物的含量确定，可查阅《食物成分表》得知。

（2）副食品种及数量的确定：副食品种和数量的确定应在已确定主食用量的基础上，依据副食应提供的蛋白质数量确定。

第一步：计算主食中的蛋白质供应量。

第二步：全日蛋白质供给量去除主食中蛋白质供给量即为副食提供的蛋白质数量。

$$副食的蛋白质数量（g）=全日蛋白质供给量（g）-主食中蛋白质供给量（g）$$

第三步：查阅《中国食物成分表》并计算各类动物性食物及豆制品的数量。

第四步：蔬菜品种和数量。确定了动物性食物和豆制品数量后，可选择蔬菜的品种和数量。蔬菜的品种和数量可根据不同季节市场的蔬菜供应情况，以及考虑与动物性食物和豆制品配菜的需要来确定。

第五步：确定纯能量食物。油脂的摄入应以植物油为主，并有一定量动物脂肪的摄入。

5. 设计食谱根据以上确定的食物种类和数量，设计一日食谱。

【实践】

某 10 岁女童，出生时体重 3.5kg，身长 50cm。目前身高 140cm，体重 33kg。该女童出生体重和身长均处于正常范围，目前体重和身高均处于正常范围。具体食谱编制过程如下：

步骤 1. 确定学龄儿童能量及主要营养素需要。

根据《中国居民膳食营养素参考摄入量（2013 版）》表确定该女童每天对各种营养素的需要量。查表可知能量的推荐摄入量为 1 650kcal，蛋白质的 RNI 为 50g，脂肪占总能量的 20%~30%。钙的 AI 为 1 000mg/d，碘的 RNI 为 90μg/d，铁的 AI 为 13mg/d，锌的 RNI 为 7mg/d。维生素 A 的 RNI 为 450/μgRE，维生素 B_1 的 RNI 为 1.0mg/d，维生素 B_2 的 RNI 为 1.0mg/d，维生素 C 的 RNI 为 65mg/d。

脂肪（g）=（1 650×30%）/9=55g

碳水化合物（g）=（1 650-50×4-55×9）/4=238（g）

步骤2. 确定餐次及比例,计算三餐所占能量需要量。

学龄儿童一日三餐时间应相对固定,考虑上学规律,制定三餐制食谱。其中早餐提供能量占全天25%~30%,午餐早餐提供能量占全天30%~40%,晚餐占总能量30%~35%。该例选取早中晚分别占30%、40%、30%。

计算方法:早餐能量摄入=每日能量推荐摄入量×能量比例=1 650×30%=495kcal

按照上述算法可得午餐+午点、晚餐能量分别为660kcal、495kcal。

步骤3. 确定食物种类和数量。

（1）粮谷类品种、数量的确定。学龄前儿童主食的品种需结合地区饮食习惯、经济方便、儿童用餐口味等综合确定。

计算方法:主食供应量=制定的碳水化合物目标量/该主食碳水化合物百分含量

早餐选取面包、小米粥为主食,分别提供能量为8.5:1.5。主食以面包为例,查表可知100g面包含碳水化合物58.6g,蛋白质8.3g,脂肪5.1g。所需面包供应量为=面包需提供碳水化合物量/面包碳水化合物百分含量=238×30%×8.5/10/58.6%=103.6g。同理可得,所需小米量为14.26g。

同理选取午餐主食为粳米,晚餐主食为馒头,分别计算出午餐需粳米73.80g,晚餐需小麦粉（富强粉）53.68g。

（2）蛋白类食物品种及数量确定。已知10岁女童蛋白质的RNI为50g,计算出以上主食所占蛋白含量为21g,剩余动物及豆制品等需提供蛋白质为29g。

本食谱早餐蛋白类食物选取牛奶、鸡蛋,已知100ml牛奶提供蛋白质为3g,100g鸡蛋提供蛋白质13.3g,则一个鸡蛋约50g供应蛋白6.6g,所需牛奶量供应量=牛奶需提供蛋白质量/牛奶蛋白质百分含量=（29×0.3-6.6）/3%=70ml。

同理选取午餐蛋白类食物为猪肉（里脊）、豆腐干,晚餐为小黄花鱼、牛奶,分别计算出午餐需猪肉（里脊）20g,豆腐干15g,晚餐需小黄花鱼80g、牛奶200ml。

（3）蔬菜、水果品种和数量。确定了动物性食物和豆制品的数量,最后是选择蔬菜的品种和数量。蔬菜的品种和数量可根据不同季节市场的蔬菜供应情况,及考虑与动物性食物和豆制品配菜的需要来确定。蔬菜共500g,水果200g。该例选择蔬菜为白菜150g,黄瓜100g,生菜50g,油菜200g。水果选取苹果200g。

步骤4. 确定油盐。

油脂的摄入应以植物油为主,并有一定量动物脂肪的摄入。已计算得该女童日摄入脂肪量为55g,减去以上食物脂肪含量为植物油需提供脂肪量。计算得植物油用量约为28g。根据学龄儿童推荐摄入钠量计算盐约为4.5g。

步骤5. 食谱调整与校正。

列出上述相关食物,根据三餐能量供应比及三种产能营养素占比,及其他各种营养素需要量,再次核对营养成分及能量供应,校正部分数值。

步骤6. 食谱编制,三餐满足能量配比。

表 7-12　10 岁女童一日食谱表

餐次	菜品名称	食物种类和数量
早餐	小米稀饭	小米 15g
	面包	面包 100g
	酸奶	酸奶 70ml
	鸡蛋	鸡蛋 50g
午餐	米饭	粳米 75g
	白菜炖里脊肉	白菜 200g;猪肉(里脊)20g
	黄瓜拌豆腐干	黄瓜 100g;豆腐干 15g
	苹果	苹果 200g
晚餐	馒头	小麦粉(富强粉)55g
	家常烧小黄花鱼	小黄花鱼 80g
	素炒油菜	油菜 200g
	牛奶	牛奶 200ml
全天	全天植物油 28g,盐 4.5g	

第四节　孕妇营养需求及食谱编制

【目的】

1. 掌握孕妇食谱编制。

2. 熟悉对孕妇膳食食谱进行评价的方法。

3. 了解孕期生理特点变化及各期营养素需要量。

【内容】

1. 孕期生理特点　孕期机体较非孕期生理代谢发生巨大的变化,表现为以下 5 个方面:①血容量的变化,由于怀孕后母体血容量增加,且增加的幅度较红细胞增加幅度大,致使血液相对稀释,血红蛋白浓度下降,可出现生理性贫血。②消化系统的变化,由于激素的变化引起平滑肌松弛、消化液分泌减少,胃肠蠕动减慢,常出现胃肠胀气及便秘,尤其是孕早期常有恶心、呕吐等妊娠反应。③泌尿系统的变化,妊娠期的肾小球滤过率增加,同时也使某些营养物质被滤过而损失,表现为尿糖阳性。另外妊娠期体内水分潴留,特别是孕晚期下肢常会出现水肿。④内分泌系统的变化,妊娠时孕妇全身内分泌腺的功能都会发生不同程度的改变,特别表现在甲状腺功能旺盛,碘的需要量增加。⑤体重的变化,整个妊娠期,健康的体重增加在 9~18kg(表 7-13),孕期体重增加过多会造成许多危险的并发症,如慢性高血压、妊娠糖尿病、肾盂肾炎、血栓、过期妊娠及胎儿过大和难产等。如整个孕期增重过低,早产和低体重儿的发生率以及新生儿的死亡率也相对增加。

妊娠各期妇女膳食应在非孕妇女的基础上,根据胎儿生长速率及母体生理和代谢的变化进行适当的调整。孕早期为怀孕前 12 周,孕中期为 13~27 周,孕晚期为 27 周以后。孕早期胎儿生长发育速度相对缓慢,所需营养与孕前无太大差别。孕中期开始,一方面胎儿及胎盘的发育及成熟,另一方面为满足怀孕及产后哺乳的需要,母体乳腺和子宫等生殖器官发育,对营养的需要增大,应合理增加食物的摄入量。不同孕期的营养素需要量见附录 2 表 1-2。

2. 孕期额外增加营养素推荐量　叶酸对预防神经管畸形和高同型半胱氨酸血症、促进红细胞成熟和血红蛋白合成极为重要。孕期叶酸应达到 600μg DFE/d,除常吃含叶酸丰富的食物外,还应补充叶酸 400μg DFE/d。为预防早产、流产,满足孕期血红蛋白合成增加和胎儿铁储备的需要,孕期应常吃含铁丰富的食物,铁缺乏严重者可在医师指导下适量补铁。与非孕相比,在雌激素作用下,孕期钙的吸收率增加,以保障胎儿获得充足的钙。碘是调节新陈代谢和促进蛋白质合成的必需微量元素,每周应适量摄入 1~2 次含碘丰富的海产品。

孕早期应延续孕前的平衡膳食。如果早孕反应严重,可少食多餐,选择清淡或适口的膳食,保证摄入含必要量碳水化合物的食物,防止产生酮体对胎儿神经系统的损害。

从孕中期开始应在孕前膳食的基础上,增加奶类 200g/d;动物性食物(鱼、禽、蛋、瘦肉)孕中期增加 50g/d、孕晚期增加 125g/d,以满足对优质蛋白质、维生素 A、钙、铁等营养素和能量增加的需要。体重增长是反映孕妇营养状况的最实用的直观指标(表 7-13)。

表 7-13　孕期适宜体重增长值及增长速率(单胎)

孕期体重状况	孕前 BMI/(kg·m^{-2})	总体体重增长范围/kg	孕中晚期的体重增长率(平均范围)/(kg·周$^{-1}$)
体重不足	<18.5	12.5~18.0	0.51(0.44~0.58)
标准体重	18.5~24.9	11.5~16.0	0.42(0.35~0.50)
超重	25.0~25.9	7.0~11.5	0.28(0.23~0.33)
肥胖	≥30.0	5.0~9.0	0.22(0.17~0.27)

摘自:Institute of Medicine. Weight gain during pregnancy:reexamining the guidelines. Washington,DC:National Academies Press;2009.

【应用】

1. 营养评价

(1) 孕期基本情况及膳食史:详细记录孕妇年龄\孕周\胎数\孕前及孕期的饮食习惯及每天的营养素摄入量,来判断各类营养素是否缺乏。可通过列出过去 24 小时内所食用的食品种类和数量,计算食物消耗量,并计算各营养素的摄入量。

(2) 人体测量:测量身高\体重\记录孕期体重增长情况。对比孕前体重,对孕期体重增长量进行评估。

（3）生化检查:采用实验室的方法检测血液中营养素水平,如白蛋白、前白蛋白、血糖、血脂等项目。

2. 确定孕妇全日能量需要　按照孕妇的孕周、胎数、体力活动、孕期体重增长等情况,计算每日能量所需。可根据体力活动参照成人每日能量供给量估算表,见表7-14。

表7-14　成人每日能量供给量估算表

单位:kcal/kg 标准体重

体型	体力劳动			
	极轻体力劳动	轻体力劳动	中体力劳动	重体力劳动
消瘦	35	40	45	45~55
正常	25~30	35	40	45
超重	20~25	30	35	40
肥胖	15~20	20~25	30	35

中国营养学会的膳食营养素供给量建议在孕前平衡膳食的基础上,孕早期无须额外增加能量摄入,孕中期孕妇每天需要增加能量 300kcal,孕晚期孕妇每天需要增加能量 450kcal。

3. 计算三种能量营养素每日需要数量　每日所需能量主要来源比例约为蛋白质15%~20%,脂肪25%~30%,碳水化合物55%~60%。食物中每克碳水化合物、脂肪和蛋白质可供给能量分别为 4kcal、9kcal、4kcal。

中国营养学会的膳食营养素供给量建议在孕前平衡膳食的基础上,孕中期孕妇每天需要增加蛋白质 15g,孕晚期孕妇每天需要增加蛋白质 30g。

因孕妇的特殊生理特点,中国营养学会的膳食营养素供给量建议在孕前平衡膳食的基础上,孕中期孕妇每天需要增加钙 200mg,孕晚期孕妇每天再增加钙 200mg。

4. 计算三种能量营养素每餐需要量　三餐能量营养素分布:早餐:30%,午餐:40%,晚餐:30%。

5. 确定主食的品种和数量　根据已知三种营养素的需要量,查食物成分表,确定主食品种和数量。主食的品种需要根据孕妇的饮食习惯来确定。

6. 确定副食的品种和数量

（1）查食物成分表得主食中蛋白含量。

（2）副食蛋白质量=应摄入的蛋白质量-主食蛋白质量。

（3）通常设定副食中蛋白质的2/3由动物性食物供给,1/3由豆制品供给。

（4）查表计算各类动物性及豆制品的供给量。

（5）蔬菜的品种和数量需根据不同季节市场的蔬菜供应情况,以及与动物性食物和豆制品配菜的需要来确定。

（6）查食物成分表得知每日摄入各类食物所提供的脂肪含量,将需要的脂肪含量减去食物提供的脂肪量即为每日植物油应用量。

7. 设计食谱　根据以上确定的食物种类和数量,设计一日食谱。

孕妇食谱编制工作流程图见图 7-3。

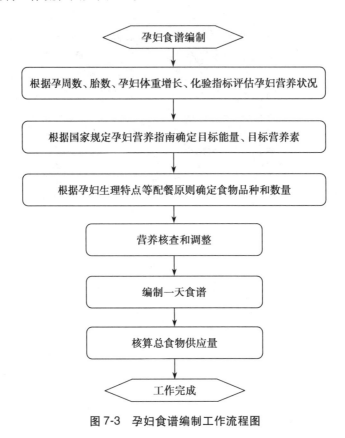

图 7-3 孕妇食谱编制工作流程图

【实践】

某 25 岁女性轻体力劳动者,孕 20 周,体健。孕前身高 165cm,体重 62kg,BMI = 22.7kg/m^2;目前身高 165cm,体重 65kg。体重增长处于正常范围,具体可见表 7-14。

1. 确定孕妇能量及主要营养素需要 根据《中国居民膳食营养素参考摄入量(2013)》,孕中期孕妇每天需要增加蛋白质 15g、钙 200mg、能量 300kcal;孕晚期孕妇每天需要增加蛋白质 30g、钙 200mg,能量 450kcal。

由上述可得该女性孕前 RNI 为 1 800kcal,则制定现孕中期目标能量 = 1 800 + 300 = 2 100kcal。孕前蛋白质的 RNI 为 65g,孕中期需增加蛋白质 15g,目标蛋白质为 80g。脂肪占总能量的 20% ~ 30%。钙的 AI 为 1 000mg/d,碘的 RNI 为 200μg/d,铁的 AI 为 24mg/d,锌的 RNI 为 16.5mg/d。维生素 A 的 RNI 为 900μgRE,维生素 B$_1$ 的 RNI 为 1.5mg/d,维生素 B$_2$ 的 RNI 为 1.7mg/d,维生素 C 的 RNI 为 130mg/d。

$$脂肪(g) = (2\ 100 \times 30\%)/9 = 70g$$
$$碳水化合物(g) = (2\ 100 - 80 \times 4 - 70 \times 9)/4 = 287.5(g)$$

2. 确定餐次及比例,计算三餐所占能量需要量 早、中、晚餐能量摄入分别占每日总能量摄入的 30%、40%、30%。碳水化合物分别为 86.25g、115g、86.25g 等。

3. 确定食物种类和数量

（1）主食品种、数量的确定。早餐需要的碳水化合物量为86.25g,选取面条、芋头为主食,查表知挂面的碳水化合物含量为74.4%,芋头的碳水化合物含量为17.1%。计算所需挂面的供应量为100g,芋头的供应量为70g。

同理选取午餐主食为粳米,晚餐主食为馒头和小米稀饭,查表知粳米的碳水化合物比例为76.8%,小麦粉的碳水化合物含量为74.5%,小米的碳水化合物含量为72.9%。

分别计算出午餐需粳米149.73≈150g,晚餐需小麦粉（标准粉）101.7g≈102g,小米15g。

（2）副食品种及数量确定。该孕妇所需蛋白质为80g,查表并计算已知主食蛋白质量为:

100×0.101+70×0.022+150×0.077+115×0.111＝35.95g≈36g。

副食蛋白质需要量为80-36＝44g。蛋白质来源有植物性食物及动物性食物,其中动物性来源蛋白质占比为2/3,植物性食物即豆类蛋白占比为1/3。食物来源选取牛奶、鸡蛋、豆腐、猪肝、鸡肉、虾仁。豆制品应提供蛋白质44×1/3＝14g,已知豆腐蛋白质含量为12.2%,故推荐豆腐量14÷12.2%＝115g。剩余30g蛋白质均来自动物性食品。

孕中期牛奶每日推荐量为250ml,查表并计算牛奶共提供蛋白质7.5g。一个50g鸡蛋提供蛋白质约6.5g。

剩余蛋白质16g分配至牛肉、猪肝、鸡肉、虾仁,查表知上述食物蛋白质含量分别为:19.3%、19.4%、18.3%。分配量如下:猪肝20g、鸡肉（鸡胸脯肉）50g、虾仁20g。

（3）蔬菜、水果品种和数量的确定。具体品种和数量可根据不同季节市场的蔬菜水果供应情况、个人喜好、与动物性食物和豆制品配菜的需要及微量元素含量来确定。本食谱可选择油菜、白菜、土豆、青椒、花椰菜、四季豆,共500g。水果每日共推荐250g,本食谱选择苹果、蓝莓、杧果。

4. 确定油盐　此例中根据《中国居民膳食指南（2022）》,建议烹调油25g,建议采用植物油,食盐不超过5g。可根据上述食物中脂肪含量,校正烹调用油。

5. 食谱调整与校正　列出上述相关食物,根据三餐能量供应比及三种产能营养素占比,及其他各种营养素需要量,再次核对营养成分及能量供应,校正部分数值。

6. 食谱编制　三餐满足能量配比（表7-15）。

表7-15　孕中期女性一日食谱示例

餐次	菜品名称	食物种类和数量
早餐	油菜鸡蛋面条	挂面90g;油菜50g;鸡蛋50g
	芋头	芋头70g
	牛奶	牛奶120ml
加餐	苹果	100g
午餐	米饭	粳米100g
	素炒土豆丝	土豆80g
	白菜炖豆腐	白菜100g;豆腐115g
	青椒炒猪肝	青椒100g;猪肝20g

续表

餐次	菜品名称	食物种类和数量
加餐	蓝莓+杞果	蓝莓50g,杞果100g
晚餐	馒头	小麦粉(标准粉)100g
	牛奶	牛奶130ml
	小米稀饭	小米15g
	花椰菜炒鸡肉	花椰菜100g;鸡肉60g
	荷兰豆、腰果炒虾仁	荷兰豆50g;腰果10g;虾仁20g
全天		全天植物油25g,盐5g

第五节　乳母营养需求及食谱编制

【目的】

1. 掌握乳母的食谱编制方法。

2. 熟悉乳母的重要营养需要量。

3. 了解乳母的营养原则。

【内容】

1. 乳母生理特点　哺乳期妇女(乳母)一方面需要逐步补偿妊娠、分娩时所损耗的营养素,促进各器官、系统功能的恢复;另一方面要分泌乳汁、哺育婴儿。因此,她们比一般妇女需要更多的营养。若乳母膳食中营养素含量不足或缺乏,虽然短期内泌乳量可能不会明显下降,但乳汁中的成分是需要通过动用母体储备的营养素,甚至牺牲母体组织来维持的,因此会影响母体健康。

乳母的营养需要,不仅为泌乳提供物质基础,更是维持母体健康的必备条件。保证乳母营养需要有助于保证母乳喂养,对于婴儿的生长发育及母体的健康均有很大益处。

2. 乳母营养需要

(1) 能量和宏量营养素:产后1个月内,泌乳量为500ml/d,乳母的膳食能量供给适当即可。3个月后泌乳量增加至750~850ml/d,对能量需求增高。每升乳汁含能量700kcal,机体约需875kcal可合成1L乳汁。哺乳期女性每日能量摄入比孕前分别增加500kcal。应在孕前膳食的基础上,每天增加蛋白质25g,其中一部分为优质蛋白质。某些富含蛋白质的食物有促进泌乳的作用,可适当选择。

(2) 主要营养素:根据中国营养学会推荐哺乳期女性每天需增加钙200mg(总量达1 000mg),碘120μg,维生素A 600μgRE,钾400mg以及维生素B类、维生素C类,这些均可在食物中获得。

3. 乳母膳食指南关键推荐

（1）增加富含优质蛋白质及维生素 A 的动物性食物和海产品，选用碘盐。产褥期食物多样，重视整个哺乳期营养。

（2）愉悦心情，充足睡眠，促进乳汁分泌。

（3）坚持哺乳，适度运动，逐步恢复适宜体重。

（4）忌烟酒，避免浓茶和咖啡。

【应用】

1. 了解乳母基本情况　详细记录乳母分娩时间、孕期营养、是否哺乳、饮食习惯及每天的营养素摄入量，来判断各类营养素是否缺乏。可通过列出过去 24 小时内所食用的食品种类和数量，计算出食物消耗量，由此计算各种营养素的摄入量。

2. 确定乳母全日能量需要　中国营养学会的膳食营养素供给量建议乳母每日膳食能量需要量较非妊娠期妇女增加 500kcal，轻体力活动的乳母每日能量的 RNI 为 2 300kcal。衡量乳母摄入能量是否充足，应以泌乳量与母亲体重为依据。

3. 计算三种能量营养素每日需要数量　每日所需能量主要来源比例约为蛋白质15%～20%，脂肪 20%～30%，碳水化合物 55%～60%。食物中每克碳水化合物、脂肪、蛋白质可供给能量分别为 4kcal、9kcal、4kcal。

中国营养学会建议乳母蛋白质的推荐摄入量为 80g，在一般成年女性的基础上增加 25g。

4. 计算三种能量营养素每餐需要量　三餐能量营养素分布：早餐：30%，午餐：40%，晚餐：30%。产褥期可分为三餐三点。

5. 确定主食的品种和数量　根据已知三种营养素的需要量，查食物成分表，确定主食品种和数量。主食的品种需要根据乳母的饮食习惯来确定。

6. 确定副食的品种和数量

（1）查食物成分表得主食中蛋白含量。

（2）副食蛋白质量=应摄入的蛋白质量-主食蛋白质量。

（3）通常设定副食中蛋白质的 2/3 由动物性食物供给，1/3 由豆制品供给。

（4）查表计算各类动物性食物及豆制品的供给量。

（5）蔬菜的品种和数量需根据不同季节市场的蔬菜供应情况，以及与动物性食物和豆制品配菜的需要来确定。

（6）查食物成分表确定每日摄入各类食物所提供的脂肪含量，将需要的脂肪含量减去食物提供的脂肪量即为每日植物油应用量。

7. 设计食谱　根据以上确定的食物种类和数量，设计一日食谱。

【实践】

某 26 岁哺乳期女性轻体力劳动者，婴儿 5 个月，母子身体健康，乳量分泌正常。目前体重 60kg，身高 160cm，BMI＝23kg/cm²，体重和身高均处于正常范围。具体计算如下：

1. 确定哺乳期女性能量及主要营养素需要　根据《中国居民膳食营养素参考摄入量

（2013）》，哺乳期女性每日能量摄入比孕前增加 500kcal。哺乳期女性应在孕前膳食的基础上，每天增加蛋白质 25g，钙 200mg（总量达 1 000mg），碘 120μg，维生素 A 600μgRE，钾 400mg 以及维生素 B 类、维生素 C 类，这些均可在食物中获得。表 7-16 为可获得 1 000g 钙的食物组合。

表 7-16　获得 1 000mg 钙的食物组合举例组合

组合一		组合二	
组合食物及数量	含钙量/mg	组合食物及数量	含钙量/mg
牛奶 500ml	540	牛奶 300ml	324
豆腐 100g	127	豆腐干 60g	185
虾皮 5g	50	芝麻酱 10g	117
蛋类 50g	30	蛋类 50g	30
绿叶菜（如小白菜）200g	180	绿叶菜（如小白菜）250g	270
鱼类（鲫鱼食部）100g	79	鱼类（鲫鱼食部）100g	79
合计	1 005	合计	1 005

注："组合一"有 1/2 以上的钙来自牛奶，而牛奶中的钙易于吸收利用。若实在不习惯多饮牛奶，则应参照"组合二"增加其他含钙丰富的食品（如豆腐干、绿叶菜、芝麻酱等）的摄入，以保证获得足够的钙。此外，不习惯饮牛奶或有乳糖不耐的乳母也可尝试用酸奶替代。

根据以上原则该哺乳期女性 RNI 为 1 650kcal，则制定目标能量 = 1 650+500 = 2 150kcal。

$$脂肪（g）= \frac{能量（kcal）×脂肪占总能量百分比}{脂肪的产能系数} = （2 150×30\%）/9 = 71.67g$$

$$碳水化合物（g）= \frac{能量（kcal）-蛋白质提供能量（kcal）-脂肪提供能量（kcal）}{碳水化合物产能系数}$$
$$= （2 150-75×4-71×9）/4 = 301（g）$$

2. 确定餐次及比例，计算三餐所占能量需要量　早、中、晚餐能量摄入分别占每日总能量摄入的 30%、40%、30%。

计算方法：早餐能量摄入 = 每日能量推荐摄入量×能量比例 = 2 150×30% = 645kcal

按照上述算法可得午餐、午点及晚餐能量分别为 860kcal、645kcal。

3. 确定食物种类和数量

（1）粮谷类品种、数量的确定。

计算方法：主食供应量 = 制定的碳水化合物目标量/该主食碳水化合物百分含量

早餐选取面条、肉包子，一个肉包含猪肉 25g，小麦粉（富强粉）50g，查表可知 100g 面条含碳水化合物 61.9g。所需面条供应量为 = 面条需提供碳水化合物量/面条碳水化合物百分含量 = （早餐需碳水化合物的量-小麦粉提供碳水化合物的量）/面条碳水化合物百分含量 = （301×30% -50×75.2%）/61.9% = 85g。

同理选取午餐主食为馒头、土豆，晚餐主食为二米饭，分别计算出午餐需小麦粉（富强粉）139g，土豆 100g；晚餐需小米 50g、粳米 68g。

（2）蛋白类食物品种及数量确定。已知该哺乳期女性蛋白质日需要摄入为 55+25 = 80g,以上主食提供蛋白计算可得共计 38.2g,需动物性食物及豆制品提供蛋白为 41.8g。根据上述钙组合食物表格,本食谱选取牛奶 500ml、豆腐 100g、虾皮 5g、蛋类 50g、绿叶菜(如小白菜)200g、鱼类(如鲫鱼)100g。本食谱早餐蛋白需供应 41.8×30% = 12.5g。

若早餐蛋白类食物选取牛奶、鸡蛋。则 200ml 牛奶提供蛋白为 6g,一个 50g 鸡蛋约提供 6.65g,共 12.65g,约等于早餐需要蛋白量。

同理计算,取午餐蛋白类食物为虾皮、鸡蛋、牛瘦肉,晚餐为豆腐、鲫鱼,分别计算出午餐需虾皮 5g、牛奶 300ml、牛瘦肉 50g,晚餐需豆腐 100g、鲫鱼 100g。

（3）蔬菜、水果品种和数量。根据《中国居民膳食指南(2022)》建议,哺乳期女性一天食物建议摄入蔬菜类 400~500g,其中绿叶蔬菜和红黄色等有色蔬菜占 2/3 以上;水果类 200~350g。具体品种和数量可根据不同季节市场的蔬菜供应情况,及考虑与动物性食物和豆制品配菜的需要来确定。蔬菜取 500g,水果 200g。该例选择蔬菜为青椒 100g,油菜 50g,茭瓜 30g,四季豆 100g,卷心菜 150g,西红柿 100g。水果选取苹果、草莓各 200g。

4. 确定油盐　根据《中国居民膳食指南(2022)》建议,哺乳期女性一天食物建议摄入坚果 10g,烹调油 25g,建议食用植物油。食盐不超过 5g,可根据上述食物中脂肪含量,校正用油。

5. 食谱调整与校正　列出上述相关食物,根据三餐能量供应比及三种产能营养素占比,及其他各种营养素需要量,再次核对营养成分及能量供应,校正部分数值,不再详列。

6. 食谱编制　三餐满足能量配比,如表 7-17。

表 7-17　食谱编制示例

餐次	菜品名称	食物种类和数量
早餐	油菜鸡蛋面条	面条 85g;油菜 50g;鸡蛋 50g
	肉包	小麦粉 50g;猪瘦肉 25g
早点加餐	牛奶	牛奶 200ml
午餐	馒头	小麦粉(富强粉)140g
	青椒虾皮土豆片	土豆 100g;青椒 100g;虾皮 5g
	牛肉腰果四季豆	牛肉 50g;四季豆 100g;腰果 10g
	清炖鲤鱼	鲤鱼 50g
午点加餐	牛奶	牛奶 300ml
	苹果	苹果 200g
晚餐	二米饭	粳米 50g;小米 50g
	豆腐鲫鱼汤	豆腐 100g;鲫鱼(食部)100g
	西红柿炖卷心菜	卷心菜 150g;西红柿 100g
晚点加餐	草莓	草莓 200g
全天		全天植物油 25g,盐 5g

第六节　老年人营养需求及食谱编制

【目的】

1. 掌握老年人食谱编制方法。

2. 熟悉老年人食谱的营养评价原则。

3. 了解老年人营养需要特点。

【内容】

1. 老年人生理特点　老年人是指 65 岁以上的成年人,高龄老人一般指的是 80 岁以上的成年人。老年人随着年龄的增长,身体功能可出现不同程度的衰退,如咀嚼和消化能力下降、酶活性和激素水平异常、心脑功能衰退、感官反应迟钝、肌肉萎缩等。以上变化使得老年人摄取、消化、吸收能力减退,引起营养不良,导致贫血、骨质疏松、肌肉衰减等情况的出现,增加了慢性疾病发生、发展的风险。所以我们应该更加关注老年人的营养问题。

不少老年人存在着食欲下降和早饱问题,主要原因就是老年人牙齿的缺损、消化液分泌、胃肠蠕动减弱,需注意饮食细软。还有些老年人存在吞咽障碍,容易发生呛咳和误吸。

2. 老年人的营养需要　老年人营养需求与成年人相似。但需要以下几个方面:

(1) 老年人由于基础代谢下降和体力活动减少,对能量的需要量相对减少。因老年人个体差异较大,能量的摄入与消耗以能保持平衡并维持理想体重为宜。研究表明,老年人的 BMI 不应该低于 $20kg/m^2$。

(2) 老年人需要获得足够的优质蛋白质,以减少贫血、低体重、肌肉衰减等疾病的发生,建议摄入适宜的动物性食物,每天补充奶制品及摄入适宜的豆制品。

(3) 老年人由于生理功能减退以及食物摄入不足,相对于其他人群更容易出现某些维生素及矿物质的缺乏,如钙、维生素 D、维生素 A 等。对于普通饮食无法达到摄入目标的老年人,可合理利用营养强化食品或营养补充剂来弥补膳食的不足。

(4) 老年人身体对于缺水的耐受性下降,每天的饮水量最好达到 1 500～1 700ml(存在心衰及肾功能异常等限水的老年人除外),建议少量多次,主动饮水,以温热的白开水为主。

3. 老年人膳食指南关键推荐　少量多餐细软,预防营养缺乏;主动足量饮水,积极户外活动;延缓肌肉衰减,维持适宜体重;摄入充足食物,鼓励陪伴进餐。

【应用】

1. 确定老年人能量及主要营养素需要　根据《中国居民膳食营养素参考摄入量(2013 版)》,确定老年人每天各种营养素的需要量。查表可知:膳食能量需要量、蛋白质的 DRI、脂肪占总能量的百分比及其他营养素的需要量等。

2. 确定餐次及比例,计算三餐所占能量　实施原则:老年人以一日“三餐两点”或“三餐三点”制为宜,配比选择“三餐两点”,分别为早餐、早点占每日摄入总能量25%～30%,午餐、午点为30%～40%,晚餐占总能量30%～35%。

3. 确定食物种类和数量　老年人主食宜多样化,老年人每天应摄入 12 种及以上的食物。采用多种方法增加食欲和进食量,吃好三餐。早餐宜有 1～2 种主食、1 个鸡蛋、1 杯奶、另有蔬菜或水果。中餐和晚餐宜有 2 种以上主食,1～2 份青菜、1～2 种动物性食物、1 份豆制品。饭菜应色香味美、温度适宜。

（1）粮谷薯类品种、数量的确定。

计算方法:主食供应量＝制定的碳水化合物目标量/该主食碳水化合物百分含量

（2）蛋白类食物品种及数量确定。计算粮谷类食物中的蛋白质供应量,全日蛋白质供给量去除粮谷类食物中蛋白质供给量即为副食提供的蛋白质数量,副食的蛋白质数量(g)＝全日蛋白质供给量(g)－主食中蛋白质供给量(g),查食物成分表并计算各类动物性食物及豆制品的数量。

（3）蔬菜、水果及其他食物品种和数量。蔬菜的品种和数量可根据不同季节市场的蔬菜供应情况,及考虑与动物性食物和豆制品配菜的需要来确定。

（4）确定油盐。

油脂的摄入应以植物油为主,并有一定量动物脂肪的摄入。控制总脂肪量(含食物内油脂)供能比小于 30%、食盐<5g/d。

4. 食谱调整与校正 列出上述相关食物,根据三餐能量供应比及三种产能营养素占比,及其他各种营养素需要量,再次核对营养成分及能量供应,校正部分数值。

5. 食谱编制 三餐满足能量配比。

【实践】

某 68 岁老年男性,身体健康,退休在家,属于轻体力劳动。目前体重 67kg,身高 170cm,BMI 为 23.18kg/m²,处于正常范围。具体食谱编制过程如下:

1. 确定老年人能量及主要营养素需要 根据《中国居民膳食营养素参考摄入量(2013版)》确定该老年男性每天对各种营养素的需要量。查表可知膳食能量需要量为 2 050kcal,蛋白质占热量比 12%～15%,脂肪占总能量的 20%～30%。钙的 AI 为 1 000mg/d,碘的 RNI 为 120μg/d,铁的 AI 为 12mg/d,锌的 RNI 为 12.5mg/d。维生素 A 的 RNI 为 560μgRE,维生素 B_1 的 RNI 为 1.2mg/d,维生素 B_2 的 RNI 为 1.2mg/d,维生素 C 的 RNI 为 85mg/d。

$$蛋白质(g)=\frac{能量(kcal)\times蛋白质占总能量百分比}{蛋白质的产能系数}=(2\,050\times15\%)/4=77g$$

$$脂肪(g)=\frac{能量(kcal)\times脂肪占总能量百分比}{脂肪的产能系数}=(2\,050\times25\%)/9=57g$$

$$碳水化合物(g)=\frac{能量(kcal)-蛋白质提供能量(kcal)-脂肪提供能量(kcal)}{碳水化合物产能系数}$$
$$=(2\,050-78\times4-2\,050\times25\%)/4=305(g)$$

2. 确定餐次及比例,计算三餐所占能量需要量 实施原则:老年人以一日"三餐两点"或"三餐三点"制为宜,该例配比选择"三餐两点",分别为早餐、早点占每日摄入总能量 25%～30%,午餐、午点为 30%～40%,晚餐占总能量 30%～35%。

计算方法:早餐、早点能量摄入＝每日能量推荐摄入量×能量比例＝2 050×30%＝615kcal

按照上述算法可得午餐、午点及晚餐能量分别为 820kcal、615kcal。

3. 确定食物种类和数量 粮谷薯类品种、数量的确定。

计算方法:主食供应量=制定的碳水化合物目标量/该主食碳水化合物百分含量

(1) 早餐、早点:选取面包、燕麦粥为主食,燕麦取25g。

已知100g燕麦提供碳水化合物61.6g,则25g燕麦提供碳水化合物比例为25×61.6%=15.4g。面包碳水化合物的含量是58.6%,则所需面包供应量为=面包需提供碳水化合物量/面包碳水化合物百分含量=(305×30%-25×61.6%)/58.6%=130g。

同理计算出:

(2) 午餐、午点:主食为粳米、小米二米饭,粳米109g、小米50g。

(3) 晚餐主食为馒头、小米粥、土豆,小麦粉(富强粉)90g、小米10g、土豆100g。

蛋白类食物品种及数量确定:

已知老年男性蛋白质推荐摄入量应为77g/d,查食物成分表,计算可得以上粮谷类食物提供蛋白质共计39g,剩余动物类蛋白和豆制品需提供蛋白质为38g。

本食谱早餐、早点蛋白类食物选取牛瘦肉、鸡蛋、牛奶,一个鸡蛋约50g供应蛋白7g(查食物成分表可得100g鸡蛋提供蛋白质约13.3g,则50g鸡蛋提供蛋白质=50/100×13.3≈6.5g),同理所需牛奶供应量=牛奶需提供蛋白质量/牛奶蛋白质百分含量=(38×0.3-6.5)/3%约等于160ml。

同理选取午餐、午点蛋白类食物为猪肉(里脊)、豆腐、虾皮,晚餐为小黄花鱼及少量鸡肉,分别计算出午餐约需猪肉里脊100g、豆腐100g、虾皮5g,晚餐约需小黄花鱼122g、鸡胸脯肉50g。

(4) 蔬菜、水果及其他食物品种和数量。蔬菜的品种和数量可根据不同季节市场的蔬菜供应情况,及考虑与动物性食物和豆制品配菜的需要来确定。

该例选择海带结20g、生菜80g、四季豆100g、萝卜100g、油菜100g、胡萝卜20g、黄瓜20g、紫菜10g、西蓝花100g。水果选取苹果、香蕉各150g。

4. 确定油盐 油脂的摄入应以植物油为主,并有一定量动物脂肪的摄入。老年人食盐<5g,油脂计算控制总脂肪量(含以上食物内油脂)小于预计57g。计算得植物油用量约为25g。

5. 食谱调整与校正 列出上述相关食物,根据三餐能量供应比及三种产能营养素占比,及其他各种营养素需要量,再次核对营养成分及能量供应,校正部分数值。

6. 食谱编制 三餐满足能量配比(表7-18)。

表7-18 68岁老年男性一日食谱表

餐次	菜品名称	食物种类和数量
早餐	煮鸡蛋	鸡蛋50g
	燕麦粥	燕麦25g
	面包	面包80g
	生菜	生菜80g
早点加餐	牛奶	牛奶200ml
	面包	面包50g
午餐	二米饭	粳米75g;小米50g
	虾皮萝卜丝	萝卜100g;虾皮5g
	四季豆炖里脊	四季豆100g;猪肉里脊75g
	海带豆腐汤	海带20g;豆腐100g

餐次	菜品名称	食物种类和数量
午点加餐	寿司	粳米 35g;猪肉里脊 25g 紫菜 10g;胡萝卜 20g 黄瓜 20g
	苹果	苹果 150g
晚餐	馒头	小麦粉(富强粉)90g
	西蓝花炒鸡胸脯肉	西蓝花 100g;鸡胸脯肉 50g
	家常烧小黄花鱼	黄花鱼 122g
	素炒油菜	油菜 100g
	小米粥	小米 10g
晚点加餐	香蕉	香蕉 150g
全天	全天植物油 25g,盐 5g	

（韩磊 盛琦 吕婧 李彩）

试题练习

一、单选题

1. 2013 年中国营养学会建议,0~6 月龄的婴儿的能量适宜摄入量为（ ）kcal/（kg·d），7~12 月龄的婴儿的能量适宜摄入量为（ ）kcal/（kg·d）。非母乳喂养应增加（ ）

A. 80;90;20%　　B. 90;80;20%　　C. 100;90;15%　　D. 90;80;15%

2. 孕中期孕妇每天需要增加能量（ ）kcal,孕晚期孕妇每天需要增加能量（ ）kcal

A. 350;450　　B. 400;500　　C. 300;450　　D. 250;350

3. 中国营养学会的膳食营养素供给量建议乳母每日膳食能量需要量较非妊娠期妇女增加（ ）kcal。

A. 500　　B. 400　　C. 350　　D. 600

4. 幼儿每日钙和维生素 D 的 RNI 分别为（ ）

A. 600mg 和 15μg　　B. 500mg 和 15μg　　C. 600mg 和 10μg　　D. 500mg 和 10μg

二、判断题

1. 孕妇不管孕前体重多少,整个孕期的体重涨幅均应在 11.5~16kg。（ ）

2. 1~2 岁幼儿能量的 1/2~2/3 来自辅食,进食模式应逐渐向成人过渡。（ ）

三、简答题

1. 简述婴儿体重及身高生长规律。

2. 孕妇体重增加过多会造成哪些并发症。

四、材料分析题

某 28 岁女性轻体力劳动者,孕 16 周,体健。孕前身高 163cm,体重 53kg,BMI = 20kg/m²;目前体重 55kg,身高 163cm。体重增长处于正常范围。请为该孕妇制定一日食谱。

答案

一、单选题

1. B

解析:中国营养学会建议(《中国居民膳食营养素参考摄入量(2013 版)》),0~6 月龄的婴儿的能量需要量为 90kcal/（kg·d）（1kcal = 4.184kJ），7~12 月龄的婴儿的能量需要量为 80kcal/（kg·d）。非母乳喂养应增加 20%。

2. C

解析：中国营养学会的膳食营养素供给量建议在孕前平衡膳食的基础上，孕早期无需额外增加能量摄入，孕中期孕妇每天需要增加能量 300kcal，孕晚期孕妇每天需要增加能量 450kcal。

3. A

解析：哺乳期女性每日能量摄入比孕前分别增加 500kcal。

4. C

解析：根据《中国居民膳食营养素参考摄入量（2013 版）》幼儿每天对各种营养素的需要量钙为 600mg，维生素 D 10μg。

二、判断题

1. ×

解析：孕期适宜体重增长值及增长速率应根据孕前体重情况而定。

2. √

解析：1~2 岁幼儿能量的 1/2~2/3 来自辅食，进食模式逐渐向成人过渡，辅食添加顺延婴儿期的过程，1 岁以后可逐渐尝试淡口味的家庭膳食。

三、简答题

1. 新生儿体重正常范围为 2.5~4.0kg。出生后前 3 个月，每月体重增加 700~800g；出生 4~6 个月，每月体重增加 500~600g；7~12 个月，每月体重增加 300~400g；新生儿身长平均为 50cm，至 12 月龄，身长增加至 75cm，为出生时身长的 1.5 倍。

2. 孕期体重增加过多会造成许多危险的并发症，如慢性高血压、妊娠糖尿病、肾盂肾炎、血栓、过期妊娠及胎儿过大和难产等。

四、材料分析题

具体食谱编制过程如下：

（1）该孕妇孕前能量 RNI 为 1 500kcal，蛋白质 RNI 为 55g。目前孕中期，能量增加 300kcal，共 1 800kcal，蛋白质增加 15g，共 70g。

（2）确定餐次及比例，计算三餐所占能量需要量：早、中、晚餐能量摄入分别占每日总能量摄入的 30%、40%、30%。可得早餐，午餐，午点及晚餐能量分别为 540kcal、720kcal 及 540kcal。

脂肪需 1 800×30%/9 = 70g。

碳水化合物为（1 800−70×4−1 800×0.3）/4 = 240g。分配到每餐各 72g、96g、72g。

（3）确定粮谷类品种、数量。早餐选取面包、小米粥，供能比为 8:2。查表得每 100g 面包含碳水化合物 57.6g，则需面包 100g、小米 20g。午餐选取二米饭、晚餐选取黑米馒头，同理计算所需粳米 100g，玉米碴 25g；小麦粉 75g，黑米面 25g。

（4）蛋白类食物品种及数量确定：主食提供蛋白质共 27g，副食还需蛋白质 43g。建议孕中期每日摄入牛奶 250ml。若早餐蛋白类食物选取牛奶、鸡蛋。已知 100ml 牛奶提供蛋白质 3g，一个 50g 鸡蛋约提供 6.5g，取 50g 鸡蛋，250ml 牛奶，约等于早餐需要蛋白量。

剩余蛋白质来源选取猪瘦肉、黄花鱼、豆干。同理，分别计算出午餐需黄花鱼 50g、牛肉 25g，晚餐需豆干 20g，猪瘦肉 50g。

（5）蔬菜、水果品种和数量：孕妇一天建议摄入蔬菜类 500g，水果类 250g。该例选择蔬菜为油菜 100g、青椒 150g、茼蒿 150g、芹菜 100g、卷心菜 150g。水果选取苹果、草莓各 125g。

（6）确定油盐：根据《中国居民膳食指南（2022）》建议，孕妇一天食物建议摄入烹调油 25g，建议用植物油，食盐不超过 5g。可根据上述食物中脂肪含量，校正用油。

餐次	菜品名称	食物种类和数量
早餐	油菜炒鸡蛋	油菜 100g；鸡蛋 50g
	牛奶	牛奶 250ml
	面包	面包 100g
	小米粥	小米 19g
午餐及午点	二米饭	粳米（标一）100g；玉米碴 25g
	青椒炒牛肉	青椒 150g
		牛肉 25g
	香煎黄花鱼	小黄花鱼 50g
	蒜蓉茼蒿	茼蒿 150g
	苹果	苹果 125g
晚餐	黑米馒头	小麦粉（标准粉）75g；黑米 25g
	芹菜炒豆干	芹菜 100g
		豆干 25g
	卷心菜炒猪肉	卷心菜 150g
		猪瘦肉 50g
	草莓	草莓 125g
全天		全天植物油 25g，盐 5g

参 考 文 献

［1］中国营养学会. 中国居民膳食参考摄入量（2013 版）［M］. 北京：科学出版社，2013.

［2］中国营养学会. 中国居民膳食指南（2022）［M］. 北京：人民卫生出版社，2022.

［3］WHO Multicentre Growth Reference Study Group. WHO Child Growth Standards based on length/height, weight and age［J］. Acta Paediatr Suppl，2006；450：76-85.

［4］孙长颢，凌文华，黄国伟. 营养与食品卫生学［M］. 8 版. 北京：人民卫生出版社，2017.

［5］葛可佑，程义勇，柳启沛. 公共营养师［M］. 北京：中国劳动社会保障出版社，2007.

［6］杨月欣. 中国食物成分表（2013 年）［M］. 北京：北京大学医学出版社，2013.

［7］顾景范，杜寿玢，郭长江. 现代临床营养学［M］. 北京：科学出版社，2005.

［8］杨月欣. 营养配餐与膳食评价实用指南［M］. 北京：人民卫生出版社，2008.

［9］杨月欣，王光亚，潘兴昌. 食物成分表（2002 版）［M］. 北京：北京医科大学出版社，2002.

［10］李勇等. 营养与食品卫生学［M］. 北京：北京大学医学出版社，2005.

［11］钟华，于康，秦明伟，等. 探讨老年人适宜的体质量指数［J］. 中华临床营养杂志，2015，23（5）：313-316.

第八章 集体用餐食谱编制

前面的章节我们已经学习到了科学合理地安排不同特殊人群的每日膳食,以获得适宜的营养素。而社会上存在不同的集体单位,如学校、养老院等,这些集体单元又需要给不同的集体制作膳食,那么他们又应该遵循哪些原则来编制食谱呢? 下面我们将从几个常见且重要的集体单位来介绍集体食谱编制的内容。

第一节 幼儿园食谱编制

幼儿园食谱编制与学龄前儿童食谱编制有许多相同之处,具体学龄前儿童的食谱编制原则详见个体食谱编制章节内容,此处不再赘述。幼儿园集体食谱编制主要需要注意能量密度和营养指数,以满足该年龄段儿童机体生长发育需要。

【目的】

1. 掌握幼儿园集体食谱编制的程序和方法。
2. 熟悉幼儿园食谱编制的原则。
3. 了解幼儿园膳食管理制度。

【知识】

1. 幼儿园食谱制定原则

幼儿园儿童个人食谱编制与学龄前儿童个人食谱编制相同,不再赘述,具体参照学龄前儿童食谱编制章节,此节简要介绍。

(1) 制定饮食计划。按照儿童年龄均值,根据《中国居民膳食营养参考摄入量(2013版)》,按照个体食谱编制原则,制订幼儿园儿童膳食计划。

(2) 按周编制食谱。编制食谱时儿童营养素摄入的目标值可参考《中国居民膳食营养参考摄入量(2013版)》。食谱由营养师提出,食品采购员负责购买,食堂灶间按营养师制定的食谱方案,结合儿童的生理、心理进行烹饪。一周食谱应做到不重复。每周的食谱应在上一周及时向家长公布,家长可根据幼儿园内的食谱进行食物安排,做到幼儿园膳食和家庭膳食互补,使幼儿获得最好的营养。食物交换份法可用于一周食谱集体供餐。

(3) 确定膳食制度。合理的膳食制度有利于幼儿胃肠道的正常功能,从而提高机体对营养的吸收利用,也有利于孩子形成良好的进餐习惯。进餐以三餐两点制为宜,建议每日为幼儿安排三餐及上午、下午各一次点心,每餐间隔约 4 小时,加餐可选用水果、奶制品等。建议早餐、早点共占全日供能比 30%;午餐宜丰盛,午点低能量,以避免影响晚餐,建议午餐加午点占全日供能比40%;晚饭后活动时间短,活动量又较小(尤其是冬天),建议晚餐不应过于丰盛,宜清淡,避免影响睡眠,建议晚餐占全日供能比30%。若为日托制的幼儿园无法分配早餐和晚餐,一定要做好家长宣传工作。

(4) 合理搭配食物。品种宜丰富多样,一周内菜式、点心尽可能不重复。食物宜粗细搭配、粗粮细作,荤素搭配,色彩搭配,食物尽可能自然、清淡少盐。制作面粉制品可适当加入奶粉,以提高蛋白质的供给和营养价值,提高膳食钙的水平,满足幼儿生长发育对钙的需要。营养师应制作食物归类表,将同类食物中主要营养素含量比较接近的不同种食物按季节归类成表,以便在采购食物、制作食谱时供管理员参考。食物以季节时令菜为主,尽可能选择营养价值高的食物。每周安排一次海产品,以补充碘,安排一次动物的肝脏(每人约25g)以补充维生素 A 和铁。

膳食应随季节有所变化,冬季适当增加脂肪的量,提供较多的热能;夏季多选用清淡的食物。在烹调方法的选择上注意幼儿消化能力和进食能力。在色、形、味多方面下工夫,这样不仅可以促进幼儿食欲、使营养成分相互影响,提高营养价值,而且能保证营养平衡。

(5) 饮食环境及营养教育咨询。为了增强幼儿的食欲和促进营养成分的消化与吸收,我们还可以创造适宜的环境使幼儿心情愉快、安静进餐。如在进餐场所墙面贴一些水果、蔬菜的图画,进餐时播放一些轻音乐等;要求教师在孩子进餐前后及过程中不训斥、责骂或惩罚孩子。

无论是幼儿园老师还是家长,都有必要学习营养健康知识。而这个知识的来源应由营养师进行指导和教育,同时定期宣传,协助制订好合理的膳食计划,并及时发现问题,进行好群体及个体监测。具体详见营养教育与营养咨询章节。幼儿园老师、营养师与家长共同努力,培养学龄前儿童饮食定时定量,不挑食、不偏食,细嚼慢咽,少吃零食等良好的膳食习惯。树立合理营养的健康意识。详见营养教育与咨询章节。

2. 幼儿园膳食管理制度

(1) 成立儿童膳食管理委员会。管理委员会应由主管园长任主任,成员包括营养师或监管儿童营养的卫生保健人员、膳食管理员、保教人员以及财务人员等,每月至少应有一次会议,对幼儿膳食计划、食谱制定、食物购买渠道等进行管理、监督、评价,定期每季度向家长汇报儿童膳食状况。

(2) 食物营养与安全的培训。儿童膳食管理委员会授权营养师或卫生保健人员对膳食管理人员、保教人员、厨师定期进行食物营养和安全的培训,并对食物营养和安全知识掌握和执行情况进行考核。

(3) 食品卫生监督管理。儿童膳食管理委员会授权营养师或卫生保健人员对幼儿膳食实施过程的卫生进行全程监督和指导,包括食物购买渠道、食物储存、食物烹调前的处理、烹调过程、幼儿进餐环境等,以保证食品安全。膳食管理员或司务长应详细登记所购买食物的种类和数量,建立入库和出库登记制度,财务人员也应每日记录入园儿童进餐人数,儿童膳食管理委员会授权营养师或卫生保健人员按季度统计食物消耗及进餐人数,其目的是以记账法进行膳食调查,对该季度幼儿的膳食营养进行粗略评估。儿童膳食管理委员会授权营养师或卫生保健人员每学期进行一次称量法膳食调查,结合记账法对幼儿膳食营养状况进行评估,评估应以《中国居民膳食营养素参考摄入量(2013 版)》推荐值作为目标值,以不断改进幼儿的膳食和营养状况,并将结果向家长和向上级主管部门通报。

【应用】

食谱的编制要满足学龄前儿童生长发育需求,具体参照《中国居民膳食营养素参考摄入量(2013 版)》。

1. 做好工作准备

(1) 准备好《食物成分表(2018 版)》、计算器、《中国居民膳食营养素参考摄入量(2013 版)》。

(2) 开展调查,了解幼儿园规模、人数和年龄及既往该幼儿园饮食费用情况。

2. 编制程序如下:

(1) 确定儿童膳食目标:幼儿园集体用餐对象的能量目标首先从总体人群区分性别和年龄亚组,然后分别加和不同亚组人群的能量需要,计算能量需要平均值。

(2) 确定宏量营养素膳食目标:根据《中国居民膳食营养素参考摄入量(2013 版)》计算出每人每日通过膳食摄入的蛋白质、脂肪和碳水化合物所提供的能量分别占总能量的比例。推荐以总能量的 55%~65% 由碳水化合物提供。每克碳水化合物产 4kcal 能量,则计算公式如下:

$$计划碳水化合物数量(g) = 能量参考摄入量的平均值×60\%$$
$$(推荐碳水化合物功能比取值)/4$$

根据《中国居民膳食营养素参考摄入量(2013 版)》所提供的 3~6 岁儿童蛋白质的参考摄入量平均值为目标值,确定儿童每日人均蛋白质参考摄入量。

脂肪按照剩余能量占比计算,建议最高不超过 35% 占能比。每克脂肪产 9kcal 能量,则计算公式如下:

$$计划脂肪数量(g) = (能量参考摄入量的平均值-计算蛋白数量×4-$$
$$计划碳水化合物数量×4)/9$$

(3) 食物品种和数量的确定:首先计算并设计出一日幼儿园标准集体食谱,并确定该标准集体食谱所需食物品种和数量。学龄前儿童以三餐两点制为宜。食物及营养素分配原则如下:早上活动多,早餐、早点共 30%;午餐宜丰盛,午点低能量,以避免影响晚餐,午餐加午点 40% 左右。晚餐较清淡,以避免影响睡眠,晚餐 30% 左右。方法同个体食物编制,详见第七章第三节。

(4) 营养核查和调整:根据食谱编制原则,将所供应食物的各种营养素含量及供能比列表分析、比较,实际食谱提供营养素情况及与目标量比较,并适当调整食谱。注意各餐营养素和能量适宜分配,早、中、晚正餐之间适量加餐。既保证营养需要,又不增加胃肠道过多的负担。加餐分量宜少,以免影响正餐进食量。

(5) 编制一周午餐食谱:根据第六章食物交换份法内容,编制一周午餐食谱,注意丰富性与多样性,避免重复性过高。交换法编制完成后,核查主要营养素的含量是否在预期变化之内。

(6) 核算总食物供应量:统计用餐幼儿园人数,与个体需要量相乘,计算总食物供应量。

幼儿园 3~6 岁儿童食谱编制工作流程见图 8-1。

【实践】

实践 1　幼儿园集体午餐食谱编制

某幼儿园大班 60 人,男孩 30 人,女孩 30 人,平均年龄 5 岁,分析属于中等体力活动群体,按照午餐午点占全天供能比 40%,请编制该大班午餐午点食谱。则具体过程如下:

1. 根据摄入标准确定能量和营养素摄入目标,制定营养午餐摄入标准,确定能量和营养素摄入目标。

查《中国居民膳食营养素参考摄入量(2013 版)》表,可知 5 岁儿童,每日能量推荐摄入量为男孩 1 400kcal/d,女孩 1 300kcal/d。

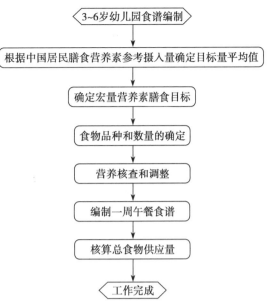

图 8-1　幼儿园 3~6 岁儿童食谱编制工作流程图

计算每日一名幼儿平均能量摄入为(1 400×30+1 300×30)/60＝1 350kcal。

2. 确定宏量营养素膳食目标

碳水化合物:1 350kcal×(50~60)%/4＝168.75~202.5g

脂肪:1 350kcal×(25~30)%/9＝37.5~45.0g

蛋白质:1 350kcal×(10~15)%/4＝33.75~50.63g

设定碳水化合物、脂肪、蛋白质供能比分别取 55%、30%、15%,则计算取整可得碳水化合物、脂肪、蛋白质分别占 186g,45g,51g。按照午餐午点取 40% 则分别为碳水化合物、脂肪、蛋白质 74g、18g、20g。

产能营养素蛋白质也可直接参照《中国居民膳食营养素参考摄入量(2013 版)》,计算平均蛋白质摄入量为 30g,则碳水化合物按照供能比计算,目标能量减去碳水化合物供能值及蛋白质供能值,最终获得脂肪占比,但需保证三种产能营养素供能比均在理想范围内,否则需适当调整。具体计算不再详细描述。

3. 食物品种和数量的确定　根据计算所得三大产能营养素目标值,确定午餐各食物品种及数量。方法同个体食物编制,考虑具体食堂采购及制作情况,克重可根据约数上浮取整。计算并设计出该日学生个体午餐午点食谱,见表 8-1。

表 8-1　幼儿园集体午餐食谱(个人)

星期一	菜品名称	食物(食部)种类和数量
午餐	馒头	小麦粉(富强粉,特一粉)100g
	清炒油菜	油菜 200g
	芹菜炒鸡蛋	芹菜 150g;鸡蛋 55g

续表

星期一	菜品名称	食物(食部)种类和数量
午点	桃子	桃子 50g
	牛奶	牛奶 100ml
	午餐、午点共用花生油 10g	

4. 营养核查和调查　根据食谱编制原则,将所供应食物各种营养素含量及供能比分析列表,将实际食谱提供营养素情况及与目标量,适当调整食谱,调整后见表 8-2。

表 8-2　幼儿园调整后集体午餐食谱(个人)

星期一	菜品名称	食物(食部)种类和数量
午餐	馒头	小麦粉(特一粉)75g
	清炒油菜	油菜 150g
	芹菜炒鸡蛋	芹菜 150g;鸡蛋 60g
午点	桃子	桃子 50g
	牛奶	牛奶 100ml
	午餐、午点共用花生油 10g	

注:每种计算方法及计算过程中均存在一定误差,最终计算结果并非固定数值,保证重要营养素在参考摄入量以上,且误差波动在可接受范围,不超过可耐受最高摄入量。

5. 统计用餐幼儿人数,与个体需要量相乘,计算总食物供应量。如午餐调整后食谱需要油菜 150g,而该学校男女生人数合计 60 人,该学校该日午餐午点需采集油菜总量为 150g×60＝9 000g＝9kg。

6. 在以上食谱(周一)的基础上根据第六章食物交换份法内容,交换法编制完成后,应核查主要营养素的含量是否在预期变化之内。具体编制一周午餐食谱(表 8-3 至表 8-6)。集体供餐时,应乘以学生人数,计算食物用量。具体采购时考虑食材损耗。

表 8-3　幼儿园食堂周二午餐食谱

星期二	菜品名称	食物种类和数量
午餐	米饭	粳米 50g
	素炒西蓝花	西蓝花 200g
	土豆牛肉条	土豆 125g;牛瘦肉 50g
午点	苹果	苹果 50g
	酸奶	酸奶 100ml
	午餐、午点共用花生油 10g	

表 8-4　幼儿园食堂周三食谱

星期三	菜品名称	食物种类和数量
午餐	馒头	小麦粉(特一粉)75g
	白菜炒对虾	白菜 100g;对虾 100g

星期三	菜品名称	食物种类和数量
午点	素炒茼蒿	茼蒿 200g
	苹果	苹果 50g
	牛奶	牛奶 100ml
	午餐、午点共用花生油 10g	

表 8-5　幼儿园食堂周四食谱

星期四	菜品名称	食物种类和数量
午餐	鸡蛋面	鸡蛋 60g
		面条 65g
	炒菜花	菜花 300g
午点	苏打饼干	苏打饼干 10g
	酸奶	酸奶 100ml
	桃	桃 50g
	午餐、午点共用花生油 10g	

表 8-6　幼儿园食堂周五食谱

星期五	菜品名称	食物种类和数量
午餐	猪肉包子	猪瘦肉 50g；小麦粉 65g
	小米粥	小米 10g
	炒卷心菜	卷心菜 200g
午点	牛奶	牛奶 160g
	橘子	橘子 50g
	午餐、午点共用花生油 10g	

第二节　学校学生食谱编制

学校学生正处于在校学习节段，对能量和营养素的需要量相对较高，更需要强调合理膳食、均衡营养。学校学生营养餐可以由学校食堂制作，也可以通过配餐公司配送。但无论采用哪种形式，学校学生食谱编制原则相同。我国专门针对国内中小学生营养餐制定了《学生餐营养指南》，并于 2018 年 2 月 1 日开始实施。许多城市对学生每日餐量控制、营养比例、食品质量控制、生产环境及送餐要求也制定了学生营养餐的质量标准。本节学习学校营养餐的设计，其中以中小学学校食谱编制作为主要内容。

【目的】

1. 掌握学校集体食谱编制。

2. 熟悉学校学生膳食评价的方法。

3. 了解学校食谱编制的形式、学校食谱编制的特点及重要性、中小学及大学学校食谱编制的原则、国家学生营养餐指南及营养餐指南中的配餐原则。

【内容】

（一）中小学学校学生食谱编制

1. 中小学学校食谱编制的特点及重要性　中小学生所摄取的营养不仅要维持生命和体力活动的需要，还要满足快速生长发育的需要。各个学校学生的身高、体重以及发育状况、饮食习惯的不同使食谱编制略有不同。

在我国每年 5 月 20 日为中国学生营养日。其目的在于广泛、深入宣传学生时期营养的重要性，大力普及营养知识。目前我国学生营养状况不容乐观，部分城市存在中小学学生早餐马虎、中餐凑合、晚餐丰富等情况，饮食结构不合理。由于很多学生和家长缺乏合理营养知识，学生片面地摄入高脂肪、高蛋白食物，加上运动量不足，我国青少年肥胖症发生率逐年升高。而青少年不良的饮食习惯和生活方式，为成年后罹患心脑血管病、高血压、糖尿病、肝胆疾病等慢性病埋下了隐患。

为了青少年茁壮成长，应大力普及学生营养知识，为学生提供合理的饮食结构。

2. 中小学学校学生食谱编制的主要原则　中小学生一般在学校进食午餐，早餐、晚餐在家中进食，学校营养餐应遵守以下原则：营养、卫生、科学、合理，体现平衡膳食，做到一周各类营养素配比合理，以满足学生生长发育的需要。每周食谱尽可能不重样，结合中小学生的饮食习惯，并考虑季节、地区特点和学生的经济负担能力，充分利用当地食物资源，制定营养食谱。主食做到细粮搭配五谷杂粮、豆类、薯类，提倡粗粮细做。确保优质蛋白质的摄入应占膳食总蛋白质的一半以上。做到动物性食物与豆制品、根茎菜、绿叶菜、瓜类、豆类、薯类及菌藻类合理搭配。蔬菜中应有一半为绿色或其他有色的叶菜。尽量多提供富含钙的食物，以增加钙的摄入量，每份午餐提供的钙不应低于 400mg。控制食盐摄入量，每份午餐食盐含量应限制在 3g 以下（钠含量平均不超过 1 000mg）。每周吃一次含铁丰富的动物内脏，如鸡肝、鸭肝、猪肝等；为补充钙、碘，除经常提供含钙丰富的食物外，每周至少吃一次海带或其他海藻类食物。食谱应尽量选用维生素 A、维生素 B_2 含量高的食物，如豆腐、肝、海带、胡萝卜等。考虑操作间的加工能力，保证食谱的切实可行。合理烹调，减少食物中营养成分的损失。

3. 中小学学校国家学生营养餐指南　2017 年 8 月 1 日，国家卫生计生委发布了《学生餐营养指南》，规定了 6~17 岁中小学生全天即一日三餐能量和营养素供给量、食物的种类和数量以及配餐原则等，并规定于 2018 年 2 月 1 日起施行。具体内容有：

（1）全天能量和营养素供给量：不同年龄段学生的全天能量和营养素供给量见表8-7。

表 8-7　国家学生营养餐每人每天能量和营养素供给量*

能量及营养素	6~8 岁		9~11 岁		12~14 岁		15~17 岁	
	男	女	男	女	男	女	男	女
能量/kcal（MJ）	1 700（7. 11）	1 550（6. 48）	2 100（8. 78）	1 900（7. 94）	2 450（10. 24）	2 100（8. 78）	2 900（12. 12）	2 350（9. 82）
蛋白质/g	40	40	50	50	65	60	75	60
脂肪供能比	占总能量的 20%~30%							
碳水化合物供能比	占总能量的 50%~65%							
钙/mg	750		850		950		800	
铁/mg	12		14		18		18	
锌/mg	6. 5		8		10. 5	9	11. 5	8. 5
维生素 A/μgRAE	450		550		720	630	820	630
维生素 B_1/mg	0. 9		1. 1		1. 4	1. 2	1. 6	1. 3
维生素 B_2/mg	0. 9		1. 1		1. 4	1. 2	1. 6	1. 3
维生素 C/mg	60		75		95		100	
膳食纤维/g	20		30		20		25	

注:* 能量供给量应达到标准值的 90%~110%,蛋白质应达到标准值的 80%~120%。
摘自:《学生餐营养指南》(WS/T 554—2017)。

（2）每人全天的食物种类及数量:一日三餐应提供谷薯类、新鲜蔬菜水果、鱼禽肉蛋类、奶类及大豆类等四类食物中的三类及以上。不同年龄段学生的全天各类食物的供给量见表8-8 与表 8-9。

表 8-8　国家学生营养餐每人早餐能量和营养素供给量

单位:g

食物种类		6~8 岁	9~11 岁	12~14 岁	15~17 岁
谷薯类		75~90	90~105	105~120	105~120
蔬菜水果类	蔬菜	90~105	105~120	120~135	130~150
	水果	15~60	60~75	75~90	90~105
鱼禽肉蛋类	畜禽肉类	9~12	12~15	15~18	18~21
	鱼虾类	9~2	12~15	15~18	15~18
	蛋类	15	15	25	25
奶、大豆类及坚果	奶及奶制品	60	60	75	75
	大豆类及其制品和坚果	9	11	12	15
植物油		5	5	5	5
盐		1. 5	1. 5	1. 5	2

摘自:《学生餐营养指南》(WS/T 554—2017)。

表 8-9 国家学生营养餐每人午餐或晚餐能量和营养素供给量

单位：g

食物种类		6~8 岁	9~11 岁	12~14 岁	15~17 岁
谷薯类		100~120	120~140	140~160	140~160
蔬菜水果类	蔬菜	120~140	140~160	160~180	180~200
	水果	60~80	80~100	100~120	120~140
鱼禽肉蛋类	畜禽肉类	12~16	16~20	20~24	24~28
	鱼虾类	12~16	16~20	20~24	20~24
	蛋类	20	20	30	30
奶、大豆类及坚果	奶及奶制品	80	80	100	100
	大豆类及其制品和坚果	30	35	40	50
植物油		10	10	10	15
盐		2	2	2	2.5

摘自：《学生餐营养指南》（WS/T 554—2017）。

4. 中小学生学生餐营养指南的配餐原则

（1）品种多样：在满足中小学生生长发育所需能量和营养素需要的基础上，参考第六章表 6-9 至表 6-15 进行食物互换做到食物多样，适时配餐，注重营养与口味相结合。

谷薯类包括米、面、杂粮和薯类等，可用杂粮或薯类部分替代米或面，避免长期提供一种主食；蔬菜水果类每天提供至少三种以上新鲜蔬菜，一半以上为深绿色、红色、橙色、紫色等深色菜，适量提供菌藻类。有条件的地区每天提供至少一种新鲜水果；鱼禽肉蛋类的禽肉与畜肉互换，鱼与虾、蟹等互换，各种蛋类互换。优先选择水产类或禽类；畜肉以瘦肉为主，少提供肥肉。每周提供 1 次动物肝脏，每人每次 20~25g。蛋类可分一日三餐提供，也可集中于某一餐提供；奶类及大豆平均每人每天提供 200~300g（一袋或盒）牛奶或相当量的奶制品，如酸奶。每天提供各种大豆或大豆制品，如黄豆、豆腐、豆腐干、腐竹、豆腐脑等。奶及奶制品可分一日三餐提供，也可集中于某一餐提供。

（2）预防缺乏营养素：学生营养餐配制需要经常提供下列矿物质和维生素含量丰富的食物：①富含钙的食物：奶及奶制品、豆类、虾皮、海带、芝麻酱等。②富含铁的食物：动物肝脏、瘦肉、动物血、木耳等。③富含维生素 C 的合物，如深绿色的新鲜蔬菜和水果。④富含维生素 A 的动物性食物，如动物肝脏、海产品、蛋类、深色菜和水果等。

如果日常食物提供的营养素不能满足学生生长发育的需求，可鼓励使用微量营养素强化食物，如强化面粉或大米、强化酱油或强化植物油等。

（3）控油限盐：学生餐要清淡，每人每天烹调油用量不超过 30g。控制食盐摄入，包括酱油和其他食物中的食盐在内，提供的食盐不超过每人每天 6g。

（4）合理安排三餐时间：早餐以安排在 6:30~8:30、午餐 11:30~13:30、晚餐 17:30~19:30 进行为宜。

（5）因地制宜：根据当地的食物品种、季节特点和饮食习惯等具体情况，结合中小学生营养健康状况和身体活动水平配餐。以周为单位,平均每日供应量达到标准的要求。向学生和家长公布每天的带量食谱。

（6）合理烹调:蔬菜应先洗后切。烹调以蒸、炖、烩、炒为主。尽量减少煎、炸等可能产生有毒有害物质的烹调方式。烹调好的食品不应存放过久,不制售冷荤凉菜。

（7）学生餐管理:学生餐相关从业人员应接受合理配餐和食品安全培训。在供餐学校及单位中开展形式多样的营养与健康知识宣传教育;并积极创造条件配备专职或兼职营养专业人员。

此外,在培养孩子的过程中,以往我们大都强调德育、智育、体育等,但忽视了至关重要的"食育"。在学生及家长中开展"食育"至关重要。"食育"是指饮食教育以及通过饮食相关过程进行的各方面教育,其目的不仅仅是促进儿童少年的饮食健康,还促进他们德、智、体、美、劳等全面发展,培养他们保持健康的能力、日常生活能力、独立处事能力、爱的能力等。学校可根据自身情况专门设定"营养日""营养周"或"营养月",邀请权威专业人士对学生及家长开展学生营养宣传教育工作。

（二）大学食堂食谱的编制

1. 大学生食堂食谱编制的特点及重要性　大学生的年龄多在18~25周岁左右,良好的学校营养餐是保障学生健康的基础。学生食堂食谱应充分考虑保证身体健康和经济实惠的原则。大学生正处于由青春期向成熟期转变的阶段,饮食已成人化。大学生基本是寄宿制,在学校就餐者居多,多采用选餐制。因大学生学习任务较重,晚上学习时间也较长,能量消耗较大,应有一定的加餐其能量及各种营养素的需要量相当于中等体力活动的成年人。大学生在餐次能量分配上应为早餐30%,中餐和晚餐分别占40%、30%。

2. 大学生食堂食谱编制的原则　学校食谱的制定也应遵循平衡膳食的原则,根据大学生的营养和生活特点,结合学校所在地区季节的食物供应情况以及食堂设备、炊事人员的技术力量等因素,编制切实可行的食谱。

三餐食物要丰富,可供学生选择的食物要足够多。各类食物应经常调换品种,尽可能地做到食物多样化,做到粗细搭配、干稀搭配。

膳食中含有充足的优质蛋白质,做到荤素搭配。保证一定量蔬菜和水果的供应,蔬菜中应一半以上为深色蔬菜。

控制食盐、油的用量,饱和脂肪量不超过脂肪量的1/3。

考虑当地的饮食状况和学生的经济负担能力,同样营养价值食谱的价格应分为不同的层次,以方便学生选择。

【应用】

食谱的编制要满足学生对热量和营养素的需要,按营养素的供给量标准来选择食物。其中我国中小学生食堂食谱编制参照《国家学生营养餐指南（2017版）》,大学生食堂食谱编制具体参考《中国居民膳食营养素参考摄入量（2013版）》,流程如下:

1. 确定目标能量及目标营养素摄入量　根据摄入标准确定能量和营养素摄入目标并制定营养午餐摄入标准,包括能量和营养素摄入目标。中小学生、大学生食堂食谱编制分别参照《国家学生营养餐指南（2017版）》《中国居民膳食营养素参考摄入量（2013版）》。

2. **食物品种和数量的确定**　首先计算并设计出一日学生标准集体食谱,并确定该标准集体食谱所需食物品种和数量,方法同个体食物编制。

3. 营养核查和调整　根据食谱编制原则,将所供应食物的各种营养素含量及供能比列表分析、比较,实际食谱提供营养素情况及与目标量比较,并适当调整食谱。

4. 编制一周午餐食谱　根据第六章食物交换份法内容,编制一周午餐食谱,注意丰富性与多样性,避免重复性过高。交换法编制完成后,应再次核查主要营养素的含量是否在预期变化之内。

5. 核算总食物供应量　统计用餐学生人数,与个体需要量相乘,计算总食物供应量。

6~17 岁中小学生学校午餐食谱编制工作流程见图 8-2。

18~25 岁大学生学校午餐食谱编制工作流程见图 8-3。

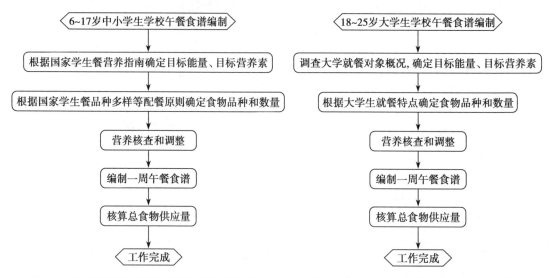

图 8-2　6~17 岁中小学生学校午餐食谱编制工作流程

图 8-3　18~25 岁大学生学校午餐食谱编制工作流程

【实践】

中小学生集体午餐食谱编制

设初中食堂学生年龄范围为 12~14 岁,已知男生 500 人,女生 500 人,要求编制该校学生午餐食谱。则具体过程如下:

(1) 根据摄入标准确定能量和营养素摄入目标,制定营养午餐摄入标准,确定能量和营养素摄入目标,供给标准见表 8-7。

查表计算每日一名学生平均能量摄入为(2 450×500+2 100×500)/1 000=2 275kcal,同理计算平均蛋白质摄入量为 62.5g,早、中、晚餐分别各占总能量、总蛋白质供给量的 30%、40%、30%。确定午餐能量为 910kcal,蛋白质 62.5×40%=25g,其中动物性或大豆蛋白质不少于 1/3 的总蛋白,则午餐动物性或大豆蛋白质不少于约 8.5g,脂肪占能量的 30%,约 30g;剩余产能营养素碳水化合物供应量计算可得约为 135g。

(2) 食物品种和数量的确定方法同个体食物编制,计算并设计出该日学生个体午餐食谱,见表 8-10。

表 8-10　初中学校学生食堂午餐食谱

餐次	菜品名称	食物（食部）种类和数量
午餐	二米饭	粳米（标一）140g；高粱米 35g
	白菜冬瓜虾皮汤	白菜 100g；虾皮 5g；冬瓜 25g
	西红柿炒土鸡蛋	西红柿 100g；土鸡蛋 55g
	苹果	苹果 100g
	牛奶	牛奶 90g
	花生油	花生油 20g

（3）营养核查和调查。根据食谱编制原则，将所供应食物各种营养素含量及供能比分析列表，将实际食谱提供营养素情况及与目标量，适当调整食谱，调整后见表 8-11。

表 8-11　初中学校学生食堂午餐调整后食谱

餐次	菜品名称	食物（食部）种类和数量
午餐	二米饭	粳米（标一）110g；高粱米 25g
	白菜冬瓜虾皮汤	白菜 100g；虾皮 5g；冬瓜 20g
	西红柿炒土鸡蛋	西红柿 150g；土鸡蛋 70g
	苹果	苹果 100g
	酸奶	酸奶 100g
	花生油	花生油 15g

注：每种计算方法及计算过程中均存在一定误差及便于采购约数取整，最终计算结果并非固定数值，保证重要营养素在参考摄入量以上，且误差波动在可接受范围，不超过可耐受最高摄入量。

（4）统计用餐学生人数，与个体需要量相乘，计算总食物供应量。如午餐调整后食谱需要四季豆 100g，而该学校男女生人数分别为 500 人，该学校该日需采购四季豆总量为 100g×（500+500）＝ 100kg。

（5）根据第六章食物交换份法内容，编制一周午餐食谱（表 8-12）。编制完成后，应核查主要营养素的含量是否在预期变化之内。集体供餐时，应乘以学生人数，计算食物用量。

表 8-12　初中学校学生食堂午餐调整后食谱

星期	粮谷类食物	动物性食物、豆制品	奶制品	水果
星期一	粳米（标一）110g 高粱米 25g	白菜冬瓜虾皮汤 （白菜 100g、冬瓜 20g、虾皮 5g） 西红柿炒土鸡蛋 （西红柿 100g、土鸡蛋 70g）	牛奶 90g	苹果 100g
星期二	小麦粉（富强粉）135g	蘑菇炖兔肉 （蘑菇 100g，兔子肉 50g） 木耳炒白菜（木耳 5g，白菜 150g）	酸奶 75g	梨 100g

续表

星期	粮谷类食物	动物性食物、豆制品	奶制品	水果
星期三	小麦粉(富强粉)110g	清蒸芋头(芋头 100g) 萝卜豆腐对虾 (萝卜 100g,豆腐 50g,对虾 40g) 蘑菇油菜(蘑菇 100g,油菜 100g)	牛奶 90g	桃 100g
星期四	小麦粉(富强粉)135g	胡萝卜炒鲜贝丁 (胡萝卜 150g,鲜贝 40g) 凉拌芹菜豆干 (芹菜 100g,豆腐干 25g)	酸奶 75g	苹果 100g
星期五	粳米(标一)135g	清炒油菜(油菜 100g) 青椒鸡丁 (青椒 150g,胡萝卜 25g,鸡脯肉 50g)	牛奶 90g	橙子 100g

第三节 职工食堂食谱编制

职工食堂为集体用餐,包括不同性别、不同年龄、不同生理状况及不同活动强度的个体。在进行食谱设计和评价时,均不能以某个个体所需要的推荐摄入量作为标准,而应根据具体情况,分析该就餐人群的日常摄入量分布,确定营养素的营养目标。然后观察一段时间,根据体重和体质变化等再进行调整完善。

【目的】

1. 了解职工食堂食谱编制的特点和几种职工食堂营养目标设计方法、集体食堂中养老院食堂的特点及养老院食谱编制考虑因素介绍。
2. 熟悉对职工食堂食谱评价的方法。
3. 掌握职工食堂食谱编制过程。

【知识】

(一) 职工食堂食谱编制的特点

食堂是服务性机构,通常要求价格低、质量好。加强成本核算,严格按营养充足的要求设计和制备膳食,同时保证食物多样、充足供给以及结合地域饮食特点。职工食堂食谱设计需要根据工作类型判断体力活动情况,根据《中国居民膳食营养素参考摄入量(2013 版)》可确定个体具体目标能量摄入,进而计算群体,具体方法将在食谱编制章节具体介绍。

脑力劳动者及轻体力劳动的合理膳食与普通人没有明显差别。但某些特殊工种职工,可能需要进行特殊营养设计,例如高温环境工作人员出汗较多,注意水分、钠、钾、钙、镁和微量元素的补足,由于中国人食盐摄入量普遍偏高,理论上不需要额外补充钠,但仍需根据出汗量、日常饮食、个体差异进行具体分析。低温环境作业人员能量需要量要适当增高,基础代谢率可增加 10% ~ 15% ,在提高总能量的同时应该适当降低碳水化合物比例,蛋白质正常或者略高,脂肪适当提高,脂肪含量提高至 30% ~ 35% 可提高御寒能力。也有研究表明,低温环境下维生素需要量高于常温,可适当补充维生素 C、维生素 E、锌等。

劳动强度分析举例见表 8-13。

表 8-13　劳动强度分级

轻度	办公室工作、修理电器中表、售货员、酒店服务员、讲课等
中度	学生日常活动、驾驶、电工、家务、车床操作、金工切割等
重度	非机械化农业劳动、炼钢、舞蹈、体育运动、装卸、采矿等

(二)职工食堂营养目标设计方法

职工食堂营养目标设计方法可采用集体用餐营养目标设计方法,包括均匀性群体及非均匀性群体营养目标设计,针对不同人群具有不同方法。这里的均匀性群体及非均匀性群体主要是看为人群计划膳食时该人群的特点是否为一个均匀的群体,包括如年龄、性别、劳动强度状况等比较一致,还是由若干营养素需要量不同的亚人群组成的不均匀的群体。

1. 为不均匀的群体计划膳食　为一个均匀性群体计划膳食,主要步骤包括:确定计划目标,即对每一种营养素确定一个摄入不足和摄入过量风险的概率;计算每一种营养素的靶日常营养素摄入量分布(target daily nutrient intake distribution);设计食谱使它能够达到靶日常营养素摄入量分布;评估计划的结果。

(1)确定计划目标:确定计划目标就是要确定可以允许人群中有多大比例的个体有摄入不足的危险和有多大的比例有摄入过量的潜在危险。对于每一种有 EAR 和 UL 的营养素都要作出这种决定。惯常的做法是允许有 2% ~ 3% 的人有摄入不足的危险,另有 2% ~ 3% 的人有摄入过量的危险。但是对于不同的营养素或针对特定的人群,这个百分数可以由计划者根据需要和可能进行调整。

对于只有一个适宜摄入量(adequate intakes,AI)的营养素,应当设置人群摄入量的中位数等于 AI 值。能量摄入量的目标应该设定为这个人群的平均能量需要量(EER)。宏量营养素的分配目标,按照 AI 或者宏量营养素可接受范围(acceptable macronutrient distribution ranges,AMDR)设定蛋白质、脂肪各自提供的能量百分数应当是适宜的。有预防非传染性慢性病的建议摄入量(proposed intakes for preventing non-communicable chronic diseases,PI-NCD,简称建议摄入量,PI)的营养素,设置非传染性慢性病易感人群的摄入量接近或者达到 PI。

(2)设置靶日常营养素摄入量分布:设置靶日常营养素摄入量分布是为了能保证这一个群体中在绝大多数情况下摄入不足的概率和摄入量过多的概率都很低。对于有 EAR 和 UL 的营养素,都可以用群体中摄入量低于平均需要量的个体所占的比例表示摄入不足的概率,摄入量超过 UL 的个体所占的比例表示摄入量过多的概率。

为了设置靶日常营养素摄入量分布,需要使用对相关人群的日常营养素摄入量分布资料。如果计划人员没有该人群的摄入量分布资料,就需要借用类似群体的摄入量分布资料来设计一个摄入量分布的资料。人群营养素摄入量分布极少有正态分布,不可能根据平均值和标准差来确定其分布状态,所以一般都需要了解营养素摄入量的百分位分布。已有的营养素摄入量分布资料,一般不可能刚好处于满足确定的计划目标的位置,所以计划者必须把它上移或下移,也就是要加上或减去一定量的营养素,使经过处理以后的摄入量分布状态能够满足确定的计划目标。这个经过调整的,处于正确位置的摄入量分布就变成了靶日常营养素摄入量分布,也可称为营养素摄入量期望分布。假定:9~13 岁女孩锌的 EAR 是 7mg/d,某学校营养状况调查结果显示,9~13 岁女孩有 10% 摄入量低于 EAR,如果确定的计划目标是让只有 3% 的孩子摄入量低于 EAR,那么摄入量就需要增加。需要增加的量就是当前摄入量分布的第三百分位和摄入量期望分布的第三百分位之间的差。当前分布和期望分布的第三百分位分别是 6.1mg/d 和 7.0mg/d,差别为 0.9mg,这就需要把当前摄入量的分布向上移动 0.9mg/d,以便使只有 3% 的孩子的摄入量低于 EAR。

为了使摄入量的分布能够保证摄入营养素过量的概率也很低,需要采用同样的步骤。再次使用上述锌的例子,9~13 岁女孩锌的 UL 是 23mg/d,她们当前摄入量分布的第 97 分位是 15.5mg,所以即便摄入量的分布向上移动 0.9mg/d,这个新产生的摄入量分布第 97 分位是 16.4mg,还是低于她们的锌的 UL。这样经过调整得到的"靶日常营养素摄入量分布"可以满足计划设置的摄入量不足和过量的概率目标。

靶日常营养素摄入量分布的中值是一个有用的数据,可以用来作为编制食谱的基本依据。假定摄入量分布的形态不因计划过程而改变,靶日常营养素摄入量分布的中间值应该是当前摄入量分布的中间值加上一个量,这个量是为了达到靶日常营养素摄入量分布所需要移动的量。继续使用上面锌的例子,这个需要移动的量是每天加上 0.9mg;女孩当前摄入量分布的中值是 9.4mg/d,所以靶日常营养素摄入量分布中值应当是 9.4mg+0.9mg,即 10.3mg/d。

（3）编制靶日常营养素摄入量分布食谱:在每一种我们关心的营养素都已经设置出一个靶日常营养素摄入量分布以后,就需要把这个"靶"通过食谱来变为现实。编制食谱涉及到以下步骤:

为食谱确定营养素含量目标:一般可以用靶日常营养素摄入量分布的中值作为食谱营养素含量的目标。食谱的营养素含量应该计划的比较富裕,因为在绝大多数集体供餐的条件下,营养素的摄入量都要一定程度的低于食物所提供的营养素含量,也就是食物并没有被全部摄入。

在确定食谱的营养素含量目标的时候,必须对所有观察的营养素都设立一个目标。对于只有 AI 营养素没有办法评价摄入不足的概率,可以直接用 AI 作为计划这些营养素含量的目标。食谱的营养素含量应能达到消费人群的 AI 值。确定食谱的能量含量目标,需要计算人群平均能量需要量(EER)或当前能量摄入量分布的平均值。同时必须对体重进行检测。

决定供应什么食物实现摄入量目标:这一过程计划者一般都要靠以食物为基础的膳食指南来完成,如"中国居民平衡膳食宝塔"就是把营养素目标转换成食物消费量的良好范例。另外还需要参考已经出版的或用过的一些食谱,选择那些提供的营养素大概能够达到适宜摄入水平的设计作为参考。通常需要用一定的营养计算软件来进行计算,完成食物和营养素的互相转换。对宏量营养素的合理分配也应同时加以考虑。

2. 为不均匀的群体计划膳食　如果群体当中对营养素或/和能量需要不是一致的,可以用不同的方法进行计划。可以把最脆弱的亚人群,即营养素的需要量相对他们的能量需要最高的亚人群作为目标制定计划。在不可能把最脆弱人群作为目标的情况下,可以用营养素密度法进行计划。营养素密度的定义是一种食物或膳食中所含有的营养素和它的能量含量比,它的表示方法是每1 000kcal的营养素重量单位数,例如:50mg/1 000kcal。

(1) 简单营养素密度法(simple nutrients density method):这种方法要求首先确定一个营养素摄入目标中值与平均能量需要量之比最高的亚人群,再用这个亚人群的营养素摄入量目标中值作为计划这个不均匀人群食谱的营养素密度目标。例如一个由男、女混合组成的人群,假设男性的维生素 C 摄入量目标中值为 138mg/d,女性的维生素 C 摄入量目标中值为 116mg/d;男性的平均能量需要量为 2 600kcal/d,女性的平均能量需要量是 1 800kcal/d。则男性维生素 C 摄入量目标中值,用密度表示即 52mg/1 000kcal,女性的摄入目标中值即 64mg/1 000kcal。女性需要膳食中的维生素 C 的密度高于男性,计划者就应用女性的维生素 C 摄入量目标中值 64mg/1 000kcal 作为计划食谱的依据,而且推测这个食谱也可以满足男性维生素 C 的摄入目标。

(2) 靶营养素密度分布法(target nutrients density distribution method):靶营养素密度分布法是一种为不均匀人群计划膳食的新方法,即为每一个亚人群建立一个靶营养素密度分布,从这些靶分布当中再选择最高的那个密度分布中值,作为计划这个群体膳食的营养素密度目标。本方法要求:获得每一个亚人群日常营养素摄入量的靶分布;把每个亚人群的日常营养素摄入量的靶分布和日常能量摄入量分布相结合,得到一个用密度表示的日常营养素摄入量的靶分布;比较每一个亚人群的摄入量密度目标中值,找出最高的营养素密度中值,设定为整个人群的计划目标。

根据需要量最高的亚人群来确定摄入量中值有可能大大超过其他亚人群的需要。在需要量较低的亚人群当中,可能超过了有些成员的可耐受最高摄入量,计划者必须考虑到这种危险性。在这种情况下可考虑采用营养教育或者营养素补充的途径来满足需要量最高的亚人群的需要更为适宜。

3. 膳食营养评价　结果评估是计划群体膳食中一个非常重要的环节,需要根据"应用 DRIs 评价群体摄入量"中所说的方法,判定是否达到了计划的目标。计划膳食是一个多环节的连续性的工作过程,有许多因素能够影响结果的可靠性。所以必须根据评价的结果对计划进行相应的修改。详见第二章膳食营养素参考摄入量(DRIs)的应用章节。

能量基于设计均匀性群体膳食营养目标,要分析人群的分布和特点。当假设本组人群是年龄段均匀性较差的不同年龄的男性和女性人群(年龄、能量需要、活动强度不相似),则过程如下。

(1) 能量目标。与配餐设计一样,先从总体人群中区分出性别亚组,然后分别加和不同亚组人群的能量需要,计算能量需要平均数值。公式:群体能量需要目标 = ∑ 不同(亚组能量 RNI×人数/组)/总人数膳食评价应根据膳食调查实际摄入和体重变化来确定。

(2) 宏量营养素目标。宏量营养素目标根据来自能量分布来确定。通常确定数值,如蛋白质在 10% ~ 14%,脂肪 20% ~ 30%,碳水化合物 55% ~ 65% 为适宜。当评价其实际摄入量时,则可以略宽或制定可接受分布范围。

(3) 其他营养素。运用 DRIs 进行评价营养素摄入状况,详见第二章膳食营养素参考摄入量(DRIs)的应用章节。

【应用】

下面介绍一下集体用餐食堂食谱编制的主要流程。

1. 调查集体人数和年龄分布,确定能量目标摄入量 根据《中国居民膳食营养素参考摄入量(2013 版)》,统计集体用餐对象的能量目标首先从总体人群中区分性别、年龄亚组,然后分别加和不同亚组人群的能量需要,计算能量需要平均数值。群体能量需要目标量 = Σ 不同(亚组能量 RNI×人数/组)/总人数。

例如:某冶钢厂职工餐厅供餐人数共 100 人,包括 18～50 岁男工 90 人,18～50 岁女工 10 人,则群体能量需要目标量 = (3 000×90+2 400×10)/100 = 2 940kcal(人均)。

2. 估算产能营养素需要量 估算目标群体中对能量需要不一致时,可以用最脆弱的亚组能量相对最高的人群作为目标,在不可能把最高需要作为目标的时候(如经济或来源考虑),可以用简单的营养素密度法。

例如:该群体蛋白质推荐摄入量最高的亚组为乳母,每日推荐摄入蛋白质为 70g,若该食堂人均摄入蛋白量为 70g,则认为可满足全体成员蛋白质摄入。

脂肪摄入目标量、碳水化合物摄入目标量按照能量配比计算食堂所需摄入量。

3. 编制一日食谱进行食物选择和分配 方法同个体食谱编制,三餐能量及产能营养素配比大致为 30%、40%、30%,可得该食堂就餐人员一日食谱。

4. 在以上基础上,根据食物交换份编制该食堂一周食谱。

5. 食谱评价与调整 修改每标准人全日烹调用油为 25g 左右,全日食盐用量在 6g 以下。同时计算一周食谱营养素成分,与中国居民膳食营养素参考摄入量对照,适当调整食谱。

6. 核算食物采购量 按照以上食谱设计计算并购置食物。同时对能量、经济、口味等进行分析评价,发现问题及时调整。注意制定食谱执行过程中,要监测职工体重变化、体质情况,不断调整膳食结构和营养目标。

职工食堂食谱编制工作流程见图 8-4。

【实践】

某职工食堂每天就餐平均人数为 305 人,男性、女性混合,年龄为 20～65 岁。请为该职工食堂编制食谱。

1. 了解职工人数和年龄分布,确定能量目标摄入量 某职工食堂每天就餐平均人数为 305 人,男性、女性混合,年龄为 20～65 岁。需根据不同性别、年龄及不同生理状况人数在人群比例确定能量供给目标量。该食堂就餐人员情况汇总见下表 8-14。

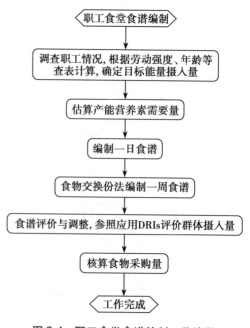

图 8-4 职工食堂食谱编制工作流程

表 8-14　食堂就餐人员调查分析表

表 8-14　食堂就餐人员调查分析表

年龄/岁	职业人员	男	能量推荐摄入量/ kcal·d⁻¹ 人均	女	能量推荐摄入量/ kcal·d⁻¹ 人均	劳动强度
20~50	机关人员	100	2 250	100	1 800	轻
	孕中期妇女	0	—	10	2 100	轻
	乳母	0	—	5	2 300	轻
	保安	40	2 600	0	—	中
	司机	10	2 600	0	—	中
50~60	中层干部	20	2 100	20	1 750	轻

注:劳动强度分级参照第一章第四节劳动强度分级表。

根据就餐职业人员调查分析表看,计算平均能量摄入量为 = (2 250×100+1 800×100+2 100×10+2 300×5+2 600×40+2 600×10+2 100×20+1 750×20)/305 = 2 113kcal。

2. 估算产能营养素需要量　当目标群体中对营养素需要不一致时,可以用最脆弱(即营养素的需要量相对他们的能量需要最高的亚人群)的亚组作为目标。详见本章节内容。

例如:该群体蛋白推荐摄入量最高的亚组为乳母,每日推荐量为70g,若该食堂人均摄入蛋白70g,可满足全体成员蛋白质摄入。

脂肪摄入目标量 = (2 113×25%)/9 = 59g,碳水化合物摄入目标量 = (2 113−2 113×25% −70×4)/4 = 326g。

3. 编制一日食谱进行食物选择和分配(方法同个体食谱编制)　三餐能量及产能营养素配比大致为 30% 、40% 、30% ,可得该食堂就餐目标一日食谱,见表 8-15。

表 8-15　某职工食堂一日食谱

餐次	菜品名称	食物种类和数量
早餐	花卷	小麦(富强粉)75g
	牛奶	牛奶 250ml
	鸡蛋	鸡蛋 60g
午餐	米饭	粳米 125g
	土豆炖瘦牛肉	土豆 150g 瘦牛肉 75g
	韭菜炒虾皮	韭菜 250g 虾皮 5g
晚餐	二米饭	粳米 75g;小米 50g
	白菜豆腐炖鸡丁	白菜 250;豆腐 75;鸡丁 50g
	香菇油菜	香菇(干)15g;油菜 150g
全天		全天植物油 30g,盐 5g

4. 食谱的评价与调整　计算膳食营养素摄入量,评价营养素在每餐中的分布,根据占《中国居民膳食营养素参考摄入量(2013 版)》RNI 数值,进一步确定差距数值,必要时适当

调整食谱。

5. 在以上基础上,根据第六章食物交换份法内容,编制该食堂一周食谱。

例如:以表 8-14 食谱谷类食物为例进行食物互换,罗列该食谱中谷类食物,分别为小麦粉 75g、粳米 125g、土豆 200g、粳米 125g、小米 10g,查食物交换份表格可得谷类食物为 15 个交换份。按照早中晚餐大致为 30%、40%、30% 比例分配。早餐选用小麦粉做包子条,午餐选用粳米做米饭,晚餐选用山药和小麦粉馒头,可得出谷类食物交换份为互换方案见表 8-16。

表 8-16 谷类食物交换份为互换方案示例

食物种类	食物份数	具体食物	每份重量/g
早餐	4	小麦粉	100
午餐	6	粳米	125
晚餐	2	山药	250
	3	小麦粉	75

其他食物依照相同方法进行互换,三餐能量及产能营养素配比大致为 30%、40%、30%,可根据食堂具体情况、用餐习惯及喜好等进行适当调整,互换后食谱示例见以表 8-17 至表 8-21。

表 8-17 某职工食堂周一食谱

星期一	菜品名称	食物种类和数量
早餐	花卷	小麦(富强粉)75g
	牛奶	牛奶 250ml
	鸡蛋	鸡蛋 60g
午餐	米饭	粳米 125g
	土豆炖瘦牛肉	土豆 150g 瘦牛肉 75g
	韭菜炒虾皮	韭菜 250g 虾皮 5g
晚餐	二米饭	粳米 75g;小米 50g
	白菜豆腐炖鸡丁	白菜 250g;豆腐 75g;鸡丁 50g
	香菇油菜	香菇(干)15g;油菜 150g
全天		全天植物油 30g,盐 5g

表 8-18 某职工食堂周二食谱

星期二	菜品名称	食物种类和数量
早餐	茭瓜鸡蛋包	鸡蛋 60g;茭瓜 100g;小麦粉 75g
	红豆大米粥	红豆 10g,大米 15g

续表

星期二	菜品名称	食物种类和数量
午餐	米饭	粳米 125g
	油菜豆腐	油菜 200g；豆腐 150g
	鲫鱼汤	鲫鱼 100g
晚餐	馒头	小麦粉 75g
	山药炖瘦牛肉	山药 250g；瘦牛肉 50g
	清炒西蓝花	西蓝花 200g
全天	全天植物油 30g，盐 5g	

表 8-19　某职工食堂周三食谱

星期三	菜品名称	食物种类和数量
早餐	牛奶	牛奶 250ml
	凉拌芹菜	芹菜 100g
	花卷	小麦粉 100g
午餐	米饭	粳米 150g
	葱烧鲤鱼段	葱 50g；鲤鱼 100g
	荚瓜炒鸡蛋	荚瓜 200g；鸡蛋 60g
晚餐	米饭	粳米 125g
	胡萝卜香菇炖牛腱	香菇 15g；牛腱肉 50g；胡萝卜 200g
	醋溜白菜	白菜 200g
全天	全天植物油 30g，盐 5g	

表 8-20　职工食堂周四食谱

星期四	菜品名称	食物种类和数量
早餐	凉拌黄瓜小菜	黄瓜 50g
	酸奶	酸奶 100ml
	煮鸡蛋	鸡蛋 60g
	花卷	小麦粉 75g
午餐	糙米饭	粳米 100g；糙米 25g
	青椒炒花菜	青椒 50g；花菜 200g
	山药排骨汤	排骨 100g；山药 250g
晚餐	杂粮馒头	小麦粉（富强粉）75g；玉米面 25g；豆面 25g
	白菜炖豆腐	白菜 200g；豆腐 30g
	洋葱炒瘦牛肉	洋葱 150g；瘦牛肉 25g
全天	全天植物油 30g，盐 5g	

表 8-21　某职工食堂周五食谱

星期五	菜品名称	食物种类和数量
早餐	猪肉馅饼 2 个	猪瘦肉 40;白菜 100g;小麦粉 100g
	凉拌菠菜	菠菜 100g
午餐	米饭	粳米 125g
	山药炖鸡胸脯肉	山药 250g;鸡胸脯肉 75g
	西红柿炒鸡蛋	西红柿 200g;鸡蛋 60g
晚餐	米饭	粳米 100g
	菠菜胡萝卜里脊粉丝	干粉丝 20g;菠菜 100g;猪肉里脊 40g;胡萝卜 25g
	炝莴苣	莴苣丝 100g
	酸奶	酸奶 125ml
全天		全天植物油 30g,盐 5g

6. 食谱评价与调整　修改每标准人全日烹调用油为 25~30g 左右,全日食盐用量在 5g 以下。同时计算一周食谱营养素成分,与中国居民膳食营养素参考摄入量对照,适当调整食谱。

7. 食堂一周食谱食物采购量　按照以上食谱设计计算并购置食物。同时对能量、经济、口味等进行分析评价,发现问题及时调整。注意制定食谱执行过程中,要监测职工体重变化、体质情况,不断调整膳食结构和营养目标。

第四节　养老机构供餐食谱编制

【目的】

1. 掌握养老机构供餐食谱编制过程。
2. 熟悉对养老机构供餐食谱评价的方法。
3. 了解养老机构供餐食谱编制的特点。

【知识】

1. 养老机构供餐食谱编制特点　养老机构供餐食谱编制为集体用餐及个体化膳食结合模式,一般针对的群体为老年人,尤其是高龄老年人。在进行食谱设计和评价时,既要以群体食谱制定为基础,又要考虑到老年人特殊的生理特点,还应根据具体情况,确定营养素的目标量。应用一段时间,观察体重和体质变化再进行调整完善。

2. 养老机构供餐食谱编制应考虑到以下因素:

(1) 食物多样性。食材的选择要注重多样化。谷类食物不应仅仅局限于米面,应适量增加薯类及粗粮,以丰富主食;肉类的供应上应增加鱼虾类食物的比例,鱼虾与畜肉类相比更易于被老年人消化吸收,且脂肪含量低,脂肪多为不饱和脂肪酸,有利于老年人的心脑血管健康;蔬菜供应要多样化,根茎类、绿叶类、菌藻类可以交替供应。推荐每天饮用奶制品。根据中国居民膳食指南,保证老年人每天能摄入 300g 鲜牛奶或相当量的奶制品,乳糖不耐受患者可以用酸奶或者添加乳糖酶的奶制品替代;除奶类可选用豆制品(豆腐、豆腐干等)、海产类(海带、虾、螺、贝)、高钙低草酸蔬菜(芹菜、油菜、紫皮洋葱等)、黑木耳及芝麻等天然含钙高的食物。

(2) 注意烹饪方式。在注重饮食色香味的同时,合理使用调味料,配备控盐勺和控油勺,以限制食盐和油的使用。以蒸煮炖为主,尽量减少油炸和爆炒。老年人舌部的味蕾部分萎缩退化,味觉神经也比较迟钝,胃口欠佳,喜欢吃些重油重盐来刺激食欲。这对患有慢性疾病的老年人不利,食物宜清淡忌咸忌油腻。

(3) 少食多餐,注意细软,避免生冷。老年人胃肠黏膜已发生退行性变化,胃酸及各种消化酶的分泌逐步减少,使消化功能下降,应细软,少量多餐,有利于保护消化功能。此外,指导老年人细嚼慢咽,可促进食物更好的消化。注意避免食用冷饮、冷食,以免引起胃黏膜血管收缩,胃液分泌减少,导致食欲下降和消化不良。低温还可引起冠状动脉痉挛,导致心肌缺血缺氧,诱发心绞痛、心律不齐。

(4) 膳食个体化。养老机构在膳食方面顾及所有老年人的个体化需求有相当的难度。建议先从分类化膳食(参见第七章)开始,在对老年人健康状况全面了解的基础上,建立每位老年人的健康状况档案。对有特殊饮食需要的老年人进行科学分类管理,例如食管、胃肠大手术后老年人需食用流食等,具体参照基本膳食和治疗膳食章节;部分鼻饲的老年人可应用肠内营养制剂,详见治疗膳食相关章节。此应用需在专业营养师指导下进行,明确疾病患者或需康复患者建议在医院临床营养师专业指导下进行临床营养或康复营养指导。

(5) 保持适宜体重。随着年龄增长,老年人脊柱侧弯变形,机体脂肪组织增加,使得BMI 相应升高,国外研究资料表明,BMI 低的老年人死亡率和营养风险率增加,生活质量下降。2014 年日本对 263 940 名年龄>65 岁的老年慢性阻塞性肺疾病患者的研究表明,体质量过低的住院全因死亡率明显升高,该研究最重要的结论为,与体质量正常相比,超重和肥胖的死亡率更低,体质量过低组、正常偏低组(BMI 18.5~22.9kg/m^2)、正常偏高组(BMI 23~24.9kg/m^2)、超重组和肥胖组的死亡率分别为 14.3%、7.3%、4.9%、4.3% 和 4.4%。BMI 和死亡率的关系曲线在成年人和老年人中均呈"U"形,这是一个成熟的结论。来自我国上海闵行社区高血压老年人的数据显示,全因死亡相对风险最低的 BMI 为 24~28kg/m^2,但仍需进一步研究。

因此,对 65 岁以上老年人体重的要求应该给予个体化评价和指导。对于个体体重 30 天内下降 5% 以上或者 6 个月降低 10% 以上,应引起高度注意,到医院进行必要的检查。体重增长过高,应当增加身体活动量和适当控制能量摄入,循序渐进使体重回归到适宜范围内,尽量减少体重短时间内的大幅度波动。

(6) 其他。老年人身体对于缺水的耐受性下降,每天饮水量应达到 1 500~1 700ml,少量多次,主动饮水,首选温热的开水。同时需要适当组织老年人更好的接受室外活动、日光浴,有利于体内维生素 D 合成,延缓骨质疏松和肌肉衰减的发展。同时注意集体用餐,增加社交接触的机会,保持良好的心情。

【应用】

养老机构供餐食谱编制流程与职工食堂食谱编制流程类同,下面介绍下养老机构集体用餐食堂食谱编制的主要流程。

1. 调查集体人数和年龄分布,确定能量目标摄入量　统计养老机构进餐人数,区分年龄、性别比例,然后根据《中国居民膳食营养素参考摄入量(2013 版)》分别加和不同亚组人群的能量需要,计算能量目标量。

$$能量目标量 = \sum 不同(亚组能量\ RNI \times 人数/组)/总人数$$

2. 估算产能营养素需要量　产能营养素主要根据其能量分布范围来确定,参照《中国居民膳食营养素参考摄入量(2013 版)》,通常老年人碳水化合物摄入量占总能量的 55% ~ 65%,蛋白质占总能量的 12% ~ 15%,老年人脂肪比例可适当降低,占总能量的 20% ~ 30%。

$$产能营养素摄入量目标(g) = (膳食能量需要量目标 \times 产能营养素占总能量百分比)/$$
$$产能营养素的产能系数$$

当目标群体中对营养素需要不一致时,可以用最脆弱的亚组能作为目标,而不应是最高需要作为目标。如处于经济或来源等其他考虑因素,可以用简单的营养素密度法,详见相关章节。

3. 编制一日食谱进行食物选择和分配　方法同个体食谱编制,三餐能量及产能营养素配比大致为 30%、40%、30%,可得该养老机构食堂用餐一日食谱。

4. 在以上基础上,根据第六章食物交换份法内容,编制该食堂一周食谱。

5. 食谱评价与调整　同老年人个体食谱编制章节,老年人油脂的摄入应以植物油为主,并有一定量动物脂肪的摄入。老年人食盐<6g,合并高血压等疾病时需进一步控制盐量;油脂计算控制总脂肪量(含以上食物内油脂)小于 57g。计算得植物油用量约为 25g。

6. 核算食物采购量　按照以上食谱设计计算并购置食物。同时对能量、经济、口味等进行分析评价,发现问题及时调整。注意在制定食谱执行过程中,监测老年人体重变化、体质情况,不断调整膳食结构和营养目标。

养老机构老年人食堂食谱编制工作流程见图 8-5。

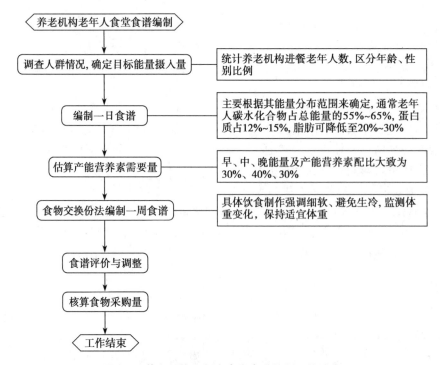

图 8-5　养老机构老年人食堂食谱编制工作流程

【实践】

实践1 某敬老院老年人60人,男性30人,女性30人,计算并编制一日食谱。请为该养老机构供餐编制食谱。

1. 了解该养老机构人数和年龄分布,确定能量目标摄入量 已知该敬老院有男性30人,女性30人,男性、女性混合,调查该养老院人数年龄、性别和年龄构成。需根据不同性别、年龄及不同生理状况人数在人群中的比例确定能量供给目标量,方法通过查表法,即《中国居民膳食营养素参考摄入量(2013版)》。具体情况分析见表8-22。

表8-22 养老机构用餐人员调查分析表

年龄/岁	人数 n	男 n	能量推荐摄入量/kcal	女 n	能量推荐摄入量/kcal	活动强度
50~	20	10	2 200	10	1 750	轻
65~	25	15	2 050	10	1 700	轻
80~	15	5	1 900	10	1 500	轻

根据能量需要量人员组成表看,计算平均能量摄入为=(2 200×10+2 050×15+1 900×5+1 750×10+1 700×10+1 500×10)/60=(22 000+30 750+9 500+17 500+17 000+15 000)/60≈1 860kcal。

2. 估算产能营养素需要量 根据《中国居民膳食营养素参考摄入量(2013版)》表可知老年男性每天蛋白质的DRI为65g,老年女性每天蛋白质的DRI为55g,脂肪占总能量的20%~30%。

估算目标群体中对能量需要不一致时,可以用最脆弱的亚组能量相对最高的人群作为目标,在不可能把最高需要作为目标的时候(如经济或来源考虑),可以用简单的营养素密度法。

3. 编制一日食谱进行食物选择和分配(方法同个体食谱编制) 根据《中国居民膳食指南(2022)》,老年人需要保持充足食物摄入,保证进餐多样性。所以进餐次数可采用三餐两点制或三餐三点制,进餐时间相对固定,每次正餐占全天总能量的20%~25%,加餐占5%~10%。则选择三餐两点制:早餐、早加餐、午餐、午加餐、晚餐能量及产能营养素配比大致为25%、5%、35%、5%、30%。为方便计算可分为早餐早点、午餐午点、晚餐,则占比分别为30%、40%、30%。

则早餐、早点能量摄入=每日能量推荐摄入量×能量比例=1 860×30%=558kcal

按照上述算法可得午餐午点、晚餐能量分别为744kcal、558kcal。

可得该养老机构食堂一日食谱见表8-23,具体确定食物种类和数量方法参照老年人个体食谱编制章节。

4. 食谱评价与调整 修改每标准人全日烹调用油为25g左右,全日食盐用量在5g以下。计算食谱营养素成分,与中国居民膳食营养素参考摄入量对照,适当调整食谱。具体过程详见食谱的评价与调整章节。调整后食谱如表8-24。

表 8-23　某养老机构食堂一日食谱

餐次	菜品名称	食物种类和数量
早餐早点	玉米面窝头	玉米面 75g
	鸡汁老豆腐	豆腐 25g
	茶鸡蛋	鸡蛋 60g
	牛奶	牛奶 200mL
	苏打饼干	苏打饼干 25g
午餐午点	米饭	粳米 100g
	圆白菜炒鸡片	鸡胸脯肉 70g;圆白菜 200g
	寿司	粳米 25g、猪肉里脊 25g 紫菜 10g、胡萝卜 20g、黄瓜 20g
	苹果酸奶	苹果 100g,酸奶 100g
晚餐	馒头	小麦粉(富强粉)85g
	土豆胡萝卜烩牛肉	土豆 100g;牛肉 100g;胡萝卜 100g
	炒油麦菜	油麦菜 200g
	小米粥	小米 10g
全天		全天植物油 25g,盐 5g

表 8-24　某养老机构食堂调整后一日食谱

餐次	菜品名称	食物种类和数量
早餐早点	玉米面窝头	玉米面 50g
	茶鸡蛋	鸡蛋 60g
	牛奶	牛奶 200ml
	苏打饼干	苏打饼干 25g
午餐午点	米饭	粳米 75g
	圆白菜炒鸡片	鸡胸脯肉 50g;圆白菜 150g
	鸡汁老豆腐	豆腐 25g
	寿司	粳米 25g、猪肉里脊 15g 紫菜 10g、胡萝卜 20g、黄瓜 20g
	苹果	苹果 100g
	无糖酸奶	无糖酸奶 100ml
晚餐	馒头	小麦粉(富强粉)75g

餐次	菜品名称	食物种类和数量
	土豆海带胡萝卜烩	土豆125g;牛肉50g;胡萝卜100g;海带25g
	炒油麦菜	油麦菜200g
	小米粥	小米10g
	草莓	草莓100g
全天		全天植物油25g,盐5g

5. 编制一周食谱　根据计算所得食谱,列出该食谱一日食物交换份(表8-25)。

表8-25　示例食物份数交换方案1

食物种类	食物份数	食物种类	食物份数
谷类	11	豆乳类	3
蔬菜类	1	肉鱼蛋类	3
水果类	1	油脂类	2.5

根据第六章食物交换份法内容,可得该食堂一周食谱(表8-26至表8-32)。

表8-26　某养老机构食堂周一食谱

餐次	菜品名称	食物种类和数量
早餐早点	玉米面窝头	玉米面50g
	茶鸡蛋	鸡蛋60g
	牛奶	牛奶200ml
	苏打饼干	苏打饼干25g
午餐午点	米饭	粳米75g
	圆白菜炒鸡片	鸡胸脯肉50g;圆白菜150g
	鸡汁老豆腐	豆腐25g
	寿司	粳米25g;猪肉里脊15g;紫菜10g;胡萝卜20g;黄瓜20g
	苹果	苹果100g
	无糖酸奶	无糖酸奶100ml
晚餐	馒头	小麦粉(富强粉)75g
	土豆海带胡萝卜烩	土豆125g;牛肉50g;胡萝卜100g;海带25g
	炒油麦菜	油麦菜200g
	小米粥	小米10g
	草莓	草莓100g
全天		全天植物油25g,盐5g

表 8-27　某养老机构食堂周二食谱

餐次	菜品名称	食物种类和数量
早餐早点	杂粮馒头	玉米面 50g；小麦粉 50g
	少许小菜	芹菜 75g
	牛奶	牛奶 240g
午餐午点	米饭	粳米 100g
	肉片油菜烧豆腐	油菜 100g；瘦猪肉 25g；豆腐 150g
	西红柿鸡蛋汤	鸡蛋 60g；西红柿 75g
	韭菜炒豆芽	韭菜 50g；绿豆芽 100g
	梨	梨 200g
晚餐	馒头	小麦粉（富强粉）75g
	黄瓜拌牛肉丝	黄瓜 150g；牛肉 75g
	蒜蓉空心菜	空心菜 100g
全天		全天植物油 25g，盐 5g

表 8-28　某养老机构食堂周三食谱

餐次	菜品名称	食物种类和数量
早餐早点	蔬菜手擀面汤	小麦粉 75g；蔬菜 50g
	煮鸡蛋	鸡蛋 60g
	牛奶	牛奶 250ml
午餐午点	黑米米饭	粳米 50g；黑米 25g
	小炖肉烩土豆条	土豆 125g；瘦猪肉 50g；胡萝卜 50g
	虾仁腰果炒西芹	西芹 200g；腰果 10g；虾仁 25g
	西瓜	西瓜 200g
晚餐	南瓜馒头	小麦粉（富强粉）75g；南瓜 25g
	小白菜炖鸡肉	小白菜 150g；鸡脯肉 50g
	黄瓜木耳豆腐干	黄瓜 150g；木耳 5g；豆腐干 75g
全天		全天植物油 20g，盐 5g

表 8-29　某养老机构食堂周四食谱

餐次	菜品名称	食物种类和数量
早餐早点	荞麦馒头	小麦粉 50g；荞麦面 25g
	冬瓜鸡蛋汤	冬瓜 100g；鸡蛋 60g

续表

餐次	菜品名称	食物种类和数量
午餐午点	糙米米饭	粳米 75g;糙米 25g
	香菇油菜鸡肉丸	油菜 200g;干香菇 10g;鸡肉 50g
	素炒茼蒿	茼蒿 150g
	酸奶	酸奶 160g
	梨	梨 200g
晚餐	花卷	小麦粉(富强粉)100g
	青椒豆腐皮炒肉	瘦猪肉 15g;青椒 200g;胡萝卜 50g;豆腐皮 50g
	清蒸鱼	鲳鱼 75g
	低脂牛奶	低脂牛奶 160ml
全天	全天植物油 25g,盐 5g	

表 8-30 某养老机构食堂周五食谱

餐次	菜品名称	食物种类和数量
早餐早点	小米粥	小米 15g
	猪肉菜包	小麦粉 75g;猪肉 50g;白菜 100g
午餐午点	二米饭	粳米 75g 小米 25g
	肉末豆角	肉末 25g;豆角 200g
	韭菜炒鸡蛋	韭菜 200g;鸡蛋 60g
	低脂牛奶	低脂牛奶 250ml
	橙子	橙子 200g
晚餐	玉米面馒头	小麦粉(富强粉)50g;玉米面 25g
	海米油菜	油菜 250g;海米 10g
	鲫鱼烧豆腐	豆腐 100g;鲫鱼 80g
全天	全天植物油 25g,盐 5g	

表 8-31　某养老机构食堂周六食谱

餐次	菜品名称	食物种类和数量
早餐早点	西红柿鸡蛋汤	西红柿 150g；鸡蛋 60g
	发面饼	小麦粉 75g
午餐午点	二合面馒头	面粉 75g；玉米面 25g
	大头菜炒肉	瘦猪肉 35g；大头菜 150g；胡萝卜 25g
	荚瓜虾仁	荚瓜 150g；虾仁 15g
	无糖酸奶	无糖酸奶 130ml
	橙子	橙子 100g
晚餐	花卷	小麦粉（富强粉）100g
	白菜豆腐	白菜 200g；豆腐 100g
	青椒炒鸡肉	青椒 150g；鸡肉 50g
	低脂奶	低脂奶 200g
	香蕉	香蕉 100g
全天		全天植物油 25g，盐 5g

表 8-32　某养老机构食堂周天食谱

餐次	菜品名称	食物种类和数量
早餐早点	馄饨	面粉 75g；瘦肉 50g；黄瓜 100g
	豆浆	豆浆 200ml
	苏打饼干	苏打饼干 25g
午餐午点	米饭	大米 75g
	蒸芋头	芋头 125g
	肉末豆角	肉末 25g；豆角 200g
	韭菜炒鸡蛋	韭菜 200g；鸡蛋 60g
	苹果酸奶	无糖酸奶 100g；苹果 200g
晚餐	馒头	小麦粉（富强粉）75g
	圆白菜木耳炒鸡片	圆白菜 250g；木耳 5g；鸡脯肉 50g
	清炒苦瓜	苦瓜 150g
	紫菜蛋汤	紫菜 5g；鸡蛋 15g
	低脂奶	低脂奶 160ml
	小蛋糕	小蛋糕 25g
全天		全天植物油 25g，盐 5g

6. 食堂食物采购及制作　按照以上食谱设计计算并购置食物。注意烹饪方式。以蒸、煮、炖为主，尽量减少油炸和爆炒。注意细软，避免生冷。可适当增加易消化的汤羹类。

同时对能量、经济、口味等进行分析评价，发现问题及时调整。注意监测老年用餐人群体重变化、体质情况，随时调整膳食结构和营养目标。

（贺娟　盛琦　李彩）

试题练习

一、单选题

1. 针对幼儿园食谱编制时，进餐模式以（　　）制为宜

　　A. 三餐两点　　　　　B. 三餐　　　　　C. 三餐一点　　　　D. 二餐三点

2. 我国专门针对国内中小学生营养餐制定了《学生餐营养指南》，并于（　　）开始实施

　　A. 2016 年 3 月 1 日　　　　　　　　B. 2018 年 2 月 1 日

　　C. 2017 年 1 月 1 日　　　　　　　　D. 2018 年 1 月 1 日

3. 以下哪一组属于重体力强度分级（　　）

　　A. 修理电器中表、电工、家务　　　　B. 售货员、讲课、金工切割

　　C. 非机械化农业劳动、炼钢、采矿　　D. 舞蹈、办公室工作、游泳

4. 2017 年 8 月 1 日，国家卫生计生委发布了《学生餐营养指南》，规定中小学生蔬菜水果类每天提供至少（　　）种以上新鲜菜，奶类及大豆平均每人每天提供（　　）g 牛奶或相当量的奶制品

　　　A. 2；150～200　　　B. 3；200～300　　　C. 4；250～350　　　D. 2；300～400

5. 对于养老机构食谱编制，老年人个体体重（　　）天内下降（　　）% 以上或者 6 个月降低 10% 以上，应引起高度注意

　　　A. 90；3　　　　　B. 60；5　　　　　C. 30；5　　　　　D. 60；3

6. 集体用餐食堂食谱编制，每标准人全日烹调用油为（　　）g 左右，全日食盐用量在（　　）g 下

　　　A. 20；5　　　　　B. 35；7　　　　　C. 25；6　　　　　D. 25；10

二、简答题

1. 简述我国中小学生学生餐营养指南中的配餐原则（说出 3 条以上即可）。

2. 简述为养老机构供餐食谱编制应考虑哪些因素（说出 3 条以上即可）。

三、材料分析题

1. 某食堂给予员工供应午餐，设目标对象基本情况保持恒定，请根据该午餐食谱（表8-33），利用食物交换份法制定更换一份午餐食谱。

表 8-33　午餐食谱

菜品名称	食物种类和数量	菜品名称	食物种类和数量
米饭	大米 62.5g	炒油菜	油菜 250g
土豆炖牛肉	土豆 50g	豆浆	豆浆 200g
	瘦牛肉 50g	苹果	苹果 200g

2. 经调查分析已知某大学生食堂每天就餐平均人数为 1 500 人,设定均为 18~25 岁,为中体力活动者。其中 18~25 岁男性人数为 800 人,18~25 岁女性为 700 人。

(1) 请根据题干确定人群能量平均需要量,简列计算过程。

(2) 请根据问题(1)中计算所得目标能量值,已知 18~25 岁男性每日蛋白摄入量为 65g,18~25 岁女性每日蛋白推荐摄入量为 55g。设定人群日蛋白质摄入 60g,碳水化合物供能比占 60%。请计算需要平均每人碳水化合物、脂肪的日摄入目标量。

(3) 请根据问题(2)的碳水化合物计算结果,用食物交换份法计算平均每人全天需要谷薯类克数。

(4) 已知每 100g 馒头含有碳水化合物 44.2g,每 100g 粳米含有碳水化合物 77.4g,设该食堂早上提供馒头为主食,中午和晚上提供米饭,设早中晚摄入碳水化合物分别按照占比 30%、40%、30%,请根据问题(2)的碳水化合物计算结果,用计算法分别计算整个食堂早中晚需各种主食的日供应量。

答案

一、单选题

1. A

解析:合理的膳食制度有利于幼儿胃肠道的正常功能,从而提高机体对营养的吸收利用。也有利于孩子形成良好的进餐习惯。以三餐两点制为宜。

2. B

解析:我国专门针对国内中小学生营养餐制定了《学生餐营养指南》,并于 2018 年 2 月 1 日开始实施。

3. C

解析:劳动强度分析举例见下表:

办公室工作、修理电器中表、售货员、酒店服务员、讲课等
学生日常活动、驾驶、电工、家务、车床操作、金工切割等
非机械化农业劳动、炼钢、舞蹈、体育运动、装卸、采矿等

4. B

5. C

解析:对 65 岁以上老年人体重的要求应该给予个体化评价和指导。对于个体体重 30 天内下降 5% 以上或者 6 个月降低 10% 以上,应引起高度注意。

6. C

二、简答题

1. 解析:详见本章节学校学生食谱编制章节。要点如下:

遵守以下原则:营养、卫生、科学、合理,平衡膳食,各类营养素配比合理,以满足学生生长发育的需要。注重食谱多样性,结合中小学生的饮食习惯、季节、地区特点和学生的经济负担能力。主食粗细搭配、确保优质蛋白质的摄入比例、各类食物合理搭配。提供富含钙质、维生素等的食物,控制食盐。合理烹调,减少食物中营养成分的损失。

2. 解析:详见本章节养老院食谱编制章节。要点如下:

(1) 食物多样性。适量增加薯类及粗粮,肉类的供应上应增加鱼虾类食物的比例,蔬菜供应要多样化,每天饮用奶制品。增加天然含钙高的食物。

(2) 注意烹饪方式。限制食盐和油的使用。

(3) 少食多餐,注意细软,避免生冷。

(4) 膳食个体化。建议先从分类化膳食开始,建立健康状况档案。特殊患者建议在医院临床营养师专业指导下进行临床营养或康复营养指导。

(5) 保持适宜体重。对65岁以上老年人体重的要求应该给予个体化评价和指导。尽量减少体重短时间内的大幅度波动。

(6) 其他。老年人每天饮水量应达到1 500~1 700ml,适当组织老年人更好的接受室外活动,有利于体内维生素D合成等。

三、材料分析题

1. 答案举例

菜品名称	食物种类和数量	菜品名称	食物种类和数量
面条	面条105g	红烧带鱼	带鱼50g
白菜炖豆腐	白菜250g 豆腐50g	橘子	橘子200g

2. 解析

(1) 查表可得,18~25岁男性中体力活动日推荐能量为2 600kcal,18~25岁女性轻体力活动日推荐能量为2 100kcal。

计算平均日能量摄入为 = (2 600×800+2 100×700)/1 500 ≈ 2 367kcal。

(2) 碳水化合物日摄入量 = (2 367×60%)/4 = 355g,则脂肪日摄入量 = (2 367−355×4−60×4)/9 ≈ 79g。

(3) 已知碳水化合物日摄入量为355g,每25份谷薯类提供碳水化合物20g,则需要谷薯类为355/(20/25) = 443.75g(可取约数)。

(4) 已知碳水化合物日摄入量355g,早、中、晚主食分别大致按照30%、40%、30%,则早、中、晚分别需要供应碳水化合物为355×30% = 106.5g,355×40% = 142g,355×30% = 106.5g。

早晨主食馒头:106.5g/44.2×100 = 241g;

中午主食粳米:142g/77.4×100 = 183.5g(可取约数);

晚餐主食粳米:106.5g/77.4×100 ≈ 138g。

参 考 文 献

[1] 中国营养学会. 中国居民膳食参考摄入量(2013版)[M].北京:科学出版社. 2013.

[2] 中国营养学会. 中国居民膳食指南(2022版)[M].北京:人民卫生出版社. 2022.

[3] WHO Multicentre Growth Reference Study Group. WHO Child Growth Standards based on length/height, weight and age[J]. Acta Paediatr Suppl. 2006,450:76-85.

[4] 孙长颢,凌文华,黄国伟. 营养与食品卫生学[M]. 8版.北京:人民卫生出版社. 2017.

[5] 中国就业培训技术指导中心. 公共营养师[M]. 2版.北京:中国劳动社会保障出版社. 2012.

［6］杨月欣.中国食物成分表(2013 年)［M］.北京:北京大学医学出版社.2013.

［7］顾景范,杜寿玢,郭长江.现代临床营养学［M］.北京:科学出版社.2005.

［8］杨月欣.营养配餐与膳食评价实用指南［M］.北京:人民卫生出版社.2008.

［9］杨月欣,王光亚,潘兴昌.食物成分表(2002 版)［M］.北京:北京医科大学出版社.2002.

［10］Organización Mundial de la Salud. Complementary feeding:report of the global consultation and summary of guiding principles,for complementary feeding of the breastfed child［J］. Geneva World Health Organization,2002.

［11］李勇.营养与食品卫生学［M］.北京:北京大学医学出版社,2005.

［12］钟华,于康,秦明伟,等.探讨老年人适宜的体质量指数［J］.中华临床营养杂志,2015,23(5):313-316.

下篇　疾病的营养管理

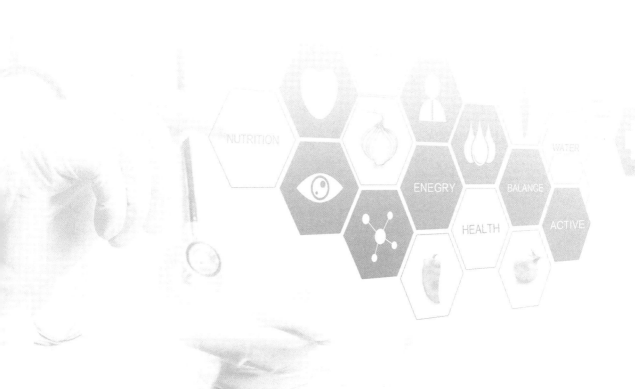

　　临床营养治疗是近 50 年发展起来的一种临床治疗方法,与抗生素的使用、麻醉技术和器官移植并称为现代医学的四大发明。特别是肠内肠外营养的应用挽救了无数患者的生命。营养治疗是指通过调整营养素的含量达到对疾病进行治疗目的的方法,它是疾病治疗与康复非常重要的组成部分。

　　规范的营养治疗一般分为四个步骤:营养风险筛查、营养评估、制定营养治疗方案并实施、营养监测。为判定患者是否存在营养风险,并评估其营养状况,以便及早制定营养治疗方案,需要借助营养风险筛查与评估工具。

　　过去几十年时间里,发展出了各种营养风险筛查与评估工具,目前临床常用的工具包括:营养风险筛查 2002、微型营养评估、微型营养评估简表、营养不良通用筛查工具、主观整体评估、患者主观营养评估及营养风险指数等。但到目前为止,对于营养状况的评估仍然没有一个金标准,应根据不同的人群、不同的情况加以选择。

　　由于每种疾病都有各自不同的代谢特点,对营养物质的需求也不同,应根据不同疾病的代谢特点及病理生理变化给予营养素的调整,因此,应对每一种疾病或一类疾病制定合理的膳食原则,选择合适的膳食种类,以利于疾病的康复。本篇主要介绍包括消化系统、呼吸系统、心血管系统、泌尿系统、内分泌系统、神经系统、血液系统等各系统常见病以及恶性肿瘤、妊娠期疾病等常见疾病的营养管理。

第九章 医疗膳食制备及管理

医疗膳食管理是指通过调整膳食营养达到对疾病进行治疗目的的方法,它是疾病治疗的重要组成部分。每一种疾病有不同的代谢特点,对营养物质的需求也不同,因此对每一种疾病应制定合理的膳食原则,选择合适的膳食种类。膳食种类较多,根据对膳食中营养素种类及含量,是否有特殊要求分为:基本膳食、治疗膳食和诊断用试验膳食。临床营养治疗的途径可分为肠内营养和肠外营养。本章主要介绍基本膳食、治疗膳食和针对系统疾病制定的膳食管理方法,并详细介绍了肠内营养的营养治疗方法。

第一节 基 本 膳 食

基本膳食是指根据不同疾病的病理和生理需要,改变食物烹调方式或改变食物质地所配制的膳食,可分为流质、半流质、软食和普通膳食四类,其中流质膳食又进一步分为流质膳食、清流质膳食、浓流质膳食、冷流质膳食及不胀气流质膳食。

一、流质膳食

【目的】

1. 掌握流质膳食配餐方法及食物选择和制作。
2. 熟悉流质膳食适用范围和膳食原则。
3. 了解流质膳食概念及分类。

【内容】

1. 概念　流质膳食也称为流质,是极易消化、含渣很少、呈流体状态或在口腔内可以融化为液体的膳食。所提供的能量、蛋白质及其他营养素均较缺乏,故不宜长期使用。常用的膳食可分为流质膳食、清流质膳食、浓流质膳食、冷流质膳食及不胀气流质膳食5种。

2. 适用范围　高热、急性传染病、病情危重及大手术后宜进流质;食管及胃肠道大手术前后宜进食清流质;口腔手术后及吞咽困难者宜进浓流质;扁桃体术后宜进冷流质;腹部手术后宜进不胀气的流质。

3. 膳食原则　食物形式均为流体,易吞咽及消化。注意烹调方法及口味,以便增进食欲。

每天总能量约 3.35MJ(800kcal)左右,清流质则更少;浓流质最多可达 6.69MJ(1 600kcal)。因流质膳食所供给的能量、蛋白质等营养素均不足,故不宜长期使用。为补充能量和营养素的不足,通常辅以肠外营养;如需长期进食流质,应改用全营养配方膳食。

流质膳食中不宜选择非流质的固体食物,含膳食纤维较多的植物性食物和富含结缔组织的动物性食物,忌食易胀气的食物、刺激性食物及强烈的调味品。对于限制液量的患者可根据胃肠道情况调节流质膳食的浓度。

制作流质膳食时应考虑宗教信仰及饮食禁忌。

4. 食物选择(表 9-1)。

表 9-1　基本膳食食物选择

名称	适用范围	性质	食物选择
清流质	肠外营养向流质膳食过渡;急性腹泻等恢复肠内营养的起始阶段	不含产气食物及结肠内仅产生少量残渣的食物	过滤米汤、冲的稀薄藕粉、过滤肉汤、去油排骨汤、过滤菜汤、过滤果汁等
普通流质	向半流质过渡	极易消化、含渣较少,呈液体状	米汤、藕粉、蛋花汤、蒸蛋羹、豆浆、豆腐脑、牛奶、各种肉汤、菜汁、果汁
浓流质	口腔、面部、颈部术后	无渣较稠食物,常用吸管吸吮,能量较高	鸡蛋薄面糊、较稠的藕粉、牛奶、或将食物混合后粉碎成糊样等
冷流质	喉咽部术后的最初 2 天	冷且无渣的流质	冰激凌、冷牛奶、冰砖、冷米汤、冷藕粉
不胀气流质膳食	肠外营养向普通流质或半流质膳食过渡	不含产气食物	忌蔗糖、牛奶、豆浆等产气食品

5. 配餐方法

(1) 首先考虑患者的流质膳食是需经口还是管饲,如果经口,在材质的选择上注意口感和浓稠度;如果管饲,注意不要过于黏稠,以免堵管。

(2) 根据患者病情选择流质膳食类型。普通流质膳食每天总能量约 3.35MJ(800kcal)左右,清流质则更少,约为 1.25MJ(300kcal);浓流质最多可达 6.69MJ(1 600kcal)。

(3) 计算流质膳食中三大营养素的量,流质膳食以提供碳水化合物为主,含量可高达90%,蛋白质次之,提供脂肪较少,供能比例可自行调整。

(4) 根据三大营养素的量,并参考"食谱编制方法"章节,将三大营养素换算成具体食物重量。

(5) 每餐液体量为 200~250ml,每天 6~7 餐,特殊情况按医嘱而定。

6. 膳食制作　流质膳食中饮食的制作,主要是将普通食材制作成流质食物,方便食用者吞咽。流质食物的制作有一些技巧和方法,下面将介绍几种常见的流质食物的制作方法,包括米汤、清鸡汤、过滤肉汤、过滤蔬菜汁、过滤水果汁等。

(1) 米汤:挑选优质大米或者小米 30g,淘洗,加清水 300ml 左右,武火煮沸 3 分钟,开盖文火煮 30 分钟,关火,煮好的粥过筛,取表面较稠液体。降温至 42℃后食用(冷流质要求流质温度在 10℃以下)。

(2) 清鸡汤:选取新鲜卫生的一整只鸡,约 1 500g,鸡去皮洗净,切块焯水,加足够清水,约 3L;加少许料酒和生姜,武火煮沸后,文火煮 2 小时,放少许盐,关火,去除表面鸡油,取汤降温至 42℃食用(冷流质要求流质温度在 10℃以下)。

（3）过滤肉汤：选取新鲜卫生的食材，如瘦牛肉、瘦猪肉等250g，切块焯水，肉洗净，入锅，锅内加入适量清水约1L，武火煮沸后，文火煮1小时熟烂，放少许盐，关火，过滤弃渣，取汤降温至42℃后食用（冷流质要求流质温度在10℃以下）。

（4）过滤蔬菜汁：选取新鲜卫生的嫩叶蔬菜500g，洗净浸泡半小时，切碎，将切碎的菜叶放入沸水中煮2分钟，关火，采用汤匙挤压菜叶（或榨汁机），取上部清液食之。

（5）过滤果汁：选取新鲜卫生的水果500g，将水果洗净去皮去籽，切块，榨汁机榨汁，过滤网或干净纱布过滤，渣弃之，取汁食之。

（6）蒸鸡蛋羹：挑选新鲜的鸡蛋1只，将鸡蛋打入蒸碗中，打散，加入少量盐，加入50~100ml左右温水（在此范围中，水越多，蛋羹越嫩），沿同一个方向搅拌均匀，用勺子把浮在表面的泡沫舀走，蒸锅内放入适量水烧开，将盛有鸡蛋的蒸碗放入锅内，大火蒸约10分钟，关火，降温至42℃后食用（冷流质要求流质温度在10℃以下）。

（7）冲藕粉：藕粉是以莲藕为原料加工成的产品，莲藕经过榨汁、过滤、沉降分离等步骤可制得藕粉。藕粉主要成分为碳水化合物，植物蛋白含量较少。市面上出售的藕粉可分为纯藕粉和调制藕粉，纯藕粉就是莲藕中提取的莲藕淀粉，而调制藕粉则是以莲藕淀粉为原料，添加了混合白糖、糊精等辅料。建议患者购买纯藕粉。市面出售有袋装和纸盒装，多为15~20g一小袋，浅色粉末状，需250~300ml沸水冲泡后搅拌成半透明状食用。

将藕粉打开加入杯中20g（如需冲调稀藕粉，则加入杯中10g），倒入少量凉白开（约20ml左右，以刚没过藕粉为宜），用汤匙慢慢把藕粉搅拌化开，加入95℃以上滚烫的开水约250~300ml，一边加水，一边按同一个方向快速搅拌，直至藕粉变成淡褐色透明的胶状即停止搅拌，可根据个人口味添加白糖或者蜂蜜10g，将藕粉降温至42℃后食用（冷流质要求流质温度在10℃以下）。

【实践】

1. 患者因"腹泻3天"就诊于门诊，初步诊断为"急性胃肠炎"，给予相应治疗后，现患者未再腹泻，饮水后无不适，开始尝试进食米汤，请为患者制定一日食谱。

流程：

（1）患者急性胃肠炎恢复期，开始经口进食，饮水后无不适，建议暂给予清流质膳食试餐，并观察患者病情变化，及时调整膳食。

（2）清流质饮食不能够提供患者足够能量，仅提供300kcal左右能量。

（3）清流质膳食以碳水化合物为主，可达90%，蛋白质、脂肪所占比例较少，可分别占6%和4%，能量选择300kcal，根据总能量大致计算三大营养物质。

碳水化合物（g）= 总能量×90% = 300×90%/4g = 67.5g
蛋白质（g）= 总能量×6% = 300×8%/4g = 6g
脂肪（g）= 总能量×4% = 300×2%/4g = 0.7g

（4）将三大营养素换算成具体食物：根据三大营养素重量，并参考"食谱编制方法"章节，将三大营养素换算成具体食物重量（表9-2）。

（5）一日食谱：根据食物的具体重量，制定出具体食谱（表9-3）。

表 9-2　食物种类和重量

食物种类	重量/g	食物种类	重量/g
藕粉	40	大米	20
鸡蛋白	20	蔬菜	适量
白糖	20	油	1g
盐	2		

表 9-3　清流质膳食一日食谱

餐次	菜品名称	食材种类和数量
6:00	米汤	米汤 200ml
9:00	过滤青菜汁	过滤青菜汁 200ml,盐 1g
12:00	稀藕粉	藕粉 20g,白糖 10g,水 200ml
15:00	鸡蛋白水	鸡蛋白 20g,白糖 10g,水 150ml
8:00	过滤青菜汁	过滤青菜汁 200ml,盐 1g
20:00	稀藕粉 200ml	藕粉 20g,白糖 10g,水 200ml

（6）膳食评价与指导:注意观察患者病情变化,进食过程中若出现腹痛、腹泻加重,立即停止进食,查找病因,及时就诊;若患者进食后无胃肠道不适,根据患者病情恢复情况,逐渐调整膳食种类及结构,并过渡到普通流质膳食。

2. 实践 1 中患者进食一日清流质饮食后未诉不适,为帮助患者尽快过渡到普通膳食,将为患者提供一日普通流质膳食,请制作一份普通流质膳食。

流程:

（1）患者已行清流质饮食一日,未诉不适,现为尽快过渡到半流质膳食和普通膳食,特为患者制定一份流质膳食。

（2）普通流质饮食仍然不能提供患者足够能量,但较清流质膳食明显增加,约 800kcal 左右。

（3）普通流质膳食仍以碳水化合物为主,蛋白质、脂肪较清流质膳食所占比例有所增加,可分别占 65%、10%、25%。根据总能量大致计算三大营养物质数量。

$$碳水化合物(g) = 总能量 \times 65\% = 800 \times 65\%/4g = 130g$$
$$蛋白质(g) = 总能量 \times 10\% = 800 \times 10\%/4g = 20g$$
$$脂肪(g) = 总能量 \times 25\% = 800 \times 25\%/9g = 22g$$

（4）将三大营养素换算成具体食物:根据三大营养素重量,并参考"食谱编制方法"章节,将三大营养素换算成具体食物重量(表 9-4)。

表 9-4　食物种类和重量

食物种类	重量/g	食物种类	重量/g
藕粉	80	白糖	30
鸡蛋	60	豆腐脑	150
酸奶	200	植物油	5
肉类	25	盐	2

（5）一日食谱：根据食物的具体重量，制定出具体食谱（表9-5）。

表9-5 普通流质膳食一日食谱

餐次	菜品名称	食材种类和数量
6:00	冲藕粉	藕粉25g，白糖10g，水200ml
9:00	酸奶	酸奶200ml
12:00	蒸蛋羹	鸡蛋60g，香油2g，盐1g
15:00	冲藕粉	藕粉25g，白糖10g，水200ml
18:00	烂肉豆腐脑	瘦肉25g，豆腐脑150g，植物油3g，盐1g
20:00	冲藕粉	藕粉30g，白糖10g，水200ml

（6）膳食评价与指导：注意观察患者病情变化，进食过程中若出现腹痛、腹泻等不适，立即停止进食，改为清流质饮食，查找病因，及时去除；若患者进食顺利，根据患者病情恢复情况，逐渐调整膳食种类及结构。

3. 患者拔牙后第1天，仍有疼痛，可进食流质食物，请为患者制定一天的食谱。

流程：

（1）患者行拔牙手术，属于口腔手术，适合浓流质膳食。

（2）浓流质饮食可提供相对较多的能量，最多可达1 600kcal左右。该患者为术后第1天，暂定900kcal，可逐渐提高总能量。

（3）浓流质膳食三大营养物质功能比基本同普通膳食，仍以碳水化合物为主，碳水化合物、脂肪、蛋白质可分别占65%、25%、10%。根据总能量大致计算三大营养素的量。

碳水化合物（g）＝总能量×65%＝900×65%/4g＝146g

蛋白质（g）＝总能量×10%＝900×10%/4g＝22.5g

脂肪（g）＝总能量×25%＝900×25%/9g＝25g

（4）将三大营养素换算成具体食物 根据三大营养素重量，并参考"食谱编制方法"章节，将三大营养素换算成具体食物重量（表9-6）。

表9-6 食物种类和重量

食物种类	重量/g	食物种类	重量/g
藕粉	80	白糖	20
鸡蛋	60	瘦肉	30
酸奶	200	鱼肉	30
面粉	30	盐	3
植物油	12		

（5）一日食谱：根据食物的具体重量，制定出具体食谱（表9-7）。

（6）膳食评价与指导：注意观察患者病情变化，进食过程中若出现吞咽困难或腹胀、腹泻等不适，立即停止进食，查找病因，及时就诊；若患者进食顺利，根据患者病情恢复情况，逐渐增加总能量的摄入，并逐渐过渡到半流质和软食。

表9-7　浓流质膳食一日食谱

餐次	菜品名称	食材种类和数量
6:00	鸡蛋薄面糊	鸡蛋60g,面粉10g,植物油4g,盐1g
9:00	肉泥	瘦肉30g,面粉10g,植物油4g,盐1g
12:00	冲藕粉	藕粉40g,白糖10g,水300ml
15:00	鱼泥	去刺鱼肉30g,面粉10g,植物菜籽油4g,盐1g
18:00	酸奶	酸奶200ml
20:00	冲藕粉	藕粉40g,白糖10g,水300ml

二、半流质膳食

【目的】

1. 掌握半流质膳食配餐方法及食物选择和制作。
2. 熟悉半流质适用范围和膳食原则。
3. 了解半流质膳食概念。

【内容】

1. 概念　半流质膳食是介于软食与流质膳食之间的食物,外观呈半流体状态,易消化、易咀嚼,含粗纤维少,无强烈刺激,多采用限量、多餐次进食形式,也称为半流或半流质。

2. 适用范围　多用于身体虚弱、发热、口腔疾病、耳鼻咽喉手术后,咀嚼和吞咽困难者,腹泻、消化不良者等消化系统疾病患者。

3. 膳食原则

（1）食物形式:食物必须呈半流体状态,易咀嚼和吞咽,易消化吸收。

（2）能量需要量全天总能量为6.28~7.53MJ(1 500~1 800kcal),刚施行手术或虚弱、高热患者能量不宜过高;蛋白质可按正常量(15%~20%)供给;各种维生素及矿物质应注意补充。

（3）食物选择(表9-8)。

表9-8　半流质膳食食物选择

食物类型	可选择的食物
粮谷类	大米粥、小米粥、挂面、面条、面片、馄饨、面包、烤面包片、蛋糕、饼干、小包子、小发面花卷、藕粉、厚饭
肉类	选瘦嫩猪肉煮烂后切碎,或制成肉泥,鸡肉、鱼肉、虾仁、肝等可以制成鸡肉泥、鱼肉泥、虾肉泥、肝泥等
蛋类	除油煎炸之外,其他如蒸蛋羹、卤蛋、卧蛋、冲蛋花
乳类及制品	乳酪、牛奶、酸奶、奶豆腐等
豆类	宜制成豆浆、豆腐脑、豆腐、豆腐干等
水果及蔬菜	须制成果冻、鲜果汁、菜汁等,还可食少量的碎嫩菜叶
点心	可食牛奶水泡蛋、豆浆、蛋糕、芝麻糊、布丁蛋糕等
禁用食物	含纤维较多的粗杂粮,豆类、毛豆、大块蔬菜、大块肉类、蒸饺、油炸食品如熏鱼、炸丸子等均不可食。蒸米饭、烙饼等硬而不易消化食物,刺激性调味品等均不宜食

4. 配餐方法　根据患者病情选择半流质膳食。能量需要量全天总能量为 6.28~7.53MJ(1 500~1 800kcal),刚施行手术或虚弱、高热患者能量不宜过高。

计算流质膳食中三大营养素的量。蛋白质可按正常量供给,各种维生素及矿物质应注意补充。

根据三大营养素重量,并参考"食谱编制方法"章节,将三大营养素换算成具体食物重量。

分配至 5~6 餐中,每餐间隔 2~3 小时,制定食谱,注意品种多样化,以增进食欲。

5. 膳食制作　半流质膳食的制作同样是为了方便患者咀嚼吞咽,但不同于流质膳食的膳食是将食材制作成半流质状态,无须制作成液体状态。下面将对肉泥、蛋黄泥和菜泥的制作进行详细介绍。

(1) 肉泥:选取新鲜卫生的肉(猪肉、牛肉等)100g,可同时选取新鲜蔬菜,如土豆 250g,洗净;用料理机将牛肉搅碎,盛入蒸碗中;将土豆去皮切丁,盛入另一个蒸碗中;将两个蒸碗一起放入蒸锅中,蒸 60~90 分钟到熟烂;关火;将蒸碗中的牛肉和土豆一起倒入搅拌机中,加入少量水,搅拌成泥;盛出,降温至 42℃即可食用。

(2) 蛋黄泥:选取新鲜卫生的鸡蛋 1 只;将鸡蛋洗净,放入锅内煮熟,约 8 分钟;稍凉,将煮熟的鸡蛋打开,分离蛋清和蛋黄;将蛋黄取出,可直接加入少量温水或者米汤、牛奶;捣成泥状即可食用。

(3) 菜泥:选取新鲜嫩叶蔬菜 250g(根茎类蔬菜可以直接蒸成泥),洗净,将蔬菜放入沸水中煮 2 分钟,捞出,将煮好的蔬菜放入料理机中,加入少量水(约 50ml),打碎,盛出后即可食用。

【实践】

患者男性,29 岁,受凉后发热 2 天,体温最高可达 38℃,伴打喷嚏、流涕,无咳嗽、咳痰,食欲一般,进食量较日常减少 2/3,进食后无腹痛、腹胀等不适,大小便可,查体:精神差,身高 165cm,体重 65kg,双肺呼吸音清。胸部 CT 未见明显异常。实验室检查结果未见异常。既往体健,无消化系统病史。初步诊断为普通感冒,给予相应药物和治疗后,现患者体温恢复,未再发热,仍有打喷嚏、流涕症状,伴乏力,食欲较前改善。请为患者制定一日食谱。

(1) 患者普通感冒恢复期,无发热,乏力,食欲尚可,既往消化系统无病史,现适合半流质膳食。

(2) 半流质膳食全天总能量为 6.28~7.53MJ(1 500~1 800kcal)。

(3) 对于感冒恢复期的该患者,青年男性,身体虚弱,进食量未恢复,能量不宜过高,选择总能量 1 700kcal,疾病恢复期可适当增加蛋白质的摄入量,供能比 17%,碳水化合物供能比可选择 58%,脂肪供能比一般不超过 25%,同时注意各种维生素及矿物质的补充。根据总能量大致计算三大营养物质。

$$碳水化合物(g) = 总能量×58\% = 1\ 700×58\%/4g = 246.5g$$
$$蛋白质(g) = 总能量×17\% = 1\ 700×17\%/4g = 72g$$
$$脂肪(g) = 总能量×25\% = 1\ 700×25\%/9g = 47g$$

（4）将三大营养素换算成具体食物：根据三大营养素重量，并参考"食谱编制方法"章节，将三大营养素换算成具体食物重量（表9-9）。

表9-9 食物种类和重量

食物种类	重量/g	食物种类	重量/g
粮谷类	250	鱼虾	50
鸡蛋	60	蔬菜	350
瘦肉	50	奶类	600
油	20	盐	3

（5）一日食谱：根据食物的具体重量，制定出具体食谱（表9-10）。

表9-10 清流质膳食一日食谱

餐次	菜品名称	食材种类和数量
早餐	蔬菜瘦肉粥	大米 30g，黑米 25g，小米 20g，瘦肉 50g，碎菠菜 100g，西葫芦 50g，盐 1g
加餐	酸奶	酸奶 200ml
午餐	西红柿鸡蛋面	挂面 100g，西红柿 100g，鸡蛋 60g，植物油 10g，盐 1g
加餐	酸奶	酸奶 200ml
晚餐	小白菜虾丁面	挂面 75g，小白菜 100g，虾丁 50g，植物油 10g，盐 1g
加餐	鲜奶	牛奶 200ml

（6）膳食评价与指导：注意观察患者病情变化，进食过程中若出现恶心、呕吐，腹痛、腹泻等不适，立即停止进食，查找病因，及时去除；若患者进食顺利，根据患者病情恢复情况，逐渐增加能量，并过渡到软食及普通膳食。

三、软食

【目的】

1. 掌握软食配餐方法及食物选择及制作。
2. 熟悉软食适用范围和膳食原则。
3. 了解软食概念。

【内容】

1. 概念 软食是半流质过渡到普食的一种膳食，或是从普食到半流质的中间膳食，是比普通膳食更易消化的膳食。特点是质地软、少渣，易于咀嚼、消化。

2. 适用范围 适用于消化不良、轻度发热、咀嚼不便的拔牙患者，3~4 岁小儿及老人，急性肠炎、痢疾等恢复期的患者，结肠、肛门及直肠术后患者。

3. 膳食原则

（1）食物形式：细软、易咀嚼及易消化食物，含有植物纤维及动物肌纤维的食物需要切碎煮烂。

（2）总能量：宜 9.21~10.04MJ（2 200~2 400kcal）/d。蛋白质及脂肪按正常需要量供给，主食不限量。

（3）预防维生素 C 及矿物质供给不足：因软食中蔬菜均须切碎煮烂，故许多重要的维生素随之丧失，应补充菜汁、果汁等饮料或食品。

4. 食物选择及制作方法（表 9-11）。

表 9-11　软食食物选择

食物类型	食物选择及制作方法
粮谷类	馒头、包子、饺子、馄饨等均可食，但做馅蔬菜应选用含食物纤维少的。米饭及面条等应比普食软烂
肉类	瘦嫩的肉类，如瘦嫩的猪肉、羊肉等，多选用鱼类、虾类、肝脏等则更为适合。肉类如很嫩，可切成较小的肉块焖烂食；里脊肉、鸡脯肉可做肉丝；其他如虾仁、肝片等均可食；将肉剁成肉末，或做成肉丸子、肉饼蒸蛋等更为适宜；整块带刺多的鱼虽易消化，但幼儿及眼科患者最好不用
蛋类	除不用油炸外，其他烹调方法均可，如炒鸡蛋、卧蛋、蒸蛋羹等均可吃
豆类	加工成豆腐、粉皮、粉丝、凉粉、豆腐乳等方可食
水果	选择含食物纤维少的为宜，水果应去皮，可去皮后生吃或者做成水果羹或蒸烂食，如香蕉、橘子、苹果、桃等均可吃
蔬菜	应选用嫩菜叶，切成小段炒软后食用，必要时可切碎煮烂。其他如煮烂的土豆泥、土豆丝、嫩碎萝卜片也可煮烂后食用。忌选用生冷蔬菜及含纤维多的蔬菜，如豆芽、芹菜、韭菜、甘蓝、竹笋等
硬果类	花生米、核桃、杏仁、榛子等制成花生酱、杏仁酪、核桃酪即可
禁用食物	花生米、核桃、杏仁、榛子等均不可食，整粒的豆子、油煎炸食物；强烈的调味品，如辣椒粉、芥末、胡椒、咖喱等也不可食用

5. 配餐方法　根据患者病情选择软食膳食，总能量选择宜 9.21~10.04MJ（2 200~2 400kcal）/d。计算流质膳食中三大营养素的量，蛋白质及脂肪按正常需要量供给。根据三大营养素重量，并参考"第六章第一节个体食谱编制"章节，将三大营养素换算成具体食物重量，分配至 3~4 餐中，制定食谱，特殊情况按医嘱而定。

6. 膳食制作　软食，主要是将普通食材中含有的植物纤维及动物肌纤维切碎煮烂。植物纤维一般可采取切碎的方法再进行烹调或者煮烂，或者选取植物纤维含量较少的蔬菜，动物肌纤维可采取剁碎或者搅成肉馅的方法后进行烹调。

下面介绍肉丸汤的制作方法：

选取新鲜瘦肉 250g，洗净；选取鸡蛋 1 只备用；香菜 20g，摘净洗净，切段备用；将瘦肉切块后剁碎或者放入搅拌机中搅碎，盛出肉泥；葱姜细细剁碎加入肉泥中，同时拌入小半勺盐、半勺胡椒粉、1 个蛋清，两勺干淀粉，朝同一个方向搅拌均匀；锅内倒入凉水，约 750~1 000ml，开火烧水；待水底开始冒水泡时就可以汆丸子了，先把火调为中火，后将肉馅抓在左手，从虎口处均匀挤出肉丸，轻轻放入水中，将肉丸全部下入水中后，开大火烧开；将水表面的白色浮沫撇掉；约 10 分钟左右关火；放入切好的香菜段；盛入碗中，即可食用。

【实践】

患者青年女性,拔牙术后 1 天,创口处疼痛较前缓解,但咀嚼功能仍未完全恢复,偏硬食物仍有疼痛。既往体健。身高 160cm,体重 60kg,请为患者选择合适的食物并制定食谱。

流程:

(1) 患者拔牙术后,处于恢复期,但咀嚼功能暂未完全恢复,建议患者进食软食。

(2) 软食总能量选择宜为 9.21~10.04MJ(2 200~2 400kcal)/d。因患者身材比较矮小,能量摄入以维持适宜的体重为目的,104.6~146.4kJ/(kg·d)/25~35kcl/(kg·d),根据公式计算患者总能量为(160−105)×30kcal = 1 650kcal。

(3) 计算流质膳食中三大营养素的量,蛋白质及脂肪按正常需要量 15% 及 25% 供给。

$$碳水化合物(g) = 1 650×60\%/4g = 247g$$
$$蛋白质(g) = 1 650×15\%/4g = 62g$$
$$脂肪(g) = 1 650×25\%/9g = 46g$$

(4) 将三大营养素换算成具体食物:根据三大营养素重量,并参考"食谱编制方法"章节,将三大营养素换算成具体食物重量(表9-12)。

表9-12　食物种类和重量

食物种类	重量/g	食物种类	重量/g
粮谷类	250	豆腐	75
鸡蛋	60	蔬菜	550
鱼肉	75	牛奶	250
水果	200	油	25
盐	3		

(5) 一日食谱:根据食物的具体重量,制定出具体食谱(表9-13)。

表9-13　软食一日食谱

餐次	菜品名称	食材种类和数量
早餐	西红柿疙瘩汤	小麦粉 50g,西红柿 100g,鸡蛋 60g
加餐	橙子	橙子 100g
午餐	软米饭	粳米 100g
	熘鱼片	鱼肉 75g,黄瓜 100g
	清炒菠菜	菠菜 100g
加餐	牛奶	牛奶 250ml
晚餐	软米饭 g	粳米 100g
	冬瓜炖豆腐	冬瓜 100g,豆腐 100g
	土豆炖茄子	土豆 50g,茄子 100g
加餐	猕猴桃	猕猴桃 100g
全天		全天油 25g,盐 4g

（6）膳食评价与指导:注意观察患者病情变化,进食过程中若出现恶心、呕吐,腹痛、腹泻等不适,立即停止进食,查找病因,及时就诊;若患者进食顺利,根据患者病情恢复情况,逐渐增加能量,并过渡到普通膳食。

四、普通膳食

【目的】

1. 掌握普通膳食配餐方法及食物选择及制作。
2. 熟悉普通膳食适用范围及膳食原则。
3. 了解普通膳食概念。

【内容】

1. 概念　普通膳食,简称普食,其能量及各营养素供应必须充足,膳食结构也符合平衡膳食的要求,不使病员住院期间因膳食配制不当而体重减轻。

2. 适用范围　普食基本与健康人膳食相同,无特殊膳食要求,不需要对任何营养素加以限制,主要适用于体温正常或接近正常、消化功能无障碍及恢复期的患者,也适用于眼科、妇科、手术前后及内外科患者恢复期等。应用范围广,几乎占所有膳食的 50% ~ 60%。

3. 膳食原则

（1）供给平衡膳食,膳食中能量要充足,各种营养素的种类要齐全,数量要充足,相互间比例要恰当,以保持膳食的平衡及满足机体对营养素的需要。

（2）总能量按患者基础能量消耗、食物特殊动力作用和体力活动及疾病消耗计算总能量,104.6~146.4kJ/(kg·d)/25~35kcal/(kg·d)(表9-14)。

表 9-14　每天丧失氮和蛋白质及能量消耗

疾病程度	氮/g	蛋白质/g	能量/MJ(kal)
普通内科无发热	7.2~12	45~75	6.28~8.37(1 500~2 000)
术后无并发症	12~20	75~125	8.37~12.55(2 000~3 000)
高分解代谢[*]	16~48	100~300	14.64~20.92(3 500~5 000)

注:[*] 严重烧伤复合伤。

（3）蛋白质:一般占总能量的 12% ~ 14%,为 70~90g/d,其中动物蛋白质最好能达到总蛋白的 30%,包括豆类蛋白在内的优质蛋白质共占蛋白质总量的 40% 以上为宜。

（4）脂肪:脂肪总量占总能量的 20% ~ 25%,宜在 60~70g/d,包括主、副食及 20g 左右烹调用油。

（5）糖类:占总能量的 55% ~ 65%,250~400g/d 左右。

（6）保证足够的维生素、微量元素及矿物质。

（7）膳食纤维:宜进食蔬菜 300~500g/d。膳食纤维可促进肠蠕动并可增加粪便体积和重量,还有降低血脂、预防癌症等功能。膳食中缺乏膳食纤维可引起某些疾病,如肠癌、肥胖症等疾病。

4. 食物选择及制作 食物选择范围较广,注意多样化及烹调方式,避免各种刺激性食物,如辣椒及强烈调味品,芥末、胡椒、咖喱等也应尽量少吃;应少吃难以消化的油炸食物、坚硬食物及容易产气的食物。

5. 配餐方法 根据患者病情选择普通膳食。普通膳食总能量按患者基础代谢、食物热效应和从事活动及疾病消耗计算总能量,104.6~146.4kJ/(kg·d)/25~35kcal/(kg·d);计算普通膳食中三大营养素的量,蛋白质一般占总能量的15%;脂肪总量占总能量的20%~25%;碳水化合物占总能量的55%~65%;根据三大营养素重量,并参考食谱编制方法章节,将三大营养素换算成具体食物重量;分配至3~5餐中,制定食谱,特殊情况按医嘱而定。

6. 膳食制作 普通膳食制作没有特殊的食材处理要求,此节不再赘述。

【实践】

患者中年男性,公务员,慢性胃炎病史5年,因饮酒或进食辛辣食物反复发作。身高170cm,体重60kg,平素无体育锻炼习惯。请为患者选择合适的基本膳食,并制定食谱。

流程:

1. 患者中年男性,慢性胃炎病史,反复发作,与进食食物相关。适合选择普通膳食,但应避免进食生冷、坚硬等难消化的食物以及辛辣刺激性食物。

2. 需要根据患者基础代谢、食物特殊动力作用、日常体力活动及疾病消耗计算总能量的摄入。该患者中年男性,工作及日常活动均为轻体力活动,可选择30kcal/(kg·d),即(170-105)×30kcal=1 950kcal

3. 蛋白质、碳水化合物及脂肪的功能比可选择15%、60%及25%。根据总能量大致计算三大营养物质。

$$碳水化合物(g)=1\,950×60\%/4g=292g$$
$$蛋白质(g)=1\,950×15\%/4g=73g$$
$$脂肪(g)=1\,950×25\%/9g=54g$$

4. 将三大营养素换算成具体食物 根据三大营养素重量,并参考食谱编制方法章节,将三大营养素换算成具体食物重量(表9-15)。

表9-15 食物种类和重量

食物种类	重量/g	食物种类	重量/g
粮谷类	300	鱼肉	75
鸡蛋	60	蔬菜	600
瘦肉	75	牛奶	250
水果	300	盐	4
油	30		

5. 一日食谱 根据食物的具体重量,制定出具体食谱(表9-16)。

6. 膳食评价与指导 1天的食谱制定好后,根据患者膳食习惯、市场供应等因素,按食物交换份表,在同一类食品中更换品种和烹调方法,制定出周食谱。

表 9-16 普食一日食谱

餐次	菜品名称	食材种类和数量	餐次	菜品名称	食材种类和数量
早餐	米粥	大米 25g		蒜蓉菠菜	菠菜 100g
	馒头	小麦粉 75g	加餐	牛奶	牛奶 250ml
	煮鸡蛋	鸡蛋 60g	晚餐	米饭	粳米 100g
	凉拌黄瓜	黄瓜 100g		西蓝花炒虾仁	西蓝花 100g;虾仁 75g
加餐	苹果	苹果 200g		清炒绿豆芽	绿豆芽 100g
午餐	米饭	粳米 100g	加餐	猕猴桃	猕猴桃 100g
	西红柿牛腩	牛肉 75g;西红柿 200g	全天		全天油 30g,盐 4g

第二节 治 疗 膳 食

治疗膳食是指需要对膳食中营养素的种类或含量进行调整的膳食。其基本原则是以平衡膳食为基础,在保证基本能量需求的前提下,除必须限制的营养素或补充的营养素外,其他营养素力求齐全、合理配比。

一、糖尿病膳食

糖尿病膳食是在均衡膳食的基础上,针对糖尿病患者病情需要,适当调整总能量,选择低血糖生成指数食物和合理的烹调方式,避免高糖饮食,以达到辅助控制血糖目的的治疗膳食。

【目的】

1. 掌握糖尿病膳食食物选择、配餐方法、烹调制作以及注意事项。

2. 熟悉糖尿病膳食配餐原则。

3. 了解糖尿病膳食适应证。

【内容】

1. 适应证 各型糖尿病患者或糖耐量异常的患者。

2. 配餐原则

(1) 控制总能量:根据患者身高、体重、年龄、性别、劳动强度、病情变化及有无并发症确定总能量的摄入。肥胖或者消瘦的患者应酌情减少或者增加能量。其总能量应以能维持理想体重为宜(表 9-17)。

(2) 碳水化合物:宜占总能量的 50% ~ 60% ,以复合碳水化合物为主。应选用低血糖生成指数(GI)食物。推荐糖尿病患者主食摄入中尽量选用全谷物,精米精面中适量加入粗杂粮,粗杂粮所占比例 1/3 为宜,不超过 1/2(表 9-18)。

表 9-17　糖尿病患者每天能量供给量

单位:kJ(kcal)/(kg·bw)

体型	极轻体力	轻体力	中体力	重体力
消瘦	84~105	146	167	188~209
	(20~25)	(35)	(40)	(45~50)
正常	63~84(15~20)	125(30)	146(35)	167(40)
肥胖	63(15)	84~105(20~25)	125(30)	146(35)

注:1. 标准体重(kg)=身长(cm)-105,高(低)±标准体重20%为肥胖(消瘦)。
　　2. 年龄60岁以上,按每增加10岁,酌情减少总能量10%。
　　3. 极轻体力——坐或站着活动,打字,绘画,烹饪,玩纸牌以及住院患者等;
　　　　轻体力——慢速步行,木工,打扫房间,照顾小孩等;
　　　　中体力——快速步行,骑自行车,跳舞,打网球,滑雪等;
　　　　重体力——负重上坡,打篮球,爬山,踢足球,重体力挖掘等。

表 9-18　低 GI 食物一览表

食物类型	GI≤20	GI(20~30)	GI(31~40)	GI(41~55)
精制糖		果糖		乳糖
主食及薯类		大麦(整粒)	小麦(整粒)、面条(全麦)、面条(白、细)、玉米粥	通心面、面条(硬质麦粉)、黑米粥、玉米、荞麦、燕麦麸
	黄豆(煮)、蚕豆(五香)	豆腐干、绿豆、四季豆、赤豆	豆腐(炖)、绿豆挂面、扁豆、利马豆	
蔬菜类	魔芋、绿色蔬菜			山药、芋头
水果类	青苹果	桃、李子、柚子、香蕉(生)	苹果、梨、苹果汁、干杏	葡萄、猕猴桃、柑、香蕉
坚果类	花生			
乳及乳制品	低脂奶粉	牛奶、全脂牛奶、巧克力牛奶	脱脂牛奶、巧克力、甜牛奶	酸奶
混合食物类		饺子(三鲜)、米饭+鱼肉	包子(芹菜猪肉)、咖喱饭、牛奶+麦片、赤豆米仁花生汤、红枣莲子桂圆银耳羹	高粱饭、苦荞年糕、苦瓜饭、海带饭、玉米馒头、荞麦水饺、鲜肉月饼、绿豆米仁、百合汤

注:GI 是指进食食物后,血糖升高相对于进食葡萄糖时的比例,是反映食物引起人体血糖升高程度的指标。

（3）脂肪:宜占总能量的 20%~25%,不超过 30%,多不饱和脂肪酸与饱和脂肪酸比值为 1.5~2.5。限制动物脂肪和饱和脂肪酸的摄入,增加多不饱和脂肪酸的摄入。烹调用油禁用动物油,宜选用植物油,供给量约 20~40g/d,胆固醇摄入量小于 300mg/d。

（4）蛋白质:宜占总能量的 15%~20%,成人一般给予 1.0~1.5g/(kg·d),但需根据患者病情适时调整,出现负氮平衡的患者可按 1.2~1.5g/(kg·d)供给。优质蛋白不应低于 30%,伴有肝脏和肾脏疾病时蛋白质的摄入量应相应降低。

（5）增加含膳食纤维丰富的食物,特别是可溶性膳食纤维,有助于调节血糖。每日膳食纤维的总摄入量应在20~30g。

（6）合理膳食结构:每日的膳食中应涉及各类食物,粮谷类、瘦肉、奶制品、豆制品、蔬菜、水果,并适当分配至三餐。膳食结构合理,才能保证营养素摄入均衡。

（7）合理安排餐次:每日至少三餐,定时、定量。三餐的分配比例可参考饮食习惯、血糖及活动情况。餐后血糖过高者的可以在总量不变的前提下分餐成4~5次;注射胰岛素或口服降糖药为预防低血糖,应根据患者情况调整饮食,可在两餐之间加点心或睡前加餐。

3. 食物选择（表9-19）。

表9-19　糖尿病饮食食物选择

食物类型	食物选择及制作方法
宜选食物	米、面、玉米、燕麦等全谷类(按个人需要量摄入); 瘦肉、禽肉、鱼虾、蛋;无糖酸奶、奶酪、脱脂奶等; 大豆及其制品; 大部分蔬菜(土豆、藕、芋头、山药需代替部分主食); 含糖量较低的水果(如苹果、柚子、草莓、猕猴桃等),饮用水、不含脂肪的清汤、茶水、淡咖啡; 植物油,食盐、酱油、胡椒、花椒等调味品
禁选食物	冰糖、红糖、蔗糖、麦芽糖、蜂蜜、糖浆等简单糖类; 各种蜜饯、糖果、罐头;各种含糖饮料及饮品; 点心、黄油、肥肉等高脂肪及油条等油炸食品; 酒类;番茄沙司、海鲜酱、蛋黄酱等调味料; 腊肉、肉脯、火腿等加工肉类及腌制品

4. 配餐方法

（1）确定总能量:先计算标准体重进行体重评价,结合患者的年龄、劳动强度,选择不同的单位体重能量(参考表),以能量(MJ或kcal)与标准体重相乘得到全天总能量。

（2）确定三大营养素需要量:根据患者病情确定三大营养素所占能量比例后,与总能量相乘,计算出三大产热营养素所提供的能量,再分别除以每种营养素每克的产能系数(糖类、蛋白质为4kcal/g,脂肪为9kcal/g),得到三大营养素的全天可配重量。

（3）计算出每餐营养素量,确定餐次分配比:根据病情可选择1/3、1/3、1/3,1/5、2/5、2/5,和1/7、2/7、2/7、2/7等不同比例,分别计算出每餐分配营养素含量。

（4）配餐步骤:首先确定必需的常用食品用量,如250ml纯牛奶,鸡蛋1只,500g蔬菜等,并分别安排至具体餐次。用每餐需配的营养素总量减去以上食品中所含的三大营养素(糖类、蛋白质和脂肪)的量后,再按先配主食,后配蔬菜,然后配荤菜,最后计算烹调油及调味品的过程,制订一天食谱。

（5）制订食谱:根据食品品种和数量,选择烹调方法并定出具体食谱。

（6）制订周食谱:1天的食谱制订好后,根据患者膳食习惯、市场供应等因素,按食物交换份表,在同一类食品中更换品种和烹调方法,制定出周食谱。

5. 注意事项

（1）糖尿病人不宜饮酒。

（2）终身控制膳食。糖尿病患者需终身饮食治疗,治疗膳食不仅要保证患者的营养素需求,同样根据患者的膳食习惯保证膳食样式丰富、品种多样。病情稳定后,可根据活动量和劳动强度,适当放宽限制,以保证正常工作和活动开展。

（3）防止低血糖。如果患者过分控制饮食导致膳食过少,或活动量突然增多,或降糖药物应用过量,糖尿病患者极易出现低血糖,需立即抢救,立即进食糖水、葡萄糖或馒头,严重者或不能吞咽者,可静脉推注 50% 葡萄糖溶液 20~40ml,并密切观察病情变化。

（4）不得随意加量。糖尿病患者按规定数量摄入食品,不能随意添加其他食品。如患者饥饿难耐,在病情允许的情况下,征得医护人员的同意,添加能量低、体积大的食品,如青菜、白菜、黄瓜、冬瓜、番茄等。

（5）根据年龄、体力、病情选择适宜的运动方式进行体育锻炼,宜餐后半小时为宜,循序渐进并长期坚持。

6. 糖尿病患者的饮食控制,除了摄入量及饮食种类的控制外,烹调方式也非常重要,选择正确的烹调方式可以进一步减少能量的摄入。糖尿病饮食应该以低糖、少油为主。

（1）烹调时不加糖,不加淀粉勾芡,不用糖醋烹调法,可用木糖醇、糖精等调味品。

（2）烹调方法宜采用蒸、煮、氽、焖、烩、凉拌等烹调方式,不宜采用煎炸、油滑等烹调方式;同时也注意添加的佐料,尽量避免进食麻汁、花生酱、沙拉等高脂肪含量的佐料。

【实践】

糖尿病饮食中主食的摄入量需严格控制,因为粮谷类食物升糖指数较高,而粮谷类中粗杂粮较精米精面相比,可以延缓血糖的升高,因此建议糖尿病患者主食中适量加入粗杂粮,粗杂粮所占比例 1/3 为宜,不超过 1/2。下面详细介绍杂粮馒头和杂粮米饭的制作方法。

1. 杂粮馒头（玉米白面二合面馒头）

（1）食材准备:白面 200g,玉米面 100g,干面混匀备用;酵母粉 2~3g。

（2）将干酵母撒入和面盆中,加入适量温水约 20ml,将酵母融化。

（3）把白面和玉米面加入和面盆中,用适量温水,约 150ml,和成面团。

（4）保鲜膜将和面盆封上,醒面,保证面团温度在 30~35℃。

（5）1.5 小时后面发至 2 倍大。

（6）放在案板上揉匀,分成小剂子,揉成馒头形状。

（7）放入蒸锅,生面醒 20 分钟。

（8）开火蒸,水开后蒸 20 分钟。

（9）停火,5 分钟后出锅。

2. 杂粮米饭

（1）食材准备:大米 200g,黑米 100g,玉米碴 50g

（2）淘米,并将米浸泡 20 分钟左右,可减少煮饭时间。浸泡生米的水与生米比例一般1.5 : 1 较为合适。

（3）将生米和浸泡生米的水一同倒入电饭煲中,启动电饭煲。

（4）当电饭煲跳至保温档时,说明米饭已经蒸熟。

（5）10 分钟后打开电饭煲,盛出即可食用。

二、低脂膳食

低脂膳食是针对脂肪代谢异常或与脂肪代谢相关的疾病患者制作的治疗膳食,该膳食以低脂为特点,从食材选择到烹调加工方式都最大限度地减少了脂肪的摄入,以保证脂肪的供能比不超过总能量的 25%。

【目的】

1. 掌握低脂膳食食物选择、配餐方法、烹调制作以及注意事项。
2. 熟悉低脂膳食配餐原则。
3. 了解低脂膳食适用疾病。

【内容】

1. 适用疾病 急慢性肝炎、脂肪肝、肝硬化、胆石症、胆囊炎、胰腺炎、高脂血症、高血压、冠心病、肥胖等。

2. 配餐原则

(1) 减少脂肪含量:脂肪限量程度可分为 3 种(表 9-20)。

表 9-20 低脂膳食配餐原则

严格限制脂肪膳食	膳食中脂肪供能占总能量的 10% 以下,限制膳食中脂肪的总量每天在 15g 以下。包括食物所含有的脂肪和烹调油,必要时采用完全不含脂肪的无油膳食
中度限制脂肪膳食	膳食脂肪供能占总能量的 20% 以下,相当于每天脂肪摄入总量不超过 30g
轻度限制脂肪膳食	膳食中脂肪供能不超过总能量的 25%,相当于每天脂肪摄入总量在 50g 以下

(2) 据病情供给营养素:在限制脂肪摄入的同时,力求其他营养素摄入平衡,随着病情的好转,脂肪的摄入量应逐渐增加。由于脂肪的限制容易导致多种营养素的缺乏,如必需脂肪酸、脂溶性维生素,以及能够与脂肪酸共价结合随粪便排出的矿物质,应注意在膳食中及时的补充。

3. 食物选择(表 9-21、表 9-22)。

4. 配餐方法 根据患者年龄、体重、体力劳动强度及病情,确定总能量和脂肪供给量,按先配碳水化合物,后配蛋白质,最后配脂肪的顺序,制订食谱(具体过程可参考糖尿病食谱计算步骤),选择食品时应尽量选用脂肪含量较低者。

表 9-21 低脂膳食食物选择

食物类型	食物选择及制作方法
宜选食物	根据患者病情和脂肪限制程度选择各类食物。包括米、面粉、小米、面条、豆腐、豆浆、各种蔬菜、低脂奶、脱脂奶、鸡蛋白、鱼虾、海蜇、海参、去皮去脂禽肉、兔肉
禁选食物	含脂肪高的食物,如肥肉、五花肉、蛋黄、全脂乳及其制品,花生、核桃等坚果,油酥点心及各种油煎炸的食品等

表 9-22 常见食物脂肪含量

单位：g/100g 可食部

脂肪含量	食物名称
<5	稻米、米粉、糯米、面粉、挂面、小米、玉米、薏米、红豆、绿豆、芸豆、蚕豆、扁豆、豆浆、豆腐脑、豆腐、荞麦、粉皮、粉条、藕粉、薯类，包括块茎、瓜类、叶菜的各种蔬菜，水果、海带、蘑菇、云耳、鲜牛羊乳、酸奶、脱脂乳粉、鸡蛋白、鸡脯肉、鸡肝、鹅肝、鸭脯肉、鲅鱼、八爪鱼、大黄鱼、黄鳝、鲫鱼、鲮鱼、鲈鱼、带鱼、泥鳅、虾、海参、贝类食物、兔肉、猪肝、猪肾、猪血、牛瘦肉、羊瘦肉、狗肉、驴瘦肉
5~10	燕麦片、莜麦片、豆腐干、豆腐丝、腐乳、臭豆腐、猪心、猪肚、猪瘦肉、午餐肉、鸡肉、鲳鱼、草鱼、扁鱼
10~15	饼干、黑豆、黄豆（粉）、小麦胚粉、豆腐卷、猪舌、猪耳、羊肥瘦肉、牛肥瘦肉、叉烧肉、酱羊肉、酱牛肉、鸡翅、鸡腿、鸽、烧鸡、鸡蛋、鹌鹑蛋、松花蛋
15~20	千张、酥皮糕点、油豆腐、油条、油饼、鸭、鸭蛋、烧鸡、鹅肝、鹅、鱼子酱
>20	花生、瓜子、核桃、炸面筋、油皮、干腐皮、曲奇饼、全脂奶粉、鸡蛋黄、炸鸡、烧鹅、北京烤鸭、芝麻酱、巧克力、猪肥瘦肉、咸肉、猪蹄

5. 烹调

（1）食材处理：选择脂肪含量相对较少的瘦肉，尽量不选用肥肉、五花肉、肥畜肉、排骨等脂肪含量高的肉类。在烹调时将鸡皮、肉皮、肥肉、内脏等剔除。可选用豆制品代替部分肉类，以进一步减少脂肪摄入。

（2）烹调方式：选择蒸、煮、炖、煲、熬、烩、烘、烤等烹调方式，禁用油煎、油炸食品；使用带有刻度的油壶，提倡"无油烹调"，多选择凉拌、生吃、蒸、烤等少油的烹调方法。

【实践】

低脂膳食制作过程中应注意食材的选择和烹调方式：

（1）粮谷类所含的脂肪量并不多，只有少数如豆类，脂肪含量稍多，一般不需要特别的选择。

（2）蔬菜类食物脂肪含量较低，无需特殊选择，可随意选取。

（3）肉类需要认真地选择及处理，以瘦肉如鸡肉、瘦牛肉、瘦兔肉、瘦猪肉，鱼虾及去皮的禽肉为宜，尽量剔除肥肉、五花肉、内脏、鱼子以及肉皮等脂肪含量高的肉类。

（4）低脂牛奶或脱脂牛奶代替全脂牛奶。

（5）分离蛋黄与蛋清，减少蛋黄摄入，每天摄入量不超过1枚蛋黄。

（6）食用油的选择一定为植物油，并且用量要严格限制，选择蒸、煮、炖、煲、熬、烩、烘、烤等烹调方式。

下面介绍同种食材不同做法（表 9-23）。

表 9-23 低脂膳食烹调方式

食材	普通做法	低脂做法	备注
带鱼	炸带鱼	红烧带鱼	减少食用油的摄入
猪肉	白菜炖排骨	白菜炖里脊肉	里脊肉代替排骨，可减少脂肪的摄入
羊肉	孜然羊肉	清汤涮羊肉	避免食用油的摄入
鸡肉	香煎鸡胸肉	土豆炖鸡胸肉	减少食用油的摄入

三、低胆固醇膳食

低胆固醇膳食是针对高胆固醇血症或与胆固醇代谢相关疾病患者制作的治疗膳食,保证胆固醇全天摄入量不超过300mg。

【目的】

1. 掌握低胆固醇膳食食物选择、配餐方法、烹调加工。

2. 熟悉低胆固醇膳食配餐原则。

3. 了解低胆固醇膳食适用疾病。

【内容】

1. 适用疾病　高血压、冠心病、胆结石、高脂血症等。

2. 配餐原则

(1) 总能量:控制膳食总能量,达到或维持理想体重。可参照糖尿病饮食。

(2) 糖类:糖类供能为主,可占总能量50%~55%,以复合糖类为主,少用精制糖。

(3) 脂肪:脂肪供能应控制在总能量20%~25%,包括所有食物中含有的脂肪量及烹调油的使用量。成人每天脂肪摄入量40g左右,通常不超过50g。

(4) 限制膳食中胆固醇含量:胆固醇摄入量控制在300mg/d以下。食物中的胆固醇全部来源于动物性食物,在保证优质蛋白质供给的同时,应注意选取胆固醇含量较少的动物性食物,以减少胆固醇的摄入量。可选取大豆及其制品等植物蛋白,代替部分动物蛋白。一个普通大小鸡蛋(60g左右)蛋黄中胆固醇含量为300mg,因此在低胆固醇膳食中,建议患者减少进食或禁食蛋黄。

(5) 充足维生素、矿物质和食物纤维:适当选用部分粗粮、杂粮代替精米精面,选用新鲜蔬菜和水果,以满足维生素、矿物质和膳食纤维的供给量。可配给适量的脱脂乳和豆制品以满足钙的需求。

3. 食物选择

(1) 宜选食物:谷薯类,脱脂奶制品,蛋类(蛋白不限,蛋黄应减少进食或不进食),畜瘦肉类,鱼肉,兔肉,去皮禽肉,及豆制品、各种蔬菜和水果。

(2) 限选食物:限用胆固醇含量200mg/100g以上的食物(表9-24)。

表9-24　常见食物中胆固醇含量

单位:mg/100g 可食部

含量	食物名称
100以下	瘦肉、小肚、蒜肠、兔肉、牛奶、鸭、带鱼、鲑鱼、鲤鱼、鲳鱼、鲢鱼、海蜇皮、海参、肥肉、猪肉松、牛肉松、全脂奶粉、鸡肉
100~200	鸡鸭血、鸽肉、黄鳝、对虾、螺肉、鸡油、奶油
200~300	墨鱼、鱿鱼、河蟹、蚶肉、蛏肉、黄油、鸡肫
300以上	猪肝、猪肺、猪腰、鸭肝、蛋类、凤尾鱼、虾皮、蟹黄

4. 配餐方法　同低脂膳食。

5. 注意事项　此类膳食不适用于处在生长发育期的儿童、孕妇和创伤恢复期的患者。

6. 烹调　低胆固醇膳食的烹调与低脂膳食有所不同,对于植物油的用量同普通膳食,而食物的选择上较为严格,选择的食材中胆固醇含量决定了全天胆固醇的摄入量。

四、低蛋白膳食

低蛋白膳食是采用特殊烹调方法或者现代工艺,选用最合适食材,以低水平蛋白质的摄入量来维持机体正常生理功能,以减少蛋白质代谢产物在体内蓄积的治疗膳食,其他的营养素供给需尽量满足机体需要。

【目的】

1. 掌握低蛋白膳食、食物选择、配餐方法、烹调加工以及注意事项。

2. 熟悉低蛋白膳食配餐原则。

3. 了解低蛋白膳食适用疾病。

【内容】

1. 适用疾病

（1）肾脏疾病:急性肾炎、急性或慢性肾功能衰竭、尿毒症非透析治疗。

（2）肝脏疾病:肝功能衰竭。

2. 配餐原则

（1）优质低蛋白:每日每千克体重蛋白质摄入量为 0.5g 左右,总量一般不超过 40g,在蛋白质限量的范围内尽量选用优质蛋白质,减少植物蛋白质的摄入。肾病患者在限量范围内适合选择肉、蛋、奶及黄豆制品等优质蛋白质,并可采用麦淀粉膳食,或选择蛋白质含量低的薯类代替部分主食,以减少植物性蛋白质的摄入;肝衰竭患者需尽量减少芳香族氨基酸的摄入,适合选择大豆蛋白及其制品,少量选用蛋类、奶制品,避免食用畜肉等动物性食物。蛋白质的需要量应随病情随时调整,病情好转后也应逐渐增加摄入量。

（2）足够能量:对肾功能不全的患者来说,需要足够的热量才能促进蛋白质的有效利用,因此需要保证足够的能量供给。若能量经消化道摄入不足,可以通过肠外营养来补充。能量的需求应根据病情及时调整。

（3）适量矿物质和维生素:供给充足的蔬菜和水果,来满足机体维生素和矿物质的需求。矿物质的需求应根据疾病类型和病情变化及时调整。

3. 食物选择（表 9-25）。

表 9-25　低蛋白膳食食物选择

食物类型	食物选择及制作方法
宜选食物	蔬菜类,水果类,植物油,以及藕粉、马铃薯、芋头、低蛋白大米、麦淀粉等低蛋白质食物,玉米淀粉、红薯淀粉、马铃薯淀粉等制作而成的粉丝、粉条、粉皮。谷类食物等植物蛋白,不属于优质蛋白质,根据蛋白质的限量标准应适当添加
适量选用食物	含蛋白质丰富的食物,如豆类、蛋、乳、肉类、干果类等。肾病适当选用蛋、乳、瘦肉、鱼类,而肝病应选豆类及其制品

4. 配餐方法可参考糖尿病膳食。

5. 注意事项

（1）不同疾病和病情,蛋白质的摄入量及来源不同,需要加以鉴别。

（2）低蛋白膳食的患者容易并发水肿或腹水,需注意是否需要减少钠的摄入量或者限制液体入量。

（3）合并高血钾时,含钾高的蔬菜、水果、马铃薯等应给予限制,具体参考低钾膳食。

6. 烹调

（1）对于肾病患者,需尽量减少粮谷类中的植物蛋白,可制作麦淀粉膳食,麦淀粉中蛋白质含量较少,面筋低,适合制作成蒸饺、面条、烙饼、蒸糕等。

（2）对于肝病患者,则尽量选择植物蛋白,适合选择大豆蛋白及其制品,如豆腐、豆腐皮、腐竹等,少量选用或者避免动物性蛋白的摄入,烹调方法暂无特殊处理。

【实践】

麦淀粉馒头的制作方法:

（1）准备食材:麦淀粉 200g,普通面粉 100g,酵母 3g,糖 2g,温水 150ml;

（2）将 100ml 温水与 3g 酵母搅拌均匀静置于碗内 5 分钟,加入糖融化;

（3）将上述混合物倒入盛有麦淀粉和面粉的和面盆中,搅匀,将剩余的温水分次倒入面粉中,用筷子搅成棉絮状,揉至表面光滑;

（4）将揉好的面团放在温暖处醒发至 2 倍大;

（5）醒好后,反复揉至面团表面光滑,切面无气孔,将大面团分成等量的剂,揉搓并整形成圆圆的馒头状,再次醒发至 2 倍大;

（6）将馒头放入蒸锅,大火烧开后转中火蒸 15~20 分钟;

（7）关火,放置 3~5 分钟后打开盖子。

五、低嘌呤膳食

低嘌呤膳食是适用于高尿酸血症和痛风患者的一种限制膳食中嘌呤含量的治疗膳食。

【目的】

1. 掌握低嘌呤膳食食物选择、配餐方法、烹调制作。

2. 熟悉低嘌呤膳食配餐原则。

3. 了解低嘌呤膳食适用疾病。

【内容】

1. 适用疾病　急性痛风、慢性痛风、高尿酸血症、尿酸性结石。

2. 配餐原则

（1）限制嘌呤摄入:在痛风急性关节炎发作期,每天应限制嘌呤摄入在150mg/d 之内,只选用嘌呤含量少的食物,禁用嘌呤含量高的食品,如动物内脏、凤尾鱼、沙丁鱼、小虾、鲭鱼、扁豆、浓肉汤及菌藻类等;在痛风缓解期或无症状高尿酸血症的患者,可选用嘌呤含量少和中等的食物,禁用含嘌呤高的食物。

（2）限制能量：患有痛风者大多会伴有肥胖、高血压、糖尿病等代谢性疾病。因此应限制能量、降低体重。能量需要根据病情而定，通常为 6.28~7.53MJ/d（1 500~1 800kcal/d）。切忌减重过快，宜循序渐进。减重过快促进脂肪分解，易诱发痛风的急性发作。

（3）适量蛋白质和脂肪：标准体重时可给予 0.8~1.0g/kg 蛋白质，全天在 40~65g，以植物蛋白为主。动物蛋白尽量选择乳制品和蛋类，根据嘌呤含量适量选用肉类、鱼类、禽类，预先煮熟后弃汤食肉。脂肪能够减少尿酸的排泄，因此要适当限制脂肪的摄入量，脂肪一般占总能量的 20%~25%，控制在 50g/d 左右。

（4）足量维生素和矿物质：供给充足 B 族维生素和维生素 C。多供给蔬菜、水果等食品。应限制钠盐，通常每天 2~5g。

（5）供给足量水分：保持每日摄入 2 000~3 000ml 液体，促进尿酸排出体外。伴有肾功能不全患者水的摄入量应适量。

3. 食物选择

（1）急性发作期：宜食用嘌呤含量很少的食物。禁食一切肉类和含嘌呤丰富的食物。

（2）缓解期：应选用嘌呤含量很少的食物，适量选用嘌呤含量中等的食物。全天蛋白质摄入量范围内，选择全蛋一只、瘦肉、禽肉类、鱼虾合计每日小于 100g。

（3）无论急性期或缓解期，都不宜食用嘌呤含量高的食物（表 9-26、表 9-27、表 9-28）。

表 9-26 嘌呤含量很少的食物

食物类型	食物选择
谷类	大米、小米、米粉、小麦、大麦、荞麦、玉米、面粉、面条、麦片、白薯、马铃薯、芋头、通心粉、面包、馒头、苏打饼干、蛋糕
蔬菜类	白菜、卷心菜、荠菜、芹菜、青菜、空心菜、茼蒿、苦瓜、冬瓜、南瓜、丝瓜、西葫芦、茄子、青椒、萝卜、胡萝卜、黄瓜、甘蓝、莴苣、西红柿、洋葱、泡菜、咸菜、葱、姜、蒜
水果类	橙、橘、梨、苹果、桃、西瓜、香蕉、哈密瓜等各种水果
干果类	花生、核桃、杏仁、葡萄干、栗子、瓜子
乳类	牛奶、酸奶、奶粉、炼乳、奶酪、适量奶油、冰激凌
蛋类	鸡蛋、鸭蛋
其他	海参、海蜇、猪血、猪皮、枸杞、木耳、红枣、蜂蜜、茶、咖啡、巧克力、可可

表 9-27 嘌呤含量中等的食物

食物类型	食物选择
肉类	鸡肉、牛肉、羊肉、兔肉、火腿
禽类	鸡、鸭、鹅、鸽、火鸡
水产类	鲤鱼、鳗鱼、鳝鱼、鲈鱼、草鱼、黑鲳鱼、金枪鱼、鱼卵、小虾、龙虾、乌贼、蟹
干豆类制品	黄豆、黑豆、绿豆、赤豆、豌豆、青豆、菜豆、扁豆、豆腐干、豆腐
谷类	麦麸、麦糠、麦胚
蔬菜类	芦笋、菠菜、蘑菇

表 9-28　嘌呤含量高的食物

食物类型	食物选择
内脏	牛肝、牛肾、猪肝、猪小肠、脑
水产类	沙丁鱼、白带鱼、白鲳鱼、鲢鱼、鲱鱼、小鱼干、牡蛎、蛤蜊
肉汤	各种肉、禽制得浓汤和清汤

4. 配餐方法　可参考糖尿病膳食。

5. 烹调

（1）食材处理：如选择肉类、禽类、鱼类等食物，应限量使用，同时注意应切小并焯水后再进行烹调食用。发酵类食品尽量不选用，因其微生物的发酵能够使嘌呤含量增加，如面食中，尽量不选用馒头、发面包子等发酵的食物，可制作成面条、烙饼等。

（2）烹调方式：因肉汤中嘌呤含量较高，食谱中忌煲汤类的菜品。调味品忌用老汤、高汤、鸡精等嘌呤含量高的调味品烹饪。

【实践】

芹菜炒肉制作方法：

（1）食材准备：挑选新鲜卫生的食材，芹菜 250g，猪里脊肉 100g，葱姜少量；

（2）将芹菜摘叶洗净并切断，葱姜切碎备用；

（3）猪肉切片；

（4）在锅内放入 250ml 水，烧开，放入切好的猪肉片，2~3 分钟后捞出肉片洗净备用，汤弃之；

（5）锅起油，约 5~10ml 烹调油，放入葱姜及肉片翻炒；

（6）猪肉煸炒变色后加入芹菜翻炒；

（7）加入少许盐调味；

（8）关火。

注：肉汤中嘌呤含量高，不要食用。

六、低钾膳食

低钾膳食是降低膳食中钾的含量，用于纠正高钾血症或者存在排钾异常患者的一种治疗膳食，如尿毒症等。

【目的】

1. 掌握低钾膳食食物选择、配餐方法、烹调加工以及注意事项。

2. 熟悉低钾膳食配餐原则。

3. 了解低钾膳食适用疾病。

【内容】

1. 适用疾病　适用于肾脏排钾功能障碍所致的高钾血症。

2. 配餐原则

（1）总能量、三大营养素计算和配比可参考糖尿病膳食。

（2）严禁摄入钾盐。

（3）控制膳食中含钾量，每日约 1 560~2 340mg。

3. 食物选择（表 9-29、表 9-30）。

表 9-29 低钾膳食食物选择

食物类型	食物选择及制作方法
宜选食物	可选用含钾量在 100mg/100g 以下的食物，如藕粉、凉粉、蛋类、甘蔗、南瓜、植物油等。谷类的钾集中在谷皮中，因此粗粮的含钾量明显高于细粮，主食宜选用细粮
禁选食物	慎用豆类、新鲜的蔬菜和水果、肉类等含钾丰富的食物； 慎用含钾高的蔬菜，如芹菜、南瓜、胡萝卜、番茄、芥蓝等； 慎用含钾高的水果，如枇杷、柑橘、桃子、水梨、葡萄、柿子、杧果、香蕉、木瓜等； 慎用含钾高的薯类，如马铃薯、芋头等

表 9-30 常见食物的钾含量

单位：mg/100g 可食部

水果名称	钾	蔬菜名称	钾	蔬菜名称	钾
蛇果	14	绿豆芽	68	丝瓜	115
红毛丹	13	冬瓜	78	韭苔	247
火龙果	20	秋葵	95	小葱	143
桑葚	32	节瓜	40	皎头（薤）	120
木瓜	182	西葫芦	92	大白菜	90
雪梨	45	西蓝花	17	芥蓝	104
长把梨	50	芸豆	112	芹菜叶	137
雪花梨	85	茄子（圆）	112	生菜	100
金丝小枣	65	荷兰豆	116	莴笋叶	148
葡萄	104	佛手瓜	76	木耳（干）	757
鳄梨	599	蚕豆（干）	1 117	红皮大葱	329
椰子	475	豇豆	112	紫皮大蒜	437
鲜枣	375	鱼腥草	718	菠菜	311
芭蕉	330	金针菜	610	甜菜叶	547
香蕉	208	百合	510	青头菜	316
鲜桂圆	248	甘薯叶	495	红苋菜	340
番石榴	235	胡萝卜缨	493	竹笋	389
樱桃	151	毛豆	478	慈菇	707
杏	226	洋姜	458	土豆	342
柠檬	209	鲜蚕豆	391	芋头	378
鸡蛋	151	小麦粉	190	玉米面	249
米饭	30	全脂牛奶粉	449	酸奶	150

4. 配餐方法　配餐方法可参考糖尿病膳食,只需选用含钾低的食品替换含钾高的食品,计算膳食含钾量控制在 1 560~2 340mg 以内即可。

5. 注意事项

(1) 咖啡、茶含钾量高,需限量饮用。

(2) 吃火锅汤时,因食物中的钾易溶于汤中,故含钾量高,应避免喝汤。

6. 烹调

(1) 蔬菜:在使用前可以先焯水后再炒制,可减少钾含量的 1/2~2/3,尽量避免进食菜汁,马铃薯切成小块,用水浸泡,并不断更换水,可减少钾含量的 1/2~2/3。

(2) 水果:煮熟后弃汤而食,可减少钾含量的 1/3~1/2。

(3) 肉类:瘦肉中含钾量要明显高于肥肉中的,因此进食肉类时,可适当选用部分五花肉。

(4) 罐头中蔬菜水果的钾含量偏低,但不能食汤。

(5) 超低温冷藏的食物比新鲜的食物含钾量减少约 1/3。

【实践】

请计算下面表 9-31 食谱中的钾含量并针对低钾膳食进行评价。

表 9-31　一日食谱

餐次	菜品名称	食物种类和数量
早餐	酸奶	酸奶 250ml
	馒头	小麦粉 75g
	煮鸡蛋	鸡蛋 60g
加餐	火龙果	火龙果 100g
午餐	米饭	粳米 100g
	青菜炒木耳	木耳 5 个;青菜 100g
	番茄炖牛肉	牛瘦肉 50g;番茄 150g
加餐	雪梨	雪梨 100g
晚餐	馒头	小麦粉 100g
	肉末茄子	瘦肉 10g;茄子 100g
	凉拌黄瓜	黄瓜 100g
	虾皮冬瓜汤	虾米 10g;冬瓜 100g
全天		全天花生油 20g,盐 4g

1. 查表　查食物成分表并计算各食物的含钾量(表 9-32)。

粮谷类的钾主要存在于谷皮中,因此精米精面的含钾量要明显低于粗粮。因此要控制钾的摄入量,应尽量减少粗粮的进食。

肉类的含钾量,与肉类的肥瘦程度相关。进食肉类时,选择禽肉、部分鱼肉、肥瘦相间的畜肉较为合适,若还要兼顾低脂膳食的要求,那么最好选择禽肉或者部分鱼肉了。

2. 计算整个食谱的含钾量　将上述表格中所有食物的含钾量加起来,总共 2 703.7mg。

3. 分析　该食谱的含钾量为 2 703.7mg,与低钾膳食的目标量 1 560~2 340mg 相比,超过了目标量,但相差不大。对上表进行分析,食物含钾量这栏可以看出对含钾量贡献较大的是部分蔬菜水果和肉类,如木耳、青菜、香蕉,牛瘦肉、猪瘦肉等。如果对上述蔬菜水果和瘦肉进行预处理,那么含钾量就会明显下降。蔬菜、肉类先焯水后再炒制,可减少钾含量的 1/2~2/3;水果煮熟后弃汤而食,可减少钾的 1/3~1/2。

表 9-32　食物含钾量

菜品名称	食物含钾量/ （mg·100g⁻¹）	总含钾量/ mg	菜品名称	食物含钾量/ （mg·100g⁻¹）	总含钾量/ mg
小麦粉 175g	198	346.5	茄子 100g	112	112
大米 100g	103	103	黄瓜 100g	102	102
酸奶 250ml	150	375	冬瓜 100g	78	78
鸡蛋 60g	154	92.4	牛瘦肉 50g	284	142
香蕉 100g	256	256	猪瘦肉 100g	310	310
雪梨 100g	85	85	虾皮 10g	617	61.7
木耳 10g	757	75.7	植物油 20g	1	0.2
青菜 100g	316	316	盐 5g	14	0.7
番茄 150g	163	247.5			

木耳、青菜(切段)、茄子(切块)、黄瓜(切片)、冬瓜(切片)，放入沸水中焯水，后炒制。香蕉扒皮后在沸水中煮熟，弃汤后食用。若该患者无低脂膳食方面的要求，可选择将瘦肉换成五花肉。

七、低盐(钠)膳食

低盐(钠)膳食指每日可用食盐不超过 2g 或酱油 10ml/d，但不包括食物内自然存在的氯化钠。根据膳食中钠的摄入量的不同，还有无盐膳食和低钠膳食。三类膳食的目的均是为了满足疾病要求，减少膳食中钠的摄入量。

【目的】

1. 掌握低盐(钠)饮食食物选择、配餐方法、烹调加工及注意事项。
2. 熟悉低盐(钠)饮食配餐原则。
3. 了解三类膳食种类及适用疾病。

【内容】

1. 适用疾病　高血压、心力衰竭、肝硬化合并有腹水、肾脏疾病以及各种原因引起的水、钠潴留患者。
2. 配餐原则
(1) 种类(表 9-33)。

表 9-33　低盐(钠)膳食种类及选择原则

膳食种类	原则
低盐膳食	全天供钠 2 000mg 左右。每天烹调用盐应限制在 2g 或酱油 10ml 以下，忌用盐腌制加工的食物，如咸蛋、咸鱼、咸肉、面酱、酱菜、腊肠等
无盐膳食	全天供钠 1 000mg 左右。烹调时不应添加食盐或酱油，可用糖醋等代替调味。忌用一切咸食，同低盐膳食
低钠膳食	全天供钠不超过 500mg。除无盐膳食的要求外，忌用含钠高的食物，如空心菜、油菜、芹菜等含钠 100mg/100g 可食部以上的蔬菜，以及松花蛋、猪肾、豆腐干等食物

（2）按病情变化确定限钠程度：严格来说，应该根据24小时尿钠排出量、血钠和血压等指标确定是否需要限钠及限钠程度，并监测病情，随时调整钠盐摄入量。如肝硬化腹水患者，开始时可用无盐或低钠膳食，然后改为低盐膳食，待腹水消失后，可恢复正常膳食。对于患有高血压或水肿明显的肾小球肾炎、肾病综合征、妊娠子痫的患者，使用利尿剂的同时应选择低盐膳食，不使用利尿剂而水肿严重者，则应选择无盐或低钠膳食。不伴高血压或水肿及排尿钠增多者不宜限制钠摄入量。

（3）根据食量合理选用食物：有时为了增加患者食欲或改善营养状况，对食欲不佳者可适当放宽食物选择范围。

3. 食物选择

（1）宜选食物：不加盐或酱油等含盐调味品制作的谷类、畜肉、禽类、鱼类和豆类、乳类食品。低钠膳食不宜用含钠量大于100mg/100g的蔬菜和水果。常见食物含钠量见表9-34。

表9-34　常见食物的钠含量

单位：mg/100g 可食部

食物	钠	食物	钠	食物	钠	食物	钠
稀酱油	4 980.0	鸡肉	63.3	山药	18.6	小麦粉	2.7
咸雪菜	4 339.0	红萝卜	62.7	荸荠	15.7	土豆	2.7
食盐	39 311	小青菜	60.0	韭菜	8.1	粳米	2.4
味精	8 160	猪肉	59.4	黄豆芽	7.2	杏	2.3
松花蛋	661.0	大白菜	57.5	青椒	6.0	豇豆	2.2
炒花生	445.1	油菜	55.8	核桃	6.4	黄豆	2.2
对虾	165.2	香菜	48.5	桃	5.7	冬瓜	1.8
鸡蛋	131.5	藕	44.2	茄子	5.4	紫葡萄	1.8
鸭蛋	106	紫苋菜	42.3	西葫芦	5.0	苹果	1.6
胡萝卜	105.1	牛奶	37.2	番茄	5.0	鸭梨	1.5
萝卜缨	91.4	莴笋	36.5	黄瓜	4.9	橘子	1.4
萝卜	91.2	包菜	34.0	大葱	4.8	豌豆	1.2
空心菜	94.3	芋头	33.1	香椿	4.6	灿米	0.9
菠菜	85.2	生菜	32.8	扁豆	3.8	菠萝	0.8
牛肉	84.2	绿苋菜	32.4	绿豆芽	4.4	南瓜	0.8
花菜	80.3	白薯	28.5	丝瓜	3.7	柿子	0.8
芹菜	73.8	甘蓝菜	27.2	生豆腐	3.2		
猪肝	68.6	冬菇	24.4	西瓜	3.2		

（2）限选食物：各种盐或酱油制作或腌制的食品、盐制调味品。

4. 配餐方法　一般不需单独配制，根据患者病情、活动量等情况计算出总能量及三大营养素应摄入量，换算成食物，可参考糖尿病膳食配餐方法，在此膳食基础上，计算出全天总

403

钠的摄入量,以低钠食物代替高钠食物。

5. 注意事项

(1) 对年龄偏大、储钠能力下降、心肌梗死、回肠切除手术后、黏液性水肿和重度甲状腺功能能低下合并腹泻者,限钠应慎重,最好是根据血钠、血压和尿钠排除量等临床指标确定是否限钠。

(2) 除了食盐、食材中的钠外,调味品中的含钠量也应计入总数,以便精确计算钠的摄入量。

6. 烹调

(1) 含钠高的食物,如芹菜、菜心、豆腐干等,可通过水煮或浸泡去汤的方法减少含钠量;用酵母代替食碱发酵粉制作馒头,也可减少钠含量。

(2) 尽量选用糖醋、醋溜等其他不含盐的调味方式烹调菜品,也可采用芝麻酱、番茄汁等调味。烹调时注意保证色香味形俱全以促进食欲。

(3) 必要时可适当选用市售的低钠盐或无盐酱油,但需注意,这类调味剂是以氯化钾代替氯化钠,故高血钾者不宜使用。

【实践】

针对低盐膳食,对下面表 9-35 食谱进行分析。

表 9-35　一日食谱

餐次	菜品名称	食物种类和数量
早餐	大米粥	大米 25g
	馒头	小麦粉 50g
	凉拌芹菜	芹菜 50g
加餐	香蕉	香蕉 100g
午餐	米饭	粳米 100g
	西葫芦炒大虾	西葫芦 100g;对虾 75g
	蒜蓉菠菜	菠菜 100g
加餐	橙子	橙子 100g
晚餐	白菜肉丝鸡蛋面	白菜 150g;瘦肉 50g
		鸡蛋 60g;面条 100g
	清炒黄瓜	黄瓜 100g
加餐	牛奶	250ml
全天		全天花生油 30g,盐 5g

(1) 查表:查食物成分表并计算各食物的含钠量(表 9-36)。

(2) 计算整个食谱的含钠量:将上述表格中所有食物的含钠量加起来,总共 2 568.36mg。

(3) 分析:从计算含钠量的过程中可以发现,单纯盐中的含钠量 1 965.5mg,就远远超过食谱中其他食物的含钠量 602.86mg。虽然某些蔬菜、鸡蛋、虾类的含钠量偏高,但比起食盐的含钠量相差甚远。因此对于低盐膳食,最终要做好的是控制食盐的摄入量。

表 9-36 食物含钠量

菜品名称	食物含钠量/ （mg·100g⁻¹）	总含钠量/ mg	菜品名称	食物含钠量/ （mg·100g⁻¹）	总含钠量/ mg
小麦粉 150g	2.7	4.05	白菜 150g	57.5	57.5
粳米 125g	3.8	4.75	菠菜 100g	85.2	85.2
牛奶 250ml	37.2	93	黄瓜 100g	2.0	2
鸡蛋 60g	196.4	117.84	对虾 75g	165.2	123.9
香蕉 100g	0.8	0.008	猪瘦肉 50g	57.5	28.75
橙子 100g	1.2	0.012	花生油 30g	4.5	1.35
芹菜 50g	159	79.5	盐 5g	39 310	1 965.5
西葫芦 100g	5.0	5			

该食谱中钠的含量为 2 568.36mg，没有很好地达到低盐膳食全天供钠量小于 2 000mg的标准；但若将食盐减到 3g，食盐的供钠量为 1 179.3mg，食谱的总含钠量为 602.86mg+1 179.3mg=1 782.16mg，该食谱便属于低盐食谱了。

无盐饮食要求全天供钠量 1 000mg 左右，以 1 000mg 计算，针对该食谱而言，食盐中提供的含钠量应在 397.14mg，即食盐的量为 1g；而对于低钠膳食，要求全天供钠不超过 500mg，此时不仅要限制或者不摄入食盐，同时还要对食材的含钠量进行评估，尽量选择含钠量低的食材，避免进食含钠量高的食材。

八、低纤维（少渣）膳食

低渣饮食是通过选择低膳食纤维食物或者通过某种制作方法减少膳食中纤维含量，从而减少食物残渣的一种治疗膳食。

【目的】

1. 掌握低纤维（少渣）膳食食物选择、配餐方法、烹调加工以及注意事项。

2. 熟悉低纤维（少渣）膳食配餐原则。

3. 了解纤维（少渣）膳食适用疾病。

【内容】

1. 适用疾病 用于各种急、慢性肠炎、痢疾、伤寒、肠道肿瘤、消化道溃疡及消化道出血停止的患者；消化道狭窄并有梗阻危险的患者如食管或肠管狭窄、食管胃底静脉曲张；肠憩室病、肠道手术前后、痔瘘患者等。

2. 配餐原则

（1）尽量减少饮食中的膳食纤维，减少对消化道的刺激和梗阻风险，减少粪便的生成，避免刺激肠道蠕动。

（2）能量摄入根据病情调整，对脂肪消化吸收能力较差者，如脂肪泻的患者，应控制饮食中脂肪含量。其余可参考糖尿病膳食。

405

（3）因减少膳食纤维的摄入,蔬菜和水果摄入受限,可致维生素和矿物质摄入不足,必要时可补充维生素和矿物质制剂。

3. 食物选择(表 9-37)。

表 9-37 低纤维(低渣)膳食食物选择

项目	宜选食物	慎选食物
主食类	精细米面制作的粥、烂米饭、软面条、面包、饺子、饼干	全谷类制品,如糙米、燕麦、全麦制品等
蛋类	蒸蛋、煮蛋、蛋花汤等均可	
奶类	酸奶、牛奶、奶酪等均可	
肉类	含结缔组织少的嫩肉、鸡、鱼等,切碎、煮烂为宜	含筋、皮等结缔组织多的动物跟腱、老的畜肉
豆类	豆浆、豆腐脑等加工的豆制品	整粒豆类,如蚕豆、花生等
蔬菜类	菜水、菜汁、去皮质软的瓜类、番茄、胡萝卜、马铃薯	粗纤维较多的蔬菜,如芹菜、菜梗、菜茎、老叶以及未烹调的生菜
水果类	过滤后的果汁,纤维少、去皮去籽的水果,如木瓜、香蕉、西瓜、葡萄等	未过滤的果汁以及粗纤维较多的水果,如杧果、枣等
油脂类	各种动植物油及其制品	各种干果
其他	盐、酱油等	辣椒、胡椒、咖喱等浓烈刺激性调味品

4. 配餐方法 根据患者病情、活动量等情况计算出总能量及三大营养素应摄入量,换算成食物,可参考糖尿病膳食配餐方法。在食物选择和制作上以减少膳食纤维的原则进行。

5. 注意事项 长期缺乏膳食纤维容易导致便秘、痔疮、肠憩室及结肠肿瘤等的发生,也易导致其他疾病,待病情好转后及时调整膳食。

6. 烹调

（1）食材处理:选用细软、渣少、便于咀嚼和吞咽的食物,如肉类要避免选用带有结缔组织的部位,选择嫩的瘦肉,蔬菜以嫩叶、花果部分为宜,瓜类去皮、去籽,水果榨汁后食用。

（2）烹调方式:可将食物切碎煮烂,制作成泥状;肉类先裹上蛋汁或太白粉后,再烹调,避免油炸、忌用油炸、油煎的烹调方式。

【实践】

低纤维膳食菜谱举例见表 9-38。

表 9-38 低纤维膳食的菜谱举例

菜品名称	制作技巧	菜品名称	制作技巧
皮蛋瘦肉粥	瘦肉要切碎煮烂;皮蛋切碎	番茄烩豆腐	番茄去皮去籽
鲜肉馄饨	馄饨肉馅绞成肉泥	清汤面	面应细软,煮烂
冬瓜丸子汤	肉类绞成泥,余成丸子;冬瓜去皮去籽		

九、高纤维膳食

高纤维饮食是通过选择高膳食纤维食物达到增加膳食中纤维素含量目的的治疗膳食。

【目的】

1. 掌握高纤维膳食食物选择、配餐方法、烹调加工以及注意事项。
2. 熟悉高纤维膳食配餐原则。
3. 了解高膳食纤维的适用疾病。

【内容】

1. 适用疾病　无张力便秘、无并发症的憩室病,其他需要增加膳食纤维的情况。

2. 配餐原则

（1）在普通膳食基础上增加膳食纤维,以促进肠道蠕动,吸收水分,减低肠管腔内压力,促进大便排泄。每日所供膳食纤维的数量为20~35g。

（2）多饮水,水作为通便的润滑剂,一日应饮水6~8杯,晨起空腹饮淡盐水1杯,可促进肠道蠕动有协助排便的作用。

3. 食物选择　选择富含膳食纤维的食物,如粗杂粮:玉米、玉米面、玉米碴、小米、粗粮制品、糙米、各种杂豆等;蔬菜:选用含膳食纤维多者如芹菜、韭菜、豆芽、油菜、小白菜、菠菜、大白菜,其他多粗纤维的叶菜及笋类、芥蓝、萝卜等;水果:水果除了纤维素、半纤维素外,还富含果胶及有机酸,均有利于通便,除鲜果之外,也可用干果类。常见食物中膳食纤维含量见表9-39。

表9-39　食物中总膳食纤维的含量

单位:g/100g 可食部

食物名称	膳食纤维	食物名称	膳食纤维	食物名称	膳食纤维
大米	0.7	绿豆芽	0.8	丝瓜	0.6
小麦	10.8	冬瓜	0.7	蒜薹	2.5
小麦粉	2.1	秋葵	3.9	小葱	1.4
玉米(鲜)	2.9	节瓜	1.2	胡萝卜(黄)	1.3
玉米面	6.2	西葫芦	0.6	大白菜	0.8
雪梨	3.0	西蓝花	1.6	甜椒	1.4
长把梨	4.0	芸豆	2.1	芹菜茎	1.2
雪花梨	0.8	茄子(圆)	1.7	生菜	0.6
金丝小枣	7.0	荷兰豆	1.4	莴笋	0.6
葡萄	0.4	佛手瓜	1.2	木耳(干)	29.9
柿	1.4	蚕豆	3.1	油菜	1.1
桑葚	4.1	豇豆	2.3	芹菜叶	2.2

续表

食物名称	膳食纤维	食物名称	膳食纤维	食物名称	膳食纤维
鲜枣	1.9	鱼腥草	0.3	菠菜	1.7
柑橘	0.4	金针菜	2.7	甜菜叶	1.3
香蕉	1.2	银耳(干)	30.4	洋姜	4.3
菠萝	1.3	海带(鲜)	0.9	红苋菜	1.8
桃	1.3	平菇	2.3	竹笋	1.8
苹果	1.2	毛豆	4.0	慈菇	1.4
杏	1.3	番茄	0.5	山药	0.8
西瓜	0.3	百合	1.7	芋头	1.0

4. 配餐方法 根据病情需要计算出总能量后,先确定脂肪的摄入量,再计算出蛋白质和碳水化合物的需要量,按照食谱配置顺序进行配餐(具体步骤可参考糖尿病膳食)。

5. 注意事项 长期过多食用膳食纤维可能产生腹泻,并增加胃肠胀气,影响食物中如钙、镁、铁、锌及一些维生素的吸收和利用。

6. 烹调 高纤维膳食无特殊的食材处理及烹调加工方式。

【实践】

高纤维膳食食谱举例见表9-40。

表9-40 高纤维膳食的菜谱举例

菜品名称	制作技巧	菜品名称	制作技巧
荞麦馒头	小麦粉:苦荞麦粉=3:1	竹笋烧牛肉	竹笋100g;牛肉50g
杂粮米饭	稻米:玉米糁=3:1	清炒豆芽	选择黄豆芽
芹菜炒肉	芹菜茎150g;瘦肉50g		

十、低碘膳食

低碘膳食是指膳食中碘的含量低于正常量的膳食,达到一天摄碘量不超过 $50\mu g/d$ 的标准,主要针对甲状腺疾病的诊断和治疗。

【目的】

1. 掌握低碘膳食食物选择、配餐方法、烹调加工以及注意事项。

2. 熟悉低碘膳食配餐原则。

3. 了解低碘膳食适用疾病。

【内容】

1. 适用疾病 甲状腺功能亢进患者,进行[131]I 治疗的患者以及行放射性核素检查甲状腺功能者。

2. 配餐原则　通过控制膳食中碘含量,减少食物碘对^{131}I治疗效果的影响,不仅要兼顾低碘这一要求,还要满足患者其他营养需要,可参考普通膳食。

3. 食物选择　食物碘含量以海产品中最多,海产品的碘含量大于陆地食物,陆地中动物性食物的碘含量大于植物性食物。鸡蛋、奶的含碘量较高,其次为肉类,再次为淡水鱼,植物的含碘很低,水果和蔬菜更低。因此低碘膳食需要禁食以下食物:

（1）海产品如海带、紫菜、虾皮、干贝、淡菜、海鱼、海蜇等。

（2）碘剂强化调味品加碘盐、强力碘面、碘蛋等(表9-41)。

表 9-41　常用食物的碘含量

单位:μg/100g 可食部

避免食用 食物类别	含碘量	适量食用 食物类别	含碘量	随意食用 食物类别	含碘量
鱼虾蟹贝		**蛋类**		**蔬菜类**	
贻贝	346	鹌鹑蛋	37.6	番茄	2.5
虾皮	264	鸡蛋	27.2	藕	2.4
虾米	82.5	松花蛋	6.8	洋葱	1.2
黄花鱼	5.8	鸭蛋	5	茄子	1.1
菌藻类		**蔬菜类**		西葫芦	0.4
海带(干)	36 240	小白菜	10	黄瓜	0.2
紫菜	113.9	青椒	9.6	**水果类**	
肉类		**谷类制品**		橘子	5.3
鸡肉	12.4	小麦粉	2.9	菠萝	4.1
牛肉(瘦)	10.4	大米	2.3	香蕉	2.5
羊肉(瘦)	7.7	**乳制品**		梨	0.7
猪肉(瘦)	1.7	消毒牛奶	1.9	**坚果类**	
加工类		酸奶	0.9	松子仁	12.3
广式香肠	91.6	可乐	68.4	核桃	10.4
火腿肠	46.2	鸡精	766	开心果	10.3
豆腐干	16.2	生姜粉	133.5		
肉松	37.7	强力碘面	276.5		

4. 膳食要求　^{131}I治疗前4周可食用米、面等谷类食物,薯类,豆类及其制品,各种蔬菜、水果。各种乳类及其制品。禁用各种海产动植物食品。

^{131}I治疗前须停服以下药物4周,含碘药物如碘化物、复方碘溶液、含碘片等;影响甲状腺功能的药物,如甲状腺素片、抗甲状腺药等;某些中药如海藻、昆布、贝母、牛蒡子、木通等。

409

服¹³¹I当日患者应空腹。¹³¹I及¹³¹I~甲状腺激素既可以通过胎盘屏障,并能够通过乳汁分泌,因此妊娠期及哺乳期妇女不能行¹³¹I治疗。

5. 烹调 低碘膳食中菜谱的制作主要是通过醋、胡椒、柠檬汁等其他调味品代替盐、酱油等调味品,或者使用无碘盐、无碘酱油。

【实践】

表9-42有一份食谱,请计算出该食谱的碘含量,并做具体分析。

表9-42 食谱

餐次	菜品名称	食物种类和数量
早餐	酸奶	酸奶200ml
	鸡蛋	鸡蛋60g
	馒头	小麦粉100g
	凉拌黄瓜	黄瓜100g
加餐	橘子	橘子200g
午餐	馒头	小麦粉125g
	蒜蓉茄子	茄子100g
	白菜炖鸡块	白菜100g
		鸡块50g
加餐	香蕉	香蕉100g
晚餐	馒头	小麦粉100g
	青椒炒肉	青椒100g
		肉80g
全天		全天植物油40g,碘盐5g,鸡精2g

1. 通过查食物成分表,找出食谱中所有食物的碘含量,并根据食物重量,计算出食谱中碘的总含量(表9-43)。

表9-43 食物含碘量

食物种类和数量	食物含碘量/($\mu g \cdot 100g^{-1}$)	食物总含碘量/μg
小麦粉325g	2.9	9.425
酸奶200ml	0.9	1.8
鸡蛋60g	27.2	16.32
橘子200g	5.3	10.6
香蕉100g	2.5	5
黄瓜100g	0.2	0.2
茄子100g	1.1	1.1
白菜100g	10	10
青椒100g	9.6	9.6
鸡肉块50g	12.4	6.2
猪肉80g	1.7	1.36
植物油40g	—	—
碘盐5g	20~50μg/g	100~250
鸡精2g	766	15.32

2. 从表 9-43 中可以看出,由于添加的是碘盐,仅 5g 碘盐就已经远远超过了 50μg,因此如果想制作低碘饮食,就必须取消加碘盐的使用,无碘盐是最好的选择,同时鸡精的含碘量特别高,低碘饮食的患者也不应添加鸡精。

在该食谱中,除了调味品中的碘含量,其他食材的含碘量可以计算出是 71.605μg,而对碘含量有突出贡献的是鸡蛋。事实上,碘主要集中在蛋黄中,蛋白中的碘量较少,因此低碘饮食的患者建议只吃蛋清,不吃蛋黄,并选择含碘量低的猪肉代替鸡肉,以及选择含碘量少的蔬菜和水果。

3. 通过查表以及计算我们可以看出,天然食材的含碘量并不高,绝大部分蔬菜和水果的含碘量都低于 10μg/100g,肉类中,猪肉含碘量最低,鸡肉、牛羊肉含碘量均在 10μg/100g 左右。因此,使用无碘盐和无碘酱油来烹饪肉类和蔬菜是完全可以达到低碘饮食标准的,再加上高超的厨艺,烹饪出美味佳肴,搭配些水果以及乳制品,制定出一份满意的低碘食谱也是轻而易举的。

第三节　肠　内　营　养

临床营养支持途径可分为肠内营养和肠外营养。肠内营养通过胃肠道提供营养物质的营养支持方式,可进一步分为口服和管饲两种方式;而肠外营养则是依靠静脉途径为机体提供营养物质。该节主要详细介绍肠内营养途径,通过肠内营养途径提供的营养物质为肠内营养制剂,本节主要详细介绍特殊医学用途配方食品。

【目的】

1. 掌握肠内营养给予方式和基本应用,特殊医学配方食品种类、适应证及配制方法。
2. 熟悉匀浆膳的配制方法。
3. 了解肠内营养治疗概念。

【内容】

一、概念

肠内营养是指经胃肠道采用口服或管饲的方式来提供代谢所需营养物质的营养支持方式。其意义在于满足机体的营养和代谢需要,增强机体免疫力,缩短病程,减少并发症的发生率和死亡率。

二、临床应用

（一）适用疾病

1. **超高代谢**　如创伤、严重烧伤、多发性骨折、化脓性感染等蛋白质大量丢失的患者。
2. **胃肠疾病**　如急性坏死性胰腺、短肠综合征、克罗恩病、溃疡性结肠炎、胃肠瘘等。
3. 术前准备及术后营养不良。
4. 放疗和化疗的患者。

5. 吞咽或咀嚼困难者,意识障碍或昏迷患者。

（二）禁忌证

1. 胃肠道功能障碍的患者。

2. 短肠综合征应先给予静脉营养,后逐渐增加预消化肠内营养制剂,循序渐进,使小肠逐渐适应。

3. 胃术后患者易引起倾倒综合征,不能耐受高渗预消化肠内营养制剂,必要时空肠置管滴注低浓度预消化肠内营养制剂。

4. 消化道出血的患者禁用。

5. 空肠瘘者。

6. 麻痹性肠梗阻、处于严重代谢应激或腹泻急性期,不建议过早应用肠内营养。

7. 先天性氨基酸代谢缺陷的儿童,肝、肾功能衰竭的患者,应结合病情采用特殊治疗制剂。

（三）肠内营养制剂及其配制

肠内营养制剂目前主要是指国家规定的特殊医学用途配方食品,广泛地来说也包括自己制作的食物匀浆膳。

特殊医学用途配方食品是指满足进食受限、消化吸收障碍、代谢紊乱或特定疾病状态人群对营养素或膳食的特殊需要,专门加工配制而成的配方食品。该类产品必须在医生或临床营养师指导下,单独食用或与其他食品配合食用。

特殊医学用途配方食品主要包括三大类,全营养配方食品、特定全营养配方食品和非全营养配方食品。

1. 理化性质

渗透压:肠内营养渗透压取决于其组成成分中分子与离子的浓度,氮源为整蛋白的配方渗透压较低,而氨基酸/短肽型配方的渗透压则较高。因此,肠内营养开始宜用稀释的溶液,缓慢滴注,再逐渐增加浓度、滴速和总量。

pH:介于 4~7,以 5~7 最佳。

残渣:也就是膳食纤维,部分整蛋白型配方含膳食纤维,氨基酸/短肽型配方一般是不含膳食纤维的。

2. 全营养配方食品　全营养配方食品是指可作为单一营养来源满足目标人群营养需求的特殊医学用途配方食品。根据氮的来源可分为整蛋白质型全营养配方食品和氨基酸/短肽型全营养配方食品。

（1）氨基酸/短肽型全营养配方食品:氨基酸/短肽型全营养配方食品（要素制剂）中氮的来源是氨基酸和短肽,几乎不需要消化,可以完全被小肠吸收。此类制剂一般不含有膳食纤维,几乎不产生残渣。此外,要素制剂中还含有丰富的矿物质和维生素。

适用疾病:不能耐受整蛋白制剂、肠道功能严重障碍的患者,如炎性肠病、短肠综合征进食早期、急性重症胰腺炎进食早期、大面积烧伤、严重创伤、术前准备或术后恢复期等。营养成分组成见表 9-44。

（2）整蛋白型全营养配方食品:整蛋白型全营养配方食品是临床上应用最广泛的全营养配方食品,产品种类多,广义包括了流质、混合奶、匀浆膳食和市售的各种肠内营养制剂。其氮源多来源于乳蛋白或大豆分离蛋白。

表 9-44　氨基酸/短肽型全营养配方制剂营养组成

营养组成	成分来源
碳水化合物	一般用葡萄糖、双糖、葡萄糖低聚糖、糊精等
氮	多肽类、氨基酸
脂肪	多采用含亚油酸较高的植物油，如红花油、葵花子油、玉米油、大豆油或花生油
维生素和矿物质	多种维生素、微量元素和电解质

适用疾病:可用于有一定胃肠道功能或胃肠功能较好,但不能自主进食或意识不清的患者。营养成分组成见表 9-45。

表 9-45　整蛋白型全营养配方制剂营养组成来源

营养组成	成分来源
碳水化合物	多采用单糖和双糖,因其较易消化和吸收,并适当增加多糖类,如面粉、大米、淀粉等
蛋白质	大豆肽粉、全脂奶粉、水解乳清蛋白粉等;管饲混合奶蛋白质来源多用鲜牛奶、鸡蛋、肉泥、大豆蛋白;尽量保证动植物蛋白比例适当
脂肪	熟植物油。特殊配方采用高脂肪,消化吸收功能障碍可采用低脂配方或添加中链甘油三酯
维生素和矿物质	多种维生素、微量元素和电解质

（3）匀浆膳:匀浆膳是一种根据患者病情配制成的糊状、浓流质平衡膳食,适合鼻饲滴入或以灌注方式给予的肠内营养制剂。其成分需经肠道消化后才能被人体消化吸收,故适用于肠道功能正常的患者。匀浆膳一般包括两种,一种是商品型匀浆膳,为液体状或者粉状,成分明确,应用方便,但成分不宜调整,价格相对较高。另一类是医院营养科自制匀浆液,营养素及液体量明确,优点是可以根据实际营养需要情况进行营养成分的调整,价格低廉,制备方便。

按病情配制成多种配方,如 2 092kJ（500kcal）、4 184kJ（1 000kcal）、6 276kJ（1 500kcal）、8 368kJ（2 000kcal）和 10 460kJ（2 500kcal）等;蛋白质占总能量 15% ~ 20% ,脂肪 25% ~ 30% ,糖类为 55% ~60%。亦可按不同疾病结合各种治疗膳食原则进行调整。

匀浆膳的食物来源比较广泛,如米饭、粥、面条、馒头、鸡蛋、鱼、虾、鸡肉、瘦肉、猪肝、青菜、白菜、花菜、胡萝卜等及适量牛奶、豆浆、豆腐、豆干和蔗糖等食物,可自行制作匀浆膳;或者应用市售的商品匀浆膳自行冲调,较为方便,营养齐全均衡。

3. 特定全营养配方食品　特定全营养配方食品是指可作为单一营养来源能都满足目标人群在特定疾病或医学状况下营养需求的特殊医学用途配方食品。如糖尿病全营养配方食品、肾病全营养配方食品、肝病全营养配方食品和呼吸系统全营养配方食品等。

4. 非全营养配方食品　非全营养配方食品是指可满足目标人群部分营养需求的特殊医学用途配方食品,不可作为单一营养来源。按照产品组成特性,可分为营养素组件（蛋白质组件、脂肪组件和碳水化合物组件）、电解质配方、增稠组件、流质配方和氨基酸代谢障碍配方等。它可补充和强化全营养制剂,亦可采用两种或两种以上的组件制剂构成组件配方,以适应患者的特殊需要。由于该类产品不能作为单一营养来源满足目标人群的营养需求，需要与其他食品配合使用，故对营养素含量不作要求。非全营养配方食品应在医生或营养师的指导下，按照患者个体的特殊情况或需求而使用。

各组件膳均可单独使用或者加入流质、半流质膳食中补充营养，如米汤、菜汁、面条、粥等，以提高能量及某种营养素的需要。

组件类型见表9-46。

表9-46　组件制剂类型

类型	成分来源
蛋白质组件	高生物价整蛋白，如牛奶、酪蛋白、乳清蛋白，大豆蛋白分离物为原料，也可采用蛋白质水解物，或氨基酸混合物作为氮源
脂肪组件	原料包括长链脂肪酸（链长为16~20个碳）和中长链脂肪酸（链长为6~12个碳），也可使用甘油一酯和甘油二酯
糖类组件	原料可用葡萄糖、液体玉米糖浆、玉米糖浆固体或麦芽糊精。为降低甜度及渗透浓度，组件多用麦芽糊精及葡萄糖多聚体，其引起胰岛素反应作用较葡萄糖、蔗糖均低

注：国内组件产品有大豆分离蛋白、45%乳化脂肪、MCT、麦芽糊精、低聚糖等。所有组件膳食，除注明者外，均不含维生素与矿物质。组件配方治疗时，应注意补充维生素、矿物质和微量元素。

【配制】

（一）氨基酸/短肽型全营养配方制剂

1. 食材　某预消化肠内营养制剂。

2. 制备方法

（1）根据需要浓度（或能量密度）用食物称称量出全营养粉重量；

（2）用少量的温开水（50℃左右）调成糊状；

（3）再用40~50℃温水稀释到一定容积，充分搅拌成均匀溶液。配制好的液体浓度不易超过25%，一般是由低浓度、少量、低速开始泵入，循序渐进提高液体浓度，能量密度一般为1.0kcal/ml，每日配制1日用量。配制好的营养液应在0~4℃冰箱冷藏；冷藏中取出的营养液，用前摇匀，加温至室温，室温下存放不超过3小时。

预消化肠内营养制剂的口服温度宜为37℃左右，而鼻饲或经造瘘口注入时的温度以41~42℃为宜。

营养配方制剂制作流程见图9-1。

3. 注意事项

（1）无菌操作。配制和使用预消化肠内营养制剂时，需严格遵守操作规程，用具要清洗消毒，配好的营养液应存放于0~4℃冰箱冷藏，24小时后废弃。

（2）应用预消化肠内营养制剂期间需定期监测血糖、血尿素氮、电解质、肝功等指标，注意观察大小便，监测体重，做好营养评估。

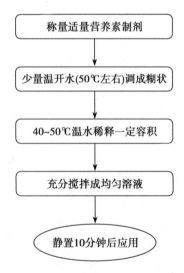

称量适量营养素制剂
↓
少量温开水(50℃左右)调成糊状
↓
40~50℃温水稀释一定容积
↓
充分搅拌成均匀溶液
↓
静置10分钟后应用

图9-1　营养配方制剂制作流程

（3）停用预消化肠内营养制剂时应逐渐减量，不可骤停，否则会引起低血糖反应。其余种类的全营养配方制剂可参考此处。

（二）混合奶的配制

1. 制备方法

（1）准备食材：如牛奶、豆浆、蔗糖、大米、鸡蛋、绿叶蔬菜等。

（2）用具洗涤消毒，如搅拌机、碗、勺子、筷子等。

（3）食材处理：牛奶、豆浆煮沸备用，大米煮成粥备用；鸡蛋煮熟去皮备用；绿叶蔬菜做成菜汁备用（具体详见流质膳食小节）。

（4）将煮熟去皮的鸡蛋掰碎放入搅拌机，并加入米粥，搅成匀浆，盛至碗内。

（5）将备好的牛奶、豆浆和蔬菜汁加入匀浆中混合，加入适量的盐和糖。

（6）盛入消毒瓶中，加熟植物油适量，扣好瓶盖进行消毒。

2. 注意事项

（1）酸性果汁不宜与奶类制品同煮，以防止凝块形成。

（2）食盐宜少添加，过多则会使混合奶结块，可选择将部分食盐加入菜汁、肉汤中同煮。

（3）混合奶中掺入水果或者蔬菜汁后应尽快使用。

（4）餐具严格消毒，消毒柜保存。

由于混合奶营养成分欠齐全，不宜长时间使用，可改为匀浆膳或成品全营养配方制剂。

（三）匀浆膳的配制

1. 制备方法

（1）根据患者病情，计算总能量及三大营养素，并制定食谱。

（2）根据食谱准备食材。

（3）用具洗涤消毒。

（4）清洗干净各种食材，去除不可食用的部分，如肉类要去骨去皮去刺，根茎类蔬菜去皮，瓜茄类蔬菜去皮去籽，菜叶类选择嫩叶蔬菜，馒头去皮。

（5）将准备好的食物切成小块并煮熟，主食选用米饭或者馒头。

（6）将每餐需要的食物加入食盐及食用油烹熟后混合，加适量的水或汤一起放入捣碎机中，启动机器，待食物全部搅成糊状后，倒入已经消毒好的容器中备用。

2. 注意事项

（1）一切食品先烹熟后再捣碎，因用生食品捣碎后再煮，易凝结成块，无法灌注。若捣碎食物比较粗糙时，还要过筛，最好尽可能细而不需过筛。

（2）保证食品新鲜卫生，最好每餐烹制后即灌注，如放置时间长时，必须装瓶后用高压蒸汽或置锅内蒸 20~30 分钟，也可灌注前再重新煮沸消毒。

（四）肠内营养给予方式

肠内营养是通过胃肠道为机体提供代谢所需营养物质，是胃肠功能正常患者进行营养治疗首选的治疗手段。其给予方式可分为口服和管饲两种，根据患者病情需要采取不同的给予方式。

1. 口服　口服是肠内营养最常用的给予方式，也是最安全、经济、便捷的方式，适合各类意识清楚、可经口进食且存在一定消化功能的患者，根据不同疾病采取不同的治疗膳食。

2. 管饲喂养　正确地选择管饲途径是保证肠内营养安全有效的基本条件，管饲途径可分为鼻胃管、鼻空肠、经皮内镜下胃造口、经皮内镜下空肠造口等,需根据患者病情需要选择合适的管饲途径。

（1）适应人群:因原发疾病或因诊断与治疗的需要而不能或不愿经口摄食,或摄食量不足以满足需要时,如胃肠道功能允许而又可耐受的患者。

（2）操作方法:在临床工作中以鼻胃管应用最为广泛,下面以鼻胃管为例讲述其操作方法。

1）核对患者信息、饮食单,并告知患者或家属。

2）操作者准备:洗手、戴口罩,物品准备(鼻饲喂食器)。

3）环境准备:准备清洁操作空间。

4）患者准备:注意抬高头部及躯干,约30°或半卧位。

5）鼻饲喂食器回抽胃管,明确有无胃潴留,若无继续进行下一步操作;若回抽液体超过40ml,暂观察,不进行下一步操作。

6）鼻饲喂食器抽取20ml温开水冲洗胃管。

7）鼻饲喂食器抽取已制作好的流质(温度宜保持37~40℃,每次200~250ml,全日可6~8餐),缓慢推注,观察患者有无不适。

8）注毕以适量温水(约20ml)再次冲洗胃管。

9）提高胃管末端,水流尽后反折胃管末端。

10）用纱布包好夹紧,固定于合适部位。

操作完成后须观察患者病情变化,及时了解患者消化吸收的情况,随时与临床医生联系,根据病情变化调整膳食。

营养治疗流程见图9-2。

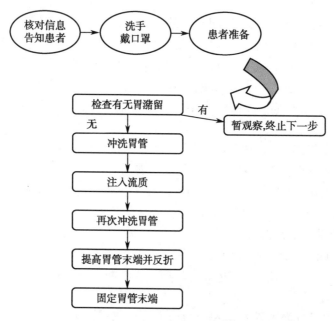

图9-2　患者营养治疗流程

（3）并发症及其处理：鼻胃管质地粗糙，引起鼻咽部溃疡和胃黏膜糜烂，如果患者出现反酸，可补充牛奶，口服促胃动力药物，同时应降低流质饮食的浓度。

要素膳含糖比例较高，容易引发高渗性脱水、渗透性利尿或高渗性非酮症昏迷，尤其高浓度及空肠造瘘滴注时更易发生，宜以低浓度开始逐渐增加至标准浓度，或减慢滴注速率。

（4）注意事项：长期使用肠内营养患者应定期检测血脂、血糖以及胃液酸碱度。

当患者出现恶心、呕吐、腹泻时，应降低浓度，减慢速度，减少剂量或调整温度。若仍不能缓解，则暂停使用，查找原因。

通过空肠置管补充营养时，食品的选择需注意：营养素齐全、易消化吸收、残渣少、不含乳糖、低脂肪；尽量选择低渗营养液，浓度与剂量可逐渐增加；食物内容不宜变动太大；操作用具严格消毒；输注速度不宜过快；温度宜在 40~42℃。

【实践】

某中年男性患者，突发脑梗死 5 天。既往无消化系统疾病。现患者饮水呛咳，吞咽、咀嚼功能障碍，鼻胃管已置入。家属诉患者近 5 天不能自主进食，现可经鼻胃管注入 100ml 牛奶或米汤，腹胀明显，2 小时后回抽可见 80ml 液体潴留。查体：神志清醒，精神萎靡，身高 170cm，体重 65kg，腹胀，双下肢无水肿。实验室检查提示未见明显异常。请为该患者制定饮食方案。

1. 该患者为脑梗死患者，近 5 天不能自主进食。现经鼻胃管途径进食；患者进食米汤、牛奶后腹胀明显，同时又存在胃潴留情况，考虑患者消化功能受损，建议患者进食预消化肠内营养制剂。

2. 计算总能量　患者身高 170cm，体重 65kg，BMI 22.5kg/m²，能量可按正常体型卧床休息给予。

$$总能量 = (170-105) \times 25kcal = 1\,625kcal$$

3. 选择某品牌预消化肠内营养制剂（低脂肪型），390kcal/100g，标准配比浓度为 25%。

4. 根据患者总能量的需要，计算营养粉目标需要量

$$营养粉目标需要量(g) = 1\,625/390 \times 100g = 416g$$

因患者近 5 日未自主进食，消化功能减低，暂应低浓度、少量、缓慢开始，可给予半量肠内营养试餐，循序渐进提高液体浓度，逐渐达到目标量。

$$现营养粉每日需要量(g) = 416/2g = 208g$$
$$分成 6 餐/d，比胃管内缓慢注入$$
$$现营养粉每餐需要量(g) = 208/6g = 35g$$

5. 营养液配制　用食物称称量出营养粉 35g；用少量的温开水（50℃左右）调成糊状；再用 40~50℃温水稀释到 250ml，充分搅拌成均匀溶液。10 分钟后即可使用，注入时的温度以 41~42℃为宜。若将配制好的营养液置于在 0~4℃冰箱冷藏，用前摇匀，加温至室温，方可使用。室温下存放不超过 4 小时。

6. 每日营养液注入 6 餐，进餐时间分别为 6:00,9:00,12:00,15:00,18:00,21:00。

7. 营养液胃管内注入　核对患者信息、饮食单，并告知患者或家属。

操作者准备：洗手、戴口罩，物品准备（鼻饲喂食器）。

环境准备:准备清洁操作空间,患者准备:抬高头部及躯干,约30°。

鼻饲喂食器回抽胃管,明确有无胃潴留,若无,继续进行下一步操作;若回抽液体超过100ml,暂观察,不进行下一步操作。

鼻饲喂食器抽取20ml温开水冲洗胃管。

鼻饲喂食器抽取营养液250ml(温度宜保持37~40℃),缓慢推注,观察患者有无不适。

注毕以适量温水(约20ml)再次冲洗胃管。

提高胃管末端,水流尽后反折胃管末端。

用纱布包好加紧,固定于合适部位。

8. 操作完成后须观察患者病情变化,及时了解患者消化吸收的情况,随时与临床医生联系,根据病情变化调整膳食。

(韩磊　王丹丹　赵鹏图)

试题练习

一、单选题

1. 以下属于清流质膳食的是(　　　　)
   A. 肉汤　　　　　　B. 米汤　　　　　　C. 过滤菜汤　　　　D. 蒸蛋羹

2. 半流质膳食如何分餐(　　　　)
   A. 3~4 餐　　　　　　　　　　　　B. 5~6 餐
   C. 7~8 餐　　　　　　　　　　　　D. 无固定餐数,随意进食

3. 对于行白内障手术的患者,应选择何种膳食(　　　　)
   A. 流质膳食　　　　B. 半流质　　　　　C. 软食　　　　　　D. 普通膳食

4. 应用范围最广的膳食是哪种(　　　　)
   A. 流质膳食　　　　B. 半流质　　　　　C. 软食　　　　　　D. 普通膳食

5. 高尿酸患者应避免进食哪类食物(　　　　)
   A. 内脏类　　　　　B. 瘦肉类　　　　　C. 精米精面　　　　D. 水果

6. 下列食物中哪些不适宜用于痛风急性期进食(　　　　)
   A. 大米　　　　　　B. 牛肉　　　　　　C. 水果类　　　　　D. 蛋类

7. 无盐膳食指的是什么(　　　　)
   A. 饮食中不添加食盐　　　　　　　B. 全天供钠 500mg 左右
   C. 全天供钠 1 000mg 左右　　　　　D. 全天供钠 1 500mg 左右

8. 下列哪种膳食中钠的摄入量最严格(　　　　)
   A. 低盐膳食　　　　B. 无盐膳食　　　　C. 低钠膳食　　　　D. 无钠膳食

二、多选题

1. 下列属于半流质膳食的是(　　　　)
   A. 鸡丝　　　　　　B. 肉泥　　　　　　C. 肝泥　　　　　　D. 肉丸子

2. 下列哪些患者适合选择软食(　　　　)
   A. 慢性胃炎　　　　　　　　　　　B. 轻度发热
   C. 急性肠炎急性期　　　　　　　　D. 胃大部切除术后第一天

3. 如何计算饮食中钠的摄入量(　　　　)
   A. 计算食盐中钠的含量　　　　　　B. 除食盐以外的调味品
   C. 所有食材中钠的含量　　　　　　D. 水中钠的含量

4. 以下属于富含膳食纤维的食物的是(　　　)

　　A. 玉米　　　　　　B. 土豆　　　　　C. 豆芽　　　　　　D. 芹菜

5. 以下属于低碘饮食要求的是(　　　)

　　A. 食用无碘酱油　　　　　　　　　　B. 选用各种类的谷物

　　C. 可少量食用海藻、海带　　　　　　D. 适量选用水果

三、简答题

1. 流质膳食常分为哪几种?

2. 单纯进食流质膳食能否满足患者能量需求?

3. 如果糖尿病患者在改善自身饮食结构的过程中,出现饥饿,血糖不低,想进食,适合进食什么食物?

4. 对于土豆、藕等淀粉含量高的蔬菜,糖尿病患者能否进食?

5. 低嘌呤膳食适合哪些人群?

6. 能否长期采用低纤维膳食?

7. 特殊医学用途配方食品包括哪几类?

8. 请简述哪些情况适合给予肠内营养?

答案

一、单选题

1. C

解析:过滤菜汤属于清流质,米汤、肉汤、蒸蛋羹都属于普通流质。

2. B

解析:半流质膳食应分配至5~6餐中,每餐间隔2~3小时。

3. D

解析:白内障是一种眼科手术,手术范围较小,对消化功能无明显影响,可进食普通膳食。

4. D

解析:普通膳食应用范围广,几乎占所有膳食的50% ~60%。

5. A

解析:高尿酸患者应避免进食动物内脏、部分水产类及肉汤等嘌呤含量高的食物。

6. B

解析:痛风急性期的患者应避免进食嘌呤含量中等和嘌呤含量高的食物,牛肉属于嘌呤含量中等的食物,大米、水果和蛋类均为嘌呤含量很少的食物。

7. C

解析:无盐膳食指的是全天供钠1 000mg左右。

8. C

解析:低盐(钠)膳食分为低盐膳食、无盐膳食和低钠膳食,没有无钠膳食,三者要求膳食中的供钠量分别为2 000mg左右、1 000mg左右和不超过500mg,因此钠的摄入量最严格的应为低钠膳食。

二、多选题

1. ABC

解析:肉泥、肝泥属于半流质,鸡丝、肉丸子属于软食。

2. AB

解析:软食的适用范围为消化不良、轻度发热、咀嚼不便的拔牙患者,3~4岁小儿及老人,急性肠炎、痢疾等恢复期的患者,结肠、肛门及直肠术后患者。C和D不对。

3. ABCD

解析:计算饮食中钠的摄入量应包括所有摄入食物中的钠含量,食材、水、盐和其他调味品中的钠量。

4. ACD

解析:富含膳食纤维的食物为粗杂粮、芹菜、韭菜、豆芽、油菜、小白菜、菠菜、大白菜,其他多粗纤维的叶菜及笋类、芥蓝、萝卜等蔬菜,水果、干果。土豆膳食纤维含量较低,因此B不选。

5. ABD

解析:低碘膳食需要禁食以下食物①海产品如海带、紫菜、虾皮、干贝、淡菜、海鱼、海蜇等;②碘剂强化调味品加碘盐、强力碘面、碘蛋等。因此C选项应禁食。

三、简答题

1. 流质、浓流质膳食、清流质膳食、冷流质膳食及不胀气流质膳食。

2. 通常流质饮食不能满足患者能量需求,应辅以静脉营养。

3. 糖尿病患者按规定数量摄入食品,不得任意添加其他食品。如饥饿难忍,且病情许可时,征得医护人员同意,添加体积大、能量低的食品,如青菜、白菜、黄瓜、冬瓜、番茄等。

4. 可以进食,应将土豆、藕等视为主食,每4两应减少1两主食的摄入。

5. 急性痛风、慢性痛风、高尿酸血症、尿酸性结石。

6. 长期缺乏膳食纤维容易导致便秘、痔疮、肠憩室及结肠肿瘤病等的发生,也易导致其他疾病,待病情好转后应及时调整膳食。

7. 特殊医学用途配方食品主要包括三大类,全营养配方食品、特定全营养配方食品和非全营养配方食品。

8. (1)超高代谢:如创伤、严重烧伤、多发性骨折、化脓性感染等蛋白质大量丢失的患者。

(2)胃肠疾病:如急性坏死性胰腺、短肠综合征、克罗恩病、溃疡性结肠炎、胃肠瘘等。

(3)术前准备及术后营养不良。

(4)放疗和化疗的患者。

参 考 文 献

[1] 中国营养学会.中国居民膳食营养素参考摄入量(2013版)[M].北京:科学出版社,2013.

[2] 孙秀发,凌文华.临床营养学[M].北京:科学出版社,2016.

[3] 焦广宇,李曾宁,陈伟.临床营养学[M].北京:人民卫生出版社,2017.

[4] 齐玉梅.特殊医学用途配方食品临床应用指南[M].北京:中国医药科技出版社,2017.

[5] 胡雯.医疗膳食学[M].北京:人民卫生出版社,2017.

[6] 于康.实用临床营养手册[M].北京:科学出版社,2010.

第十章 营养风险筛查与评定

为判定患者是否存在营养风险,并评定其营养状况,以便及早制定营养治疗方案,需要借助营养风险筛查与评估工具。过去几十年时间里,发展出了各种营养风险筛查与评估工具,本章主要介绍一些临床常用的工具:营养风险筛查 2002(nutritional risk screening 2002, NRS 2002)、微型营养评定(mini nutritional assessment, MNA)、微型营养评定简表(mini nutritional assessment short form, MNA-SF)、营养不良通用筛查工具(malnutrition universal screening tools, MUST)、主观全面评定(subjective global assessment, SGA)、患者参与的主观全面评定(patient generated subjective global assessment, PG-SGA)及营养风险指数(the nutritional risk index, NRI)。

下面介绍本章内容的一些基本概念,以全国科学技术名词审定委员会最新公布的《肠外肠内营养学名词 2019 版》为标准。

营养风险(nutritional risk):指因营养有关因素对患者临床结局(如感染相关并发症、理想和实际住院日、质量调整生命年、生存期等)产生不利影响的风险。不是指发生营养不良的风险,需用营养风险筛查工具进行筛查。对于有营养风险患者或已经有营养不良(营养不足)的患者,应结合临床制订营养治疗方案。

营养风险筛查(nutritional risk screening, NRS):应用营养风险筛查工具来判断患者是否具有营养风险,了解是否需要制订营养治疗计划的过程。

营养不良(malnutrition, undernutrition):又称营养不足。由于摄入不足或利用障碍引起的能量或营养素缺乏的状态。进而导致人体组成改变,生理和精神功能下降,有可能导致不良临床结局。经由营养不良评定可以确定,目前缺乏国际统一的诊断标准。

营养评定(nutritional assessment):又称营养不良评定(malnutrition assessment)、营养不足评定(undernutrition assessment),是对有营养风险的住院患者进一步了解其营养状况的过程。目的在于评定(诊断)营养不良、开具营养处方及实施后监测。

临床结局(clinical outcomes):评价患者是否从某种治疗方法中受益的指标。包括并发症发生率、生存与死亡、住院时间、住院费用、生命质量调整年等。

第一节 营养风险筛查 2002

【目的】

1. 掌握 NRS 2002 筛查操作步骤,能够应用此筛查表进行营养风险筛查,明确患者是否存在营养风险。

2. 熟悉 NRS 2002 的适用范围。

3. 了解 NRS 2002 的开发背景及内容。

【内容】

(一) NRS 2002 开发背景

NRS 2002 是基于 10 篇文献(包括 9 篇随机对照研究和 1 篇观察性研究)建立,以 12 篇随机对照研究为基准制定,并通过 128 篇随机对照研究进行了回顾性验证,是国际上第一个有循证医学基础的、为住院的患者进行营养风险筛查的工具。于 2002 年德国慕尼黑年会报告,2003 年在 ESPEN 杂志 *Clinical Nutrition* 发表,被 ESPEN 和中华医学会肠外肠内营养学分会(Chinese Society of Parenteral and Enteral Nutrition,CSPEN)多个指南及共识推荐。

(二) NRS 2002 适用范围

《临床营养风险筛查》(WS/T 427—2013)中规定,NRS 2002 的适用对象为年龄 18~90 岁、住院超过 24 小时、入院次日 8 时前未进行急诊手术、神志清楚、愿意接受筛查的成年住院患者。ESPEN 和 CSPEN 均推荐首选 NRS 2002 作为住院患者的营养风险筛查的工具。承担这项工作的应为病区主管医师、培训过的护士、营养医师和营养师。

(三) NRS 2002 的内容

主要包括三方面:营养状况受损的评分;疾病严重程度的评分;年龄评分。

1. 营养状况受损评分　主要依据患者 BMI、近 3 个月体重的变化及摄食量的变化进行评估。

2. 疾病严重程度的评分及意义

1 分:慢性疾病的患者因出现并发症而住院治疗,患者虚弱但是不卧床。蛋白质的需要量略有增加,但可以通过口服和补充来弥补。

2 分:患者需要卧床,例如腹部大手术后。蛋白质需要量相应增加,但是大多数人仍可以通过肠外或者肠内营养治疗得到恢复。

3 分:患者需要机械通气。蛋白质的需要量增加,且肠外或者肠内营养治疗不能弥补,但是可以使蛋白质分解和氮的丢失明显减少。

3. 年龄评分　以 70 岁为界,大于等于 70 岁得 1 分。

【应用】

ESPEN 营养风险筛查 2002 指南(2003 版)中,NRS 2002 筛查流程可分为营养风险初筛、最终筛查、结果判读以确定是否存在营养风险。具体流程如表 10-1。

卫生行业标准《临床营养风险筛查》(WS/T 427—2013)及营养风险筛查工具营养风险筛查 2002 临床应用专家共识(2018 版)指出,NRS 2002 量表包括 3 个部分,即营养状况受损评分、疾病严重程度评分和年龄评分。前 2 个部分包括了 1~3 分 3 个评分等级,根据评分标准取最高分。最终得分为 3 项的总和,最高 7 分。如果评分≥3 分,即认为有营养风险,见表 10-2。

表 10-1 营养风险筛查(NRS 2002)

营养风险初筛

项目	是	否
BMI(kg/m^2) <20. 5?		
过去 3 个月内体重减轻吗?		
过去 1 周进食减少吗?		
病人病重吗?		

以上任一项答"是"进入最终筛查;答"否",应每周重复筛查一次。

营养风险最终筛查

项目	评分标准	得分
A. 营养状况受损评分		
正常营养状态	0	
3 个月内体重丢失>5% 或食物摄入为正常需要量的 50%~75%	1	
2 个月内体重丢失>5% 或 BMI<20. 5 且一般情况差或者食物摄入为正常需要量的 25%~50%	2	
1 个月内体重丢失>5%(3 个月内体重丢失>15%)或 BMI<18. 5 且一般情况差或者前一周食物摄入为正常需要量的 0~25%	3	
B. 疾病严重程度评分		
正常营养需要量	0	
髋骨骨折、慢性疾病有并发症、COPD、血液透析、肝硬化、糖尿病、一般恶性肿瘤	1	
腹部大手术、脑卒中、重症肺炎、血液恶性肿瘤	2	
颅脑损伤、骨髓移植、APACHE 大于 10 分的患者	3	
C. 年龄		
年龄<70 岁	0	
年龄≥70 岁	1	
营养风险筛查总得分		
营养风险筛查结果判读		
总分≥3 分患者存在影响疾病结局的营养风险,需要接受营养治疗		
总分<3 分无营养风险,可每周重复筛查其营养风险		

筛查时间: 记录者:

表 10-2 营养风险筛查 2002

评分	内容
A 营养状况受损评分（取最高分）	
1 分（任一项）	近 3 个月体质量下降>5%
	近一周内进食量减少>25%
2 分（任一项）	近 2 个月体质量下降>5%
	近一周内进食量减少>50%
3 分（任一项）	近 1 个月体质量下降>5%
	近一周内进食量减少>75%
	体质量指数<18.5kg/m² 及一般情况差
B 疾病严重程度评分（取最高分）	
1 分（任一项）	一般恶性肿瘤、髋部骨折、长期血液透析、糖尿病、慢性疾病（如肝硬化、慢性阻塞性肺疾病）
2 分（任一项）	血液恶性肿瘤、重症肺炎、腹部大手术、脑卒中
3 分（任一项）	重症颅脑损伤、骨髓移植、重症监护、疾病生理与慢性健康评分（APACHEⅡ）>10 分
C 年龄评分	
1 分	年龄≥70 岁

注：营养风险筛查评分：A+B+C；如果患者的评分≥3 分，则提示患者存在营养风险。

1. 营养状况受损评分　根据患者最近 3 个月体重下降情况、食物摄入量情况、BMI 水平及一般情况进行评分,取最高分。

2. 疾病严重程度评分　根据患者疾病状况,一般恶性肿瘤、髋部骨折、长期血液透析、糖尿病、慢性疾病（如肝硬化、慢性阻塞性肺疾病）得 1 分,腹血液恶性肿瘤、重症肺炎、腹部大手术、脑卒中得 2 分,重症颅脑损伤、骨髓移植、重症监护、疾病生理与慢性健康评分（APACHEⅡ）>10 分患者得 3 分,取最高分。

3. 年龄评分　年龄<70 岁不得分,年龄≥70 岁得 1 分。

4. 评分结果及判定　将营养状况受损评分、疾病严重程度评分及年龄评分三项相加,所得分值即为 NRS 2002 总评分,最高 7 分。

总评分≥3 分,表明有营养风险,应结合患者的临床状况,制订营养治疗计划;总评分<3 分,表明目前没有营养风险,应每周重复进行一次营养风险筛查。

【实践】

患者李某,女性,57 岁,因"乏力 5 年,加重伴呼吸困难 1 周"就诊,诊断为冠状动脉粥样硬化性心脏病急性心力衰竭肺部感染。患者近 1 周,食欲欠佳,稍感恶心,以半流质食物为主,全天能量摄入约 850kcal,较前减少约 50%。体格检查:患者神志清楚,端坐呼吸。身高 158cm,体重 51kg,近 1 个月内下降约 6kg。

如何使用 NRS 2002 对患者进行营养风险筛查?

1. 判断患者是否适用于 NRS 2002 营养风险筛查表　NRS 2002 营养风险筛查表适用对象为年龄 18~90 岁、住院超过 24 小时、入院次日 8 时前未进行急诊手术、神志清楚、愿意接受筛查的成年住院患者。此患者符合,可以应用 NRS 2002 进行营养风险筛查。

2. NRS 2002

(1)营养状况受损评分:患者近 1 个月体重下降约 6kg,体重丢失程度>5%,且近 1 周摄食较前减少约 50%,得 3 分;

(2)疾病严重程度评分:患者现冠心病急性心力衰竭,得 1 分;

(3)年龄评分:患者 57 岁,得 0 分。

3. 评分结果及判定 NRS 2002 总评分=营养状况受损评分(3 分)+疾病严重程度评分(1 分)+年龄评分(0 分),共计 4 分。该患者总评分 4 分,存在营养风险。

第二节 微型营养评定简表

【目的】

1. 掌握 MNA-SF 内容及操作流程。

2. 熟悉 MNA-SF 适用范围。

3. 了解 MNA-SF 定义。

【内容】

1. 微型营养评定简表(mini nutritional assessment short form,MNA-SF) 是专门对老年人,特别是社区老年人进行营养筛查的工具,是 Rubenstein LZ 等人在传统 MNA 的基础上进行改良设计而得出。

2. MNA-SF 适用范围 老年患者存在一定特殊性,如存在长期卧床或昏迷患者不易测得 BMI 等情况,此类患者适用 MNA-SF 进行营养风险筛查。

3. MNA-SF 内容 由 6 个条目构成,包括摄食情况、体重、活动情况、疾病情况、心理情况、BMI 或者小腿围,见表 10-3。

【应用】

表 10-3 微型营养评定简表 MNA-SF

	筛查内容	分值
A	过去 3 个月内有没有因为食欲缺乏、消化问题、咀嚼或吞咽困难而减少食量	0=食量严重减少
		1=食量中度减少
		2=食量没有改变
B	过去 3 个月内体重下降的情况	0=体重下降大于 3kg
		1=不知道
		2=体重下降 1~3kg
		3=体重没有下降

续表

筛查内容		分值
C	活动能力	0=需长期卧床或坐轮椅
		1=可以下床或离开轮椅但不能外出
		2=可以外出
D	过去3个月内有没有受到心理创伤或患上急性疾病	0=有
		2=没有
E	是否有神经心理问题	0=严重痴呆或抑郁
		1=轻度痴呆
		2=没有精神心理问题
F1	身体质量指数 BMI/$(kg \cdot m^{-2})$	0=BMI<19
		1=BMI 19~21
		2=BMI 21~23
		3=BMI≥23
F2	小腿围 CC/cm	0=CC 低于 31
		3=CC 相等或大于 31

合计 筛选分数 MNA-SF(最高 14 分)

说明:由于老年患者的特殊性,常存在不易测得 BMI 的情况,如卧床或昏迷患者,可用小腿围代替,具体测量方法如下:卷起腿,露出左侧小腿,取仰卧位,左膝弯曲90°,测量最宽的部位,记录值需精确至 0.1cm,重复测量 3 次,取平均值,误差应在 0.5cm 内。

MNA-SF 共包括 6 方面内容,分别对此 6 个条目进行评分,并对最终结果进行判定,以确定是否存在营养风险,具体流程如下。

1. 判断患者是否适用于 MNA-SF 营养风险筛查表 MNA-SF 适用于老年人,尤其卧床或昏迷等,导致不易测得 BMI 情况的老年患者。

2. 根据筛查表内容判断得分

(1) 摄食情况

筛查内容	分值
过去 3 个月内有没有因为食欲缺乏、消化问题、咀嚼或吞咽困难而减少食量	0=食量严重减少
	1=食量中度减少
	2=食量没有改变

过去 3 个月内有没有因为食欲缺乏、消化问题、咀嚼或吞咽困难而减少食量?无食量改变得 2 分,中等程度食量减少得 1 分,严重食量减少得 0 分。

(2) 体重情况

筛查内容	分值
过去 3 个月内体重下降的情况	0=体重下降大于3kg
	1=不知道,
	2=体重下降 1~3kg
	3=体重没有下降

过去 3 个月体重是否减轻? 体重没有下降得 3 分,体重下降 1~3kg 得 2 分,不知道得 1 分,体重下降大于 3kg 得 0 分。

（3）活动情况

筛查内容	分值
活动能力	0=需长期卧床或坐轮椅
	1=可以下床或离开轮椅但不能外出
	2=可以外出

活动能力如何? 可以外出得 2 分,可以下床或离开轮椅但不能外出得 1 分,需长期卧床或坐轮椅得 0 分。

（4）疾病情况

筛查内容	分值
过去 3 个月内有没有受到心理创伤或患上急性疾病	0=有
	2=没有

过去 3 个月内有没有受到心理创伤或患上急性疾病? 没有得 2 分,有得 0 分。

（5）心理情况

筛查内容	分值
是否有神经心理问题	0=严重痴呆或抑郁
	1=轻度痴呆
	2=没有精神心理问题

是否有神经心理问题? 没有精神心理问题得 2 分,轻度痴呆得 1 分,严重痴呆或抑郁得 0 分。

（6）BMI 或小腿围

	筛查内容	分值
A	身体质量指数 BMI/(kg·m^{-2})	0=BMI<19
		1=BMI 19~21
		2=BMI 21~23
		3=BMI≥23
B	小腿围 CC/cm	0=CC 低于 31
		3=CC 相等或大于 31

身体质量指数 BMI(kg/m^2) BMI≥23 得 3 分,BMI 21~23 得 2 分,BMI 19~21 得 1 分,BMI<19 得 0 分。若患者卧床或昏迷,不易测得 BMI,则用小腿围 CC(cm)代替,CC 低于 31 得 0 分,CC 相等或大于 31 得 3 分。

3. 评分结果及判定　将以上各项得分相加即为 MNA-SF 总得分,最高 14 分,分值≥12 分,无营养不良风险;分值≤11 分,可能存在营养不良,需要进一步进行营养状况评价。

【实践】

患者张某,男性,75 岁,食管癌术后 3 个月,身高 170cm,体重 50kg,近 3 个月体重减轻 >3kg,具体不详,术后食欲一直较差,饮食以半流质饮食为主,需喂养进食,每日 3 餐规律进食,每日进食量:牛奶 250ml,鸡蛋 1 个,主食 150g,蔬菜 150g,偶尔吃肉类,每日饮水约 4 杯,无口服药物治疗,神志清楚,长期卧床,体格检查发现无压疮或皮肤溃疡,双下肢无水肿,上臂围 21cm,小腿围 22cm。

如何应用 MNA-SF 对该患者进行营养风险筛查?

1. 判断患者适用何种营养风险筛查工具 患者老年男性,长期卧床,不易测得 BMI,故适用于 MNA~SF 进行营养风险筛查。

2. 根据筛查表内容判断得分

(1) 患者中等程度食欲减退得 1 分。

(2) 最近 3 个月体重下降大于 3kg 得 0 分。

(3) 患者现长期卧床得 0 分。

(4) 过去 3 个月内没有受到心理创伤或患上急性疾病,得 2 分。

(5) 没有精神心理问题得 2 分。

(6) 患者卧床,不易测得 BMI,小腿围 CC(cm)22cm,得 0 分。

3. 评分结果及判定 将以上各项得分相加得到 MNA-SF 总得分 5 分,可能存在营养不良,需要进一步进行营养状况评价。

第三节 微型营养评定

【目的】

1. 掌握 MNA 内容及操作流程。

2. 熟悉 MNA 适用范围。

3. 了解什么是 MNA。

【内容】

1. 微型营养评定(mini nutritional assessment,MNA)是一种适用于评定病人(尤其是老年人)营养状况的方法,以量表的形式进行检测,评分标准可靠,操作简便,并且不需要实验室检查,可在床旁检测,简便快捷。

2. MNA 量表的内容包括人体测量、整体评价、膳食问卷及主观评价等,各项评分相加得分即为 MNA 总分。

【应用】

使用 MNA 进行营养评定主要包括两部分内容,即使用 MNA-SF 进行营养筛查,对可能存在营养不良的患者进一步使用 MNA 量表进行营养状况评定,从而通过对量表结果判读以确定是否存在营养不良。

1. MNA-SF 筛查是否存在营养风险 筛查患者是否存在营养风险(具体见 MNA-SF),分值≥12 分,无营养不良风险;分值≤11 分,可能存在营养不良,需要进一步进行营养状况评定。

2. 对可能存在营养不良的患者应用 MNA 量表进行营养状况评定,见表 10-4。

表 10-4 微型营养评定量表 MNA

评定内容	分值
(1) 独立生活(无护理或不住院)	0=否 1=是
(2) 每日应用处方药超过 3 种	0=是 1=否
(3) 褥疮或皮肤溃疡	0=是 1=否
(4) 每日几次完成全部饭菜	0=1 餐 1=2 餐 2=3 餐
(5) 蛋白质摄入情况 每日至少 1 份奶制品? 是否 每周 2 份以上苹果或蛋? 是否 每日肉、鱼或家禽? 是否	0.0=0 或 1 个"是" 0.5=2 个"是" 1.0=3 个"是"
(6) 每日 2 份以上水果或蔬菜?	0=否 1=是
(7) 每日饮水量(水、果汁、咖啡、茶、奶等)	0.0=小于 3 杯 0.5=3~5 杯 1.0=大于 5 杯
(8) 喂养方式	0=无法独立进食 1=独立进食稍有困难 2=完全独立进食
(9) 自我评定营养状况	0=营养不良 1=不能确定 2=营养良好
(10) 与同龄人相比,你如何评价自己的健康状况	0.0=不太好 0.5=不知道 1.0=好 2.0=较好
(11) 中臂围/cm	0.0=小于 21 0.5=21~22 1.0=大于等于 22
(12) 腓肠肌围/cm	0=小于 31 1=大于等于 31

(1) 患者能否独立生活(无护理或不住院)? 否得 0 分,是得 1 分。

(2) 每日应用处方药超过 3 种吗? 是得 0 分,否得 1 分。

(3) 是否有褥疮或皮肤溃疡? 是得 0 分,否得 1 分。

(4) 每日几次完成全部饭菜? 1 餐得 0 分,2 餐得 1 分,3 餐得 2 分。

(5) 蛋白质摄入情况:是否每日至少 1 份奶制品? 是否每周 2 份以上苹果或蛋? 是否每日肉、鱼或家禽? 0 或 1 个"是"得 0 分,2 个"是"得 0.5 分,3 个"是"得 1 分。

(6) 是否每日 2 份以上水果或蔬菜? 否得 0 分,是得 1 分。

(7) 每日饮水量(水、果汁、咖啡、茶、奶等):小于 3 杯得 0 分,3~5 杯得 0.5 分,大于 5 杯得 1 分。

(8) 喂养方式:无法独立进食得 0 分,独立进食稍有困难得 1 分,完全独立进食得 2 分。

(9) 自我评定营养状况:营养不良得 0 分,不能确定得 1 分,营养良好得 2 分。

(10) 与同龄人相比,你如何评价自己的健康状况:不太好得 0 分,不知道得 0.5 分,好得 1 分,较好得 2 分。

（11）中臂围（cm）：小于 21 得 0 分，21~22 得 0.5 分，大于等于 22 得 1 分。

（12）腓肠肌围（cm）：小于 31 得 0 分，大于等于 31 得 1 分。

3. 评分结果及判定　第一部分筛选总分 14 分，第二部分评定总分 16 分，两部分得分相加总分共计 30 分。将实际测得的两部分总分相加即为该患者 MNA 得分。

MNA 分级标准：MNA≥24 表示营养状况良好；17≤MNA≤23.5 表示存在营养不良风险；MNA<17 表示存在营养不良。

【实践】

患者张某，男性，75 岁，食管癌术后 3 个月，身高 170cm，体重 50kg，近 3 个月体重减轻>3kg，具体不详，术后食欲一直较差，饮食以半流质饮食为主，需喂养进食，每日 3 餐规律进食，每日进食量：牛奶 250ml，鸡蛋 1 个，主食 150g，蔬菜 150g，偶尔吃肉类，每日饮水约 4 杯，无口服药物治疗，神志清楚，长期卧床，体格检查发现无压疮或皮肤溃疡，双下肢无水肿，上臂围 21cm，小腿围 22cm。

如何用 MNA 对该患者进行营养评定？

1. 筛查是否存在营养风险　详见 MNA-SF 实践，患者筛查得分 5 分，可能存在营养不良，需要进一步进行营养状况评价。

2. 营养状况评定

（1）患者长期卧床，需要护理，得 0 分。

（2）每日应用处方药小于 3 种，得 1 分。

（3）无压疮，得 1 分。

（4）患者现每日进食 3 餐，得 2 分。

（5）蛋白质摄入情况，每日至少 1 份奶制品，每周 2 份以上蔬果或蛋，不能保证每日进食肉、鱼、家禽，得 0.5 分。

（6）每日水果或蔬菜不能保证 2 份以上，得 0 分。

（7）每日饮水 4 杯，牛奶 250ml，得 0.5 分。

（8）需护理人员喂养进食，得 0.5 分。

（9）不能确定自我营养状况，得 1 分。

（10）不知道与同龄人相比自身营养状况如何，得 0.5 分。

（11）上臂围 21cm，得 0 分。

（12）小腿围 22cm，得 0 分。

3. 评分结果及判定　第一部分筛查得分 5 分，第二部分评定总得分 7 分，总计 12 分，说明该患者存在营养不良。

第四节　营养不良通用筛查工具

【目的】

1. 掌握 MUST 内容及操作流程。

2. 熟悉 MUST 的适用范围。

3. 了解 MUST 定义。

【内容】

1. 营养不良通用筛查工具(malnutrition universal screening tool,MUST)是于 2004 年正式发表,由英国肠内肠外营养协会多学科营养不良咨询组所开发。该工具的优点在于容易使用和快速,一般可以在 3~5 分钟内完成。总之,MUST 是新近发展的营养风险筛查工具,但其预测性和有效性仍需进一步研究证明。

2. MUST 最初是为社区应用所设计,后应用范围不断扩大,适用于不同医疗机构对不同年龄成人的营养风险筛查。适合不同专业的人员,包括医生、护士、营养师、社会工作者等使用,适用于对不同年龄成人的营养不良及其发生风险的筛查。

3. MUST 的内容主要包括三方面 ①BMI;②体重下降的程度;③疾病导致的进食量减少(表 10-5)。

【应用】

表 10-5 MUST 评分表

	评分项目	分值/分
BMI/(kg·m⁻²)	>20	0
	18.5~20	1
	<18.5	2
体重下降程度	过去 3~6 个月体重下降<5%	0
	过去 3~6 个月体重下降 5%~10%	1
	过去 3~6 个月体重下降>10%	2
疾病原因导致近期禁食时间	≥5 天	2

MUST 营养风险筛查流程主要包括 BMI、体重下降程度、疾病原因导致禁食时间评分,评分结果及判定,具体流程如下。

1. 判断患者是否适用于 MUST 营养风险筛查 MUST 应用范围较广,适用于不同医疗机构对不同年龄成人的营养风险筛查。

2. MUST 评分

(1) BMI(kg/m²)

	评分项目	分值/分
BMI/(kg·m⁻²)	>20	0
	18.5~20	1
	<18.5	2

若 BMI>20kg/m²,得 0 分;18.5kg/m²≤BMI≤20kg/m²,得 1 分;BMI<18.5kg/m²,得 2 分。

（2）体重下降程度

体重下降程度	评分项目	分值/分
	过去 3~6 个月体重下降<5%	0
	过去 3~6 个月体重下降 5%~10%	1
	过去 3~6 个月体重下降>10%	2

根据过去 3~6 个月体重下降的程度判断得分，下降<5%，得 0 分；下降 5%~10%，得 1 分；下降>10%，得 2 分。

（3）疾病原因导致近期禁食时间

疾病原因导致近期禁食时间	评分项目	分值/分
	≥5 天	2

疾病原因导致近期禁食时间≥5 天时，得 2 分。

3. 评分结果及判定　将三项评分结果相加即为 MUST 最终得分。不同评分结果有不同处理措施。

（1）0 分：为低营养风险状态，由临床常规处理，无需进行营养干预，但需要定期进行重复筛查，复查的频次为：医院每周 1 次，护理院每个月 1 次，社区每年 1 次(>75 岁居民)。

（2）1 分：为中等营养风险状态，需要进行观察，连续 3 天记录饮食及液体的摄入量(医院及护理院)，必要时予以饮食指导(社区居民)。复查的频次为：医院每周 1 次，护理院每个月 1 次，社区每 1~6 个月 1 次。

（3）≥2 分：为高营养风险状态，需要由专业的营养医生制订营养治疗方案，营养师或者营养治疗小组(nutrition support team, NST)会诊，先用普通食品，后用强化食品或者补充性营养治疗，并对治疗计划进行监测、评估。复查频次为：医院每周 1 次，护理院每个月 1 次，社区每个月 1 次。

【实践】

患者李某(同 NRS 2002 实践病例)，女性，57 岁，因"乏力 5 年，加重伴呼吸困难 1 周"就诊，诊断为冠状动脉粥样硬化性心脏病急性心力衰竭肺部感染。患者近 1 周，食欲欠佳，稍感恶心，以半流质食物为主，全天能量摄入约 850kcal，较前减少约 50%。体格检查：患者神志清楚，端坐呼吸。身高 158cm，体重 51kg，近 1 个月内下降约 6kg。

如何应用 MUST 对该患者进行营养风险筛查？

1. 判断患者是否适用于 MUST 营养风险筛查　MUST 应用范围较广，适用于不同医疗机构对不同年龄成人的营养风险筛查。故该患者可以应用 MUST 进行营养风险筛查。

2. MUST 评分

（1）BMI：该患者计算 BMI 得 20.43kg/m^2，得 0 分。

（2）体重下降程度：患者近 1 个月体重下降 6kg，约 11.7%，得 2 分。

（3）患者现以半流质饮食为主，未禁食，得 0 分。

3. 评分结果及判定　该患者总得分 2 分，属于高营养风险状态，需要进一步由专业的营养医生制订营养治疗方案，营养师或者营养治疗小组会诊，先用普通食品，后用强化食品或者补充性营养治疗，并对治疗计划进行监测、评估。患者现住院期间，复查频次为每周 1 次。

第五节　主观全面评定

【目的】

1. 掌握 SGA 评定内容、评定标准、操作流程及分级建议,以根据营养评估结果,决定患者是否需要营养治疗。

2. 熟悉 SGA 的适用范围。

3. 了解 SGA 的定义。

【内容】

1. 主观全面评定(subjective global assessment,SGA)是目前临床上应用最广泛的一种临床营养状况评定工具。建立此评定工具的初衷是希望能够依靠患者病史及体格检查资料进行营养状况的评定,而非实验室检查资料。

2. SGA 广泛适用于门诊及住院、不同疾病以及不同年龄患者的营养状况评定。是美国肠外肠内营养学会(American Society of Parenteral and Enteral Nutrition,ASPEN)推荐的通用型临床营养评定工具。

3. SGA 的评定内容主要包括病史和体格检查两个方面。其中病史包括 5 个方面:体重变化、进食量的变化、胃肠道的变化、活动能力的改变及疾病状态下的代谢需求;体格检查主要包括 3 个方面:皮下脂肪的丢失、肌肉的消耗、水肿(体液情况)。

【应用】

SGA 的评定流程主要包括病史和体格检查、评定分级。其中病史包括 5 个方面:体重变化、进食量的变化、胃肠道的变化、活动能力的改变及疾病状态下的代谢需求;体格检查主要包括 3 个方面:皮下脂肪的丢失、肌肉的消耗、水肿(体液情况);评定结果主要分为 A、B、C 三个等级,具体流程如下。

1. 病史评定　对患者的病史评定主要通过体重变化的多少、进食量的多少以及是否下降、胃肠道的症状、活动能力、疾病状况和相关营养需求进行 A、B、C 等级评分。详见表 10-6、表 10-7。

2. 体格检查评定　体格检查通过脂肪变化、肌肉消耗、是否有水肿或腹水进行 A、B、C 等级评分,详见表 10-8、表 10-9。

3. 评定分级　患者营养状况根据病史和体格检查评定结果分为:良好(A 级),大部分是 A,或明显改善;有中等或疑为营养不良(B 级),大部分是 B;有严重营养良(C 级),大部分是 C,明显的躯体症状

A 级:目前患者营养状况良好,无需对其进行干预,可定期再次评估和常规治疗。

B 级:目前患者存在中度营养不良或者疑为营养不良,需要营养医师、护士或其他医生分析症状和实验室数据后对患者及家属进行相应营养指导。

C 级:目前患者存在重度营养不良,迫切需要营养医师干预以及医生和护士协助进行营养治疗。

表 10-6 SGA 病史评定内容

	评定内容	评定结果
病史		
(1) 体重	您目前体重?	kg
	与您 6 个月前的体重相比有变化吗?	A B C
	近 2 周体重变化了吗? 不变,增加,减少	A B C
(2) 进食	您的食欲? 好,不好,正常,非常好	摄食变化
	您的进食情况有变化吗? 不变,增加,减少	A B C
	这种情况持续多长时间?	摄食变化时间
	您的食物类型有变化吗? 没有变化,半流质,全流食,无法进食	A B C
(3) 胃肠道症状	近 2 周以来您经常出现下列问题吗?	A B C
	1. 没有食欲:从不,很少,每天,每周 1~2 次,每周 2~3 次	
	2. 腹泻:从不,很少,每天,每周 1~2 次,每周 2~3 次	
	3. 恶心:从不,很少,每天,每周 1~2 次,每周 2~3 次	
	4. 呕吐:从不,很少,每天,每周 1~2 次,每周 2~3 次	
(4) 活动能力	您现在还能和往常一样做以下的事情吗?	A B C
	1. 散步:没有,稍减少,明显减少,增多	
	2. 工作:没有,稍减少,明显减少,增多	
	3. 室内活动:没有,稍减少,明显减少,增多	
	4. 在过去的 2 周内有任何变化:有所改善,无变化,恶化	
(5) 疾病和相关营养需求	疾病诊断	A B C
	代谢应激:无,轻微,中等,高度	

表 10-7 SGA 病史评定标准

(1) 体重改变	6 个月体重变化	A=体重变化<5%,或 5%~10%,但正在改变
		B=持续减少 5%~10%,或由 10% 升至 5%~10%
		C=持续减少>10%
	2 周内体重变化	A=无变化。正常体重或恢复到<5% 内
		B=稳定,但低于理想或通常体重,部分恢复不完全
		C=减少/降低
(2) 进食	摄食变化	A=好,无变化,轻度短期变化
		B=正常下限,但在减少;差,但在增加;差,无变化(取决于初始状态)
		C=差,并在减少;差,无变化
	摄食变化时间	A=≤2 周,变化少或无变化

	B＝≥2周,轻~中度低于理想摄食量
	C＝≥2周,不能进食饥饿
（3）胃肠道症状	A＝少有,间断
	B＝部分症状,>2周
	C＝部分或有所症状,频繁或每天,>2周
（4）活动能力	A＝无受损,力气/精力无改变;或轻至中度下降但在改善
	B＝力气/精力中度下降但在改善;通常的活动部分减少;严重下降但在改善
	C＝力气/精力严重下降,卧床
（5）疾病和相关营养需求	A＝无应激
	B＝低水平应激
	C＝中度~高度应激

表 10-8　体格检查评定内容

	评定内容	评定结果
体格检查		
（1）皮下脂肪	下眼睑良好轻~中度重度营养不良	A　B　C
	二/三头肌	
（2）肌肉消耗	颞部良好轻~中度重度营养不良	A　B　C
	锁骨	
	肩	
	肩胛骨	
	骨间肌	
	膝盖	
	骨四头肌	
	腓肠肌	
（3）水肿	良好轻~中度重度营养不良	A　B　C
（4）腹水	良好轻~中度重度营养不良	A　B　C

说明:
脂肪变化:A＝大部分或所有部分无减少脂肪变化　B＝大部分或所有部位轻-中度减少,或部分部位中-重度减少
　　　　C＝大部分或所有部分中-重度减少
肌肉消耗:A＝大部分肌肉改变少或无变化　　B＝大部分肌肉轻-中度改变,一些肌肉中-重度改变
　　　　C＝大部分肌肉重度改变
水肿:A＝正常或轻度　B＝轻-中度　C＝重度
腹水:A＝正常或轻微　B＝轻-中度　C＝重度

表 10-9 SGA 体格检查评定标准

	要旨	良好	轻~中度	重度营养不良
下眼睑		轻度凸出的脂肪垫		黑眼圈,眼窝凹陷,皮肤松弛
二/三头肌	臂弯曲,不要捏起肌肉	大量脂肪组织		两指间空隙很少,甚至紧贴
颞部	直接观察,让病人头转向一边	看不到明显的凹陷	轻度凹陷	凹陷
锁骨	看锁骨是否凸出	男性看不到,女性看到但不凸出	部分凸出	凸出
肩	看肩缝是否凸出,形状,手下垂	圆形	肩缝是否凸出	肩锁关节方形,骨骼凸出
肩胛骨	病人双手前推,看骨头是否凸出	不凸出,不凹陷	骨轻度凸出,肋、肩脊柱间轻度凹陷	骨凸出,肋、肩胛、肩脊柱间凹陷
骨间肌	背手,前后活动拇指和示指	肌肉凸出,女性可平坦	轻度凸出	平坦或凹陷
膝盖	坐姿,腿支撑在矮板凳上	肌肉凸出,骨不凸出	轻度凹陷,瘦	大腿内部凹陷,明显消瘦
腓肠肌		肌肉发达		消瘦,无肌肉轮廓
水肿/腹水	活动受限的病人检查骶部	无	轻~中度	明显

【实践】

李某,女性,60 岁,胃癌术后 1 年,身高 162cm,目前体重 43kg,近 6 个月体重下降 4kg,且近 2 周体重持续性下降 1kg 左右。现可以进食正常食物,但近 2 周食欲较前下降,进食量减少,且伴有恶心、呕吐,无腹胀、腹泻症状。活动能力尚可,但较 2 周前稍减少。体格检查发现三头肌皮褶厚度轻度减少,有轻度肌肉消耗,无水肿和腹水。

请用 SGA 量表对该患者进行营养评定。

指标	A 级	B 级	C 级
体重下降	近 6 个月内体重无下降或近 6 个月体重下降>10%,但近 1 个月内体重又恢复	✓近 6 个月内体重持续性下降达 5%~10%	近 6 个月体重下降>10%
饮食改变	进食量无减少	✓进食量减少或呈流质饮食	进食量严重减少或呈饥饿状态
胃肠道症状(恶心、呕吐、腹泻等)	无消化道症状	轻度消化道症状持续时间<2 周	✓重度消化道症状持续时间>2 周
活动能力	无限制	✓正常活动受限;或虽不能正常活动但卧床或坐椅时间不超过半天	活动明显受限,仅能卧床或坐椅;或大部分时间卧床,很少下床活动

指标	A 级	B 级	C 级
应激反应	无发热	✓近 3 天体温波动于 37~39℃	体温 ≥39℃ 持续 3 天以上
肌肉萎缩	无	✓轻度~中度	重度
皮下脂肪丢失	无	✓轻度~中度	重度
踝部水肿	无	✓轻度~中度	重度

注:上述 8 项,至少 5 项属于 B 级或 C 级者,分别定为中度或重度营养不良。

患者经 SGA 营养评定,得分 7 个 B、1 个 C,属中度营养不良,需要营养医师、护士或其他医生分析症状和实验室数据后对病人及家属进行相应营养指导。

第六节 患者参与的主观全面评定

【目的】

1. 掌握 PG-SGA 内容及操作流程。

2. 熟悉 PG-SGA 的适用范围。

3. 了解 PG-SGA 的定义。

【内容】

1. 患者参与的主观全面评定(patient generated subjective global assessment,PG-SGA)是在主观全面评定(SGA)的基础上发展而来的。最先由美国 Ottery FD 于 1994 年提出,专门为评定肿瘤患者营养状况而设计方法。临床研究显示,PG-SGA 是一种有效的肿瘤患者特异性营养评定工具,是美国营养与饮食学会(Academy of Nutrition and Dietetics,AND)推荐用于肿瘤患者的营养评定首选方法,中国抗癌协会肿瘤营养与支持治疗专业委员会推荐使用。

2. PG-SGA 由两部分内容构成,患者自我评定部分和医务人员评定部分,具体内容包括体重、摄食情况、患者症状、活动和身体功能、疾病与营养需求关系、代谢方面的需要、体格检查等 7 个方面,前 4 个方面由患者自己进行评定,后 3 个方面由医务人员进行评定,总体评定包括定性评定及定量评定两种。

【应用】

PG-SGA 操作流程包括患者自我评定、医务人员评定及综合评定三部分,根据综合评定结果判定是否存在营养不良及程度,具体流程如下。

(一)患者自我评定(A 评分)

患者自我评定由患者自己评定填写,内容包括体重、摄食情况、症状、活动和身体功能四个方面,将上述四个方面的结果相加即为 A 评分。

1. 体重变化,详见表 10-10。

目前我的体重约(　　　)kg

目前我的身高约(　　　)cm

1个月前我的体重约(　　　)kg

6个月前我的体重约(　　　)kg

在过去2周,我的体重(　　　)

减轻(1)　　　　没变化(0)　　　　增加(0)

本项计分:

表10-10　体重评分

1个月内体重下降	评分	6个月内体重下降
≥10%	4	≥20%
5%~9.9%	3	10%~19.9%
3%~4.9%	2	6%~9.9%
2%~2.9%	1	2%~5.9%
0~1.9%	0	0~1.9%
2周内体重下降	1	

说明:体重评分表以1个月内的体重变化情况评分,没有1个月体重变化资料,则以6个月体重变化情况评分。2周内体重下降需另记1分,无下降为0分。两者相加为体重总分。体重下降百分比指下降体重占原体重的百分率。比如1个月前体重50kg,目前体重46kg,1个月内下降4kg,则下降率为(50-46)/50=8%,记3分。

2. 进食情况

(1) 过去几个月以来,我吃食物的量与以往相比:

没有改变(0分)　　　　比以前多(0分)　　　　比以前少(1分)

(2) 我目前进食:

正常饮食(0分)

正常饮食,但比正常情况少(1分)

少量固体食物(2分)

只有流质饮食(3分)

只能口服营养液或营养粉(3分)

几乎吃不下什么(4分)

只能通过管饲进食或静脉营养(0分)

本项计分:

说明:进食情况选项为多选,但是不累加计分,以最高分作为本项计分。

3. 症状　近2周来,我有下列的问题困扰,影响我的进食:

吃饭没有问题(0分)

没有食欲,就是不想吃(3分)

恶心(1分)　　　　　　　呕吐(3分)

便秘(1分)　　　　　　　腹泻(3分)

口腔溃疡(2分)　　　　　口干(1分)

吞咽困难(2分)　　　　　食品没味(1分)

食品气味不好(1分)

一会就饱了(1分)

疼痛(部位)(3分)

其他(如:抑郁、牙齿、经济方面问题等)(1分)

本项计分:

说明:症状选项为近2周内经常出现的症状,偶尔一次出现的症状不能作为选择,本项为多选,累计记分。如没有食欲,不想吃,记3分;恶心,记1分;呕吐,记3分;口腔溃疡,记1分;腹泻,记3分;该项最后得分为3+1+3+1+3=11分。

4. 活动和身体功能　自我评估过去几个月来,身体状况处于:

正常,没有任何限制(0分)

与平常的我不同,但日常生活起居还能自我料理(1分)

多数时间不想起床活动,但卧床或坐椅时间不超过半天(2分)

几乎干不了什么,大多数时间躺在床上或坐在椅子(3分)

几乎完全卧床,无法起床(3分)

本项计分:

说明:活动和身体功能选项为单选,取最符合的一项为本项计分。

A 评分 = 1. 体重评分+2. 进食情况评分+3. 症状评分+4. 活动和身体功能评分

(二) 医务人员评定(B、C、D 评分)

医务人员评定内容包括疾病与营养需求的关系、代谢方面的需要、体格检查三个方面,分别为 B、C、D 评分。

1. 疾病与营养需求的关系(B 评分),详见表10-11。

相关诊断(特定):

年龄:

主要疾病分期:　Ⅰ　Ⅱ　Ⅲ　Ⅳ

其他:

本项计分:

表 10-11　疾病评分

疾病	评分	疾病	评分
癌症	1	创伤	1
ARDS	1	年龄超过 65 岁	1
呼吸或心脏病恶液质	1	总分	
存在开放性伤口或肠瘘或压疮	1		

说明:按表10-11做单项或多项选择,累计计分。若患者存在上表未列举疾病,不予计分。

2. 代谢方面的需要(C 评分)详见表10-12。

无应激(0分)　　轻度应激(1分)　　中度应激(2分)　　高度应激(3分)

3. 体格检查(D 评分)　体格检查是对身体组成的三方面主观评定:脂肪、肌肉和水分状态。没有异常(0)、轻度异常(1)、中度异常(2)、严重异常(3),详见表10-13 至表10-16。

表 10-12 代谢评分

应激	无(0分)	轻(1分)	中(2分)	重(3分)
发热	无	37.2~38.3℃	38.3~38.8℃	>38.8℃
发热持续时间	无	<72小时	72小时	>72小时
是否用激素(泼尼松)	无	低剂量(<10mg泼尼松或相当剂量的其他激素/d)	中等剂量(10~30mg泼尼松或相当剂量的其他激素/d)	高剂量(>30mg泼尼松或相当剂量的其他激素/d)
本项计分				

说明:

(1) 患者体温为评定当时实测体温。这里的"发热"定义为本次调查时刻的体温升高,而不是病历体温单记录的体温升高。如果调查时体温升高,需了解此刻前3天的体温及激素使用情况。如果调查时刻体温不升高,即记录为无发热。

(2) 发热持续时间为本次发热已经持续的时间。

(3) 激素使用是指因为本次发热而使用的激素,如果连续多日使用不同剂量的激素,取其平均值作为激素剂量。其他原因如结缔组织病使用的激素,不作评估。

(4) 本表为累计评分。如患者体温37.5℃,记1分;持续发热已经4天,记3分;每天使用20mg强的松,记2分。总积分为6分。

表 10-13 体格检查

项目	正常0分	轻度1分	中度2分	严重3分
脂肪储备 眼眶脂肪垫				
三头肌皮褶厚度				
下肋脂肪厚度				
总体脂肪缺乏程度				
肌肉状况颞部(颞肌)				
锁骨部位(胸部三角肌)				
肩部(三角肌)				
骨间肌肉				
肩胛部(背阔肌、斜方肌、三角肌)				
大腿(四头肌)				
小腿(腓肠肌)				
总体肌肉消耗评分				
液体状况 踝水肿				
骶部水肿				
腹水				
总体水肿程度评分				

本项评分:

表 10-14 脂肪丢失情况评定

脂肪	检查要旨	0分	1分	2分	3分
眼眶脂肪	检查眼眶有无凹陷、眉弓是否突出	眼眶无凹陷,眉弓不突出	眼眶轻度凹陷,眉弓轻度突出	介于二者之间	眼窝凹陷明显,皮肤松弛,眉弓突出
三头肌皮褶厚度	前臂屈曲90°,拇指与示指对捏皮肤,不要捏起肌肉	两指间大量脂肪组织	感觉与正常人相差无几,略少	介于二者之间	两指间空隙很少,甚至紧贴

脂肪	检查要旨	0分	1分	2分	3分
下肋脂肪厚度	先捏自己肋缘下脂肪,再与患者比较,观察背部下肋骨轮廓	两指间很厚,看不到肋骨	感觉与正常人相差无几,可以看到肋骨轮廓	介于二者之间	两指间空隙很少,甚至紧贴,下肋骨明显突出
脂肪丢失得分					

表 10-15　肌肉丢失情况评定

肌肉	检查要旨	0分	1分	2分	3分
颞部(颞肌)	让患者头转向对侧,直接观察太阳穴处有无凹陷	看不到明显的凹陷	轻度凹陷	凹陷	显著凹陷
锁骨部位(胸部三角肌)	看锁骨是否凸出	男性看不到锁骨,女性看到锁骨,但不凸出	部分凸出	凸出	明显凸出
肩部(三角肌)	双手自然下垂,看肩部是否凸出	圆形	肩峰轻度凸出	介于二者之间	肩锁关节方形,骨骼凸出
骨间肌	观察手背,拇指和示指对捏,观察虎口处是否凹陷	拇指和示指对捏时,虎口处肌肉凸出,女性可平坦	虎口处平坦	平坦和凹陷	明显凹陷
肩胛骨(背阔肌、斜方肌、三角肌)	患者双手水平前伸,看肩胛骨是否凸出	肩胛骨不凸出,肩胛骨内侧无凹陷	肩胛骨轻度凸出,肋、肩胛、肩、脊柱间轻度凹陷	肩胛骨凸出,肋骨、肩胛、肩、脊柱间凹陷	肩胛骨明显凸出,肋骨、肩胛、肩、脊柱间显著凹陷
大腿(股四头肌)	不如上肢敏感	圆润,张力明显	轻度消瘦,肌力较弱	介于二者之间	大腿明显消瘦,几乎无肌张力
小腿(腓肠肌)	不如上肢敏感	肌肉发达	消瘦,有肌肉轮廓	消瘦,肌肉轮廓模糊	消瘦,无肌肉轮廓,肌肉松垮无力
肌肉消耗得分					

表 10-16　水肿情况评定

水肿	检查要旨	0分	1分	2分	3分
踝水肿	患者仰卧,按压5秒	无凹陷	轻微的凹陷	介于二者之间	凹陷非常明显,不能回弹
骶部水肿	患者侧卧,按压5秒	无凹陷	轻微的凹陷	介于二者之间	凹陷非常明显,不能回弹

水肿	检查要旨	0 分	1 分	2 分	3 分
腹水	检查有无移动性浊音、振水音、腹围是否增大	无移动性浊音、无振水音、腹围无增大	左右侧卧时有移动性浊音	患者仰卧时有振水音	患者感到腹胀明显,腹围增大

说明:

(1) 检查顺序是从上到下,从头到脚。先看眼眶脂肪垫、眉弓、颞肌,再往下到锁骨部位(胸部三角肌)、肩部(三角肌)、肩胛部(背阔肌、斜方肌、三角肌),然后看下肋脂肪厚度;再先后检查上臂三头肌皮褶厚度、手背骨间肌肉(尤其是虎口处);然后检查腹部有无腹水、骶尾部有无水肿;最后依次检查大腿(四头肌)、小腿(腓肠肌)及踝水肿。

(2) 患者脂肪、肌肉及液体情况的评定为主观性评定,没有一个客观标准,脂肪、肌肉及水肿情况大致标准见表 10-16。

(3) 按多数部位情况确定患者脂肪、肌肉及液体分项目得分,如多数部位脂肪为轻度减少,脂肪丢失的最终得分即为轻度,记 1 分;如多数部位肌肉为中度消耗,则肌肉消耗的最终得分为 2 分。

(4) 在体格检查的肌肉、脂肪及液体三个方面,肌肉权重最大,因此,以肌肉丢失得分为体格检查项目的最终得分,即 D 评分。而不是将肌肉、脂肪及体液三个方面的得分相加。

(三) 综合评定

1. 定量评定　PG-SGA 最终得分＝A 评分+B 评分+C 评分+D 评分

通过 PG-SGA 定量评定,根据患者 PG-SGA 得分将患者分为如下四类,见表 10-17,临床指导意义见表 10-18。

表 10-17　PG-SGA 定量评定

分值	营养状态	分值	营养状态
0~1 分	营养良好	4~8 分	中度营养不良
2~3 分	可疑营养不良	≥9 分	重度营养不良

根据 PG-SGA 得分不同,对患者进行分类指导治疗。

表 10-18　PG-SGA 定量评定临床指导意义

得分	指导意见
0~1	此时不需要干预措施,治疗期间保持常规随诊及评定
2~3	在营养教育的同时,实施抗肿瘤治疗
4~8	在人工营养(EN、PN)的同时,实施抗肿瘤治疗
≥9	应该先进行人工营养(EN、PN)1~2 周,然后在继续营养治疗的同时,进行抗肿瘤治疗

2. 定性评定　按多数项目得分确定患者 PG-SGA 的最终定性评定,定性评定将患者分为营养良好(A)、可疑或中度营养不良(B)、重度营养不良(C)三类,见表 10-19。

表 10-19　PG-SGA 定性评定

类别	A 营养良好	B 可疑或中度营养不良	C 重度营养不良
体重	无丢失或无水肿或近期明显改善	1 个月内丢失不超过 5%(或 6 个月丢失不超过 10%)或体重持续下降	1 个月内体重丢失超过 5%(或 6 个月丢失超过 10%)或体重持续下降

类别	A 营养良好	B 可疑或中度营养不良	C 重度营养不良
营养摄入	无缺乏或近来显著改善	摄入明显减少	摄入重度降低
营养相关症状	没有或近期显著改善	存在相关症状	存在明显的症状
功能	无缺陷或近期明显改善	中度功能缺陷或近期加重	重度功能缺陷或显著的进行性加重
体格检查	无缺陷或慢性缺陷但近期有临床改善	轻到中度的体脂/肌肉丢失	显著的营养不良指征,包括水肿
总评价			

3. 定性评定与定量评定的关系,见表 10-20。

表 10-20 PG-SGA 定性评定与定量评定的关系

等级	定性评定	定量评定
PG-SGA A	营养良好	0~1 分
PG-SGA B	可疑或中度营养不良	2~8 分
PG-SGA C	重度营养不良	≥9 分

【实践】

李某(同 SGA 病例),女性,60 岁,胃癌术后 1 年,身高 162cm,目前体重 43kg,近 6 个月体重下降 4kg,且近 2 周体重持续性下降 1kg 左右。现可以进食正常食物,但近 2 周食欲较前下降,进食量减少,且伴有恶心、呕吐,无腹胀、腹泻症状。活动能力尚可,但较 2 周前稍减少。体格检查发现三头肌皮褶厚度轻度减少,有轻度肌肉消耗,无水肿和腹水。

请用 PG-SGA 量表对该患者进行营养评定。

（一）患者自我评分（A 评分）

1. 体重变化

目前我的体重约 43kg

目前我的身高约 162cm

1 个月前我的体重约 不详 kg

6 个月前我的体重约 48kg

在过去 2 周,我的体重

减轻(1)✓   没变化(0)   增加(0)

本项计分: 3

6 个月内体重下降	评分	6 个月内体重下降	评分
≥20%	4	2%~5.9%	1
10%~19.9%	3	0~1.9%	0
6%~9.9%	2 ✓	2 周内体重下降	1 ✓

2. 进食情况

（1）过去几个月以来，我吃食物的量与以往相比：

没有改变（0分）　　　比以前多（0分）　　　比以前少（1分）√

（2）我目前进食：

正常饮食（0分）

正常饮食，但比正常情况少（1分）√

少量固体食物（2分）

只有流质饮食（3分）

只能口服营养液或营养粉（3分）

几乎吃不下什么（4分）

只能通过管饲进食或静脉营养（0分）

本项计分：　1

3. 症状　近2周来，我有下列的问题困扰，影响我的进食：

吃饭没有问题（0分）

没有食欲，就是不想吃（3分）√

恶心（1分）√　　　　呕吐（3分）√

便秘（1分）　　　　　腹泻（3分）

口腔溃疡（2分）　　　口干（1分）

吞咽困难（2分）　　　食品没味（1分）

食品气味不好（1分）

一会就饱了（1分）

疼痛（部位）（3分）

其他（如：抑郁、牙齿、经济方面问题等）（1分）

本项计分：　7

4. 活动和身体功能　自我评估过去几个月来，身体状况处于：

正常，没有任何限制（0分）

与平常的我不同，但日常生活起居还能自我料理（1分）√

多数时间不想起床活动，但卧床或坐椅时间不超过半天（2分）

几乎干不了什么，大多数时间躺在床上或坐在椅子（3分）

几乎完全卧床，无法起床（3分）

本项计分：　1

A 评分 = 3+1+7+1 = 12 分

（二）医务人员评定（B、C、D 评分）

1. 疾病与营养需求的关系（B 评分）

相关诊断（特定）：胃癌术后年龄：60 岁

主要疾病分期：　Ⅰ　Ⅱ　Ⅲ√　Ⅳ

其他：

本项计分：　1

疾病	评分	疾病	评分
癌症	1 ✓	创伤	1
AIDS	1	年龄超过 65 岁	1
呼吸或心脏病恶液质	1	总分	1
存在开放性伤口或肠瘘或压疮	1		

2. 代谢方面的需要(C 评分)

无应激(0 分)✓　　轻度应激(1 分)　　中度应激(2 分)　　高度应激(3 分)

应激	无(0 分)	轻(1 分)	中(2 分)	重(3 分)
发热	无✓	37.2~38.3℃	38.3~38.8℃	>38.8℃
发热持续时间	无✓	<72 小时	72 小时	>72 小时
是否用激素(泼尼松)	无✓	低剂量(<10mg 泼尼松或相当剂量的其他激素/d)	中等剂量(10~30mg 泼尼松或相当剂量的其他激素/d)	高剂量(>30mg 泼尼松或相当剂量的其他激素/d)
本项计分	0			

3. 体格检查(D 评分)

项目	正常 0 分	轻度 1 分	中度 2 分	严重 3 分
脂肪储备　眼眶脂肪垫				
三头肌皮褶厚度				
下肋脂肪厚度				
总体脂肪缺乏程度		✓		
肌肉状况颞部(颞肌)				
锁骨部位(胸部三角肌)				
肩部(三角肌)				
骨间肌肉				
肩胛部(背阔肌、斜方肌、三角肌)				
大腿(四头肌)				
小腿(腓肠肌)				
总体肌肉消耗评分		✓		
液体状况　踝水肿				
骶部水肿				
腹水				
总体水肿程度评分	✓			

本项评分： 1

(三) 综合评定

PG-SGA 最终得分=A 评分 12+B 评分 1+C 评分 0+D 评分 1=14 分

分值	营养状态	分值	营养状态
0~1 分	营养良好	4~8 分	中度营养不良
2~3 分	可疑营养不良	≥9 分✓	重度营养不良

患者 PG-SGA 最终得分 14 分,判定患者属于重度营养不良,需要营养治疗。

第七节　营养风险指数

【目的】

1. 掌握 NRI 内容及操作流程。
2. 熟悉 NRI 的适用范围。
3. 了解 NRI 的定义。

【内容】

1. 营养风险指数(nutritional risk index,NRI)是由美国退伍军人协会肠外营养研究协作组于 1991 年开发的,主要用于临床腹部大手术和胸外科术前患者全肠外营养治疗效果的评定。

2. NRI 根据血清白蛋白浓度,体重减少百分比进行营养风险评定。

3. NRI 的敏感性和特异性好,可以预测患者的并发症。但若患者由于疾病原因出现水肿,则会影响测量结果,且应激对血清白蛋白浓度的影响也使 NRI 筛查方法的应用受到限制。

【流程】

NRI 的操作主要包括了解基本信息、计算 NRI 及根据 NRI 结果评定营养状况三部分,具体流程如下。

1. 了解基本信息

目前体重(　　)kg

平日体重(　　)kg

白蛋白浓度(　　)g/L

2. 计算 NRI　NRI = 1.519×白蛋白浓度+41.7×目前体重/既往体重

3. 评定营养状况,见表 10-21。

表 10-21　NRI 营养状况评定

NRI 得分	分类	NRI 得分	分类
≥100	正常营养状态	83.5~97.5	中度营养不良
97.5~100	轻度营养不良	<83.5	重度营养不良

【实践】

李某(同 SGA 病例),女性,60 岁,胃癌术后 1 年,身高 162cm,目前体重 43kg,近 6 个月体重下降 4kg,且近 2 周体重持续性下降 1kg 左右。现可以进食正常食物,但近 2 周食欲较前下降,进食量减少,且伴有恶心、呕吐,无腹胀、腹泻症状。活动能力尚可,但较 2 周前稍减少。体格检查发现三头肌皮褶厚度轻度减少,有轻度肌肉消耗,无水肿和腹水。实验室检查示血清白蛋白 33g/L。

1. 了解基本信息

目前体重___43___kg

平日体重___47___kg

白蛋白浓度___33___g/L

2. 计算 NRI

NRI = 1.519×白蛋白浓度+41.7×目前体重/既往体重

　　　= 1.519×33+41.7×43/47

　　　= 88.3

3. 评定营养状况

NRI 得分	分类	NRI 得分	分类
≥100	正常营养状态	83.5~97.5 ✓	中度营养不良
97.5~100	轻度营养不良	<83.5	重度营养不良

患者 NRI 得分 88.3,属于中度营养不良,建议予以营养治疗。

（韩磊　朱梓含）

试题练习

一、单选题

1. NRS 2002 得分≥(　　)分说明存在营养风险

　　A. 3 　　　　　　B. 2 　　　　　　C. 4 　　　　　　D. 5

2. MNA-SF 最适用于什么人群(　　)

　　A. 所有人群 　　　B. 青少年 　　　C. 中年人 　　　D. 老年人

3. MNA-SF 在 BMI 无法得到的情况下,可用(　　)代替

　　A. 上臂围 　　　　B. 腰围 　　　　C. 小腿围 　　　　D. 大腿围

4. MUST 适用于什么年龄段人群(　　)

　　A. 各个年龄段 　　B. 青少年 　　　C. 成年人 　　　D. 老年人

5. MUST 评分表中若患者 BMI $21.0kg/m^2$,得分(　　)

　　A. 0 　　　　　　B. 1 　　　　　　C. 2 　　　　　　D. 3

6. NRI 计算公式为(　　)

　　A. 1.519×白蛋白浓度+41.7×目前体重/既往体重

　　B. 1.619×球蛋白浓度+41.7×目前体重/既往体重

　　C. 1.519×白蛋白浓度+41.7×既往体重/目前体重

　　D. 1.619×总蛋白浓度+41.7×目前体重/既往体重

二、多选题

1. MUST 评分表的内容包括(　　)

　　A. BMI 　　　　　　　　　　　　B. 体重下降程度

　　C. 疾病原因导致禁饮食时间 　　　D. 主观评价

2. SGA 评定内容包括(　　　)

　　　A. 年龄　　　　　　B. 体重　　　　　　C. 身高　　　　　　D. 胃肠道症状

3. SGA 评定中体格检查的内容包括(　　　)

　　　A. 皮下脂肪丢失　　B. 肌肉消耗　　　　C. 水肿　　　　　　D. BMI

4. PG-SGA 评定内容包括(　　　)

　　　A. 体重改变　　　　B. 胃肠道症状　　　C. 活动能力　　　　D. 疾病情况

5. SGA 中主要通过(　　　)对患者进行营养状况评定

　　　A. 患者自身　　　　B. 患者家属　　　　C. 医务人员　　　　D. 实验室检查

6. NRI 受什么因素影响?(　　　)

　　　A. 体重　　　　　　　　　　　　　　　　B. 水肿

　　　C. 应激　　　　　　　　　　　　　　　　D. 血清铁蛋白浓度

三、判断题

1. 营养风险筛查工具有多种,且每种适应不同情况。(　　　)

2. 营养风险指发生营养不良的风险。(　　　)

3. SGA 评分 B 级说明患者营养状况良好。(　　　)

四、案例分析题

1. 什么是营养风险? 并简述 NRS 2002 适用的对象及局限性。

2. SGA 评定内容包括哪些方面?

答案

一、单选题

1. A

解析:NRS 2002 总评分≥3 分,说明患者存在营养不良或者有营养风险,需进行营养治疗;总评分<3 分,每周重复进行一次营养风险筛查。

2. D

解析:老年患者存在一定特殊性,如存在长期卧床或昏迷患者不易测得 BMI 等情况,此类患者适用 MNA-SF 进行营养风险筛查。

3. C

解析:由于老年患者的特殊性,常存在不易测得 BMI 的情况,如卧床或昏迷患者,可用小腿围代替。

4. C

解析:MUST 最初是为社区应用所设计,后应用范围不断扩大,适用于不同医疗机构对不同年龄成人的营养风险筛查。

5. A

解析:若 BMI>20,得 0 分;18.5<BMI<20,得 1 分;BMI<18.5,得 2 分。

6. A

解析:NRI 根据血清白蛋白浓度,体重减少百分比进行营养风险评估,计算公式为 1.519×白蛋白浓度+41.7×目前体重/既往体重。

二、多选题

1. ABC

解析:MUST 的内容主要包括三方面:①BMI;②体重下降的程度;③疾病导致的进食量减少。

2. BD

解析:SGA 的评定内容主要包括病史和体格检查两个方面。其中病史包括 5 个方面:体重变化、进食量的变化、胃肠道的变化、活动能力的改变及疾病状态下的代谢需求;体格检查主要包括 3 个方面:皮下脂肪的丢失、肌肉的消耗、水肿(体液情况)。

3. ABC

解析:SGA 的评定内容主要包括病史和体格检查两个方面。其中病史包括 5 个方面:体重变化、进食量的变化、胃肠道的变化、活动能力的改变及疾病状态下的代谢需求;体格检查主要包括 3 个方面:皮下脂肪的丢失、肌肉的消耗、水肿(体液情况)。

4. ABCD

解析:PG-SGA 由两部分内容构成,患者自我评定部分和医务人员评定部分,具体内容包括体重、摄食情况、患者症状、活动和身体功能、疾病与营养需求关系、代谢方面的需要、体格检查等 7 个方面,前 4 个方面由患者自己进行评定,后 3 个方面由医务人员进行评定,总体评定包括定性评定及定量评定两种。

5. AC

解析:PG-SGA 由两部分内容构成,患者自我评定部分和医务人员评定部分。

6. BC

解析:NRI 的敏感性和特异性好,可以预测患者的并发症。但若患者由于疾病原因出现水肿,则会影响测量结果,且应激对血清白蛋白浓度的影响也使 NRI 筛查方法的应用受到限制。

三、判断题

1. √

解析:去几十年时间里,发展出了各种营养风险筛查与评定工具,每种工具尤其不同的适应人群和特点。

2. ×

解析:营养风险指因营养有关因素对患者临床结局(如感染相关并发症等)发生不利影响的风险,不是指发生营养不良的风险。

3. ×

解析:SGA 评分 B 级说明目前患者存在中度营养不良或者疑为营养不良,需要营养医师、护士或其他医生分析症状和实验室数据后对病人及家属进行相应营养指导。

四、案例分析题

1.（1）营养风险是指现存或者潜在的与营养因素相关的导致患者出现不利临床结局的风险,而并不是指发生营养不良的风险。

（2）适用对象:适用于年龄 18~90 岁、住院超过 24 小时、入院次日 8 时前未进行急诊手术、神志清楚、愿意接受筛查的成年住院患者。

（3）局限性：①当患者卧床状态时，无法测量体重，或有水肿等营养体重的因素，以及患者意识不清不能回答评估者的提问时，NRS 2002 的使用会受到限制。②在疾病状态评分中疾病的种类有限，未列入的疾病需靠评估者经验评分，增加了误差。③NRS 2002 仅为风险筛查工具，不能判断是否存在营养不良及其程度。

2. SGA 评定内容主要包括病史和体格检查8个项目的评分。其中病史主要包括体重变化、饮食改变、胃肠道症状、活动能力以及有无疾病状态下应激反应5个方面，体格检查主要包括有无肌肉萎缩、皮下脂肪丢失以及水肿情况。

参 考 文 献

［1］葛均波，徐永建.内科学［M］.8 版.北京：人民卫生出版社，2013.

［2］中国营养学会.中国居民膳食营养素参考摄入量（2013 版）［M］.北京：科学出版社，2013.

［3］孙秀发，凌文华.临床营养学［M］.北京：科学出版社，2016.

［4］焦广宇，李曾宁，陈伟.临床营养学［M］.北京：人民卫生出版社，2017.

［5］北京协和医院.营养科诊疗常规［M］.北京：人民卫生出版社，2012.

［6］胡雯.医疗膳食学［M］.北京：人民卫生出版社，2017.

［7］于康.实用临床营养手册［M］.北京：科学出版社，2010.

［8］全国科学技术名词审定委员会.肠外与肠内营养学名词［M］.北京：科学出版社，2019.

［9］J. KONDRUP，S. P. ALLISON，M. ELIA，B. VELLAS，M. PLAUTH：ESPEN Guidelines for Nutrition Screening 2002，Clinical Nutrition［J］，2003），22（4）：415-421.

［10］许静涌，杨剑，康维明，等.营养风险及营养风险筛查工具营养风险筛查 2002 临床应用专家共识（2018 版）［J］.中华临床营养杂志，2018，26（3）：131-135.

第十一章　常见疾病膳食营养管理

本章主要介绍各个系统常见疾病的营养管理,包括消化系统、呼吸系统、心血管系统、泌尿系统、内分泌与代谢性疾病、恶性肿瘤、神经系统、血液系统、孕妇常见疾病的营养管理。主要了解各疾病的概念、诊断标准、预防及康复,熟悉各疾病的营养相关因素、营养代谢特点,掌握各疾病的营养治疗原则及营养治疗方案。2001 年 ASPEN 指南推荐营养管理的流程为营养风险筛查、确定存在营养风险患者、营养状况评定、制定营养治疗方案、对营养治疗效果进行评价及监测,流程图见图 11-1。

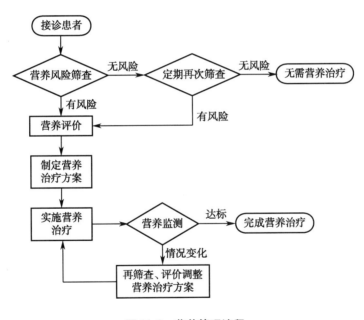

图 11-1　营养管理流程

第一节　消化系统常见疾病

一、慢性胃炎

【目的】

1. 掌握慢性胃炎的营养治疗方案。
2. 熟悉慢性胃炎的饮食致病因素。

3. 了解慢性胃炎概念、诊断及预防与康复。

【内容】

1. 概念　慢性胃炎是指不同病因引起的慢性胃黏膜炎症。根据内镜及病理表现可分为非萎缩性(浅表性)胃炎和萎缩性胃炎两类。根据病变部位可分为胃窦炎、胃体炎和全胃炎。

2. 诊断标准

(1) 可通过病史进行初步诊断,慢性胃炎患者 70%~80% 可无临床症状,有症状者主要表现为非特异性的消化不良,反酸、嗳气、食欲减退等,一般无明显节律性。

(2) 胃镜及组织学检查是慢性胃炎诊断的关键。胃镜下,慢性非萎缩性胃炎表现为黏膜红黄相间,或黏膜皱襞肿胀增粗;萎缩性胃炎黏膜色泽较淡,皱襞平坦、变细,黏膜变薄,黏液减少。

(3) 还可以通过 HP 检测等其他实验室检查检测。

3. 营养相关因素

(1) 不良饮食习惯,如进食不规律、咀嚼不充分、吸烟酗酒等。

(2) 长期进食损害胃黏膜的食物,如浓茶、霉变食物、烧烤、腌制和油炸食物,缺乏新鲜蔬果等。

4. 营养治疗原则

(1) 采用易于消化的食品,选用肌纤维短、柔软的鱼、禽、肉类。

(2) 伴有高胃酸的慢性浅表性胃炎患者,应避免食用富含氮浸出物的原汁浓汤;胃酸分泌过少或缺乏的慢性萎缩性胃炎患者,应给予富含氮的原汁浓汤,以增强胃液分泌,提高胃酸浓度和食欲。

(3) 避免各种刺激性的食物。免食生冷、辛辣、坚硬食品及不能耐受的粗糙食品,如辣椒、浓咖啡和难于消化的炸糕、油饼、玉米饼等。戒烟限酒。

5. 预防与康复　不论急性胃炎还是慢性胃炎,都与饮食密切相关,若不引起重视,不仅影响生活质量,而且还有可能在长期炎症刺激下发生癌变的可能。因此我们应当避免进食刺激性强、难消化的食物,不暴饮暴食,规律进餐,进食平衡膳食。

【营养治疗方案】

营养治疗是慢性胃炎的重要措施,应通过对膳食的调整,修复受损的胃黏膜,防止慢性胃炎的发作。因此,慢性胃炎发作期的膳食应以流食和少渣半流为主,减轻对胃黏膜的刺激,此时不要求膳食总能量达到目标总能量的要求,可适当采用肠内营养制剂或添加蛋白粉进行补充,具体可参考第九章相关章节;缓解期可采用软食并过渡到普食,各营养素逐渐达到目标量。

1. 总能量　104.6~146.4kJ/(kg·d)[25~35kcal/(kg·d)],三大产能营养素配比合理。

2. 蛋白质　每日的摄入量占总能量的 10%~15%。蛋白质的供给与健康人大致相同。对营养不良的患者,可适当增加富含蛋白质的食物,以瘦肉、鸡、鱼等优质蛋白为宜。

3. 脂肪　每日的摄入量占总能量的 25%~30%。脂肪摄入量应适量,因脂肪能够刺激胆囊收缩素分泌,导致胃排空延缓并引起胆汁反流。

4. 碳水化合物　每日的摄入量占总能量的 55% ~ 60%。多糖不影响胃酸分泌,但单糖和双糖可刺激胃酸分泌。少选或不选用含单、双糖的食物。

5. 矿物质及维生素　矿物质的供应与健康人基本一致,需要量可参考《中国居民营养素参考摄入量(2013 版)》中的 RNI 来确定。

6. 水　应保证每日饮水量 1 500ml,并减少浓茶、咖啡、可乐等含咖啡因饮料的摄入。禁酒。

7. 膳食纤维　每日 20~35g。但在慢性胃炎急性发作期应减少膳食纤维摄入量。

8. 食物选择见表 11-1。

表 11-1　慢性胃炎食物选择

食物类型	食物选择及制作方法
宜选食物	馒头、花卷、面片、面包、软米饭、包子、馄饨、瘦肉类、鱼肉、虾肉以及细软的蔬菜,如黄瓜茄类、白菜、菠菜等;对胃酸分泌过少或缺乏的患者,可给予浓鱼汤、肉汁以刺激胃酸分泌,而对胃酸分泌过多者,应避免食用
慎(少)选食物	病情发作期避免食用生冷、酸辣、粗糙的食物;慎用或少用牛乳、豆浆等宜产气食物;禁食含膳食纤维多的蔬菜、水果;忌食烟熏与油煎食物;禁用酒、酒精性饮料;禁用刺激性调味品

注意事项:

不论急性胃炎、慢性胃炎急性期或者缓解期,都应该尽量避免进食刺激性强、难以消化的食物。

若慢性胃炎患者出现贫血、黑便、消瘦等并发症时,应及时就诊,排除溃疡、癌变等可能。

【实践】

患者男性,45 岁,司机,因"间歇性腹痛 1 年"入院,患者 1 年余前无明显诱因出现上腹部胀痛不适,呈间歇性,可自行好转,无明显规律性。不伴恶心、呕吐、腹泻、黑便等不适。查体:神志清,精神可,身高 170cm,体重 65kg,BMI 22.5kg/m²,食欲及睡眠可,大小便正常,近 1 年体重下降 5kg,余体征阴性。胃镜检查示慢性萎缩性胃炎。

营养治疗流程:

1. 营养风险筛查　具体步骤详见营养风险筛查章节。

2. 病例分析　患者男性,45 岁,司机,慢性胃炎,反复发作。建议患者急性期进食流食和少渣半流,以软烂食物为主,避免生冷、辛辣等刺激性食物,牛乳、豆浆等产气食物,膳食纤维含量较多的蔬菜、水果,以及烟熏、油炸等食物。因天然食物制作的流质膳食不能提供患者足够能量,故不要求患者在急性期达到目标需要量,待患者病情逐渐恢复,缓解期时可进食软食及普食。下面计算为患者缓解期应达到的目标量,患者身高 170cm,体重 65kg,BMI 22.49kg/m²,正常体型,轻体力活动,目标总能量按 25~35kcal/(kg·d)计算,蛋白质、脂肪、碳水化合物三大营养素供能比为 10% ~ 15%、25% ~ 30% 和 55% ~ 60%,保证营养摄入均衡。患者普食期间,仍需要避免进食生硬、冰冷、辛辣等刺激性食物。

3. 计算每日能量及营养素需要量(按参考范围内某一确定值计算)

总能量=(身高−105)×30=(170−105)×30=1 950kcal

蛋白质=1 950×15%/4=73g

脂肪=1 950×25%/9=54g

碳水化合物=1 950×60%/4=292g

4. 计算食物量 具体计算请参考食谱编制方法章节(表11-2)。

表11-2 食物量计算表

食物种类	重量/g	食物种类	重量/g
主食	300	豆制品	50
鸡蛋	60	蔬菜	500
牛奶	250	水果	200
瘦肉	50	食用油	30
海鲜类	75	盐	5

5. 一日食谱(表11-3,表11-4)。

表11-3 急性期流质饮食食谱

餐次	菜品名称	食物种类和数量
早餐	米糊	米粉50g
加餐	冲藕粉	藕粉25g
午餐	蒸蛋羹	鸡蛋60g
加餐	米糊	米粉50g
晚餐	蛋白米汤	蛋白粉10g(蛋白质含量为80%),米汤150ml
加餐	冲藕粉	藕粉25g

总能量:643kal 蛋白质:25g 脂肪:6g 碳水化合物:121g

表11-4 缓解期普食食谱

餐次	菜品名称	食物种类和数量	餐次	菜品名称	食物种类和数量
早餐	大米粥	粳米25g			里脊25g
	馒头	小麦粉75g	加餐	橙子	橙子100g
	蒸蛋羹	鸡蛋60g	晚餐	白菜肉丝面	白菜150g
	清拌油菜末	油菜50g			瘦肉25g
加餐	香蕉	香蕉100g			面条100g
午餐	软米饭	粳米100g		清炒黄瓜	黄瓜100g
	番茄烩鱼片	番茄100g	加餐	牛奶	250ml
		龙利鱼75g	全天		全天植物油30g,盐5g
	白菜炖里脊	白菜100g			

6. 跟踪及调整　定期对患者进行营养监测,包括体重、三头肌皮褶厚度、上臂肌围、握力等人体测量指标,及白蛋白、前白蛋白、尿素氮、肌酐、血红蛋白等实验室检查指标,并详细询问患者近期的营养摄入情况及耐受情况,以评估患者营养状态,及时调整营养治疗方案。

二、消化性溃疡

【目的】

1. 掌握消化性溃疡的营养治疗方案。
2. 熟悉消化性溃疡饮食致病因素。
3. 了解消化性溃疡概念、诊断及预防与康复。

【内容】

1. 概念　消化性溃疡是指在各种致病因子的作用下,黏膜发生炎症以及坏死性病变。病变可深达黏膜肌层,常发生于与胃酸分泌有关的消化道黏膜,其中以胃溃疡、十二指肠溃疡最常见。

2. 诊断标准　重要临床线索为慢性病程、周期性发作的节律性上腹疼痛,且上腹痛可为进食或抗酸药所缓解。确诊仍需胃镜检查,内镜下可见溃疡呈线形、圆形或者椭圆形,底部覆有灰白、灰黄色的渗出物,周围黏膜充血水肿,周围皱襞向溃疡集中。

3. 营养相关因素

(1) 强烈刺激胃酸分泌的某些食物或者调味品,会促进溃疡发生,如大蒜、辣椒、黑胡椒、肉汤等。

(2) 过硬及过分粗糙的食物、过冷或过热的食物可引起物理性或者化学性的黏膜损伤。

(3) 不规则进食可破坏胃分泌的节律,削弱胃黏膜的屏障作用。

(4) 酒精可直接损伤胃黏膜,削弱黏膜屏障作用。

(5) 牛奶中的蛋白质可促进胃酸分泌,同时也有中和胃酸的作用,目前利弊尚无定论。

4. 营养治疗目的　消化性溃疡治疗的最终目的是减少和中和胃酸分泌,减轻食物对胃黏膜的刺激,促进胃黏膜修复,恢复良好的营养状况,并防止溃疡复发。

5. 预防与康复　消化性溃疡是一个慢性发病过程,与我们日常饮食息息相关。进食时应心情舒畅,细嚼慢咽,利于消化;宜参照患者的饮食习惯,配制可口饭菜;供给细软、粗纤维少的食物,但应注意预防便秘;睡前加餐,对十二指肠溃疡尤为适宜,可减少饥饿性疼痛,有利于睡眠。

【营养治疗方案】

消化性溃疡可根据病情分为三期,即急性发作期、稳定期以及恢复期。

1. 溃疡急性发作,或出血刚停止后的患者,宜选择流质饮食,食物宜选用易消化而无刺激性食物,以碳水化合物和蛋白质为主。可选用米汤、蒸蛋羹、藕粉、蛋花汤、牛奶、豆浆、豆腐脑,以及肠内营养制剂。

2. 病情已稳定、自觉症状明显减轻或基本消失的患者,宜选少渣半流质饮食,食物应为极细软、易消化、营养较全面的食物。除流质食物外,主食可添加馒头、面包、大米粥、面片、面条、馄饨,还可进食虾仁粥、清蒸的鱼、碎嫩菜叶等,每日 5~6 餐。

3. 消化性溃疡病情稳定、进入恢复期的患者。可选软食,食物选择除流质和少渣半流质外,还可进食软米饭、水饺、包子、肉丸、碎菜等。但仍需要禁食冷硬、粗纤维的、油煎炸的和不易消化的食物,每餐进食不宜过饱。

据各阶段不同的病情需要制定不同的饮食方案。患者逐渐从流质饮食过渡至少渣软食,禁食冷硬、油炸等刺激性和不易消化的食物,保护胃肠道功能。

(1)总能量:能量摄入以维持适宜的体重为目的,104.6 ~ 146.4kJ/(kg·d)[25 ~ 35kcal/(kg·d)],三大产能营养素配比合理。

(2)蛋白质:每日摄入量占总能量的 10% ~ 15%。因蛋白质既能促进溃疡愈合,又能促进胃酸分泌,需避免摄入过多。可选择易消化的蛋白食品,如豆腐、鸡肉、鱼肉、鸡蛋等。

(3)脂肪:每日摄入量占总能量的 25% ~ 30%。因脂肪有刺激胆囊收缩素分泌的作用,延缓胃排空引发胆汁反流,并抑制幽门螺杆菌的生长与繁殖,故脂肪摄入量应适量。

(4)碳水化合物:每日碳水化合物的摄入量占总能量的 55% ~ 60%。单糖和双糖可刺激胃酸分泌,故应尽量减少含单、双糖食物的摄入。

(5)矿物质及维生素:矿物质的供应与健康人基本一致,需要量可参考《中国居民营养素参考摄入量(2013 版)》中的 RNI 或 AI 来确定。

(6)水:应保证每日饮水 1 500 ~ 1 700ml,需要量与健康人基本一致。切忌喝浓茶、咖啡及碳酸饮料,避免增加胃酸分泌与干扰胃酸功能。禁酒。

(7)膳食纤维:每日 20 ~ 35g,需求量与健康人基本一致。膳食纤维经口腔充分咀嚼后刺激唾液分泌,能够保护胃黏膜,有助于溃疡愈合。

(8)食物选择:避免进食粗纤维含量较多的食物如粗粮、韭菜、芹菜、雪菜、竹笋及干果类等;避免进食咖啡、浓茶、烈酒、浓肉汤等刺激胃酸分泌的食物及调味品;不宜食用如生葱、生蒜、洋葱、生萝卜等产气较多的食物;不宜进食过分味鲜或味浓的食物;宜选用质软而营养价值又高的食物,如鸡蛋、豆制品、牛奶、鱼、嫩的瘦肉等。

(9)烹调方法:溃疡患者所吃食物必须切碎煮烂;可选用蒸、煮、汆、软烧、烩、焖等烹调方法,不宜用油煎、炸、爆炒、醋熘、冷拌等加工食物。

注意事项:

根据消化性溃疡的分期给予不同膳食,并逐渐过渡到正常饮食。

对于消化性溃疡急性期、不稳定的患者应在临床治疗下配合相应的饮食疗法。

对于伴有消化道出血的患者应禁饮食,暂给予肠外营养支持。

【实践】

患者女性,61 岁,身高 170cm,体重 62kg,因"上腹痛 3 天"入院,患者 3 天前无明显诱因出现上腹痛,伴恶心,进食后可加重。内镜检查示胃角处可见一个厚苔,大小约 1.5cm×1.0cm,呈类圆形,周边黏膜充血肿胀,胃体部黏膜轻度水肿。初步诊断:慢性萎缩性胃炎,胃角溃疡。病理示慢性中度萎缩性胃炎。

1. 营养治疗流程营养风险筛查 具体步骤详见营养风险筛查章节。

2. 病例分析 因患者溃疡急性期,应暂时禁食,使胃酸、胃蛋白酶的分泌及胃肠道蠕动减少。后可进流质饮食,以米汤为主,亦可选用稀薄米粉。每日 6 ~ 7 次,每次 100 ~ 150ml。

随后根据患者溃疡愈合情况调整饮食,直至恢复到软食。患者身高170cm,体重62kg,BMI 21.4kg/m²,标准体重,轻体力活动,目标总能量按25~35kcal/(kg·d)计算,蛋白质、脂肪、碳水化合物三大营养素供能比为10%~15%、25%~30%和55%~60%,保证营养摄入均衡。

3. 计算每日能量及营养素需要量(按参考范围内某一确定值计算)

目标总能量＝(身高−105)×30＝(170−105)×30＝1 950kcal

蛋白质＝1 950×15%/4＝73g

脂肪＝1 950×25%/9＝54g

碳水化合物＝1 950×60%/4＝292g

4. 计算食物量　具体计算请参考食谱编制方法章节(表11-5)。

表11-5　食物量计算表

食物种类	重量/g	食物种类	重量/g
主食	325	豆制品	50
鸡蛋	60	蔬菜	500
瘦肉	125	水果	200
盐	5	食用油	30

5. 一日食谱　消化性溃疡急性期为流质饮食,所提供能量不能达到目标能量,暂给予800kcal左右能量,并给予补充性肠外营养,见表11-6。

表11-6　消化性溃疡急性期流质食谱

餐次	菜品名称	食材种类和数量
早餐	米糊250ml	米粉50g
加餐	蛋白米汤200ml	蛋白粉10g;米汤200ml
午餐	嫩豆腐脑200ml	豆腐脑200ml
加餐	米糊250ml	米粉50g
晚餐	蒸蛋羹	鸡蛋60g
加餐	冲藕粉200ml	藕粉40g
总能量:660cal　蛋白质:30g　脂肪:8g　碳水化合物:116g		

6. 跟踪及调整　定期对患者进行营养监测,包括体重、三头肌皮褶厚度、上臂肌围、握力等人体测量指标,及白蛋白、前白蛋白、血红蛋白、大便常规等实验室检查指标,并详细询问患者近期的营养摄入情况及耐受情况,以评估患者营养状态,并结合血糖情况及时调整营养治疗方案。

三、慢性胆管疾病

【目的】

1. 掌握慢性胆管疾病的营养治疗方案。

2. 熟悉慢性胆管疾病代谢特点。

3. 了解慢性胆管疾病的概念、诊断及预防与康复。

【内容】

1. **概念**　胆管最常见疾病是胆囊炎和胆石症,两者可同时存在,互为因果。胆囊炎常由胆管内的寄生虫或细菌感染、胆汁淤滞,或是胰液反流等原因引起,也常继发于胆石的刺激和梗阻。胆石症是指胆管系统,包括胆囊及胆管在内的任何部位发生结石的疾病。

2. **诊断标准**　胆石症可长年无症状,或间断性出现上腹闷痛,当结石转移或者嵌顿在胆管时会出现右肋部疼痛,并放射到右肩部,同时伴有恶心、呕吐等症状,腹部 B 超或腹部CT 可进一步证实。胆囊炎急性发作时疼痛部位及症状与胆石症类似。

3. **营养代谢特点**　胆石症患者摄入高脂肪食物后,会分泌胆囊收缩素,引起胆囊收缩,导致右上腹疼痛。而摄入低脂食物后减少胆汁的分泌,使胆道保持通畅,防止胆汁淤积,可预防胆囊炎的复发。

4. **营养治疗原则**

(1) 严格限制脂肪的摄入,根据患者耐受情况逐渐增加摄入量。

(2) 保证食物多样,合理搭配饮食,通过增加食物多样性保证患者膳食营养素的充足摄入。

(3) 可适当增加膳食纤维的摄入。

5. **预防与康复**　胆管最常见疾病是胆囊炎和胆石症,两者可同时存在,互为因果。尽管是不同的疾病,但在营养治疗方面有诸多相似之处。急性发作期应严格限制脂肪的摄入,而在缓解期或无症状时,采用低脂饮食,适当摄入蛋白质。正常成年人在日常生活中,也应做到低脂饮食,合理膳食,并养成吃早餐的好习惯。

【营养治疗方案】

根据疾病的不同时期给予不同的膳食方案。胆囊炎和胆石症急性发作时应给予无脂肪高碳水化合物流质饮食,注意补充水分及电解质。恢复期,临床症状基本消失,逐渐从无脂肪高碳水化合物流质饮食过渡到低脂肪低胆固醇的半流质饮食。而处于稳定期的患者应给予高碳水化合物、高膳食纤维和低脂肪、低胆固醇的饮食为宜。

1. **总能量**　一般为 25~30kcal/(kg·d),满足患者生理需要即可。肥胖者应限制能量摄入,减轻体重;消瘦者应酌情增加。

2. **脂肪**　高脂肪饮食可促进胆囊收缩素的分泌,促使胆囊收缩,故应限制脂肪的摄入。每天<20g,后可根据病情变化逐渐增加到 40g 以内。严格限制动物性脂肪,适量选用植物油脂,因植物油脂有助于胆汁排泄,但应均匀分布于 3 餐中;控制高胆固醇食物的摄入,以减少结石的形成。胆固醇摄入应<300mg/d;禁食肥肉、动物内脏,蛋黄、蟹黄、鱼籽等胆固醇含量高的食物。

3. **蛋白质**　每天供给适量的蛋白质,以 50~70g 为宜,可按每天 1g/kg 给予。蛋白质摄入过少,不利于病变组织的恢复;过多的蛋白质促进胆汁分泌,同样不利于组织修复。应适量给予高生物价蛋白,如瘦肉、鱼虾、蛋清、少油的豆制品(大豆磷脂酰胆碱有较好的消石作用)等食物。

4. **碳水化合物**　一般为 200~400g/d,以达到补充热能、增加肝糖原、保护肝细胞的目的,因对胆囊刺激较弱,可适当增加摄入量,但过量可致腹胀。应供给含多糖的复合碳水化合物为主的食物,限制单糖的摄入,对合并高脂血症、冠心病、肥胖者更应予以限制。

5. 维生素　维生素 A 有防止胆结石生成,促进胆管上皮的生长并保持完整性,修复病变胆管的作用;维生素 K 对内脏平滑肌有解痉作用,故可以缓解疼痛;其他维生素也应充分供给。

6. 膳食纤维　膳食纤维可以促进胆盐排泄,抑制胆固醇吸收,降低血脂,减少胆石形成的机会;膳食纤维还可以刺激肠蠕动,使得肠内产生的粪臭素等有害物质尽快排出,减少炎症发作的诱因。建议选择含食物纤维高且质地软、刺激性小的食物,如绿叶蔬菜、香菇、木耳、水果、豆类、粗粮等食品。

7. 水　每天以 1 500~2 000ml 为宜。多喝水可以稀释胆汁,促使胆汁排出,避免胆汁淤滞,利于疾病恢复。

8. 食物选择,见表 11-7。

表 11-7　食物选择表

食物分类	食物
宜选食物	米、面、粗粮及薯类,如土豆、红薯等;豆类及其制品,如豆腐、豆腐干等;新鲜的蔬菜及水果,如西蓝花、胡萝卜、西芹、番茄、青椒、茄子、苹果、香蕉等;菌菇类如木耳、鸡腿菇、香菇等;虾类及瘦肉类可酌情选用
慎(少)选食物	高脂肪食物如肥肉、动物油和油煎、油炸食品;高胆固醇食物如动物内脏、蛋黄、蟹黄等;辛辣或刺激性强的食物如辣椒、胡椒、芥末、浓茶和咖啡等;少进食过酸食物,如山楂、杨梅、醋等,戒酒

9. 烹调方法　以选用蒸、煮、氽、软烧、烩、焖等烹调方法为宜,不宜用油煎、炸、烤等烹调方式。

【实践】

某男性,46 岁,公务员,身高 170cm,体重 65kg,主因“间歇性右上腹痛 2 月余,加重 1 天”就诊。2 个月前进餐后突然出现右上腹部疼痛,于当地诊所就诊服用相关药物后,疼痛缓解。随后 2 个月,反复发作,1 天前进食炸鸡后再次出现上腹痛,为求进一步诊断和治疗,再次就诊。半年前查体行腹部 B 超检查时发现胆囊壁增厚,为“慢性胆囊炎”,未规律治疗。无烟酒嗜好,无肝炎、结核病史。临床诊断:慢性胆囊炎急性发作。

营养治疗流程:

1. 营养风险筛查　具体步骤详见营养风险筛查章节。

2. 病例分析　患者中年男性,现处于慢性胆囊炎急性发作期,应给予无脂肪高碳水化合物的清流质饮食,如冲藕粉、浓米汤等。若患者可耐受,且临床症状逐渐消失,可给予低脂肪低胆固醇高碳水化合物流质或半流质饮食,并过渡到普食,达到目标需要量。患者身高 170cm,体重 65kg,BMI 22.5kg/m^2,轻体力活动,目标总能量以维持体重为宜,一般为 25~30kcal/(kg·d),按 27kcal/(kg·d)计算,脂肪 15g,蛋白质 1g/kg,剩余能量由碳水化合物提供。患者慢性胆囊炎病史,平素进食应避免过于油腻,尽量减少油炸、油煎食物,三餐按时进食;正餐中增加蔬菜摄入量,保证每天摄入 500g 左右的新鲜蔬菜;适当增加水果的摄入量;控制全天荤菜的摄入量,且选择低脂优质蛋白质;鼓励适度运动。

3. 计算每日能量及营养素需要量(按参考范围内某一确定值计算)

$$目标总能量=(身高-105)\times27=(170-105)\times27=1\,755kcal$$

脂肪 15g,占总能量 8%

$$蛋白质=(身高-105)\times1=65g \; 占总能量 15\%$$

$$碳水化合物=1\,755\times(100\%-8\%-15\%)/4=338g$$

4. 计算食物量 具体计算请参考食谱编制方法章节(表 11-8)。

表 11-8 食物量计算表

食物种类	重量/g	食物种类	重量/g
主食	325	藕粉	25
蛋清	90	蔬菜	500
脱脂牛奶	250	水果	200
鱼虾类	75	植物油	10
盐	5		

5. 一日食谱见表 11-9。

表 11-9 低脂低胆固醇软食食谱

餐次	菜品名称	食物种类和数量	餐次	菜品名称	食物种类和数量
早餐	大米粥	粳米 25g	加餐	脱脂牛奶	脱脂牛奶 250ml
	馒头	小麦粉 75g	晚餐	南瓜小米粥	小米 25g
	鸡蛋羹	蛋清 60g			南瓜 100g
	凉拌西红柿	西红柿 100g		花卷	小麦粉 75g
加餐	鲜橙汁	橙子 200g		虾仁烩冬瓜	冬瓜 150g
午餐	黄瓜木耳蛋清打卤面	黄瓜 150g			虾仁 100g
		木耳 5g	加餐	冲藕粉	藕粉 25g
		蛋清 30g	全天	全天植物油 10g,盐 5g	
		面条 125g			

6. 跟踪及调整 对患者进行定期营养监测,包括体重、三头肌皮褶厚度、上臂肌围、握力等人体测量指标,及白蛋白、前白蛋白、甘油三酯、胆固醇、血红蛋白等实验室检查指标,并详细询问患者近期的营养摄入情况及耐受情况,以评估患者营养状态,及时调整营养治疗方案。

四、便秘

【目的】

1. 掌握不同类型便秘的营养治疗方案。

2. 熟悉便秘的分类和饮食致病因素。

3. 了解便秘的概念及预防与康复。

【内容】

1. 概念 便秘是一种常见症状而不是单纯的疾病。主要是指粪便在肠腔内滞留过久，内容物的水分降低，粪便过于干燥坚硬，以致不容易排出，正常排便规律消失。

2. 分类

（1）痉挛性便秘是由于胃肠道疾病、自主神经亢进或使用泻药过久，肠道神经末梢刺激过度使得肠壁肌肉痉挛收缩，导致肠腔狭窄，大便不通而引起便秘。

（2）无力性便秘是由于老年体弱、多次妊娠、营养不良、肥胖或运动过少导致的无张力便秘，主要因为大肠肌肉失去原有紧张力或敏感性，致使肠蠕动减慢或无力，造成大便存积于肠道内。此种类型便秘最为常见。

（3）梗阻性便秘：因机械性或麻痹性肠梗阻或因肿瘤的压迫而引起的肠道不全或完全性梗阻导致的。

3. 营养相关因素 大肠的主要功能是贮存食物残渣和吸收水分，形成粪便后促进其排出体外。食物残渣主要包括未经消化的植物，如蔬菜、水果和谷类，在通过结肠时吸收水分，增加了粪便容量再经结肠排出体外。因此，饮食中的膳食纤维长期不足是导致便秘的重要因素。

4. 营养治疗原则

（1）增加膳食纤维的摄入。可每日增加一顿粗粮，多吃富含膳食纤维的全谷物、蔬菜、水果、魔芋等食品。

（2）适当补充维生素。维生素 B_1 可保护胃肠神经和促进肠蠕动，增加肠蠕动可适当缓解便秘。

（3）多饮水。

（4）适当增加高脂肪食物，植物油能够直接润滑肠道，分解产物脂肪酸能够刺激肠道蠕动。

5. 预防与康复 便秘根据不同类型有不同的营养治疗方案，归根结底都是促进肠蠕动，恢复肠功能，促进排便，减少粪便在体内停留时间，减少废物及毒素再次吸收。预防便秘需要合理的饮食结构，保证每日蔬菜的摄入量，适当增加活动量，促进肠道蠕动，还要保持良好心态，乐观面对生活，避免滥用泻药，养成良好的排便习惯。

【营养治疗方案】

便秘根据情况分类可分为三种，对便秘的治疗，首先要通过促进肠道运动养成良好的习惯：有规律的进食，摄入充足的膳食纤维，养成定时排便的习惯，避免经常服用泻药和灌肠，多喝水，多运动。

1. 痉挛性便秘 此类患者应采用低渣膳食，以低纤维、质软饮食减轻肠道刺激。可适当增加脂肪的摄入，能够起到润肠通便的作用。可选食米粥、蛋糕、蛋类、牛奶、奶油、嫩肉、鱼等。禁食蔬菜及膳食纤维多的水果。

2. 无力性便秘 此类患者宜采用高纤维膳食，增加膳食中纤维含量，建议粗粮代替细粮，多吃蔬菜及带皮水果。多饮水，适当进食可产气的食物，促进胃肠蠕动；可选用多纤维素制剂，每天摄入纤维制剂 14g 以上；适当增加高脂肪性食物，改善肠道通畅性；饮食中尚可增加琼脂，吸水膨胀，增加粪便体积，促进肠蠕动。

3. 梗阻性便秘　此型便秘应积极去除病因,完全性梗阻应禁饮食或进食无渣膳食,不全性者可给予流质饮食。膳食仅能提供部分能量,应采取肠外营养方式补足能量。

（1）总能量在 104.6～146.4kJ/（kg·d）［25～3kcal/（kg·d）］,与健康人基本一致,以适宜体重为目标,三大产能营养素配比合理。

（2）蛋白质每日摄入量占总能量的 10%～15%,与健康人基本一致。

（3）脂肪每日摄入量占总能量的 20%～25%,与健康人基本一致。可适当增加脂肪含量较多的食物,如花生、芝麻、核桃、花生油、芝麻油、豆油等,可起到润肠作用。

（4）碳水化合物每日摄入量占总能量的 55%～60%,与健康人基本一致。

（5）维生素及矿物质与健康人基本一致,需要量可参考我国居民营养素参考摄入量（2013 版）（DRIs）中的 RNI 或 Al 来确定。

（6）水应保证每日饮水在 1 500ml 以上。减少摄入含咖啡因的食物（如浓茶、咖啡等）;患者应禁酒。

（7）膳食纤维:需要足量的膳食纤维来维持患者粪便的体积和肠道传输功能。患者膳食纤维应保证在每日 25～35g 以上。可通过膳食纤维制剂补充。但应注意大剂量膳食纤维制剂可导致腹胀,可疑肠梗阻者禁用。

注意事项:

1. 便秘患者的膳食需要根据便秘类型谨慎选择,对于梗阻性便秘的患者一定要及时去除病因,选择禁饮食或者无渣饮食,并及时医院就诊。

2. 长期低渣膳食的便秘患者,若病因解除,应及时恢复正常饮食,避免引起其他营养素摄入不足,造成营养不良。

【实践】

患者男性,75 岁,身高 170,体重 65kg,"排便不畅半年余" 就诊。患者半年余前自觉排便困难,大便量减少,未处理,后逐渐排便困难需开塞露协助排便,偶有腹胀,排便后缓解,进食后无腹痛、呕血、黑便等,无其他明显阳性体征。既往食欲缺乏病史 1 年,进食蔬菜、水果量少,以精制米面及蛋、肉类为主。拟诊断为慢性便秘。

营养治疗流程:

1. 营养风险筛查　具体步骤详见营养风险筛查章节。

2. 病例分析　患者老年男性,排便困难,属于无力性便秘,饮食中蔬菜、水果摄入量较少,宜采用高纤维性膳食,逐渐增加饮食中膳食纤维含量。患者身高 170,体重 65kg,BMI 22.5kg/m²,轻体力活动,总能量按 25～30kcal/（kg·d）计算,三大产能营养素供能比分别为蛋白质 10%～15%、脂肪 20%～25%、碳水化合物 55%～60%,保证营养摄入均衡。针对患者饮食、生活习惯,建议从半流质、软食开始,逐渐增加,改善患者食欲;增加粗杂粮及蔬菜摄入量,保证每天摄入 500g 左右的新鲜蔬菜;适当增加水果的摄入量;控制全天荤菜的摄入量,且选择优质蛋白质、低脂类食物;饭后半小时适度活动,避免剧烈运动。

3. 计算每日能量及营养素需要量（按参考范围内某一确定值计算）

目标总能量 =（身高-105）×27 =（170-105）×27 = 1 755kcal

脂肪 = 1 755×25%/9 = 49g

蛋白质 = 1 755×15%/4 = 65.8g

碳水化合物 = 1 755×60%/4 = 263g

4. 计算食物量　具体计算请参考食谱编制方法章节(表 11-10)。

表 11-10　食物量计算表

食物种类	重量/g	食物种类	重量/g
主食	275(适当增加粗杂粮)	蔬菜	500
鸡蛋	60	水果	200
牛奶	250	海鲜类	60
瘦肉	50	食用油	25
盐	5		

5. 一日食谱见表 11-11。

表 11-11　高纤维膳食食谱

餐次	菜品名称	食物种类和数量
早餐	燕麦粥	燕麦 25g
	发面馒头	小麦粉 75g
	拌豆角	豆角 100g
	煮鸡蛋	鸡蛋 60g
加餐	纯牛奶	纯牛奶 250nl
午餐	二米饭	小米 25g;粳米 75g
	萝卜炖虾	青萝卜 100g;虾仁 50g
	炒西蓝花	西蓝花 100g
加餐	苹果	苹果 200g
晚餐	红豆小米粥	红豆 10g,小米 15g
	杂粮馒头	特一粉 40g,玉米面 10g
	海带烧肉	海带 100g,瘦肉 50g
	虾皮炒大头菜	虾皮 10g;大头菜 100g
全天		全天植物油 25g,盐 4g

6. 跟踪及调整　对患者进行定期营养监测,包括体重、三头肌皮褶厚度、上臂肌围、握力等人体测量指标,及白蛋白、前白蛋白、血红蛋白等实验室检查指标,并详细询问患者近期的营养摄入情况及耐受情况,以评估患者营养状态,及时调整营养治疗方案。

第二节　心脑血管系统常见疾病

一、高血压

【目的】

1. 掌握高血压的营养治疗方案。

2. 熟悉高血压的营养相关因素。

3. 了解高血压的概念、诊断标准及预防与康复。

【内容】

1. 概念 高血压是临床常见的慢性疾病,也是心脑血管病最主要的危险因素,可伴有心、脑、肾等重要脏器的功能或器质性损害,病死率高。

2. 诊断标准 在没有使用任何降压药物的情况下,非同日 3 次测量血压,收缩压≥140mmHg和/或舒张压≥90mmHg。收缩压≥140mmHg 和舒张压<90mmHg 为单纯性收缩期高血压。

3. 营养相关因素 原发性高血压与生活方式密切相关。高盐饮食和肥胖被视为高血压的两大发动机,膳食结构不合理,摄入过多的钠盐、饱和脂肪酸及过少的钾、维生素和膳食纤维均可使血压升高。另外,饮酒、吸烟和生活作息不规律等也是高血压的危险因素。

4. 预防与康复 高血压属于临床常见的慢性疾病,发病率及病死率都很高。良好的生活方式,清淡饮食,保持健康体重可预防高血压。对于已经患有高血压的人们,需要积极纠正不良生活习惯、低脂饮食、钾盐代替钠盐、足量膳食纤维、适量蛋白质和能量膳食,才能利于维持血压稳定。

【营养治疗方案】

在应用降压药物的同时,也要重视营养治疗,严格控制钠盐摄入量,采用低钠、高维生素、适量热量和蛋白质膳食,制定个体化膳食营养处方。同时还应限制能量的摄入,控制体重,但应保证各营养素的供给,防止营养不良的发生。

1. 减少钠盐的摄入量 钠摄入量应低于 2 000mg/d,并增加钾盐的摄入量。食盐的摄入量与高血压有显著相关性。

2. 补充钾、钙 钾可对抗钠升高血压的作用,对血管有保护作用。食物中钾的含量丰富,不建议通过药物或补充剂获得,推荐量为 2 000mg/d;钙能够缓解血管平滑肌收缩,促进尿钠排泄,有助于降血压,但目前证据不足,推荐量建议与普通人一致,800~1 000mg/d。

3. 限制能量和体重 超重和肥胖是导致高血压的重要原因之一,适当减少体内脂肪,降低体重,可以有效降压。能量摄入应依据患者理想体重,按 25~30kcal/(kg·d)计算总能量,根据患者的年龄、性别、活动量进行调整。若患者超重或肥胖,应适当减少摄入量。

4. 适量蛋白质 蛋白质代谢产生的含氮物质,可致血压波动,应限制动物蛋白。调配膳食时应考虑蛋白质的生理作用,应选用高生物价优质蛋白,按 1g/(kg·d)给予,其中植物蛋白质可占 50%,动物蛋白选用鱼、鸡、牛肉、鸡蛋白、牛奶、猪瘦肉等。

5. 减少脂肪和胆固醇的摄入 脂肪的供能比应在 30% 以内,除椰子油外,豆油、花生油、玉米油等植物油均含维生素 E 和亚油酸,有保护血管的作用。同时患高脂血症及冠心病的患者,更应限制动物脂肪的摄入。胆固醇每日摄入应小于 300mg。

6. 足量的膳食纤维 膳食纤维能够调节糖脂代谢,降低胆固醇的吸收,有利于防治高血压。建议达到 25~30g/d。

7. 限制饮酒 长期饮酒可导致升高血压,限制酒的摄入量可明显降低血压。建议每日酒精摄入量男性小于 25g,女性小于 15g。

8. 食物选择见表 11-12。

多吃新鲜的水果和蔬菜,增加膳食纤维的摄入量。

增加含钙、钾丰富的食物。含钙丰富食品有黄豆及其制品,核桃、葵花子、花生、牛奶、鱼虾、柿子、韭菜、芹菜、蒜苗、红枣等;含钾高的食品有龙须菜、豌豆苗、芹菜、莴笋、丝瓜、茄子、麸皮、赤豆、蚕豆、杏干、扁豆、冬菇、竹笋、紫菜等。

所有过咸食物及腌制品,烟、酒、浓茶、咖啡,以及辛辣的刺激性食品均应禁忌。

9. 培养良好的膳食习惯 定时定量进食,不过饥过饱,不暴饮暴食,不挑食、偏食。清淡饮食。适量喝茶。

表 11-12 高血压患者的食物宜忌

食物类别	推荐的食物	禁用/少用的食物
谷类	粳米、小麦粉、小米、玉米	含碱、发酵粉和小苏打的面食和糕点
薯类	红薯、山药	薯片、薯条
肉类	瘦猪肉、牛肉、羊肉、鸡肉	腌制肉、肉汤
鱼虾类	新鲜鱼虾	咸鱼、熏鱼、鱼肉罐头
蛋类	蛋清	蛋黄、皮蛋
奶类	低脂奶、脱脂奶、酸奶	全脂奶、奶酪
豆类	黄豆、绿豆、红豆	豆腐乳
蔬菜	芹菜、苦瓜、木耳	咸菜
水果	各种新鲜水果	
食用油	豆油、橄榄油、花生油、亚麻子油、茶油	椰子油、奶油、黄油、猪油、氢化脂肪
调味品	高钾低钠盐	辛辣刺激的调味品

注意事项:

高血压患者应严格限制钠的摄入量,除食盐外,还包括所有进食食物中钠的含量。

【实践】

患者中年男性,发现血压升高 6 年,最高达 165/98mmHg。患者身高 170cm,体重 81kg,BMI 28kg/m²。近 10 年来体重比较稳定,腰围 100cm;职业为公司职员,经常出差,饮食不规律,饮酒量大;平素进食量较多,每天主食 300g 左右,肉 250~500g 之间,较少进食蔬菜水果,口味偏咸。作息上不规律,平常工作活动量不大,每日 4 000 步左右,喜欢游泳,频率大概每个月 1~2 次。初步诊断为高血压、肥胖。

营养治疗流程:

1. 营养风险筛查 具体步骤详见营养风险筛查章节。

2. 病例分析 患者中年男性,诊断为高血压,腹型肥胖。应适当减少能量摄入,并采取低盐膳食。患者饮食习惯较差,喜食荤菜,口味偏咸,蔬菜水果摄入量较少,饮食结构不合理,活动量少,应纠正患者不良饮食习惯,控制饮食。患者高 160cm,体重 81kg,BMI 28kg/m²,腰围 100cm,活动量小,总能量按 20~25kcal/(kg·d)计算,三大产能营养素供能比分别为蛋白质 15%~20%、脂肪 20%~25%、碳水化合物 45%~60%,保证营养摄入均衡。针对患者饮食、生活习惯,建议做到三餐定时定量,细嚼慢咽,调整三餐饮食结构;尽量减少外出就餐,以清淡菜品为主;戒酒;增强体育锻炼。

3. 计算每日能量及营养素需要量(按参考范围内某一确定值计算)

目标总能量=(身高-105)×25=(170-105)×25=1 625kcal

脂肪=1 625×25%/9=45g

蛋白质=1 625×18%/4=73g

碳水化合物=1 625×57%/4=231g

4. 计算食物量 具体计算请参考食谱编制方法章节(表11-13)。

表11-13 食物量计算表

食物种类	重量/g	食物种类	重量/g
主食	225	蔬菜	550
鸡蛋	60	水果	200
低脂牛奶	250	海鲜类	100
瘦肉	75	食用油	25
盐	2		

5. 一日食谱举例(表11-14)。

表11-14 高血压低盐低脂食谱

餐次	菜品名称	食物种类和数量
早餐	低脂牛奶	低脂牛奶 250ml
	杂粮馒头	玉米面 25g;标准粉 50g
	煮鸡蛋	鸡蛋 60g
加餐	柚子	柚子 100g
午餐	米饭	粳米 75g
	木耳青菜	木耳 5g;青菜 100g
	西红柿牛腩	牛腩 75g;西红柿 150g
加餐	苹果	苹果 100g
晚餐	馒头	小麦粉 75g
	白灼虾	虾肉 100g
	凉拌黄瓜	黄瓜 150g
	番茄蛋汤	番茄 100g,鸡蛋 10g
全天		全天植物油 25g,盐 2g

注:具体食物种类可依据食物交换份予以替换。

6. 跟踪及调整 对患者进行定期营养监测,包括体重、三头肌皮褶厚度、上臂肌围、握力等人体测量指标,及白蛋白、前白蛋白、尿素氮、肌酐、血红蛋白等实验室检查指标,嘱患者每日定时测量血压,并详细询问患者近期的营养摄入情况及耐受情况,以评估患者营养状态,及时调整营养治疗方案。

二、高脂血症

【目的】

1. 掌握高脂血症的营养治疗方案。

2. 熟悉高脂血症营养相关因素。

3. 了解高脂血症的概念、分类、诊断以及预防与康复。

【内容】

1. 概念　高脂血症是指人体血脂水平过高,从而可引起一些严重危害人体健康的疾病,如动脉粥样硬化、冠心病、胰腺炎等。

2. 高脂血症的诊断　主要根据血浆(清)总胆固醇(TC)、甘油三酯(TG)和低密度脂蛋白胆固醇(LDL-C)水平进行诊断。关于高脂血症的诊断标准,目前我国仍沿用表 11-15。

表 11-15　中国血脂水平分层标准

单位:mmol/L(mg/dl)

	TC	LDL-C	HDL-C	TG
合适范围	<5.8(200)	<3.37(130)	>1.04(40)	<1.76(150)
边缘升高	5.18~6.18(200~239)	3.37~4.13(130~159)		1.76~2.26(150~199)
升高	≥6.19(240)	≥4.14(160)	≥1.55(60)	≥2.27(200)
降低			<1.04(40)	

注:或根据各实验室标准执行。

3. 高脂血症的分类　目前高脂血症的分类较为繁杂,为了指导治疗,提出了简易分型方法,将高脂血症分为 3 种类型,各型的特点见表 11-16。

表 11-16　高脂血症简易分型

分型	TC	TG
高胆固醇血症	↑↑	
高甘油三酯血症		↑↑
混合型高脂血症	↑↑	↑↑

4. 营养相关因素　血脂异常与饮食和生活方式有密切关系。饮食治疗和生活方式改善是血脂异常治疗的基础措施,血浆脂质主要来源于食物,饮食结构可直接影响血脂水平的高低,高脂肪高胆固醇食物的长期摄入都会影响机体的血脂水平。无论是否选择药物调脂治疗都必须坚持控制饮食和改善生活方式。

5. 预防与康复　血脂异常除与人体代谢异常有关之外,与饮食和生活方式息息相关。预防血脂异常,减少心脑血管发病风险,从低脂饮食做起。高脂血症患者应低脂膳食,限制脂肪摄入量,多吃蔬菜、水果,常吃豆制品及深海鱼,适度运动,注意保持健康体重。

【营养治疗方案】

高脂血症患者除了药物治疗外,最主要的还是需要饮食控制。高甘油三酯血症的患者应选择低脂膳食,高胆固醇血症患者应选择低胆固醇膳食,混合型高脂血症患者选择低脂低胆固醇膳食。在限制脂肪、胆固醇的同时,要保证其他各营养素的充足供给,防止营养不良的发生。见表 11-17。

1. 总能量　能量摄入应依据患者理想体重,按 25~30kcal/kg 计算总能量,根据患者的年龄、性别、活动量进行调整。若患者超重或肥胖,应适当减少摄入量。

2. 严格控制脂肪及胆固醇　高脂肪膳食易导致血浆胆固醇水平升高,每天脂肪摄入不应超过总能量的 25%,减少饱和脂肪酸的摄入,适当增加富含不饱和脂肪酸的食物,如海鱼、豆类。高胆固醇血症的患者膳食胆固醇的摄入量不超过 300mg/d,忌用动物内脏等胆固醇含量高的食物。

3. 蛋白质　蛋白质可占全天总能量的 15%~20%,注意控制动物性蛋白摄入,过多的摄入动物性蛋白往往增加饱和脂肪和胆固醇的摄入,禁止食用肥肉及鸡皮、鸭皮、动物内脏等;尽量不喝肉汤,可在冷却后除去上面的脂肪层;奶类中优质蛋白质及钙的含量较高,且利用率也较高,高脂血症患者奶类以低脂或脱脂奶为宜。可以适当增加豆类蛋白质的摄入。豆类含丰富的蛋白质、不饱和脂肪酸、钙及维生素 B_1、维生素 B_2、烟酸等,具有降低胆固醇的作用。动物性蛋白和植物性蛋白比例以 1:1 为宜。

4. 碳水化合物　碳水化合物可占全天总能量的 60%~65% 为宜,过多摄入碳水化合物,尤其是蔗糖和果糖,能够升高血浆三酰甘油水平。过多的碳水化合物除了转化为糖原外,大部分变成脂肪储存起来,使体重增加。粮谷类宜粗细搭配,可适量增加玉米、燕麦、莜面等粗杂粮,少食单糖、蔗糖等精制糖。

5. 膳食纤维　植物性食物中膳食纤维可以减少人体对胆固醇的吸收,从而降低胆固醇水平。多吃蔬菜、水果和薯类,保证蔬菜 500g/d 和水果 250g/d 的摄入量。注意增加绿色或深色蔬菜比例,洋葱和大蒜有降低血清 TC,提高 HDL-C 的作用,可能与其含有硫化物有关。香菇和木耳含有多糖类物质,也有降低血清胆固醇的作用。

6. 戒烟限酒。

7. 食物选择见表 11-17。

表 11-17　食物选择列表

食物种类	首选	适度	限量
谷类	全谷物	精致的面包、米饭、面条、饼干、玉米片	甜点、松饼、馅饼、牛角面包
蔬菜	生和煮熟的蔬菜	土豆	加黄油或奶油制作的蔬菜类
豆类	扁豆、大豆、蚕豆、豌豆、鸡豆、黄豆		
水果	新鲜或冷冻的水果	果酱、罐头水果、果汁	果干、果冻、冰沙、冰棒
糖和甜味剂	无热量的甜味剂	蔗糖、蜂蜜、巧克力、糖果	蛋糕、冰激凌、果糖、软饮料
肉类和鱼	瘦肉、鱼、去皮的家禽肉	肥瘦的畜肉、海鲜、贝类	香肠、腊肠、熏肉、排骨、热狗、动物内脏
乳制品和鸡蛋	脱脂牛奶和低糖酸奶	低脂牛奶、低脂奶酪、其他乳制品、蛋	普通奶酪、奶油、全脂牛奶和酸奶
烹调脂肪和调味品	醋、芥末、无脂调味品	橄榄油、植物油、沙拉酱、蛋黄酱、番茄酱、椰子油、坚果和种子	反式脂肪和人造黄油、棕榈油、黄油、猪油、熏肉

注意事项：

1. 一个普通鸡蛋蛋黄中胆固醇含量约为 300mg。

2. 高脂血症的发生与体重过多有相关性，因此高脂血症患者给予能量不宜过高。

3. 轻度高脂血症患者可通过饮食及运动加以控制，但在饮食控制无效、血脂较高、出现胰腺炎等并发症时，一定要及时就医。

【实践】

患者男性，52 岁。体格检查：身高 160cm，体重 75kg，BMI 29kg/m²，腰围 100cm。既往有高脂血症病史 10 年，脂肪肝病史 5 年，冠心病病史 3 年。辅助检查：血清总胆固醇 4.3mmol/L，甘油三酯 3.5mmol/L，高密度脂蛋白 1.00mmol/L，低密度脂蛋白 4.59mmol/L。肝功能正常。患者经常吃快餐，尤其以油炸食品为主。蔬菜仅吃用干煸、干锅做法的蔬菜，进食速度快。三十余年酒龄。工作时间活动量小，经常在外就餐，菜肴多为高油、低纤维膳食，无运动习惯。初步诊断为高脂血症、肥胖。

营养治疗流程：

1. 营养风险筛查　具体步骤详见营养风险筛查章节。

2. 病例分析　患者中年男性，诊断为高脂血症，肥胖体型，平素饮食习惯差，不按时就餐，经常外出就餐，饮酒，活动量少，应适当减少能量摄入，采取低脂膳食。患者高 160cm，体重 75kg，BMI 29kg/m²，腰围 100cm，活动量小，总能量按 20~25kcal/(kg·d) 计算，三大产能营养素供能比分别为蛋白质 15%~20%、脂肪 20%~25%、碳水化合物 60%~65%，保证营养摄入均衡。针对患者饮食、生活习惯，建议做到三餐定时定量，细嚼慢咽，调整三餐饮食结构；尽量减少外出就餐，以清淡菜品为主；戒酒；增强体育锻炼。

3. 计算每日能量及营养素需要量（按参考范围内某一确定值计算）

目标总能量＝（身高－105）×25＝（160－105）×25＝1 375kcal
脂肪＝1 375×21%/9＝32g
蛋白质＝1 375×18%/4＝62g
碳水化合物＝1 375×61%/4＝210g

4. 计算食物量　具体计算请参考食谱编制方法章节（表 11-18）。

表 11-18　食物量计算表

食物种类	重量/g	食物种类	重量/g
主食	190	豆制品	100
鸡蛋	60	蔬菜	500
脱脂牛奶	250ml	水果	200
瘦肉或海鲜类	50	食用油	20
盐	4		

5. 一日食谱举例（表 11-19）。

6. 跟踪及调整　对患者进行定期营养监测，包括体重、三头肌皮褶厚度、上臂肌围、握力等人体测量指标，及甘油三酯、胆固醇、高密度胆固醇、低密度胆固醇、载脂蛋白、白蛋白、前白蛋白、尿素氮、肌酐、血红蛋白等实验室检查指标，并详细询问患者近期的营养摄入情况及耐受情况，以评估患者营养状态，及时调整营养治疗方案。

表 11-19 低脂膳食食谱

餐次	菜品名称	食物种类和数量	餐次	菜品名称	食物种类和数量
早餐	花卷	小麦粉 50g		虾皮炒大头菜	虾皮 10g
	煮鸡蛋	鸡蛋 60g			大头菜 150g
	燕麦粥	燕麦 15g	加餐	苹果	苹果 100g
	拌青椒	青椒 100g	晚餐	馒头	全麦粉 65g
	脱脂奶	脱脂奶 250ml		白菜炖豆腐	白菜 150g
加餐	草莓	草莓 100g			豆腐 100g
午餐	二米饭	粳米 50g		拌菠菜	菠菜 100g
		小米 25g	全天	全天植物油 20g,盐 4g	
	清炖牛肉	牛肉 50g			

注:具体食物种类可依据食物交换份予以替换。

三、脑卒中

【目的】

1. 掌握脑卒中的营养治疗方案。
2. 熟悉脑卒中营养代谢特点。
3. 了解脑卒中的概念、诊断流程及吞咽功能评价。

【内容】

1. 概念 脑卒中是一种因脑血液循环障碍导致器质性脑损伤的一组疾病,常突然起病,迅速出现局限性或弥漫性的脑功能缺损,分为缺血性脑卒中和出血性脑卒中。

2. 诊断流程 脑卒中的评估和诊断应包括:病史和体征、影像学检查、实验室检查、疾病诊断和病因分型等,可按如下 5 个步骤:①是否为脑卒中? 排除非血管性疾病。②判定为缺血性还是出血性脑卒中? 进行脑 CT 或 MRI 检查予以鉴别。③脑卒中的严重程度? 根据神经功能缺损量表进行评估。④能否进行溶栓治疗? 核对适应证和禁忌证。⑤病因分型? 结合病史、实验室、脑病变和血管病变等检查资料确定病因。

3. 吞咽功能评价 脑卒中可累及脑内的相关功能区,导致吞咽功能发生障碍,评价患者的吞咽功能对于营养治疗途径的选择是十分重要的。评价脑卒中患者吞咽功能常用的方法包括电视透视检查(金标准)以及洼田饮水试验(最常用),此外,颈部的听诊和血气分析也辅助对患者吞咽、气道情况的评价。

洼田饮水试验:

患者取坐位,嘱其喝下 30ml 温开水,观察所需的时间及呛咳情况。

1 级(优)能顺利地 1 次将水咽下;

2 级(良)分 2 次以上,能不发生呛咳地咽下;

3 级(中)能 1 次咽下,但是有呛咳;

4 级(可)分 2 次以上咽下,但是有呛咳;

5 级(差)频繁地呛咳,不能全部咽下。

评价正常:1 级,5 秒之内;可疑:1 级,5 秒以上或 2 级;异常:3~5 级。

对于有吞咽困难的患者,可给予鼻胃管、鼻肠管管饲或胃肠造瘘术进行营养治疗。

4. 营养代谢特点　对于脑卒中患者,由于疾病本身所导致的分解代谢增加,以及神经功能的缺损、肠道功能的紊乱、陪护看护喂养不当等多种原因,容易发生营养不良。

（1）能量消耗增加。脑损伤后,能量和氧的消耗均增加,若伴随感染、发热等情况时,会有额外的能量消耗。

（2）糖原分解增加。表现为血糖的升高,通常发生在发病后的 24 小时内。

（3）蛋白分解增加。蛋白分解代谢增加,表现为体重下降、血清白蛋白降低、尿素氮的排泄增加。

5. 预防与康复　脑卒中的预防主要是针对危险因素的防治,禁烟、限制膳食中盐的摄入量、多食新鲜蔬菜水果、有规律地进行身体锻炼、避免过量饮酒等不健康的生活方式可以降低罹患脑卒中的风险。对于已患脑卒中的患者,需要加强康复护理,防止病情加重。而合理有效的营养治疗是康复治疗中的重要环节,可以防止患者发生营养不良,从而保证患者康复治疗的效果。

【营养治疗方案】

消化道功能正常的患者,以口服或管饲(鼻胃管或鼻肠管)补充为主;伴吞咽障碍或饮食呛咳的脑卒中患者,应尽早(发病 7 天内)通过管饲给予肠内营养治疗。需长期管饲者可通过胃肠造口进行营养治疗。当肠内营养供给量不足能量需要量 60% 时,可加用肠外营养。若胃肠道功能完全丧失的患者,首选肠外营养。

1. 总能量　脑卒中急性期的患者基础能量消耗约较正常人高约30%,建议能量摄入为 $104.6\sim146.3kJ/(kg\cdot d)$ $[25\sim35kcal/(kg\cdot d)]$,具体需根据患者身高、体重、年龄、有无应激、活动度等综合判定。稳定期患者的能量供给量同正常人,约 $104.6\sim125.4kJ/(kg\cdot d)$ $[25\sim30kcal/(kg\cdot d)]$,若体重超重,应适当减少能量供给,以减轻体重。

2. 蛋白质　脑卒中患者蛋白质的供给量至少应达 $1.0g/(kg\cdot d)$,在有压疮或感染等分解代谢增加的情况下,应再提高蛋白质摄入量至 $1.2\sim1.5g/(kg\cdot d)$,并增加肉、蛋、奶等富含优质蛋白质食物的摄入。

3. 脂肪　脂肪每日供能不超过总能量的 30%,若合并血脂异常,则不超过 25%,限制饱和脂肪及胆固醇摄入量。

4. 碳水化合物　在总能量合理的基础上,碳水化合物摄入量可占每日总能量的 50%~60%。

5. 矿物质及维生素　矿物质及维生素的供应与健康人基本一致,需要量可参考《中国居民膳食营养素参考摄入量(2013 版)》中的 RNI 或 AI 来确定。防止微量元素的缺乏。

6. 水　每日饮水量与健康人基本一致,并减少摄入如浓茶、咖啡、可乐等含咖啡因食物。禁酒。对于管饲患者,可少量多次补充水分。

7. 膳食纤维　保证膳食纤维摄入。约 25~35g/d,若卧床或合并便秘的患者可酌情增加膳食纤维的摄入量。

8. 食物选择见表 11-20。

表 11-20　食物选择列表

食物选择	食物种类
宜选食物	黑木耳、蘑菇、洋葱、大蒜、萝卜、海带、魔芋等。 鸡、兔、鱼、虾、豆制品等富含优质蛋白质而脂肪相对较少的食物等
慎选食物	熏烤、腌制、生冷食物,肥猪肉、牛油、黄油、煎炸食品、肉汤等脂肪含量高的食品,动物内脏等富含胆固醇的食物,辛辣刺激性食物,酒精等

注意事项：

脑卒中患者容易出现胃黏膜损伤,部分患者可出现胃肠动力的异常。因此,应注意少食多餐,若为管饲患者,管饲量约 200ml/次,6~8 次/d,或根据患者耐受情况确定管饲量及次数。每次管饲喂养前应注意用空针回抽胃管,观察颜色及量。若回抽胃内容物为咖啡色或红色,可能存在消化道出血的情况,应及时医院就诊。若回抽胃内容物量大于 100ml,应延缓鼻饲时间,并及时就医调节胃肠动力。

【实践】

患者李某,女性,66 岁,3 小时前突发意识不清并晕倒在地,呼之不应,无恶心、呕吐、大小便障碍等,无抽搐,给予留置胃管,持续胃肠减压,引流出深黄色胃液。头颅 CT 提示:左侧基底节区腔隙性脑梗死。

既往史:既往体健,无药物、食物过敏史。

体格检查:神志清,精神可,T:36.7℃;P:92 次/min;R:19 次/min;BP:114/71mmHg;身高:155cm;体重:68kg;BMI:28.3kg/m²。肱三头肌皮褶厚度 15.9mm,上臂围 26mm,腰围 82cm,臀围 98mm。心肺查体未见明显异常,腹部平坦,腹软,肠鸣音正常,双下肢无水肿。

实验室检查:血常规:白细胞计数 $7.4×10^9/L$,血红蛋白 122g/L;生化全套:白蛋白 43.0g/L,甘油三酯 3.1mmol/L,总胆固醇 5.86mmol/L,钾 3.75mmol/L,钠 137.0mmol/L。

临床诊断:脑梗死。

营养治疗流程:

1. 营养风险筛查　具体步骤详见营养风险筛查章节。

2. 病例分析　患者女性,66 岁,3 小时前突然发病,因此发病前均为正常饮食。现意识不清,无恶心、呕吐,已留置胃管,胃液深黄色,提示无消化道黏膜损伤。腹软,肠鸣音可,提示胃肠功能可。结合实验室检查,可暂通过鼻胃管给予管饲流质饮食。流质饮食可采用自制流质饮食,也可以应用整蛋白均衡型肠内营养制剂。待患者病情逐渐好转,意识清醒且无吞咽功能障碍,可逐渐过渡至经口饮食。患者身高155cm,体重68kg,BMI 28.3kg/m²,肥胖,卧床,总能量按 25~30kcal/(kg·d) 计算,三大产能营养素供能比分别为蛋白质 15%~20%、脂肪 25%~30%、碳水化合物 50%~60%,保证营养摄入均衡。

3. 计算每日能量及营养素需要量(按参考范围内某一确定值计算)

总能量 = (身高 − 105)×26 = (155 − 105)×26 = 1 300kcal

蛋白质 = 1 300×18%/4 = 59g

脂肪 = 1 300×25%/9 = 36g

碳水化合物 = 1 300×57%/4 = 185g

4. 计算食物量　将能量及营养素换算成为食物,具体计算请参考食谱编制方法章节(表 11-21)。

表 11-21　食物量计算表

食物种类	重量/g	食物种类	重量/g
主食	180	蔬菜	400
鸡蛋	60	水果	100
鸡蛋清	30	食用油	25
脱脂牛奶	250	盐	5
瘦肉及海鲜类	75		

5. 一日食谱(表 11-22)。

表 11-22　脑卒中患者管饲流质饮食一日食谱举例

餐次	菜品名称	食物种类和数量
6 点	面条	小麦粉 30g
	鸡蛋清羹	鸡蛋清 30g
	煮油菜	油菜 65g
7 点半	苹果汁 100ml	苹果 50g
9 点	米饭	粳米 30g
	茭瓜炒虾仁	茭瓜 70g
		虾仁 20g
12 点	牛奶	脱脂牛奶 250ml
	馒头	小麦粉 30g
	猪肉炖冬瓜	冬瓜 65g
		猪肉 15g
15 点	米饭	粳米 30g
	黄瓜炒鸡丁	黄瓜 70g
		鸡脯肉 15g
16 点半	橙汁 100ml	橙子 50g
18 点	馒头	小麦粉 30g
	大头菜炒鸡蛋	大头菜 65g
		鸡蛋清 60g
21 点	米饭	粳米 30g
	清蒸鱼	鱼 25g
	蒸茄子	茄子 65g
全天		全天植物油 25g,盐 5g
	所有食物做熟后粉碎加工成流质鼻饲顿注,每次鼻饲量 200~300ml	

注:具体食物种类可依据食物交换份予以替换。

6. 跟踪及调整　对患者进行定期营养监测,包括三头肌皮褶厚度、上臂肌围等人体测量指标,及白蛋白、前白蛋白、谷丙转氨酶、谷草转氨酶、尿素氮、肌酐、血红蛋白等实验室检查指标等,详细询问近期患者的营养摄入情况、耐受情况及大便状况,以评估患者营养状态,并根据患者病情恢复情况及时调整营养治疗方案:急性发病时意识不清留置胃管予以鼻饲流质饮食,待病情恢复,可逐渐恢复经口进食,注意观察患者有无呛咳,防止食物误吸。

第三节 泌尿系统常见疾病

一、慢性肾功能不全

【目的】

1. 掌握慢性肾衰竭营养治疗方案。
2. 熟悉慢性肾衰竭相关营养素代谢的变化。
3. 了解慢性肾衰竭的概念、分期以及预防与康复。

【内容】

1. 概念及分期 各种原因引起的慢性肾脏结构和功能障碍(肾脏损伤病史超过 3 个月),包括肾小球滤过率(GFR)正常和不正常的病理损伤、血液和尿液成分异常,影像学检查异常,或不明原因的 GFR 下降(GFR<60ml/min)超过 3 个月,称为慢性肾脏病,具体分期见表 11-23。慢性肾衰竭是指慢性肾脏病引起的 GFR 下降及与此相关的代谢紊乱和临床症状组成的综合征。它在各种慢性肾脏病的基础上,缓慢地出现肾功能减退而至衰竭,慢性肾衰临床分期见表 11-24。

表 11-23 美国肾脏病基金会 K/DOQI 专家组对 CKD 分期的建议

分期	描述	GFR/(ml·mim^{-1})	防治目标、措施
1	已有肾损害,GFR 正常	≥90	CKD 诊治;缓解症状;保护肾功能
2	GFR 正常轻度降低	60~89	评估、减慢 CKD 进展;降低心血管疾病患病风险
3	GFR 中度降低	30~59	减慢 CKD 进展;评价和治疗并发症
4	GFR 重度降低	15~29	综合治疗;透析前准备
5	肾衰竭(ESRD)	<15	如出现尿毒症,及时替代治疗

表 11-24 我国慢性肾衰竭的临床分期

分期	肌酐清除率/(ml·mim^{-1})	血肌酐(Scr)/(μmmol·L^{-1})	临床表现
肾功能代偿期	50~80	133~177	血肌酐正常,患者无症状
肾功能失代偿期(氮质血症期)	25~50	186~442	常无明显症状,可有轻度贫血、多尿和夜尿
肾衰竭期	10~20	451~707	贫血明显,夜尿增多,水电解质失调,可有轻度胃肠道、心血管和中枢神经系统症状
尿毒症期	<10	≥707	可有恶心、皮肤瘙痒、中重度贫血等

2. 营养代谢特点

（1）碳水化合物：肾功能不全患者可表现为糖耐量试验异常，但空腹血糖一般正常，可能与肾脏及肾外的胰岛素清除率下降有关。随着肾功能的恶化，肾脏对胰岛素的降解减少，可发生低血糖。

（2）脂肪：患者常表现为高甘油三酯血症和高胆固醇血症，可能与脂蛋白酯酶和肝脏甘油三酯酯酶活性被抑制有关。

（3）蛋白质：蛋白质和氨基酸的代谢异常是肾功能不全患者的典型表现，蛋白质代谢过程中产生的大量含氮废物，肾脏不能及时清除，聚集在体内。

（4）磷酸盐和钙：肾功能不全时，降低了磷酸盐的滤过和排泄，导致血磷酸盐浓度升高。血液中聚集的磷与血钙结合造成低钙血症。因此，肾功能不全患者容易发生钙磷代谢紊乱。

（5）钠和水：肾功能不全早期可出现轻度的水、钠潴留，随着肾功能恶化，水肿逐渐加重，可并发生低钠血症。

（6）钾和镁：当 GFR>15ml/min 时，大多数肾衰患者的血钾浓度正常；当 GFR<15ml/min 时，若 24 小时尿量>1 000ml 且不伴有严重的便秘或钾负荷，也能维持钾的平衡；当患者出现少尿时，可出现高钾血症；当 GFR<15ml/min 时，肾脏排泄镁的能力下降，可出现高镁血症。

3. 预防与康复　慢性肾功能不全非透析患者需要通过药物控制和饮食调整，缓解症状，延缓病情进展。需采用优质低蛋白质饮食，补充充足能量，限制蛋白质及脂肪摄入，保持水电解质平衡。

【营养治疗方案】

肾功能不全的患者应选择低脂优质低蛋白饮食，并保证足量的能量供给和充足的维生素和合理的矿物质的摄入，根据患者病情改变，及时给予调整。

1. 能量充足　充足的能量供应可使优质蛋白质在体内充分利用，防止因能量供给不足导致体内蛋白质分解。一般成人需要量为 125.5～146.4kJ（30～35kcal）/（kg·d）。消瘦和肥胖者酌情予以加减。

2. 控制蛋白质摄入　控制蛋白质的摄入量能够降低血肌酐及尿素氮水平，减轻肾功能不全症状。蛋白质供给量应根据症状和肾功能损害程度而定，肾功能不全 1～2 期，蛋白质摄入量一般在 0.8g/（kg·d）；3 期以后，蛋白质摄入量需要限制在 0.6g/（kg·d）以下，其中 50% 应为高生物价蛋白质，如肉、蛋、奶；同时应减少植物蛋白的摄入，一般采用麦淀粉膳食。

3. 控制脂肪的摄入　减少饱和脂肪酸和胆固醇的摄入，胆固醇摄入低于 200mg/d。

4. 调整无机盐的摄入

钠：无水肿者可不用严格限制盐的摄入，一般每天食盐摄入 4~6g 左右，出现明显水肿者应限制食盐 2g 或者无盐饮食；

钾：若不出现高钾血症则无需严格限制，摄入量在 1~1.3mmol/（kg·d）之间。当出现高血钾或者进入 CKD 4 期时，需要严格限制含钾丰富的食物；

磷：积极防治高血磷，进入肾功能不全 4 期及以下，应限制磷摄入（<800mg/d），限制含磷丰富的食物摄入，增加含钙丰富的食物，同时注意补充维生素 D。

5. 水　根据患者尿量限制水的摄入量。终末期患者的每日液体入量约为 500ml 加每日尿量。

6. 食物选择见表 11-25。

表 11-25 食物选择列表

食物分类	食物
宜选食物	米、面、藕粉、麦淀粉、粉丝、土豆、南瓜、芋艿、地瓜、山药、牛奶、鸡蛋、瘦猪肉、牛肉鱼、虾等,新鲜的蔬菜和水果。普通的粮谷类食物应根据肾功能的情况予以选择,以麦淀粉、藕粉、葛根粉、马蹄粉、粉条、粉皮、凉皮、淀粉、马铃薯粉等为最佳能量来源食物
慎(少)选食物	高钾蔬菜和水果:紫菜、木耳、香菇、冬笋、盐腌制的菜、雪菜、泡菜、香蕉、哈密瓜、番茄、奇异果、榴莲、草莓等;含磷高的食物,如豆制品、芝麻酱、菇类、坚果类、虾米、虾皮、动物内脏、全麦饼干、全麦面包、可乐、汽水等

7. 烹调方式 食材先切后洗,绿叶蔬菜浸于清水中半小时以上,再放入开水中焯一下;避免"汤泡饭",以降低蔬菜中钾的含量。

注意事项:

慢性肾功能不全患者,在病情稳定情况下,可继续饮食和药物治疗,若患者出现肾功恶化,症状加重,应及时就诊,调整治疗方案。

对于稳定的肾功能不全患者,应注意保证每天优质蛋白质摄入的量,不能过多也不应不足。

二、腹膜透析

【目的】

1. 掌握腹膜透析时营养治疗方案。
2. 熟悉腹膜透析时相关营养代谢特点。
3. 了解腹膜透析的概念及对于腹膜透析相关并发症的预防与康复。

【内容】

1. 概念 腹膜透析是以腹膜为半透膜,利用重力作用将配制好的透析液经导管灌入患者的腹膜腔,利用腹膜两侧存在的溶质浓度梯度差,通过弥散及渗透作用促进物质交换,以达到清除体内代谢产物、纠正水、电解质平衡紊乱的目的。

持续性不卧床腹膜透析(CAPD)5~7 天/周,每天 4~5 次,每次使用透析液 1 500~2 000ml,每 3~4 小时更换 1 次,夜间 1 次可留腹 10~12 小时。

2. 营养代谢特点 CAPD 平均每天丢失的氨基酸为 1.2~3.4g,而丢失的氨基酸 30% 为必需氨基酸,持续性的蛋白质丢失是腹透的主要缺点,平均丢失 5~15g/d。腹透时,血液中的水溶性维生素也会严重下降。因此,患者营养状况与透析种类、次数、时间及病情变化密切相关。

3. 营养治疗目的 腹膜透析病人每日从腹透液中丢失大量的营养物质,若不注意科学饮食就会导致大量蛋白质、氨基酸、水溶性维生素、微量元素和电解质大量丢失,最终使病人产生营养不良等问题。营养治疗的目的是供给适宜的能量,补充营养素,随时控制钠、钾、磷等矿物质的摄入量。

4. 预防与康复 腹膜透析通过弥散及渗透作用促进物质交换,以达到清除体内代谢产物的作用,但同时也会丢失大量的蛋白质,因此腹膜透析患者应注意补充足够的蛋白质,注意食物选择,监测电解质,尤其要确保钠、钾、磷的出入平衡。

【营养治疗方案】

腹膜透析患者会丢失大量营养素,为避免出现营养不良,应选择优质高蛋白饮食,并且根据患者病情改变,调整患者饮食中的矿物质的摄入量。

1. 能量供应 腹透前建议每日能量摄入 30~35kcal/kg,透析后每日摄入能量为 35kcal/kg;如果患者年龄>60 岁,则每日摄入能量应减少至 30kcal/kg。

2. 蛋白质 由于腹透患者蛋白质丢失过多,宜摄入蛋白质 1.2~1.5g/(kg·d),其中应保证 60%~70% 为高生物价蛋白质。对于腹透初始即出现营养不良或后来发展为蛋白质-能量营养不良的患者来说,蛋白质的需要量可能应达到 1.4~2.1g/(kg·d)。应尽量多食用含热能高而含植物蛋白相对低的食品:如山药、土豆、芋头、白薯、藕、荸荠、南瓜、粉丝、菱角粉、藕粉等。

3. 脂肪 透析病人经常出现高脂血症,特别是甘油三酯和低密度脂蛋白升高,膳食中脂肪摄入应不超过总能量的 25%~30%,胆固醇<300mg/d。

4. 电解质及维生素 腹膜透析治疗的患者钠和钾摄入量可均稍高于血透。钠每日摄入 2 000~3 000mg,避免食用含钠高的咸菜、腌制品及高钠调味品;钾每天摄入约为 3 000~3 500mg,有尿患者一般不过于限制摄入;透析治疗前后,膳食中磷摄入量均应维持在 1~1.2g/d,建议进食相对含磷少的食物如马铃薯、红薯、山药、芋头、新鲜蔬菜水果、酸牛乳、新鲜牛乳、鸡肉、鸡蛋、鲜海带等;水溶性维生素补充应充足,脂溶性维生素一般不必补充。

注意事项:

1. 腹膜透析的患者蛋白丢失最大,饮食中需要提供足够的蛋白质,且 60%~70% 应为高生物价蛋白质。

2. 注意监测电解质变化,调整饮食食物。

三、血液透析

【目的】

1. 掌握血液透析的营养治疗原则及营养治疗方案。
2. 熟悉血液透析的营养代谢特点。
3. 了解血液透析的概念、诊断标准、预防与康复。

【内容】

1. 概念 血液透析,简称血透,通俗的说法也称之为人工肾、洗肾,是血液净化技术的一种。其利用半透膜原理,通过扩散把体内各种有害以及多余的代谢废物和过多的电解质移出体外,纠正水电解质及酸碱平衡,达到净化血液目的。

2. 透析诊断标准 对于肾病患者来说,并不是越早透析越好,要在患者病情已经到尿毒症期开始透析治疗,具体来说,最好的透析时机是达到以下指标即开始:血肌酐 ≥8mg/dl ($\geqslant$707.2μmmol/L),肌酐清除率 ≤10mL/min。

3. 预防与康复 血液透析已经越来越得到尿毒症患者的认可,其通过扩散作用,清除体内代谢废物及有害物质,净化血液。蛋白质虽然不如腹膜透析丢失那样多,但也不少,饮食中也要保证足够的蛋白质及能量,电解质水平容易不稳定,注意根据血液电解质水平,调整食物选择。

4. 营养素代谢特点 随着透析的进行,体内毒素被清除,消化道症状及食欲明显改善,饮食不加节制又缺乏专业指导,容易出现高磷、高钾、高尿酸血症、酸中毒等,从而导致心血管并发症、残肾功能丢失甚至危及生命。多数透析患者,尤其是老年患者,普遍存在蛋白质-能量营养不良。血液透析虽不如腹膜透析丢失的氨基酸多,但也可达每4小时丢失游离氨基酸4.79g。

5. 营养治疗目的

(1) 透析患者供给适宜的能量,补充透析时丢失的营养素;

(2) 控制钠、钾、磷摄入量,维持透析患者体内电解质平衡。

【营养治疗方案】

在进行血液透析时,患者不仅会过滤掉体内毒素,还会丢失体内的营养成分,而且透析患者一般营养摄入不足,蛋白质分解代谢增强,内分泌功能紊乱,或者因为透析不充分和透析的副作用导致患者营养不良。所以为了维持透析患者的营养状况,应选择优质高蛋白饮食,并根据患者病情改变,随时调整患者饮食。

1. 能量 充足的能量供应可起到节氮的作用,血液透析治疗时每天能量供给应按125.5~146.4kJ(30~35kcal)/(kg·d),消瘦和肥胖者酌情增减。

2. 蛋白质 如患者每周进行3次血透,蛋白质每天最低需要量为1.0g/kg,推荐量为1.2g/(kg·d),其中应包括50%高生物价蛋白质。

3. 碳水化合物及脂肪 由于接受透析治疗的患者常伴有高甘油三酯血症,透析时蛋白质供给量提高,碳水化合物和脂肪的摄入量应相应减少,脂肪应占总能量的25%~30%,并适当增加单不饱和脂肪酸的比重。

4. 电解质 血液透析时钾摄入量须根据血清钾含量、尿量、透析液中钾的排出量及患者病情程度而定,通常为2 000mg/d;若糖尿病合并肾病,血液透析治疗时需慎重控制钾的摄入量。血液透析时食物中钠宜限制在1 500~2 000mg/d,同时控制液体量,以防止高血压、肺水肿及充血性心力衰竭;在少尿期更应注意限钠限钾。血透时,磷的清除效果不佳,应减少含磷丰富的食物,但不应因为惧怕高磷而盲目限制优质蛋白质摄入导致营养不良。

5. 维生素 透析治疗时血液中水溶性维生素丢失较多,需加以补充,但维生素C的补充应格外慎重,特别是存在代谢性酸中毒时不可大量补充。维生素A一般不需补充,维生素D的补充需在医生的指导下进行。

注意事项:

1. 血液透析的患者蛋白丢失较大,饮食中需要提供足够的蛋白质,且60%~70%应为高生物价蛋白质。

2. 注意监测电解质变化,调整饮食食物。

【实践1】

患者男性,45岁,身高170,体重65kg,中学教师。因"反复颜面及双下肢水肿1年,加重半月"入院。近1年来反复颜面及双下肢水肿,未给予重视。一周前受凉感冒后上述症状加重,自感尿中泡沫增多,于当地医院查尿常规:蛋白(+++),红细胞(+++),给予相关药物治疗。后复查尿蛋白+~+++,尿红细胞+~+。入院查血尿素:9.1mmo/L,肌酐157mmol/L,GFR:48ml/min。入院查体:血压155/95mmHg,颜面及双下肢轻度水肿。初步诊断为慢性肾脏病,暂给予口服药物保肾治疗。

营养治疗流程:

1. 营养风险筛查　具体步骤详见营养风险筛查章节。

2. 病例分析　患者男性,45岁,患者慢性肾功能不全诊断明确,GFR:48ml/min,肾功能不全3期,目前口服药物治疗,应选择低脂优质低蛋白膳食。患者身高170cm,体重65kg,BMI 22.49kg/m²,正常体型,中体力活动,总能量按30~35kcal/(kg·d)计算,蛋白质应给予0.6g/kg以下,脂肪和碳水化合物供能比可略高,脂肪25%~35%、碳水化合物55%~65%。蛋白质摄入尽量保证优质蛋白质在50%以上,尽量减少植物蛋白质的摄入,同时注意电解质的摄入。

3. 计算每日能量及营养素需要量(按参考范围内某一确定值计算)

$$总能量=(身高-105)×30=(170-105)×30=1\,950kcal$$
$$蛋白质=(170-105)×0.6=39g　占总能量8\%$$
$$脂肪=1\,950×28\%/9=60g$$
$$碳水化合物=1\,950×64\%/4=312g$$

4. 计算食物量　将能量及营养素换算成为食物,具体计算请参考食谱编制方法章节(表11-26)。

表 11-26　食物量计算表

食物种类	重量/g	食物种类	重量/g
主食	325	海鲜类	25
鸡蛋	60	蔬菜	500
牛奶	250	水果	200
食用油	40	盐	5

5. 一日食谱举例(表11-27)。

表 11-27　慢性肾功能不全早期一日食谱举例

餐次	菜品名称	食物种类和数量
早餐	牛奶	牛奶250ml
	麦淀粉馒头	小麦粉50g;麦淀粉50g
	炝菜花	菜花100g
加餐	苹果	苹果100g
午餐	麦淀粉馒头	小麦粉50g;麦淀粉75g
	西红柿炒鸡蛋	鸡蛋30g;西红柿150g
	虾仁炒西蓝花	西蓝花100g;虾仁25g
加餐	火龙果	火龙果100g
晚餐	麦淀粉馒头	小麦粉50g;麦淀粉50g
	丝瓜炒蛋	鸡蛋30g;丝瓜150g
全天		全天植物油40g,盐5g

注:具体食物种类可依据食物交换份予以替换。

6. 跟踪及调整 定期对患者进行营养风险筛查、营养状况评估,包括膳食调查、人体测量以及生化指标的分析。综合其现有的治疗方案及家庭社会活动情况,分析患者目前的营养状况及营养不良发生的原因。从而调整治疗方案,合理用药避免药物所致的食欲障碍,给予合理的个体化营养支持治疗方案。

【实践2】

若该患者保守治疗效果较差,实验室检查结果显示肌酐较前明显升高,电解质正常,尿量较少,临床医师拟行腹膜透析治疗,该如何制定患者膳食?

营养治疗流程:

1. 营养风险筛查 具体步骤详见营养风险筛查章节。

2. 病例分析 患者慢性肾功能不全病情进一步发展,目前慢性肾衰竭腹膜透析治疗(CAPD)替代口服药物治疗,由于腹膜透析丢失大量蛋白质,应选择优质高蛋白膳食,同时每日能量的需要量增加。患者身高170cm,体重65kg,BMI 22.49kg/m²,正常体型,中体力活动,总能量按35kcal/(kg·d)计算,蛋白质应给予1.2~1.5g/(kg·d),脂肪和碳水化合物供能比可略高,脂肪25%~30%、碳水化合物55%~60%。蛋白质摄入尽量保证优质蛋白质在50%以上,尽量减少植物蛋白质的摄入,同时注意电解质的摄入。

3. 计算每日能量及营养素需要量(按参考范围内某一确定值计算)

$$总能量 = (身高-105) \times 35 = (170-105) \times 35 = 2\,275 kcal$$
$$蛋白质 = (170-105) \times 1.5g = 97.5g,占总能量17\%$$
$$脂肪 = 2\,275 \times 28\%/9 = 70g$$
$$碳水化合物 = 2\,275 \times 55\%/4 = 312g$$

4. 计算食物量 将能量及营养素换算成为食物,具体计算请参考食谱编制方法章节(表11-28)。

表11-28 食物量计算表

食物种类	重量/g	食物种类	重量/g
主食	325	蔬菜	500
鸡蛋	60	水果	200
牛奶	250	海鲜类	100
瘦肉	150	食用油	45
盐	4		

5. 一日食谱举例(表11-29)。

6. 跟踪及调整 定期对患者进行营养风险筛查、营养状况评估,包括膳食调查、人体测量以及生化指标的分析。综合其现有的治疗方案及家庭社会活动情况,分析患者目前的营养状况及营养不良发生的原因,从而优化透析方案改善消化道症状,合理用药避免药物所致的食欲障碍,给予合理的个体化营养支持治疗方案。

表 11-29　慢性肾衰竭腹膜透析患者一日食谱举例

餐次	菜品名称	食物种类和数量
早餐	牛奶	牛奶 250ml
	馒头	小麦粉 100g
	凉拌西蓝花	西蓝花 100g
	煮鸡蛋	鸡蛋 60g
加餐	猕猴桃	猕猴桃 100g
午餐	米饭	粳米 125g
	清蒸鲈鱼	鲈鱼 100g
	青椒炒肉	青椒 100g;肉 80g
	蒜蓉空心菜	空心菜 100g
加餐	苹果	苹果 100g
晚餐	米饭	粳米 100g
	虾仁炒油菜	虾仁 100g;油菜 100g
	香菇炖鸡	香菇 100g;鸡胸肉 70g
全天	全天植物油 45g,盐 4g	

第四节　呼吸系统常见疾病

一、支气管哮喘

【目的】

1. 掌握支气管哮喘的营养治疗原则及营养治疗方案。

2. 熟悉支气管哮喘的营养相关因素及营养代谢特点。

3. 了解支气管哮喘的概念、诊断标准、预防与康复。

【内容】

1. 概念　支气管哮喘,简称哮喘,是一种气道慢性炎症性疾病,由多种细胞,如嗜酸性粒细胞、中性粒细胞、肥大细胞、气道上皮细胞、T 细胞等,以及细胞组分共同参与疾病的发生发展。

2. 诊断标准

(1) 反复发作的气急、喘息、胸闷或者咳嗽,多与接触变应原、物理刺激、化学刺激、冷空气或运动等因素有关。

(2) 发作时双肺可以闻及散在或者弥漫性的哮鸣音,以呼气相为主,呼气相延长。

(3) 以上症状可以通过平喘药物治疗后缓解或者自行缓解。

(4) 除外其他疾病引起的气急、喘息、胸闷或者咳嗽。

(5) 临床表现不典型的患者(如无明显喘息或者体征)应该有下列三项中至少一项阳

性:①支气管激发试验或者运动试验呈阳性;②支气管舒张试验呈阳性;③昼夜最高呼气流量变异率>20%。

符合上述 1~4 条或者 4、5 条者,可以诊断为支气管哮喘。

3. 营养相关因素 哮喘与食物过敏常常相关,有些患者食物过敏引起荨麻疹,也有些患者会引起哮喘。很多食物都可以成为引起哮喘发作的变应原,常见的致敏食物有牛奶、鸡蛋、谷物、海味、河鲜等。同种属性的食物常有共同变应原特性,所以常发生交叉过敏反应。若要明确患者哮喘是否由食物过敏引起,需要根据病史、体格检查及实验室检查等综合评判。

4. 营养代谢特点

(1)哮喘急性发作时,气急、喘憋直接影响患者的进食。

(2)哮喘急性发作时,患者焦虑、高度应激状态,使机体处于高代谢状态,能量消耗增加。

(3)哮喘发作导致低氧血症及电解质代谢紊乱、消化系统功能紊乱,使机体对各种营养素的消化吸收以及利用下降。

5. 营养治疗原则

(1)避免致敏食物。找出引起哮喘的致敏食物并予以排除,并且不能食用有交叉过敏反应的同种属性的食物。

(2)保证营养供给。提供营养丰富的、排除致敏食物的饮食,保证各种营养素的供给。

(3)避免有刺激性的食物。尽量避免刺激性食物,如辣椒、胡椒、芥末、咖喱等,戒烟禁酒。

(4)加强营养治疗。若患者呈哮喘持续状态,则应及时就诊,加强静脉营养,防止营养不良的加重。

6. 预防和康复 预防和控制哮喘发作是支气管哮喘患者长期管理的目标之一,而对患者的教育与管理是预防复发,提高患者生活质量的重要措施。故应在患者初诊时制定个体化长期防治策略,并在医生指导下学会自我管理,包括了解哮喘的激发因素及避免诱因的方法等,饮食方面则要注意避免致敏食物并保证营养供给。哮喘的康复因人而异,主要与治疗方案及患者的依从性密切相关,及时、足疗程的治疗以及合理的营养,对患者的康复有积极意义。

【营养治疗方案】

在应用止喘解痉药物的同时,应重视营养治疗,避免引发哮喘的食物及有交叉过敏反应的同类食物,但应保证各营养素的供给,防止营养不良的发生,导致机体抵抗力下降。在哮喘的发作期可以予以软食或者半流质饮食,减轻呼吸急促导致的咀嚼、吞咽困难,有利于食物的消化吸收,防止食物的反流。

1. 总能量 保证充足能量摄入 104.6~125.6kJ/(kg·d)[25~30kcal/(kg·d)]。能量供给与体重、病情及活动情况相适应,维持能量平衡。三大产能营养素配比合理,避免过剩或不足。

2. 蛋白质 每日的摄入量占总能量的 10%~15%,蛋白质的供给与健康人大致相同。考虑到动物蛋白质的致敏作用,宜增加植物蛋白的摄入,如大豆及其制品。由于易致敏的动物性食物范围很广,患者应根据自己实际情况,合理回避易致敏的食物,防止过度"忌口"导致营养素缺乏。

3. 脂肪　占总能量的 25%~30%,采用植物油烹调以补充必需脂肪酸,减少饱和脂肪的摄入。

4. 碳水化合物　占总能量 55%~60%,碳水化合物来源于主食及副食品中的多糖。

5. 维生素及矿物质　维生素及矿物质的供应与健康人基本一致,需要量可参考《中国居民营养素参考摄入量(2013 版)》来确定。

6. 水　缓解期每日饮水量与健康人基本一致,约每天 7~8 杯(1 500~1 700ml)。哮喘发作时,因张口呼吸、出汗多、饮食少等因素,可以导致机体水分丢失增加,因此,要及时补充水分,促进黏稠痰液的稀释、排出。

7. 膳食纤维　每日 20~35g,需求量与健康人基本一致。

8. 食物选择(表 11-30)。

表 11-30　食物选择列表

食物选择	食物种类
宜选食物	不引起过敏反应的优质蛋白质食物,如肉类、蛋类、豆制品等,新鲜的蔬菜、水果
慎选食物	排除致敏食物,如鸡蛋、牛奶、谷物、巧克力、海鲜等。刺激性的食物,如花椒、辣椒、大蒜、大葱、生姜等

注意事项:

支气管哮喘患者急性发作时可选择少食多餐,以减轻进食导致的呼吸困难和咳嗽、呕吐所致的呕吐物误吸。此外,若出现严重呼吸困难,建议及时于医院就诊。

【实践】

患者王某,女性,25 岁,办公室职员。主因"阵发性气喘 5 年"就诊。

现病史:患者 5 年前因新房装修接触油漆后感咽部不适,继而咳嗽、气喘、憋气,经解痉平喘治疗后缓解。此后,接触油漆、汽油、煤油等即诱发气喘。春秋季节易发作,使用支气管解痉剂后可迅速缓解。患者自发病以来,饮食可,饭量一般,大小便正常,体重较前无明显改变。

既往史:幼时曾患有皮肤湿疹,无烟酒嗜好。

家族史:母亲有支气管哮喘,职业无特殊。

体格检查:神志清,T 36.4℃,P 77 次/min,R 18 次/min,Bp 132/87mmHg。身高 160cm,体重 52kg,三头肌皮褶厚度轻度减少,轻度肌肉消耗。胸部叩诊呈清音,两肺呼吸音清。心浊音界未扩大,心率 77 次/min,律齐,各瓣膜区未闻及病理性杂音。腹软,肝脾肋下未触及,肠鸣音正常存在,双下肢无浮肿,无杵状指(趾)。

辅助检查:血常规:血红蛋白 126g/L,红细胞 $4.02×10^{12}$/L,白细胞 $11.6×10^9$/L,中性粒细胞 0.86%,淋巴细胞 0.14%。胸部 X 线:两肺纹理增多。ECG:正常。吸沙丁胺醇 200μg,15 分钟后,FEV1 增加 21%。

临床诊断:支气管哮喘。

营养治疗流程：

1. 营养风险筛查　具体步骤详见营养风险筛查章节。

2. 病例分析　患者女性,25 岁,支气管哮喘诊断明确,现患者无急性发作,饮食可,予以普通饮食,并避免平素过敏食物,若不知晓对何种食物过敏,可检测食物过敏原。身高 160cm,体重 52kg,BMI 20.31kg/m²,正常体型,轻体力活动,饭量一般,总能量按 25~30kcal/(kg·d)计算,三大产能营养素供能比分别为蛋白质 10%~15%、脂肪 25%~30%、碳水化合物 55%~60%,保证营养摄入均衡。

3. 计算每日能量及营养素需要量(按参考范围内某一确定值计算)

$$总能量=(身高-105)×25=(160-105)×25=1\ 375kcal$$
$$蛋白质=1\ 375×15\%/4=52g$$
$$脂肪=1\ 375×25\%/9=38g$$
$$碳水化合物=1\ 375×60\%/4=206g$$

4. 计算食物量　将能量及营养素换算成为食物,具体计算请参考食谱编制方法章节(表 11-31)。

表 11-31　食物量计算表

食物种类	重量/g	食物种类	重量/g
主食	200	蔬菜	500
鸡蛋	60	水果	200
牛奶	250	食用油	15
瘦肉及海鲜类	75	盐	5

5. 一日食谱举例(表 11-32)。

表 11-32　支气管哮喘患者一日食谱

餐次	菜品名称	食物种类和数量	餐次	菜品名称	食物种类和数量
早餐	馒头	小麦粉 50g			瘦猪肉 40g
	鸡蛋羹	鸡蛋 60g		蒜蓉小白菜	小白菜 150g
	凉拌黄瓜	黄瓜 100g	午点加餐	苹果	苹果 100g
	低脂牛奶	低脂牛奶 250ml	晚餐	馒头	小麦粉 75g
早点加餐	葡萄	葡萄 100g		肉末茄子	茄子 100g
午餐	二米饭	粳米 50g			瘦猪肉 35g
		小米 25g		清炒西葫芦	西葫芦 150g
	冬瓜肉片	冬瓜 100g	全天		植物油 15g,盐 5g

注:具体食物种类可依据食物交换份予以替换。

6. 跟踪及调整　对患者进行定期营养监测,包括体重、三头肌皮褶厚度、上臂肌围、握力等人体测量指标,及白蛋白、前白蛋白、尿素氮、肌酐、血红蛋白等实验室检查指标,并详细询问患者近期的营养摄入情况及耐受情况,有无食物过敏导致哮喘发作,评估患者营养状态,及时调整营养治疗方案。

二、慢性阻塞性肺疾病

【目的】

1. 掌握慢性阻塞性肺疾病的营养治疗原则及营养治疗方案。
2. 熟悉慢性阻塞性肺疾病的营养代谢特点。
3. 了解慢性阻塞性肺疾病的概念、诊断标准、预防与康复。

【内容】

1. 概念　慢性阻塞性肺疾病简称慢阻肺,是一组以气流受限为特征的慢性呼吸道疾病,气流受限呈不完全可逆,并进行性发展,主要累及肺部,也可以引起肺外其他各个器官的损害。

2. 诊断标准　主要根据有无吸烟等高危因素,慢性咳嗽、咳痰、气短、呼吸困难等临床症状,晚期桶状胸、肺气肿等体征及肺功能检查等,并且排除可引起相似症状和肺功能受损的其他疾病,综合分析判定。肺功能检查显示持续的气流受限是诊断慢阻肺的必备条件,确定存在持续气流受限的标准为吸入支气管扩张剂后一秒钟用力呼气容积占用力肺活量百分比(FEV/FVC)<0.70。

3. 营养代谢特点

(1) 能量摄入不足。慢阻肺患者常常合并有心肺功能不全或进食活动受限,使能量及营养素摄入减少。

(2) 胃肠道消化吸收功能受损。患者由于长期缺氧、二氧化碳潴留、心功能不全,导致胃肠道淤血,长期抗生素的使用使肠道菌群发生紊乱,导致胃肠道消化吸收功能受损。

(3) 能量消耗增加。慢阻肺患者静息能量消耗增加,机体分解代谢增加。

4. 营养治疗原则　慢阻肺合并营养不良的发生率很高,营养不良可以导致患者骨骼肌、呼吸肌、膈肌萎缩,使呼吸肌耐力和肌力降低,容易发生呼吸肌疲劳,使通气功能减弱。

对于存在营养不良风险的患者,应尽早开始营养治疗。在患者没有明显胃肠功能障碍的前提下,尽可能通过胃肠道予以营养治疗,存在吞咽困难时可予以鼻饲,若肠内营养不能够满足营养摄入量,可以短期予以肠外营养治疗。

5. 预防与康复　戒烟是预防慢阻肺发生和发展最重要的措施之一。此外,控制职业和环境污染,减少有害气体或有害颗粒的暴露以及积极防治婴幼儿和儿童期的呼吸系统感染对预防慢阻肺的发生有益。合理营养、加强体育锻炼、增强体质、提高机体免疫力,可帮助改善机体一般状况,从而预防慢阻肺的发生发展以及反复感染。对于慢阻肺患者,稳定期的维持治疗及急性加重期的抗感染等治疗是康复的重要组成部分,而科学合理的营养治疗对加快患者的康复有着重要意义。

【营养治疗方案】

慢性阻塞性肺疾病患者的营养治疗建议予以高蛋白高脂肪低碳水化合物的方案,以减轻对呼吸系统的负担,减少营养治疗过程中并发症的发生。

1. 总能量　给予充足的能量供给。患者每日能量需要量较正常人增加,需要综合考虑其基础能量消耗及活动、疾病等因素。约 104.6～125.6kJ/(kg·d)[25～30kcal/(kg·d)],亦可根据 Harris-Benedict 公式(Harris-Benedict's equation,HBE)推算出基础能量消耗(basal

energy expenditure,BEE),从而计算患者每日能量需要量。

男:66.47+13.75×体重(kg)+5.0×身高(cm)−6.76×年龄(岁)

女:655.1+9.56×体重(kg)+1.85×身高(cm)−4.68×年龄(岁)

每日能量需要=BEE×C×1.1×活动系数

其中 C 为校正系数,男性为 1.16,女性为 1.19;1.1 为纠正患者体重降低,增加 10% BEE;活动系数为卧床 1.2,轻度活动 1.3,中度活动 1.5,剧烈活动 1.75。

2. 蛋白质　慢阻肺患者蛋白分解增加,应保证充足蛋白质的供给。每日供给量为 1.0~1.5g/kg,约占每日总能量的 15%~20%,若并发感染、呼吸衰竭等重度应激时,供给量可适当增加。

3. 脂肪　脂肪的呼吸商较低,在慢阻肺稳定期供应占每日总能量的 20%~30%,应激状态下可适量增加其供给比例。

4. 碳水化合物　因碳水化合物在三大营养素中呼吸商最高,在体内代谢会产生较多二氧化碳,故应适当限制碳水化合物的供给。稳定期可占总能量 50%~60%,若合并其他应激状态,应进一步限制碳水化合物比例小于 40%。注意,对碳水化合物的限制不应过度,以避免引起酮症,导致机体蛋白质的过度分解和体液、电解质丢失。

5. 维生素及矿物质　维生素及矿物质的供应与健康人基本一致,需要量可参考《中国居民营养素参考摄入量(2013 版)》来确定。

6. 水　稳定期每日饮水量与健康人基本一致,每天 7~8 杯(1 500~1 700ml)。发作期时患者呼吸困难会导致水分丢失增加,应注意补充水分。但若患者存在肺动脉高压、肺心病、心衰等情况,应注意液体量控制,防止体液潴留,加重心肺的负荷。

7. 膳食纤维　需求量与健康人基本一致,中国营养学会建议成年人膳食纤维的摄入量为 25~30g/d。富含膳食纤维的食物包括蔬菜、水果、粗杂粮等。

8. 食物选择(表 11-33)。

表 11-33　食物选择列表

食物选择	食物种类
宜选食物	温和、软细、易消化食物,蛋类、瘦肉、奶类等优质蛋白质食物
慎选食物	刺激性的食物,如花椒、辣椒、大蒜、大葱、生姜等,肥肉、油炸、油煎等不易消化食物

注意事项:

若患者短期内出现咳嗽、咳痰较前加重,痰量增多呈脓性,伴发热等症状明显加重的表现,可能是合并感染引起慢性阻塞性肺疾病急性加重,建议及时医院就诊,进一步治疗。

【实践】

张某,女性,71 岁。因"反复咳嗽、咳痰 20 余年"就诊。

现病史:患者于 20 余年前无明显诱因出现咳嗽、咳痰,未予重视及进一步诊治,此后每于冬春季上述症状复发,重时咳黄痰,近 10 年来患者逐渐出现呼吸困难,起初在活动后出现,后症状逐渐加重,就诊于当地医院治疗,给予"抗炎""平喘"治疗后可缓解。病人现饮食可,饭量不大,睡眠欠佳,二便正常。

既往史:否认糖尿病、高血压、冠心病史,无结核、肝炎接触史,无食物过敏史。

体格检查:T:36.5℃,P:85 次/min,R:18 次/min,BP:135/80 mmHg,身高 158cm,体重 50kg。桶状胸,肋间隙增宽,双肺呼吸音粗,心率 85 次/min,律齐,各瓣膜听诊区未及病理性杂音,腹部平软,无压痛,肝脾肋下未触及,双下肢无水肿。

辅助检查:WBC:8×10^9/L,RBC:3.7×10^{12}/L,Hb:120g/L,PLT:170×10^9/L;白蛋白:33g/L,前白蛋白:120g/L。胸部 X 线片示:肋间隙增宽,心影狭长,双肺纹理模糊、增多,透光度增加。

临床诊断:慢性阻塞性肺疾病。

营养治疗流程:

1. 营养风险筛查 具体步骤详见营养风险筛查章节。

2. 病例分析 患者老年女性,诊断为慢性阻塞性肺疾病,患者病史较长,长期缺氧状态使胃肠道功能受损,予以患者温和、细软、易消化食物,加强营养治疗,身高 158cm,体重 50kg,BMI 20.0kg/m^2,总能量按 25~30kcal/(kg·d)计算,三大产能营养素供能比分别为蛋白质 15%~20%、脂肪 20%~30%、碳水化合物 50%~60%,保证营养摄入均衡。

3. 计算每日能量及营养素需要量(按参考范围内某一确定值计算)

$$总能量=(身高-105)×25=(158-105)×25=1\,325kcal$$
$$蛋白质=1\,325×17\%/4=56g$$
$$脂肪=1\,325×25\%/9=37g$$
$$碳水化合物=1\,325×58\%/4=192g$$

4. 计算食物量 将能量及营养素换算成为食物,具体计算请参考食谱编制方法章节(表 11-34)。

表 11-34 食物量计算表

食物种类	重量/g	食物种类	重量/g
主食	175	蔬菜	500
鸡蛋	60	水果	200
牛奶	250	食用油	20
瘦肉及海鲜类	75	盐	5

5. 一日食谱举例(表 11-35)。

表 11-35 慢性阻塞性肺疾病患者一日食谱

餐次	菜品名称	食物种类和数量	餐次	菜品名称	食物种类和数量
早餐	鸡蛋面	小麦粉 75g		蒜蓉茼蒿	茼蒿 150g
		鸡蛋 60g	午点加餐	梨	梨 200g
		小白菜 50g	晚餐	馒头	小麦粉 50g
早点加餐	牛奶	牛奶 250ml		萝卜排骨汤	白萝卜 100g
午餐	米饭	粳米 50g			排骨肉 35g
	西葫芦肉片	西葫芦 100g		炒菠菜	菠菜 100g
		瘦猪肉 40g	全天		全天植物油 20g,盐 5g

注:具体食物种类可依据食物交换份予以替换。

6. 跟踪及调整　对患者进行定期营养监测,包括体重、三头肌皮褶厚度、上臂肌围、握力等人体测量指标,及白蛋白、前白蛋白、尿素氮、肌酐、血红蛋白等实验室检查指标,并详细询问患者近期的饮食摄入及耐受情况,以评估患者营养状态,及时调整营养治疗方案。

第五节　常见内分泌与代谢性疾病

一、成人 2 型糖尿病

【目的】

1. 掌握成人 2 型糖尿病的营养治疗目的及营养治疗方案。
2. 熟悉成人 2 型糖尿病的营养相关因素。
3. 了解成人 2 型糖尿病的概念、诊断标准、预防与康复。

【内容】

1. 概念　糖尿病是一组代谢性疾病,以慢性血糖水平升高为特征,由于胰岛素的分泌和/或作用缺陷所导致。

2. 诊断标准　糖尿病诊断标准为:糖尿病典型症状加任意时间的血浆葡萄糖≥11.1mmol/L(200mg/dL),或者 FPG≥7.0mmol/L(126mg/dl),或者 OGTT 2hPG≥11.1mmol/L(200mg/dL)。需重复一次确认,诊断即可成立。

糖尿病的诊断是基于空腹(FPG)、任意时间或口服葡萄糖耐量试验 OGTT 中 2 小时血糖值(2hPG)。空腹是指至少 8 小时内无任何热量的摄入;任意时间是指一日内的任何时间,不论上一次进餐的时间及食物的摄入量。糖尿病症状是指多尿、口干、多饮、多食和难以解释的体重减轻。

3. 营养相关因素　长期能量摄入过多可引起超重甚至肥胖。超重或肥胖,尤其是腹型肥胖是 2 型糖尿病发病重要的危险因素之一。可以导致胰岛素抵抗和空腹胰岛素的水平升高,从而影响机体转运、利用葡萄糖和合成蛋白质。

此外,饮食中碳水化合物的分解代谢产物是餐后血糖的最主要来源,碳水化合物若摄入过多会影响血糖控制,增加胰岛素的负担;饮食中饱和脂肪摄入过多会升高血胆固醇和低密度脂蛋白水平,并增加胰岛素抵抗。

4. 营养治疗目的　糖尿病作为一种与生活方式关系密切的慢性代谢性疾病,医学营养治疗是糖尿病综合治疗最基础的措施。糖尿病的医学营养治疗不仅仅是简单的控制饮食,而是在合理控制每日总能量的基础上,满足机体对各种营养素需求。

5. 预防与康复　对全社会进行糖尿病基础知识的宣教,宣传健康的生活方式,是预防糖尿病发生的重要措施之一。给予糖尿病高危人群适当的生活方式干预,提倡合理膳食、经常运动、防止肥胖等,可以预防或者延迟 2 型糖尿病的发生。而对于已患有糖尿病的患者来说,健康教育及合理的营养治疗是糖尿病综合治疗的重要组成部分,是决定患者能否达到平稳降糖目的的关键影响因素。

【营养治疗方案】

糖尿病患者应遵循糖尿病饮食原则,保证合理的能量摄入,适当限制碳水化合物,适量蛋白质,限制脂肪和胆固醇摄入,尽量维持血糖的平稳。

1. 总能量　合理供给总能量,根据其年龄、身高、体重、劳动强度制定个体化能量摄入方案。体重低者可以适当增加 10%～20% 的能量摄入,以增加体重,达到或维持理想体重;超重或者肥胖患者要减少能量摄入,增加能量消耗,以减轻体重,达到理想体重。见表11-36、表11-37。

表 11-36　成年糖尿病患者每日能量供应量/（kcal·kg^{-1}）

体型	卧床休息	轻体力劳动	中等体力劳动	重体力劳动
消瘦	20～25	35	40	45～50
正常	15～20	30	35	40
超重/肥胖	≤15	20～25	30	35

注:体重按照理想体重计算,可按以下公式计算。
Broca 改良公式:理想体重(kg)= 身高(cm)−105
平田公式:理想体重(kg)=［身高(cm)−100］×0.9
患者实际体重(kg)/理想体重(kg)×100% = 80%～120% 为正常体型,小于 80% 为消瘦体型,大于 120% 为肥胖体型。
理想体重(kg)= 身高(cm)−105 或［身高(cm)−100］×0.9

表 11-37　不同劳动强度分级

劳动强度	举例
轻	办公室职员、教师、售货员
中	学生、司机、外科医生
重	农民、建筑工、搬运工、舞蹈演员

2. 蛋白质　蛋白质食物饱腹感较强,利于血糖控制的稳定。肾功能正常糖尿病患者的蛋白质摄入量占总能量的 15%～20%,其中 1/2 来源于优质蛋白质。优质蛋白质食物主要包括瘦肉、乳、蛋、鱼虾、大豆及其制品等。

3. 脂肪　建议每日脂肪摄入量占总能量的 25%～30%。并限制饱和脂肪摄入,减少富含胆固醇的食物,如动物内脏、蛋黄、软体海鲜等的摄入。

4. 碳水化合物　摄入碳水化合物的种类和数量是影响餐后血糖的重要因素。适当限制饮食中碳水化合物的摄入有助于血糖控制,应占总能量的 50%～60%,成年患者每日主食摄入量约 250～400g,肥胖患者可以酌情控制在 200g 左右,但目前指南不推荐糖尿病患者每日碳水化合物摄入低于 130g 或低于总能量 45%。为平稳餐后血糖,主食可选择在制作时加入部分小米、黑米、燕麦等杂粮代替精白米面。

5. 维生素及矿物质　维生素及矿物质的供应与健康人基本一致,需要量可参考《中国居民营养素参考摄入量(2013 版)》来确定。

6. 水　糖尿病患者如无水代谢障碍不要限水,适当增加饮水量可以起到稀释血液,并能增加部分尿糖的排出,因此,每日饮水量与健康人需求基本一致,每天 7～8 杯(1 500～1 700ml)。

7. 膳食纤维　中国营养学会建议成年人膳食纤维的摄入量为 25～30g/d。富含膳食纤维的食物包括蔬菜、水果、粗杂粮等。

8. 水果摄入原则 建议两餐之间摄入水果,每日150~200g左右,或者模仿水果拼盘,进行多样化的摄入,并选择低GI的水果。

9. 合理安排餐次 根据患者的血糖控制情况以及生活习惯,每日至少保证三餐,并且要定时、定量,应用胰岛素治疗或者容易发生低血糖的患者,可以在一日三餐基础上加餐1~2次,加餐食物可以选择从正餐中匀出25g主食。

10. 外出就餐原则 多选择蒸、煮、烩、凉拌、炖等用油较少的食物;肉类去皮去脂后食用;不选择勾芡黏稠的菜品;碎肉制品,例如肉丸、火腿、香肠等不宜选择;避免糖醋菜品;多选择青菜增加饱腹感;避免饮酒。

11. 进餐顺序 研究表明,改变进餐顺序,先吃蔬菜、再吃肉类、最后吃主食,可显著降低餐后血糖。

12. 体力活动 糖尿病患者应在病情允许基础上,逐渐增加活动量。每周进行中等强度体力活动至少150分钟,每次不少于30分钟,无禁忌的2型糖尿病患者每周至少进行两次力量训练,如哑铃、平板支撑等,以防止有氧运动过程中肌肉消耗,导致身体基础代谢率降低。强调每餐后的适当活动,以降低餐后血糖。同时要注意运动前、后的血糖监测,以防止低血糖的发生。

13. 食物选择(表11-38)。

表11-38 食物选择列表

食物选择	食物种类
宜选食物	粗杂粮、谷薯类可经常食用,代替部分主食,瘦猪牛羊肉、鱼、虾、去皮鸡鸭肉,新鲜蔬菜,血糖控制可时食用低糖水果如苹果、桃、梨、柚子等
慎选食物	高糖淀粉类食品如果酱、甜点、蜜饯等,高糖水果如杧果、柿子、枣等,肉皮、肥肉、动物内脏等,含糖饮料、果汁

注意事项:

若患者出现烦渴多饮、多尿、乏力症状较前加重,甚或出现食欲减退、恶心、呕吐、呼吸深快等症状,需警惕发生糖尿病酮症酸中毒,建议及时于医院就诊,防止延误病情,危及生命。

【实践】

李某,女性,34岁,公司职员,近3个月无明显诱因出现多尿、口干、多饮,查随机血糖12.8mmol/L。饮食及生活习惯:患者经常不吃早餐,上午十点左右吃些糕点、奶茶充饥,十二点左右吃午餐,一般在单位餐厅吃或点外卖,菜品常包括油炸食品,下午六点多吃晚餐,荤菜为主,蔬菜进食少,饭量中等,午餐和晚餐饭后进食水果,量约三个中等大小苹果。不喜欢运动,工作以静坐为主,上下班开车代步。近期体重无明显改变,大小便正常。

既往史:否认高血压、冠心病史,无结核、肝炎接触,无食物过敏史。

家族史:其母亲患有糖尿病。

体格检查:身高153cm,体重62kg,BMI 26.56kg/m²,腰围88cm,臀围98cm。腹软,无压痛,双下肢无水肿。

辅助检查:血糖(空腹~早餐后~午餐后~晚餐后)7.1~9.5~11.1~13.2mmol/L,糖化血红蛋白8.7%,尿常规示尿糖3+,血常规、肝肾功能、血脂、心电图检查、眼底检查未见明显异常。

临床诊断:2 型糖尿病。

营养治疗流程:

1. 营养风险筛查　具体步骤详见营养风险筛查章节。

2. 病例分析　患者青年女性,诊断为 2 型糖尿病,根据患者病史、体格检查及生化指标,患者暂无合并症发生,BMI 26.56kg/m^2,腰围 88cm,腰臀比 0.90,可判定为糖尿病合并腹型肥胖,总能量按 20~25kcal/(kg·d)计算,三大产能营养素供能比分别为蛋白质 15%~20%、脂肪 25%~30%、碳水化合物 50%~60%。

针对患者饮食和生活习惯存在的问题,建议养成吃早餐的习惯,做到三餐定时定量;正餐中增加蔬菜摄入量,保证每天摄入 500g 左右的新鲜蔬菜;控制全天荤菜的摄入量,且选择优质蛋白质、低脂类食物,避免油炸、油煎;减少糕点、奶茶、饮料等摄入;当血糖控制平稳时,水果可作为两餐之间的加餐,每天约一个中等大小苹果量,每次吃半个;逐渐增加活动量,餐后半小时规律运动,同时减少工作中静坐时间。

3. 计算每日能量及营养素需要量(按参考范围内某一确定值计算)

$$总能量=(身高-105)×25=(153-105)×25=1\ 200kcal$$
$$蛋白质=1\ 200×17\%/4=51g$$
$$脂肪=1\ 200×27\%/9=36g$$
$$碳水化合物=1\ 200×56\%/4=168g$$

4. 计算食物量　将能量及营养素换算成为食物,具体计算请参考食谱编制方法章节(表 11-39)。

表 11-39　食物量计算表

食物种类	重量/g	食物种类	重量/g
主食	150	蔬菜	500
鸡蛋	60	水果	200
牛奶	250	食用油	15
瘦肉及海鲜类	75	盐	5

5. 一日食谱举例(表 11-40)。

表 11-40　2 型糖尿病患者一日食谱

餐次	菜品名称	食物种类和数量	餐次	菜品名称	食物种类和数量
早餐	馒头	小麦粉 50g			瘦猪肉 30g
	鸡蛋	鸡蛋 60g		蒜蓉油麦菜	油麦菜 150g
	凉拌木耳	干木耳 5g	午点加餐	圣女果	圣女果 100g
	低脂牛奶	低脂牛奶 250ml	晚餐	馒头	小麦粉 50g
早点加餐	国光苹果	苹果 100g		白灼虾	虾 50g
午餐	二米饭	粳米 25g		香菇油菜	鲜香菇 50g
		小米 25g			油菜 200g
	青椒肉片	青椒 100g	全天		全天植物油 15g,盐 5g

注:具体食物种类可依据食物交换份予以替换。

6. 跟踪及调整　对患者进行定期营养监测,包括体重、三头肌皮褶厚度、上臂肌围、握力等人体测量指标,及白蛋白、前白蛋白、尿素氮、肌酐、血红蛋白等实验室检查指标,并详细询问患者近期的营养摄入情况及耐受情况,以评估患者营养状态,并结合血糖情况及时调整营养治疗方案。

二、高尿酸血症及痛风

【目的】

1. 掌握高尿酸血症及痛风的营养治疗原则及营养治疗方案。
2. 熟悉高尿酸血症及痛风的营养相关因素。
3. 了解高尿酸血症及痛风的概念、诊断标准、预防与康复。

【内容】

1. 概念　痛风是一组代谢性疾病,是由于嘌呤的代谢紊乱,导致尿酸的产生过多和/或排泄减少,从而血尿酸的浓度持续增高,最终引起尿酸盐结晶沉积在软组织所致。

2. 诊断标准　男性和绝经后的女性血尿酸水平>420μmol/L(7.0mg/dl)、绝经前的女性血尿酸水平>350μmol/L(5.8mg/dl)可以诊断为高尿酸血症。若患者出现特征性的关节炎表现、尿路结石或者肾绞痛发作,且伴有高尿酸血症应该考虑诊断为痛风,关节液穿刺或者痛风石活检证实为尿酸盐结晶可以明确诊断。急性关节炎期诊断有困难的患者,秋水仙碱的试验性治疗有诊断意义。

3. 营养相关因素

(1) 嘌呤代谢障碍。尿酸作为嘌呤代谢终产物,主要由细胞代谢分解的核酸、其他嘌呤类的化合物以及食物中的嘌呤在酶的分解作用下生成。故建议低嘌呤饮食,减少高嘌呤食物的摄入。

(2) 三大营养素。高蛋白饮食可能会导致内源性嘌呤合成增多;高脂肪饮食会影响尿酸排泄导致血尿酸升高;过度限制碳水化合物摄入会产生酮体,抑制肾小管对尿酸的排泄。

(3) 酒。过多饮酒会使乳酸在体内堆积,从而竞争性抑制尿酸的排泄,此外,乙醇还可促进嘌呤的分解,导致高尿酸血症。

(4) 水。饮水过少可以导致尿液浓缩,不利于尿酸排泄。

4. 营养治疗原则　2016 年欧洲抗风湿联盟及 2016 年中国痛风诊疗指南建议,痛风患者应遵循以下生活原则。

限酒;减少高嘌呤食物摄入;防止剧烈运动或突然受凉;减少富含果糖饮料摄入;大量饮水(每日 2 000ml 以上);控制体重;增加新鲜蔬菜摄入;规律饮食和作息;规律运动;禁烟。

5. 预防与康复　痛风的防治目的在于控制高尿酸血症,预防尿酸盐沉积及尿酸结石形成和肾功能损害。养成良好的生活习惯可以有效预防高尿酸血症的发生,对于已有高尿酸血症或痛风的患者,控制体重、低嘌呤饮食、限酒等生活方式干预对预防痛风急性发作及并发症的发生有重要意义。良好生活方式的养成是痛风患者康复的基础。

【营养治疗方案】

高尿酸血症及痛风患者的饮食应选择低嘌呤膳食,长期限制膳食中嘌呤的摄入量,可依据患者病情的轻重、所处病期及有无合并症制定相应嘌呤摄入量标准。

1. 总能量 高尿酸血症及痛风患者应控制总能量的摄入以维持理想体重。每日总能量的目标量约为 $83.6 \sim 104.6 kJ/(kg \cdot d)$[$20 \sim 25 kcal/(kg \cdot d)$],对于消瘦、轻体力活动的患者或者老年人可以适当放宽。

注意事项:

若患者超重或肥胖,在进行减重的过程中,应该遵循循序渐进的原则,且避免过度节食或禁食,因其会导致乳酸血症或酮症抑制尿酸排泄,从而使血尿酸水平增高,诱发痛风的发作。

2. 蛋白质 高尿酸血症患者蛋白质的供给量应限制在 $1.0 g/(kg \cdot d)$,约占总能量的 $10\% \sim 15\%$,在急性痛风发作时更要严格限制蛋白质的供给,按照 $0.8 g/(kg \cdot d)$ 提供。并以牛奶、鸡蛋、谷类作为蛋白质的主要来源。禁食高嘌呤食物,如动物内脏、肉汤、带壳贝类等。

3. 脂肪 限制脂肪摄入,约每天摄入 $50g$ 左右脂肪,以防止其对尿酸的正常排泄产生抑制。

4. 碳水化合物 建议碳水化合物供给量占总能量的比值 $50\% \sim 60\%$,以防止组织的分解以及酮体的产生,从而增加尿酸的排泄。并且应该限制高糖以及富含果糖类的食物摄入,例如糖块、甜点、果汁、碳酸饮料等。

5. 维生素及矿物质 维生素及矿物质的供应与健康人基本一致,需要量可参考《中国居民营养素参考摄入量(2013 版)》来确定。

6. 水 建议心、肾功能正常的痛风患者每人饮水 $2\,000 \sim 3\,000 ml/d$,以白开水、淡茶水为主,避免富含果糖饮料的摄入,以利于尿液稀释,促进尿酸排出。若痛风合并肾功能损害,出现少尿或水肿时,则应该依据排出量来估算摄入量。

7. 膳食纤维 中国营养学会建议成年人膳食纤维的摄入量为 $25 \sim 30 g/d$。富含膳食纤维的食物包括蔬菜、水果、粗杂粮等。

8. 禁烟限酒 酒精摄入量与痛风发作呈正相关。啤酒相关性最强,白酒、红酒次之。

9. 减少高嘌呤食物摄入 正常成人嘌呤摄入量为 $600 \sim 1\,000 mg/d$,痛风急性发作期应 $<150 mg/d$,选择嘌呤含量低的食物,缓解期或高尿酸血症患者可适量选择嘌呤含量中等的食物,但高嘌呤食物在急性期及缓解期、高尿酸血症患者均应避免(详见常见食物嘌呤含量表 11-42)。

注意食物的烹调方法。肉类食物可先水煮,弃汤后再食,以减少嘌呤的摄入。此外,应避免辛辣刺激性调味品,如辣椒、生姜、花椒、胡椒、咖喱、芥末等,因其可以兴奋自主神经,诱发痛风发作。

10. 防止剧烈运动或突然受凉 适当运动可减少内脏脂肪,可采用散步、游泳、太极拳等有氧运动,避免剧烈运动。同时要注意保暖,防止突然受凉局部温度过低尿酸盐结晶析出导致痛风发作。

11. 规律饮食和作息 三餐规律,避免暴饮暴食。

12. 食物选择,见表 11-41、表 11-42。

表 11-41　食物选择列表

食物选择	食物种类
宜选食物	急性期可选择低嘌呤食物如精白米面、蛋类、奶类、新鲜蔬菜、水果等。缓解期可选择中等嘌呤食物,如豆制品、瘦肉等
慎选食物	高嘌呤食物应避免摄入,如动物内脏、沙丁鱼、酒类等

表 11-42　常见食物嘌呤含量

食物分类	嘌呤含量/ 每 100g 食物	食物举例
低嘌呤食物	<50mg	主食类:粳米、小米、小麦、面条、淀粉、高粱、马铃薯、山芋等 奶类:牛奶、奶粉、乳酪、冰激凌等 荤食:鸡蛋、鸭蛋以及猪血、鸡鸭血等 蔬菜类:大部分蔬菜属低嘌呤食物 水果类:水果基本上均属低嘌呤食物 干果类:花生、瓜子、核桃、杏仁等 其他:蜂蜜、茶、咖啡、巧克力、海蜇、海藻等
中等嘌呤食物	50~150mg	干豆及其制品:干豆类(绿豆、红豆、黑豆、蚕豆)、豆制品(豆腐、豆腐干、乳豆腐、豆奶、豆浆)等 肉类:猪肉、羊肉、牛肉、火腿、牛舌等 水产类:鲈鱼、草鱼、鳕鱼、比目鱼、鲤鱼、螃蟹、鳗鱼、鳝鱼、鲍鱼、鱼丸、鱼卵、鱼翅等 蔬菜类:笋(冬笋、芦笋、笋干)、菠菜、海带、蘑菇、菜花等 主食类:麦胚、麦糠、麦麸
高嘌呤食物	>150mg	肉类:家禽家畜的肝、心、肺、肚、肠、肾、胃、脑等内脏,肉脯,浓肉汁,肉馅等 水产类:沙丁鱼、凤尾鱼、贝壳类、鱼干 其他:各种酒类,尤其是啤酒,肉汤

【实践】

患者李某,男性 55 岁,5 年前无明显诱因出现左足第 1 跖趾关节红肿、疼痛、皮温增高,未予重视及进一步诊治,数天后自行缓解,后关节疼痛反复发作,约 2 个月发作一次,遂就诊于医院门诊,诊断为痛风性关节炎,定期复查尿酸约 550μmol/L,规律用药(具体用药不详)。半月余前患者自诉出现双踝关节疼痛,未进一步诊治,今因双踝关节疼痛加重 3 天就诊于医院门诊,复查尿酸:592μmol/L。患者现饮食可,平素饭量大,未控制饮食,喜食肉类、海鲜,体重较前无明显改变,大小便正常。

既往史:否认糖尿病、高血压、冠心病史,无结核、肝炎接触史,无食物过敏史。

家族史:其父亲患有痛风性关节炎。

体格检查:身高 175cm,体重 88kg,BMI 28.7kg/m^2,腹软,无压痛,四肢无畸形,无水肿,双踝关节红肿,局部皮温增高。

辅助检查:尿酸 592μmol/L,血常规、肝肾功能、血糖、血脂、心电图检查、泌尿系超声等检查未见明显异常。

临床诊断:痛风性关节炎急性发作期。

营养治疗流程：

1. **营养风险筛查** 具体步骤详见营养风险筛查章节。

2. **病例分析** 患者中年男性,诊断为痛风性关节炎急性发作期,身高175cm,体重88kg,BMI 28.7kg/m²,肥胖体型,轻体力活动,饭量较大,总能量按20~25kcal/(kg·d)计算,三大产能营养素供能比分别为蛋白质10%~15%、脂肪20%~30%、碳水化合物50%~60%,保证营养摄入均衡。患者急性发作期饮食应禁食一切肉类和嘌呤含量丰富食物,宜选择低嘌呤食物,嘌呤摄入量<150mg/d,保证充足饮水,以白开水、淡茶水为主,减少饮用富含果糖饮料。待病情缓解,进入痛风发作间歇期,应以平衡膳食为原则,可适当选择嘌呤含量中等的食物,但仍应避免高嘌呤食物的食用。保证合理的膳食结构,控制总能量的摄入以达到适宜体重。

3. **计算每日能量及营养素需要量**(按参考范围内某一确定值计算)

$$总能量 = (身高 - 105) \times 25 = (175 - 105) \times 25 = 1\,750kcal$$
$$蛋白质 = 1\,750 \times 15\% / 4 = 65g$$
$$脂肪 = 1\,750 \times 27\% / 9 = 53g$$
$$碳水化合物 = 1\,750 \times 58\% / 4 = 255g$$

4. **计算食物量** 具体计算请参考食谱编制方法章节。见表11-43、表11-44。

表11-43 痛风急性期食物量计算

食物种类	重量/g	食物种类	重量/g
主食	250	蔬菜	500
鸡蛋	60	水果	200
蛋清	100	食用油	30
低脂牛奶	500	盐	5

表11-44 痛风间歇期食物量计算

食物种类	重量/g	食物种类	重量/g
主食	250	蔬菜	600
鸡蛋	60	水果	200
低脂牛奶	250	食用油	30
瘦肉及海鲜类	100	盐	5

5. **一日食谱举例**,见表11-45、表11-46。

表11-45 痛风急性期一日食谱

餐次	菜品名称	食物种类和数量	餐次	菜品名称	食物种类和数量
早餐	馒头	小麦粉50g		西芹百合	西芹150g
	煮鸡蛋	鸡蛋60g			鲜百合15g
	凉拌青菜	青菜100g	午点加餐	低脂牛奶	低脂牛奶250ml
	低脂牛奶	低脂牛奶250ml	晚餐	馒头	小麦粉100g
早点加餐	苹果	苹果200g		蒜蓉空心菜	空心菜100g
午餐	米饭	粳米100g		清炒西葫芦	西葫芦150g
	黄瓜炒蛋清	黄瓜100g	全天	全天植物油30g,盐5g	
		蛋清100g			

表 11-46　痛风间歇期一日食谱

餐次	菜品名称	食物种类和数量	餐次	菜品名称	食物种类和数量
早餐	馒头	小麦粉 50g		蒜蓉茼蒿	茼蒿 150g
	煮鸡蛋	鸡蛋 60g	午点加餐	猕猴桃	猕猴桃 100g
	凉拌胡萝卜丝	胡萝卜丝 50g	晚餐	馒头	小麦粉 100g
	低脂牛奶	低脂牛奶 250ml		冬瓜肉片	冬瓜 150g
早点加餐	苹果	苹果 100g			猪瘦肉 50g
午餐	米饭	粳米 100g		炝炒大头菜	大头菜 150g
	肉末茄子	茄子 100g	全天	全天植物油 30g,盐 5g	
		猪瘦肉 50g			

注:具体食物种类可依据食物交换份予以替换。

6. 跟踪及调整　对患者进行定期营养监测,包括体重、三头肌皮褶厚度、上臂肌围、握力等人体测量指标,及白蛋白、前白蛋白、尿素氮、肌酐、血红蛋白等实验室检查指标,并详细询问患者近期的营养摄入及耐受情况,有无痛风发作,以评估患者营养状态,并结合尿酸水平及所处痛风分期及时调整营养治疗方案。

三、肥胖

肥胖是一种慢性代谢性疾病,指体内脂肪体积增大和/或脂肪细胞数量增加导致的体重增加,或体脂占体重的百分比异常增高,并在某些局部过多沉积脂肪,是由遗传及环境等多种因素相互作用所导致。肥胖是多种慢性疾病的潜在危险因素,如糖尿病、痛风以及其他代谢性疾病、心血管疾病、肿瘤等。1997 年,世界卫生组织将肥胖宣布为一种疾病。随着我国经济的发展和居民生活方式的改变,人们的饮食偏高糖、高脂和高蛋白的食物,且体力活动和运动过少,肥胖患病率呈持续上升趋势,2010 年我国成人肥胖率已达 12%。目前,我国制定了《"健康中国 2030"战略规划》和《中国防治慢性病中长期规划(2017—2025 年)》等,启动了一些相关干预项目,社区卫生服务中心和乡镇卫生院逐步开展超重肥胖、血压血糖升高、血脂异常等慢性病高危人群的患病风险评估和干预指导,提供平衡膳食、身体活动、养生保健、体质辨识等咨询服务,以遏制肥胖等慢性病危险因素的流行。根据体格测量指标判断超重和肥胖可以尽早筛查和发现肥胖,有利于对超重和肥胖的预防和干预。

【目的】

1. 掌握成人超重和肥胖营养治疗原则及营养治疗方案。
2. 熟悉成人超重和肥胖的评价标准。
3. 了解成人超重和肥胖的相关知识和体格测量指标。

【内容】

1. 肥胖的原因及分型　肥胖发生的根本原因是机体的能量摄入大于机体的能量消耗,

从而使多余的能量以脂肪的形式贮存,最终导致肥胖。肥胖可受遗传影响,易于发生肥胖;也有现代社会环境和生活方式的影响,包括膳食结构不合理,高蛋白、高脂肪食品消费逐渐增多,而谷类食品逐渐减少,蔬菜和水果的摄入量亦偏低;饮食习惯不良,如暴饮暴食、三餐饮食不规律、进餐速度过快、晚餐过饱、常吃消夜等不良的饮食、生活习惯也易导致肥胖的发生;体力活动过少,由于交通便捷,步行的时间明显减少,办公现代化,静坐工作的时间明显增加等,导致体力活动不足,能量消耗减少,过多摄入的能量则以脂肪的形式囤积,是超重和肥胖人群增加的主要因素之一。

肥胖按病因可分为 3 类:遗传性肥胖、继发性肥胖和单纯性肥胖。遗传性肥胖一般较少,主要指因遗传物质改变而发生的肥胖。继发性肥胖主要是机体因生理或病理改变引起的内分泌失调或障碍而导致的肥胖,如肾上腺皮质功能亢进症、女性更年期综合征、甲状腺功能障碍等而导致的肥胖。单纯性肥胖是排除以上两种原因所引发的肥胖,主要是由于营养过剩所造成的全身性脂肪过量积累。

2. 肥胖的评价标准及方法 肥胖症的评估包括对身体肥胖程度的测量、体脂总量的测定以及脂肪分布的测量。主要方法有:

(1) 体重指数:测量身体的肥胖程度,BMI(kg/m^2) = 体重(kg)/[身长(m)]^2。BMI 在诊断肥胖症中是最重要的指标,在 2003 年,中国肥胖工作组正式发表《中国成人超重和肥胖症预防控制指南》,提出中国成人肥胖超重的判断标准,我国成人 BMI 的分界线是:24kg/m^2 ≤BMI<28kg/m^2 超重,BMI≥28kg/m^2 为肥胖。

(2) 理想体重:理想体重 IBW(kg) = 身高(cm) - 105 或 IBW(kg) = [身高(cm) - 100]×0.9(男性)或 0.85(女性)。若实际体重超过理想体重的 20% 时,定为肥胖症;若实际体重超过理想体重 10% 但又不超过 20% 时称为超重,其中,实际体重超过理想体重 20% 时为轻度肥胖,超过 30% 时为中度肥胖症,超过 50% 以上时为重度肥胖,见表 11-47。

表 11-47 肥胖度分级

评价	标准体重指数	评价	标准体重指数
超重	>10%	中度肥胖	30% ~ 50%
肥胖	≥20%	重度肥胖	≥50%
轻度肥胖	20% ~ 30%	病态肥胖	≥100%

(3) 腰围或腰/臀比(WHR)

1) 腰围(WC):该指标用来测定腹部脂肪的分布。腰围与身高无关,但与 BMI 和腰臀比值紧密相关,是反映腹内脂肪量和总体脂肪量的一个近似指标。

测量方法:取站立位,双足分开 25 ~ 30cm,以均匀分配体重。在髂前上棘和第 12 肋下缘连线的中点水平测量腰围,环绕臀部的骨盆最突出点一周测量臀围。目前认为腰围的测定更加简便、可靠,是诊断是否存在腹部脂肪积聚的重要临床指标。国际糖尿病联盟(IDF)的标准为男性 ≥90cm、女性 ≥80cm。中国肥胖问题工作组建议腰围男性 ≥85cm、女性 ≥80cm 为中心型肥胖的标准。

2）腰围和臀围比

腰臀比值（WHR）：腰围与臀围的比值。腰臀比值=腰围（cm）/臀围（cm）。

参考标准：成年男性<0.9，成年女性<0.85，为腹型肥胖，比外周型肥胖更易患高脂血症、高血压、冠心病等慢性病。

（4）CT 或 MRI：用于测量机体皮下脂肪的厚度或内脏脂肪量，用于准确评估体内脂肪的分布，扫描腹部第 4~5 腰椎的水平面计算内脏脂肪面积时，腹腔内的脂肪面积>100cm^2 判断为腹腔内脂肪增多，但通常不作为常规检查。

（5）其他方法：如身体密度测量法、双能 X 线法、生物电阻抗法等测定体脂量。

3. 超重或肥胖分期　超重或肥胖分为 4 期，具体如下：

0 期：超重，无超重或者肥胖相关疾病前期或者相关疾病；

1 期：超重伴 1 种或者多种超重或肥胖相关疾病前期；或肥胖，无或伴有 1 种或者多种超重或肥胖相关疾病前期；

2 期：超重或肥胖，伴 1 种或多种超重或肥胖相关疾病；

3 期：超重或肥胖，伴 1 种或多种超重或肥胖相关疾病重度并发症。

4. 肥胖的主要症状和体征　轻度肥胖多无症状。中重度肥胖可出现气短、关节痛、肌肉酸痛、体力活动减少及焦虑等。还可伴发高脂血症、高血压、糖尿病、冠心病、胆囊炎、胆石症、高尿酸血症和痛风、睡眠呼吸暂停等疾病。并发症严重者可严重影响身心健康。

肥胖者的特征是身材外型显得矮胖、浑圆，脸部上窄下宽，双下颏，颈粗短，向后仰头枕部皮褶明显增厚，颈部后侧皮肤有时可见黑棘皮样变。胸圆，肋间隙不显，双乳因皮下脂肪厚而增大。站立时腹部向前凸出而高于胸部平面，脐孔深凹。短时间明显肥胖者在下腹部两侧、双大腿和上臂内侧上部和臀部外侧可见细碎紫纹或白纹。儿童肥胖者外生殖器埋于会阴皮下脂肪中而使阴茎显得细小而短。手指、足趾粗短，手背因脂肪增厚而使掌指关节突出处皮肤凹陷，骨突不明显。

5. 营养治疗原则　肥胖患者的生活方式干预主要包括 3 个方面，即膳食、运动和行为习惯，其中，膳食是其中重要的一个环节。营养治疗的原则是在满足机体对各种营养素需求的基础上，维持能量摄入与能量消耗的负平衡，即消耗大于摄入，从而达到减脂的目的。要遵循循序渐进的原则，防止体重下降过快，切忌单纯盲目地节食。此外，与运动疗法相结合，可以达到更为理想的治疗效果。

6. 预防与康复　对肥胖的预防应从儿童期开始，做好宣传教育工作，养成良好的饮食、生活习惯，采取健康的生活方式，维持体重在正常范围内。对于肥胖患者，其康复主要依赖于医学营养治疗与循序渐进的体力运动相结合，逐渐减轻体重，并保持良好的生活习惯，长期维持。

【营养治疗方案】

肥胖患者的营养治疗应将长期对能量摄入的控制和能量消耗的增加相结合，养成良好的饮食、生活习惯。

肥胖患者的生活方式干预主要包括 3 个方面，即膳食、运动和行为习惯，其中，膳食是其中重要的一个环节。膳食原则是在满足机体对各种营养素需求的基础上，维持能量摄入与能量消耗的负平衡,即消耗大于摄入,从而达到减脂的目的。要遵循循序渐进的原则,防止体重下降过快,切忌单纯盲目地节食。此外,与运动疗法相结合,可以达到更为理想的减重效果。

1. 设定合理的减重目标　半年内减少当前体重的 5%~10%。

2. 选择执行的膳食模式

(1) 限能量平衡膳食:每日总能量摄入量的制定应该依据被评价者的身高、体重、体力活动、是否有合并症等个体化制定。主要有三种方式:①在目标摄入量的基础上按照一定比例递减(减少 30%~50%);②在目标摄入量的基础上每日减少 500kcal 左右;③每日供能 1 000~1 500kcal。

限能量平衡膳食三大营养物质供能比例:

1) 碳水化合物 40%~55% 左右。减少精制糖摄入,在食谱中增加全谷物食物的比例,最好占 1/3~1/2,全谷物食物包括:全麦馒头、全麦面包、玉米面饼子、三合面窝头等,可以每周吃 2~3 次全谷物食物,其他时间可以食用其他主食。并且警惕隐性主食,如土豆、芋头、山药、凉皮等都是含淀粉较高的食物,减重时应算入总能量,而不能仅仅当蔬菜食用。

2) 蛋白质 15%~20%。蛋白质类的食物可以延缓胃排空,减轻饥饿感,选择时以动物蛋白、大豆蛋白为主,如瘦畜肉、鱼虾、去皮禽肉、脱脂奶及其制品、海鲜、蛋类、豆制品等。

3) 脂肪 20%~25%。每天脂肪的摄入量应不超过 40~50g,包括烹调用油。减少胆固醇及饱和脂肪摄入,少吃各种加工食品,如香肠、腌肉、薯片、方便面、浓肉汤、肉皮、肥肉、排骨、沙拉酱、火锅麻酱料等,并警惕坚果等油脂含量高食物中的隐性脂肪。

(2) 高蛋白膳食模式:此种膳食增加了蛋白质的供能比例,减少了碳水化合物和脂肪的供能比,蛋白质供能比 >20%,或者 >1.5g/(kg·d)。

(3) 轻断食膳食模式:也称为间歇性断食 5:2 模式,即 1 周内有 5 天正常进食,选择其他非连续的 2 天摄取平常能量的 1/4(女性约 500kcal/d,男性约 600kcal/d)的饮食模式。

3. 维生素和矿物质的供应与健康人基本一致,需要量可参考《中国居民营养素参考摄入量(2013 版)》来确定。

4. 水　每日饮水量与健康人需求基本一致,约每天 7~8 杯(1 500~1 700ml)。

5. 膳食纤维　中国营养学会建议成年人膳食纤维的摄入量为 25~30g/d。富含膳食纤维的食物包括蔬菜、水果、粗杂粮等。

6. 养成良好的行为习惯

(1) 少食多餐。将每日的总食物分成 4~6 次摄入,以降低饥饿感。

(2) 细嚼慢咽。可以增强饱腹感,从而减少进食量。

(3) 注意烹调方式。以蒸、煮、炖等代替煎炸、油滑、糖醋等。

(4) 减少零食的摄入。减少薯片、坚果、甜品等高脂高热量零食的摄入,以水果代替,但应注意水果的含糖量较高,长期大量摄入也会导致能量摄入增加,引起肥胖。推荐每天摄入 200~350g 的新鲜水果,果汁不能代替鲜果。可选择低糖水果如苹果、桃、柚子、梨等。

(5) 避免暴饮暴食。避免因为情绪波动或者饥饿而导致的暴饮暴食。

(6) 每天记录体重、饮食和运动的情况,定期测量腰围、臀围。

(7) 避免久坐、三餐规律、不熬夜、足量饮水、减少在外就餐。

（8）积极寻求家庭成员以及社交圈的鼓励和支持；必要时接受专业的减重教育和指导。

7. 运动处方　运动对减重的影响取决于运动方式、强度、时间、频率和总量。2013 年美国关于成年人肥胖管理指南推荐，增加有氧运动（如快走）至每周 150 分钟以上（每天 30 分钟以上，每周的大多数天）；推荐更高水平的身体活动（每周 200~300 分钟），以维持体重下降及防止减重后体重的反弹（长期，1 年以上）。

8. 食物选择，见表 11-48。

表 11-48　食物选择列表

食物选择	食物种类
宜选食物	建议增加粗杂粮的摄入，如燕麦、荞麦等，适量瘦畜肉、鱼虾类、去皮禽肉、脱脂奶、蛋清等，各种新鲜蔬菜、水果
慎选食物	高脂肪食物，如油炸、油煎食物、肉皮、肥肉等，高胆固醇食物，如动物脑、动物内脏等，精制糖食物，如糖果、甜点、饮料等

9. 预防与康复　对肥胖的预防应从儿童期开始，做好宣传教育工作，养成良好的饮食、生活习惯，采取健康的生活方式，维持体重在正常范围内。对于肥胖患者，其康复主要依赖于医学营养治疗与循序渐进的体力运动相结合，逐渐减轻体重，并保持良好的生活习惯，长期维持。

【实践】

张女士，38 岁，于 18 年前开始出现全身均匀性体重增加，平素喜食蛋糕等甜食及油炸油煎肉类。10 年前因工作压力增加，饮食不规律，现患者饮食及生活习惯了解如下：患者九点上班，八点半至公司食堂吃早餐，通常为两根油条一碗粥，十二点左右吃午餐，一般在公司食堂吃，喜欢选些油炸肉类、蛋炒饭，下午四点左右吃些点心、饼干加餐，七点左右吃晚餐，为一天中较为丰盛，进食量最大的一餐，荤菜为主，蔬菜进食少，且常有应酬，较少吃水果。不喜欢运动，工作以静坐为主，上下班开车代步。患者现饮食睡眠可，大小便正常。

既往史：否认糖尿病、高血压、冠心病史，无结核、肝炎接触史，无食物过敏史。否认使用糖皮质激素、减肥药等药物。

家族史：其父母也属肥胖体型，且母亲患有糖尿病。

体格检查：身高 165cm，体重 90kg，BMI 33.1kg/m²，腰围 116cm，臀围 112cm，腰臀比 1.04，毛发变化不大，皮肤无痤疮，无白纹、紫纹。腹软，无压痛，双下肢无水肿。

辅助检查：总胆固醇 7.71mmol/L，甘油三酯 4.22mmol/L，高密度脂蛋白 1.21mmol/L，低密度脂蛋白 4.14mmol/L，血常规、血糖、糖化血红蛋白、尿常规、肝肾功能未见明显异常。

营养治疗流程：

1. 营养风险筛查　具体步骤详见营养风险筛查章节。

2. 病例分析　患者青年女性，自 20 岁时开始出现体重增加，饮食结构欠佳，喜食甜食及煎炸类食物，活动量较少。身高 165cm，体重 90kg，BMI 33.1kg/m²，肥胖体型，轻体力活动，采用限能量平衡膳食，总能量按 1 000~1 500kcal/d 计算，三大产能营养素供能比分别为蛋白质 15%~20%、脂肪 25%~25%、碳水化合物 40%~55%，保证营养摄入均衡。针对患者饮食和生活习惯存在的问题,建议三餐定时定量,调整三餐饮食结构;正餐中增加蔬菜摄入量,保证每天摄入500g左右的新鲜蔬菜;控制全天荤菜的摄入量,且选择优质蛋白质、低脂类食物,避免油炸、油煎;逐渐减少甜点、饼干等零食摄入;水果作为两餐之间加餐,每天约一个中等大小苹果量,每次吃半个;养成细嚼慢咽饮食习惯;在家就餐注意烹调方式,以蒸煮代替煎炸;在外就餐多选择低能量高膳食纤维的食物;控制情绪化饮食;逐渐增加活动量,餐后半小时规律运动,同时减少工作中静坐时间

3. 计算每日能量及营养素需要量(按参考范围内某一确定值计算)

总能量 = 1 300kcal

蛋白质 = 1 300×18%/4 = 59g

脂　肪 = 1 300×27%/9 = 39g

碳水化合物 = 1 300×55%/4 = 179g

4. 计算食物量　将能量及营养素换算成为食物,具体计算请参考食谱编制法章节(表11-49)。

表 11-49　食物量计算表

食物种类	重量/g	食物种类	重量/g
主食	150	蔬菜	550
鸡蛋	60	水果	200
低脂牛奶	250	食用油	22
瘦肉及海鲜类	125	盐	5

5. 一日食谱举例,见表11-50。

表 11-50　肥胖症患者一日食谱

餐次	菜品名称	食物种类和数量	餐次	菜品名称	食物种类和数量
早餐	馒头	小麦粉 50g			鸡胸脯肉 75g
	煮鸡蛋	鸡蛋 60g		清炒西芹	西芹 125g
	凉拌黄瓜	黄瓜 100g	午点加餐	桃子	桃子 100g
	低脂牛奶	低脂牛奶 250ml	晚餐	全麦馒头	全麦粉 50g
早点加餐	苹果	苹果 200g		白灼虾	基围虾 50g
午餐	二米饭	粳米 30g		香菇油菜	鲜香菇 100g
		小米 20g			油菜 125g
	莴笋鸡块	莴笋 100g	全天		全天植物油 20g,盐 5g

注:具体食物种类可依据食物交换份予以替换。

6. 跟踪及调整　对患者进行定期营养监测,包括体重、三头肌皮褶厚度、上臂肌围、握力等人体测量指标,及血脂、血糖、白蛋白、血红蛋白等实验室检查指标,有条件者行人体成分分析,并详细询问患者近期的营养摄入情况及耐受情况,有无明显饥饿感,以评估患者营养状态及减重效果,及时调整营养治疗方案。

第六节　恶 性 肿 瘤

一、恶性肿瘤的概述

【目的】

1. 掌握恶性肿瘤的营养治疗方案。
2. 熟悉营养不良对恶性肿瘤患者的影响。
3. 了解恶性肿瘤的预防和康复。

【内容】

1. 营养不良对恶性肿瘤患者的影响　营养不良是恶性肿瘤患者并发症发生率和病死率升高的主要原因之一。营养不良的恶性肿瘤患者对手术、放化疗等综合治疗耐受性差,并且对治疗的反应欠佳,治疗的不良反应及并发症增多。同时,恶性肿瘤所导致的体重减轻和营养不良也会因为各种治疗所致的营养素摄入和吸收受限进一步加重。此恶性循环会最终导致全身衰竭,影响预后。因此,恶性肿瘤患者的营养治疗是其综合治疗方案中最基本和必需的一部分。

2. 预防与康复　恶性肿瘤的病因及发病机制尚不完全明确,但不良的生活方式及饮食习惯,如吸烟、酗酒、常吃腌熏食品、高盐饮食等是很多恶性肿瘤发生的危险因素,所以为预防其发生,需避免此类不良的生活方式及饮食习惯,同时做到积极治疗与恶性肿瘤相关的疾病,对高危人群定期随访,以达到预防或早期发现、早期治疗的目的。恶性肿瘤的康复主要依赖于手术或放化疗等综合治疗,在此过程中,科学合理的营养治疗是保证综合治疗顺利进行的最基础环节。

【营养治疗方案】

肿瘤患者在治疗过程中往往出现恶心、呕吐、厌食、口腔炎、味觉改变、胃肠道黏膜损伤等一系列不良反应,影响营养物质的摄入。因此根据患者的具体情况,选择合理的营养供给方式及治疗方案非常重要。根据治疗途径,临床营养治疗的方法可分为肠内营养(EN)、肠外营养(PN)。EN指经口摄食、鼻胃肠管饲、胃或空肠造瘘管饲。当胃肠道有功能时首选EN。PN又分为全肠外营养(TPN)和部分肠外营养(PPN),主要通过考虑患者胃肠道是否有功能以及营养素和能量的摄入量能否达到目标量进行选择。

1. 围手术期患者营养治疗方案

(1) 总能量:每日能量需要量按 104.6~125.4kJ/(kg·d) [25~30kcal/(kg·d)] 来估算。

(2) 蛋白质:适当提高蛋白质供给量,建议每日供给量 1.0~1.5g/kg,严重消耗者 1.5~2.0g/kg,并注意提高肉、蛋、奶等优质蛋白质所占比例。

(3) 脂肪:适当提高脂肪供能比例,约占总能量的 25%~30%。

(4) 碳水化合物:每日的摄入量占总能量的 50%~60%。少选或不选用含单、双糖的食物。

（5）矿物质及维生素：矿物质和维生素的供应与健康人基本一致，需要量可参考《中国居民营养素参考摄入量（2013 版）》的 RNI 或 AI 来确定。

（6）水：每日饮水量与健康人基本一致，并减少摄入如浓茶、咖啡、可乐等含咖啡因食物。禁酒。

（7）膳食纤维：每日 25～30g，需求量与健康人基本一致。消化道肿瘤患者由于癌肿部分多质脆易出血，因此，应限制富含不可溶性膳食纤维食物的摄入。

（8）少食多餐：无需按一日三餐进食，食欲好时可随时进餐，以增加每日总能量的摄入。

（9）肠外营养：若经胃肠道长期不能满足目标能量 60%，可加用肠外营养作为补充。若不能进行肠内营养治疗，应及时给予全肠外营养治疗。

（10）个体化治疗。需根据患者的具体病情、术式等制定个体化的营养治疗方案并根据病情随时调整。术后从清流质饮食、流质饮食向半流质饮食、软食、普通饮食逐渐过渡。

2. 化疗患者营养治疗方案

（1）能量：卧床患者能量需要推荐以 83.6～104.6kJ/（kg·d）[20～25kcal/（kg·d）]来估算，能下床活动患者的能量需要以 104.6～125.4kJ/（kg·d）[25～30kcal/（kg·d）]来估算。

（2）蛋白质：保证蛋白质供给。肿瘤化疗患者消耗较大，每日蛋白质供给可予以 1.5～2.0g/kg，根据消化吸收功能选择肉、蛋、奶及豆制品等食物，保证蛋白质的充足供给。

（3）脂肪：肿瘤患者一般推荐较高脂饮食，占总能量 25%～30%。但若患者存在消化道症状，如恶心、呕吐或腹泻等，仍建议低脂饮食，待症状减轻后逐渐增加脂肪摄入。

（4）碳水化合物：每日的摄入量占总能量的 50%～60%。少选或不选用含单、双糖的食物。

（5）合理应对化疗不良反应：化疗相关不良反应如恶心、呕吐、食欲差等是造成患者营养不良的重要因素。可以采取一些措施维持化疗期间营养状况：少食多餐；提供温和刺激性小的食物；饭后适度休息，但避免平躺；不去有烟味或异味的地方；腹泻患者可选择富含钠、钾的食物，如香蕉、苹果，少食产气食物，如豆类。

3. 放疗患者营养治疗方案

（1）能量：恶性肿瘤患者每天能量供给为 104.6～125.4kJ/（kg·d）[25～30kcal/（kg·d）]，放疗患者应根据放疗的进行而随时调整能量供给。

（2）蛋白质：放疗患者蛋白质推荐给予量为 1.5～2.0g/（kg·d）。

（3）碳水化合物：摄入量占总能量的 50%～60%。

（4）餐次：少食多餐，而非三餐，在食欲好时可随时进食。

（5）避免空腹放疗，治疗前 1 小时尽量少量进食，可口服营养剂。

（6）避免过冷、过热、油腻及酸辣刺激性食物。

4. 食物选择，见表 11-51。

表 11-51　食物选择列表

食物选择	食物种类
宜选食物	细软、清淡、易消化的食物，新鲜蔬菜、水果，肉类、鱼虾、蛋类、奶、豆类及其制品等
慎选食物	熏烤、腌制、生冷食物、油炸油煎食物。辛辣刺激性食物，如花椒、辣椒、大蒜、大葱、生姜等。肥腻食物，如肥肉、肉汤、鱼籽、蟹黄等

二、常见恶性肿瘤的营养管理

（一）食管癌

【目的】

1. 掌握食管癌的营养治疗方案。

2. 熟悉食管癌的营养致病因素。

3. 了解食管癌的概念、诊断标准、预防与康复。

【内容】

1. 概念 食管癌是恶性肿瘤的一种,原发于食管上皮,临床上以进行性的吞咽困难为典型症状。

2. 诊断标准 凡是年龄大于 50 岁(高发区大于 40 岁),出现进食后胸骨后停滞感或者咽下困难者,应及时行有关检查以明确诊断。其中,胃镜在发现与诊断食管癌方法中作为首选,不仅可以直接观察到病灶的形态,还可以在直视下取活检行病理学检查,以明确诊断。当患者不适宜行胃镜检查时,可以选择食管钡剂造影。胸部 CT 检查可以清晰地显示食管与邻近纵隔器官的关系,但难以发现早期的食管癌。超声内镜有利于判断食管癌的浸润深度、有无异常肿大的淋巴结以及对周围器官的浸润情况,对肿瘤的分期、治疗方案的选择及预后的判断有着重要意义。

3. 营养相关因素

(1) 亚硝胺类化合物。亚硝胺类化合物及其前体分布很广,且致癌性很强。高发区的膳食、饮水,甚至患者的唾液中亚硝酸盐的含量远高于低发区。

(2) 霉变食品。食物被霉菌污染可导致霉变,某些霉菌及其毒素的致癌作用已被公认。

(3) 不良生活习惯。经常进食过硬、过热的食物,进食速度过快,长期饮烈性酒、浓茶、浓咖啡等,维生素 A 缺乏等营养缺乏均是诱发食管癌发生的高危因素。

4. 预防与康复 我国在很多地区,尤其是在食管癌高发成立了防治基地,对食管癌进行了预防,包括防霉去毒、改善饮水、改变不良的饮食生活习惯等,并且对食管癌高发区人民进行普查,对高危人群进行了化学药物等的干预治疗。对高危人群筛查,及早发现早期食管癌并积极治疗可保证其康复疗效,而营养治疗对保证患者良好的营养状况、提高康复治疗效果起到重要作用。

【营养治疗方案】

吞咽困难是食管癌典型的临床表现,影响患者进食。肿瘤组织致使能量消耗增加,机体处于负氮平衡,容易出现营养不良。此外,手术、放化疗等治疗可引起患者厌食、恶心、呕吐等不良反应,进一步导致患者营养素和能量摄入不足,丢失过多,出现消瘦、贫血、营养不良、恶病质等情况。因此合理的营养方案至关重要。

1. 膳食选择 消化道功能正常的患者,以口服或胃肠道管饲补充为主;需长期管饲者可通过胃肠造口进行营养治疗。当肠内营养供给量不足能量需要量 60% 时,可加用肠外营养。若胃肠道功能完全丧失的患者,首选肠外营养。

2. 总能量 能量摄入以维持适宜体重为目的,卧床患者能量需要推荐以 83.6～104.6kJ/(kg·d)[20～25kcal/(kg·d)]来估算,能下床活动者的能量需要以 104.6～125.4kJ/(kg·d)[25～30kcal/(kg·d)]来估算。

3. 蛋白质 食管癌患者常存在低蛋白血症,可适当提高蛋白质供给量。建议每日蛋白质供给量 1.0~1.5g/kg,严重消耗者可达 1.5~2.0g/kg,约占总能量的 16%~20%,并注意提高肉、蛋、奶等优质蛋白质所占比例。

4. 脂肪 适当提高脂肪供能比例,脂肪供能可占总能量的 25%~30%,并限制饱和脂肪的摄入量。

5. 碳水化合物 每日的摄入量占总能量的 50%~60%。少选或不选用含单、双糖的食物。

6. 矿物质及维生素 矿物质的供应与健康人基本一致,需要量可参考《中国居民营养素参考摄入量(2013 版)》中的 RNI 或 AI 来确定。

7. 水 每日饮水量与健康人基本一致,并减少摄入如浓茶、咖啡、可乐等含咖啡因食物。禁酒。

8. 膳食纤维 每日 25~30g,需求量与健康人基本一致。消化道肿瘤患者由于癌肿部分多质脆易出血,因此,应限制富含不可溶性膳食纤维食物的摄入。

9. 食物选择,见表 11-52。

表 11-52 食物选择列表

食物选择	食物种类
宜选食物	细软、清淡、易消化的食物,新鲜蔬菜、水果,肉类、鱼虾、蛋类、奶、豆类及其制品等
慎选食物	熏烤、腌制、生冷食物、油炸油煎食物、辛辣刺激性食物、肥腻食物等。富含不可溶性膳食纤维较多的食物,如芹菜、韭菜、豆芽、竹笋

注意事项:

1. 术前吞咽困难进行性加重,或出现反复呕吐、便血等情况,或血红蛋白进行性下降,应及时医院就诊。

2. 术后出现反复呕吐、便血、高热等情况,请及时医院就诊。

【实践】

患者李某,男性,68 岁,因"进行性吞咽困难 2 月余"就诊于消化内科,诊断为"食管癌"。患者自发病以来,睡眠可,进食哽噎感,自发病以来体重下降 10kg。

体格检查:身高:175cm,体重:58kg,BMI:18.9kg/m²,腹软,无压痛,双下肢轻度凹陷性水肿。

实验室检查:总蛋白:57.6g/L,白蛋白:31.9g/L,血红蛋白 115g/L。

临床诊断:食管癌。

营养治疗流程:

1. 营养风险筛查 具体步骤详见营养风险筛查章节。

2. 病例分析 患者老年男性,68 岁,食管癌诊断明确,进食哽噎感,身高 175cm,体重 58kg,BMI 18.9kg/m²,消瘦体型,生活可自理,自发病以来体重下降 10kg,总能量按 25~30kcal/(kg·d)计算,三大产能营养素供能比分别为蛋白质 16%~20%、脂肪 25%~30%、碳水化合物 50%~60%,保证营养摄入均衡。饮食应注意适宜能量、适宜高蛋白质软食或半流质饮食,如余小肉丸、鱼丸,碎菜肉末龙须面,小馄饨,各种肉菜粥等。并且戒烟禁酒,忌食熏烤、腌制、霉变食物。

3. 计算每日能量及营养素需要量(按参考范围内某一确定值计算)

$$总能量 = (身高 - 105) \times 25 = (175 - 105) \times 25 = 1\,750\,kcal$$
$$蛋白质 = 1\,750 \times 18\% / 4 = 79g$$
$$脂肪 = 1\,750 \times 26\% / 9 = 51g$$
$$碳水化合物 = 1\,750 \times 56\% / 4 = 245g$$

4. 计算食物量 将能量及营养素换算成为食物,具体计算请参考食谱编制方法章节,见表 11-53。

表 11-53 食物量计算表

食物种类	重量/g	食物种类	重量/g
主食	225	蔬菜	600
鸡蛋	60	水果	250
牛奶	250	食用油	29
瘦肉及海鲜类	175	盐	5

5. 一日食谱举例,见表 11-54。

表 11-54 食管癌患者软食期一日食谱

餐次	菜品名称	食物种类和数量	餐次	菜品名称	食物种类和数量
早餐	青菜肉末粥	粳米 55g			胡萝卜 150g
		肉末 30g		冬瓜汤	冬瓜 100g
		青菜 100g	午点加餐	牛奶	纯牛奶 250ml
	鸡蛋羹	鸡蛋 60g	晚餐	软米饭	粳米 85g
早点加餐	苹果泥	苹果 250g		素炒茭瓜	茭瓜 250g
午餐	面条	小麦粉 85g		清蒸鱼	鱼 70g
	胡萝卜炖牛肉丸	牛肉 75g	全天		全天植物油 29g,盐 5g

注:具体食物种类可依据食物交换份予以替换。

6. 跟踪及调整 对患者进行定期营养监测,包括体重、体重指数、三头肌皮褶厚度、上臂肌围、握力等人体测量指标,及白蛋白、前白蛋白、谷丙转氨酶、谷草转氨酶、尿素氮、肌酐、血红蛋白等实验室检查指标等,评估患者营养状况,详细询问近期患者的饮食摄入及耐受情况,并根据患者有无进行食管癌手术及术后所处阶段及时调整营养治疗方案,若患者行手术治疗,为防止发生吻合口瘘导致感染,不宜过早经口进食。一般需要经口禁饮禁食一周以上,期间予以静脉营养联合鼻饲管行肠内营养;经口试餐时,可先给予少量温开水,若无不适可进食少量流质饮食,少食多餐,逐渐加量,增加至每天需要量的 60% 时,可在医生的指导下考虑拔除鼻饲管,经口由流食、低脂半流食、低脂软食逐渐过渡至普食,进食量逐渐增加。

（二）胃癌

【目的】

1. 掌握胃癌的营养治疗方案。

2. 熟悉胃癌的营养致病因素。

3. 了解胃癌的概念、诊断标准、预防与康复。

【内容】

1. 概念　胃癌是指源于胃黏膜上皮细胞的恶性肿瘤，主要是胃腺癌，是最常见的恶性肿瘤之一，严重影响人类的生命健康。

2. 诊断标准　胃癌的诊断主要依据胃镜检查以及病理活检。对于有中上腹疼痛、消化不良、呕血或者黑便的患者应及时进行胃镜检查。对胃癌的高危患者应该定期胃镜检查：慢性萎缩性胃炎伴有肠上皮化生或异型增生者；良性溃疡经过正规治疗 2 个月无效者；行胃切除术后 10 年以上者均应行胃镜检查。

3. 营养相关因素　不良的饮食、生活习惯是胃癌发生的危险因素。长期食用油炸、熏烤、盐腌食品的人群胃癌发病率高，可能与此类食物中的真菌毒素、亚硝酸盐、多环芳烃化合物等致癌物或者前致癌物的含量较高有关。另外，吸烟、饮酒过度的人群胃癌发病风险较不吸烟饮酒者高。

4. 预防与康复　胃癌的预防关键在于对癌前疾病的治疗，以及对患者进行健康教育养成良好的饮食、生活习惯。科学合理的营养治疗可以保证患者治疗过程中良好的营养状况，以提高对手术、放化疗等治疗的承受力及疗效。

【营养治疗方案】

胃癌患者常常出现食欲减退、味觉改变、恶心、呕吐、饱胀感等症状，严重影响患者的进食。此外，肿瘤本身可以引起全身营养物质的代谢障碍及消耗增加。胃癌手术严重影响机体的消化、吸收功能，化疗可加重消化道症状，放疗、生物治疗均会影响机体的营养状况。胃癌患者围手术期、放化疗等治疗期间，营养治疗首选口服途径，当摄入量少于需要量的 60% 时，则以静脉营养补充能量不足部分。

（1）总能量：围手术期患者每日能量为卧床患者 104.6kJ/（kg·d）［25kcal/（kg·d）］左右，非卧床患者 104.6~125.4kJ/（kg·d）［25~30kcal/（kg·d）］，尽量维持体重不低于正常范围。

（2）蛋白质：胃癌患者往往因长期进食不佳导致低蛋白血症，因此可适当提高蛋白质供给量。建议蛋白质术前 1.0~1.2g/（kg·d），术后可增加至 1.2~1.8g/（kg·d），约占总能量的 16%~22%，并注意提高肉、蛋、奶等优质蛋白质所占蛋白质的比例。

（3）脂肪：适当提高脂肪供能比例，脂肪供能可占总能量的 25%~30%，并限制饱和脂肪的摄入量。

（4）碳水化合物：每日的摄入量占总能量的 50%~60%。少选或不选用含单、双糖类食物。

（5）矿物质及维生素：矿物质的供应与健康人基本一致，但容易出现 B 族维生素、脂溶性维生素及铁、钙的缺乏，应注意监测补充。其他维生素及矿物质可参考中国居民营养素参考摄入量（2013 版）中的 RNI 或 AI 来确定。

（6）水：每日饮水量与健康人基本一致，并减少摄入如浓茶、咖啡、可乐等含咖啡因食物。禁酒。

（7）膳食纤维：每日 25~30g，需求量与健康人基本一致。由于癌肿部分多质脆易出血，因此应限制富含不可溶性膳食纤维食物的摄入。

（8）食物选择，见表 11-55。

表 11-55　食物选择列表

食物选择	食物种类
宜选食物	细软、清淡、易消化的食物，新鲜蔬菜、水果，肉类、鱼虾、蛋类、豆类及其制品等
慎选食物	熏烤、腌制、霉变、富含硝酸盐和亚硝酸盐及生冷食物、油炸油煎食物、辛辣刺激性食物、肥腻食物等。富含不可溶性膳食纤维较多的蔬菜，如芹菜、韭菜、豆芽、竹笋

注意事项：

胃术后容易出现恶心、呕吐、吻合口梗阻、倾倒综合征等并发症，饮食上应注意视患者耐受情况逐渐过渡，限制单糖与双糖，少食多餐，进餐时干稀分开，在餐前及餐后 0.5~1 小时不饮用液体，进食时采用半卧位，细嚼慢咽，餐后平躺 20~30 分钟，若症状仍无缓解应及时医院就诊。

【实践】

患者赵某，女性，61 岁，因"上腹间歇性隐痛、进食后饱胀 2 月余"就诊。患者 2 月余前无明显诱因出现上腹部间歇性隐痛，无明显节律性，与进食及体位无关，进食后饱胀感，无明显恶心、呕吐、黑便，胃镜示胃部巨大溃疡。患者自发病以来，睡眠可，饮食欠佳，进食量较前减少约 1/2，自发病以来体重下降 5kg。

体格检查：神志清，精神可，身高 161cm，体重 50kg，BMI 19.2kg/m²，腹软，上腹部压痛，双下肢无水肿。

实验室检查：血红蛋白 95g/L，大便潜血试验（+）。肝肾功能、血电解质、血糖未见异常。

胃镜：胃窦前壁小弯侧见一隆起肿物，中央有一大小约为 30mm×35mm 的溃疡，溃疡面覆以污苔，周边黏膜呈堤样隆起，质硬脆，病理示（胃窦）黏膜内印戒细胞癌。

临床诊断：胃癌（印戒细胞癌）。

营养治疗流程：

1. 营养风险筛查　具体步骤详见营养风险筛查章节。

2. 病例分析　患者女性，61 岁，诊断为胃癌，有上腹部隐痛、进食后饱胀的症状，可予以高能量、高蛋白质软食，少食多餐，可选择如余肉丸、鱼丸，馄饨等食物，避免一餐进食过多导致腹胀。同时应避免牛奶、豆浆等易产气食物及高脂肪不易消化食物的摄入。患者身高 161cm，体重 50kg，BMI 19.2kg/m²，体型正常，生活自理，总能量按 25~30kcal/（kg·d）计算，三大产能营养素供能比分别为蛋白质 16%~22%、脂肪 25%~30%、碳水化合物 50%~60%，保证营养摄入均衡。

3. 计算每日能量及营养素需要量（按参考范围内某一确定值计算）

总能量 ＝（身高 − 105）× 30 ＝（161 − 105）× 30 ＝ 1 680kcal

蛋白质 ＝ 1 680 × 17% ／ 4g ＝ 71g

脂肪 ＝ 1 680 × 26% ／ 9g ＝ 49g

碳水化合物 ＝ 1 680 × 57% ／ 4 ＝ 239g

4. 计算食物量　将能量及营养素换算成为食物,具体计算请参考食谱编制方法章节,见表 11-56。

表 11-56　食物量计算表

食物种类	数量/g	食物种类	数量/g
主食	225	水果	250
鸡蛋	60	食用油	30
瘦肉及海鲜类（豆腐）	200（400）	盐	5
蔬菜	600		

5. 一日食谱,见表 11-57。

表 11-57　胃癌患者软食期一日食谱

餐次	菜品名称	食物种类和数量	餐次	菜品名称	食物种类和数量
早餐	烂面条	小麦粉 55g	午点加餐	葡萄	葡萄 100g
	鸡蛋羹	鸡蛋 60g	晚餐	黄瓜虾仁馄饨	小麦粉 85g
	清蒸茄子	茄子 100g			黄瓜 100g
早点加餐	苹果泥	苹果 150g			虾仁 100g
午餐	馒头	小麦粉 85g		清炒西葫芦	西葫芦 150g
	丝瓜炖豆腐	丝瓜 250g	全天		全天植物油 30g,盐 5g
		豆腐 200g			

注:具体食物种类可依据食物交换份予以替换。

6. 跟踪及调整　对患者进行定期营养监测,包括体重、体重指数、三头肌皮褶厚度、上臂肌围、握力等人体测量指标,及白蛋白、前白蛋白、谷丙转氨酶、谷草转氨酶、尿素氮、肌酐、血红蛋白等实验室检查指标等,以评估患者营养状态。并根据患者的治疗方案及时调整营养治疗方案:若行胃癌手术,术后接纳食物空间明显缩小,更需坚持少食多餐,以每天 8～10 餐开始,逐渐增加每餐进餐量及间隔时间,且食物选择以软烂、易消化食物为主。术后初期按照无渣清流食、少渣流食、半流食、软食、普食的顺序进行过渡。流质饮食以米汤、蛋汤、菜汤、藕粉、肠内营养制剂、奶、蛋白粉为宜。半流食应选高蛋白、高热量、高维生素、低脂肪、新鲜易消化的食物;进食普食后,增加蔬菜、水果的摄入。

（三）结直肠癌

【目的】

1. 掌握结直肠癌的营养治疗方案。

2. 熟悉结直肠癌的营养致病因素。

3. 了解结直肠癌的概念、诊断标准、预防与康复。

【内容】

1. 概念 结直肠癌包括结肠癌和直肠癌,是常见的恶性肿瘤。

2. 诊断依据 结直肠癌的诊断主要通过肠镜以及黏膜活检而确定。对出现排便习惯改变、粪便性状改变、腹痛、腹部肿块、贫血等,应及早进行结肠镜的检查。

3. 营养致病因素 根据流行病学调查,结直肠癌的发病与饮食及生活习惯关系密切。营养相关的危险因素包括:超重或肥胖、水果蔬菜进食过少、红肉及加工肉品进食过多、过度饮酒、缺少体育活动、吸烟等。

4. 预防与康复 首先,针对高危人群要进行筛查工作,尽早发现并治疗癌前疾病。其次,对于高危人群进行健康教育,使其改善饮食习惯,增加膳食纤维的摄入,戒烟,适当补充维生素。对于已患有结直肠癌的患者,做到早治疗,并予以科学合理的营养治疗保证良好的营养状况,以提高对手术的耐受力及对化疗等其他治疗的有效性。

【营养治疗方案】

结直肠癌的主要治疗手段是手术切除及化疗,而术前结直肠癌患者普遍存在营养不良。营养不良会降低患者对手术的耐受力下降,并延缓切口愈合,延长术后恢复时间,增加并发症及死亡率,此外,营养不良还会影响结直肠癌患者化疗的有效性。所以,要通过科学合理的营养治疗使患者保持良好的营养状态。

1. 总能量 能量摄入以维持适宜体重为目的,卧床患者能量需要推荐以 $83.6\sim104.6kJ/(kg\cdot d)$ [$20\sim25kcal/(kg\cdot d)$] 来估算,能下床活动者的能量需要以 $104.6\sim125.4kJ/(kg\cdot d)$ [$25\sim30kcal/(kg\cdot d)$] 来估算。

2. 蛋白质 结直肠癌患者往往存在低蛋白血症,可适当提高蛋白质供给量。建议每日蛋白质供给量 $1.0\sim1.5g/kg$,严重消耗者可达 $1.5\sim2.0g/kg$,约占总能量的 16%~20%。有研究表明,红肉摄入过多是结直肠癌发病的危险因素之一,因此应适当限制红肉的摄入量,可适当提高鸡鸭、鱼虾、蛋、奶等其他优质蛋白质所占比例。

3. 脂肪 适当提高脂肪供能比例,脂肪供能可占总能量的 25%~30%,并限制饱和脂肪的摄入量。

4. 碳水化合物 每日的摄入量占总能量的 50%~60%。少选或不选用含单、双糖的食物。

5. 矿物质及维生素 矿物质的供应与健康人基本一致,需要量可参考《中国居民膳食营养素参考摄入量(2013 版)》中的 RNI 或 AI 来确定。术后应注意补充维生素 B_{12} 及维生素 C。

6. 水 每日饮水量与健康人基本一致,并减少摄入如浓茶、咖啡、可乐等含咖啡因食物。禁酒。

7. 膳食纤维 每日 $25\sim30g$,需求量与健康人基本一致。保持大便通畅。

8. 食物选择,见表 11-58。

表 11-58　食物选择列表

食物选择	食物种类
宜选食物	细软、清淡、易消化的食物,如面汤、米汤、藕粉、烂面条、烂面片、蒸蛋羹等;新鲜瓜茄类蔬菜、水果,鸡鸭肉、鱼虾、奶、豆类及其制品等
慎选食物	熏烤、腌制、生冷食物、油炸油煎食物、辛辣刺激性食物、肥腻食物等;富含不可溶性膳食纤维较多的蔬菜,如芹菜、韭菜、豆芽、竹笋。避免产气食物,如豆类、玉米、洋葱等

注意事项:

很多结直肠癌患者术后留有肠造口,也就是人工肛门。这类患者应给予少渣低脂饮食,并减少摄入容易产生不良气味的食物,如蒜、洋葱等,并应避免产气性食物,如豆类、玉米、洋葱等。进餐时细嚼慢咽,闭口咀嚼,避免吞入大块食物。若为永久性肠造口,不同部位的造口给予不同的饮食,应在营养医师的管理下进食。

【实践】

患者张某某,男性,71 岁,农民,因"便血半月余"就诊于消化内科,行结肠镜下活检示直肠癌。患者自发病以来,饮食、睡眠可,近半年体重下降 17kg。

查体:身高:170cm,体重:55kg,BMI:$19.03kg/m^2$,腹软,无压痛,双下肢轻度凹陷性水肿。

实验室检查:总蛋白:67.6g/L,白蛋白:29.9g/L,血红蛋白:89g/L。

临床诊断:直肠癌。

营养治疗流程:

1. 营养风险筛查　具体步骤详见营养风险筛查章节。

2. 病例分析　患者男性,71 岁,直肠癌,便血,贫血,低蛋白血症,白蛋白 29.9g/L,血红蛋白89g/L,营养不良,需要营养治疗。患者术前应以高蛋白、较高能量、丰富维生素、易消化的少渣食物为主。若进食不足可加用整蛋白型肠内营养制剂,餐间口服。术前 3 天患者需低渣半流质饮食,术前一天禁食。

术后该患者进食可遵循以下步骤,循序渐进的过渡:①清流质饮食:如米汤、藕粉等,避免豆浆、牛奶等易胀气的食物;②流质饮食:指液体状的食物,如米粥等;③半流质饮食:流质至软食或普食之间的过渡,可予以软荤菜、软素菜及去皮软水果等;④软食:肉、菜等食物都应切小制软,并选用粗纤维少的蔬菜;⑤普通饮食:与健康人饮食基本相似,但应避免辛辣刺激性食品、油炸及不易消化食物。

以患者软食期营养治疗为例,身高 170cm,体重 55kg,BMI $19.03kg/m^2$,生活基本自理,总能量按 25~30kcal/(kg·d)计算,三大产能营养素供能比分别为蛋白质 16%~20%、脂肪25%~30%、碳水化合物 50%~60%,保证营养摄入均衡。

3. 计算每日能量及营养素需要量(按参考范围内某一确定值计算)

$$总能量 = (身高-105)×25 = (170-105)×25 = 1\,625kcal$$
$$蛋白质 = 1\,625×18\%/4 = 73g$$
$$脂肪 = 1\,625×25\%/9 = 45g$$
$$碳水化合物 = 1\,625×57\%/4 = 231g$$

4. 计算食物量 将能量及营养素换算成为食物,具体计算请参考食谱编制方法章节,见表 11-59。

表 11-59 食物量计算

食物种类	重量/g	食物种类	重量/g
主食	225	蔬菜	500
鸡蛋	60	水果	200
牛奶	250	食用油	20
瘦肉及海鲜类	150	盐	5

5. 一日食谱,见表 11-60。

表 11-60 食管癌患者软食期一日食谱

餐次	菜品名称	食物种类和数量	餐次	菜品名称	食物种类和数量
早餐	油菜鸡肉包	小麦粉 60g			虾仁 65g
		鸡脯肉 25			冬瓜 200g
		油菜 100g	午点加餐	牛奶	纯牛奶 250ml
	鸡蛋羹	鸡蛋 60g	晚餐	软米饭	粳米 75g
	大米粥	粳米 15g		素炒丝瓜	丝瓜 200g
早点加餐	苹果泥	苹果 200g		清蒸鱼	鱼 60g
午餐	冬瓜虾仁面	小麦粉 75g	全天		全天植物油 20g,盐 5g

注:具体食物种类可依据食物交换份予以替换。

6. 跟踪及调整 对患者进行定期营养监测,包括体重、体重指数、三头肌皮褶厚度、上臂肌围、握力等人体测量指标,及白蛋白、前白蛋白、谷丙转氨酶、谷草转氨酶、尿素氮、肌酐、血红蛋白等实验室检查指标等,详细询问近期患者的营养摄入情况、耐受情况以及排便情况,以评估患者营养状态,并根据患者所处疾病及治疗阶段及时调整营养治疗方案,术前为防止出现肠梗阻,应予以无渣或少渣饮食。一般术后 24~48 小时以清流质饮食为主,如米汤、面汤、藕粉等;如无腹胀等不适,可逐渐加用短肽型肠内营养制剂,再过渡到整蛋白型肠内营养制剂;进食 7~14 天后可逐渐吃半流质饮食,如厚饭、馄饨等,少量多餐、每日 5~6 餐。避免胀气(豆浆、牛奶)及多渣食物,避免肠梗阻的发生。手术 2~4 周之后肠道功能恢复时,可进食软饭,但仍应遵循无渣或少渣原则,避免粗粮及含纤维多的蔬菜,如芹菜、豆芽、韭菜等,增加优质蛋白质的摄入。在整个营养治疗过程中以口服或胃肠道管饲补充为主;需长期管饲者可通过胃肠造口进行营养治疗。当肠内营养供给量不足能量需要量 60% 时,可加用肠外营养。若胃肠道功能完全丧失的患者,首选肠外营养。

第七节　妊娠期相关疾病

一、妊娠糖尿病

【目的】

1. 掌握妊娠糖尿病的营养治疗原则及营养治疗方案。

2. 熟悉妊娠糖尿病的营养代谢特点。

3. 了解妊娠糖尿病的概念、诊断标准、预防与康复。

【内容】

1. 概念　妊娠合并糖尿病有两种情况，一种为原有糖尿病（diabetes mellitus，DM）的基础上合并妊娠，称糖尿病合并妊娠；另一种为妊娠期才出现的糖尿病，称为妊娠糖尿病（gestational diabetes mellitus，GDM），其中 90% 以上为 GDM，糖尿病合并妊娠者不足 10%。妊娠糖尿病的临床经过复杂，会对孕妇及胎儿造成较大危害，必须引起重视。

2. 诊断标准　妊娠糖尿病的诊断是在妊娠第 24~28 周及以后，对所有尚未被诊断为糖尿病的孕妇，进行 75g OGTT 试验，即在空腹口服糖（75g 蔗糖）后 1 小时、2 小时的血糖分别为 5.1mmol/L、10.0mmol/L、8.5mmol/L，任何一点血糖值达到或超过上述标准即诊断为 GDM。

妊娠糖尿病的血糖控制标准：餐前血糖值≤5.3mmol/L，餐后 1 小时血糖值≤7.8mmol/L，餐后 2 小时血糖值≤6.7mmol/L，夜间血糖不低于 3.3mmol/L，妊娠期 HbA1c 宜<6.0%。

3. 预防与康复　妊娠糖尿病妇女饮食中能量和碳水化合物摄入量的分布是根据其饮食习惯及血糖控制情况而确定的，需要维持糖尿病饮食至产后半年到一年，定时监测血糖。理想的饮食控制目标是既能保证患者妊娠期期间热能和营养的需要，又能避免餐后出现高血糖或饥饿引起的酮症、低血糖，保证胎儿正常生长发育。

4. 营养代谢特点

（1）在妊娠早中期，孕妇糖代谢特点表现为空腹血糖偏低，这是因为随着孕周增加，胎儿对营养物质的需求逐渐增加所致。空腹血糖约降低 10% 左右，且空腹时孕妇清除葡萄糖的能力较非妊娠期增强，这也是孕妇长时间空腹发生酮体的病理基础。

（2）到妊娠中晚期，随着孕妇体内拮抗胰岛素的物质增加以及孕妇对胰岛素敏感性的降低，为维持正常糖代谢水平，胰岛素需求量必须相应增加。若胰岛素需求量不能代偿，从而引起血糖升高，就会使原有糖尿病加重或出现 GDM。

5. 营养治疗目的

（1）使糖尿病孕妇的血糖控制在正常范围；

（2）保证胎儿和孕妇的合理营养摄入，减少母婴并发症的发生。

【营养治疗方案】

妊娠糖尿病患者应综合评估其身高、年龄、孕前体重、孕周、现体重、是否为多胎妊娠以及血糖状况,然后合理制定营养治疗方案,一般膳食原则是低盐低脂糖尿病膳食。

1. 总能量 《妊娠合并糖尿病诊治指南(2014)》推荐,妊娠糖尿病患者应合理控制总能量,每日摄入总能量应根据不同妊娠前体质量和妊娠期的体质量增长速度而定,见表11-61。孕早期能量摄入与非妊娠期大致相同,妊娠中、晚期在此基础上平均依次再增加约200kcal/d,多胎妊娠者应在单胎基础上每日适当增加200kcal能量摄入。对于超重及肥胖孕妇,在妊娠期不要求减轻体重,只要求控制体重增加的速度不要过快。

表 11-61 基于妊娠前 BMI 推荐的孕妇每日能量摄入量标准

妊娠前 BMI/(kg·m⁻²)	能量系数(单位:kcal/kg 理想体质量)	平均能量/(kcal·d⁻¹)
<18.5	35~40	2 000~2 300
18.5~24.9	30~35	1 800~2 100
≥25.0	25~30	1 500~1 800

选自:中华医学会妇产科学分会产科学组,中华医学会围产医学分会妊娠合并糖尿病协作组.妊娠合并糖尿病诊治指南(2014).中华妇产科杂志,2014,49(8):561-569.

2. 碳水化合物 碳水化合物占总能量的50%~60%左右,应避免精制糖的摄入,保证主食的摄入量,不应低于150g/d,过低则不利于胎儿生长。

3. 蛋白质 孕前蛋白质约占总能量的15%~20%,蛋白质的摄入量随孕期的增长而不同,非妊娠期妇女每日蛋白质推荐摄入量55g/d,孕早期、孕中期、孕晚期每日摄入量需分别增加0g/d、15g/d、25g/d。

4. 脂肪 应尽可能占总能量25%~30%。特别是硬果类食品应适量食入。注意单不饱和脂肪酸和多不饱和脂肪酸的摄入,减少饱和脂肪酸的摄入。

5. 膳食纤维 膳食纤维可能有助于降低过高的餐后血糖,可适量增加其在膳食中的比例。

6. 食物选择,见表11-62。

表 11-62 食物选择列表

食物类型	食物选择及制作方法
谷类	包括米、面等精粮;玉米、小米、荞麦、燕麦等粗杂粮,建议增加膳食中粗杂粮的摄入量,以占主食量1/3为宜,最多不超过1/2
蔬菜	每天500g以上,以绿叶菜为好,绿色蔬菜不少于50%。在进食土豆、山药、芋头、藕等淀粉含量较高的蔬菜时,减少主食的摄入量(每进食200g土豆应减少50g主食)
优质蛋白类	如精瘦肉、家禽类、鱼虾、鸡蛋、牛奶、豆制品等。此属高蛋白低脂肪食物。应保证每天摄入一个鸡蛋(60g),一袋奶(250ml)
水果	选择含糖量相对较低及升高血糖速度较慢的水果 香蕉、红枣、荔枝、柿子、山楂、榴梿等水果含糖量相对较高;橘子、苹果、梨、橙子、草莓、樱桃、柚子含糖量较低,可以首选食用;西红柿、黄瓜不计入每日水果进食量,可以适当多吃些以代替水果
忌食食物	忌高热量食物、忌高糖食品、忌酒、忌辛辣食物

7. 合理安排餐次　餐次安排在 GDM 的饮食中发挥非常重要的作用,少量多餐,每日 5~6 餐,定时定量的进食能够有效控制血糖。适当加餐,既能有效治疗高血糖又能预防低血糖的发生,但每天总能量不变。

8. 适量活动　以餐后半小时进行为宜,在允许的情况下适当适量的活动,避免剧烈运动,整个妊娠过程都要坚持。

注意事项:

(1) 妊娠糖尿病需满足患者正常生理需求,不能因控制血糖而导致能量不足。

(2) 妊娠糖尿病患者存在进食动物性食物引起血糖升高误区,应该保证足够的优质蛋白质。

(3) 妊娠糖尿病患者水果进食应掌握方法,避免进食过多水果,进食水果过多既影响血糖的稳定,也不利于体重的维持。

【实践】

患者青年女性,26 岁,因"停经 6 个月,发现血糖增高 2 天"入院。孕 24 周行 OGTT,结果示空腹、1 小时、2 小时血糖分别为 6.1mmol/L、10.6mmol/L、14.4mmol/L,余结果未见明显异常。查体:身高 158cm,孕前体重 60kg,现孕 25 周,孕期体重增加 10.5kg,神志清,精神可,饮食睡眠可,大小便正常,体力无明显变化。患者平素以粮谷类、肉类和水果为主,蔬菜摄入量较少,喜睡前吃水果,牛奶 250ml。

诊断:1. 妊娠糖尿病。

　　　2. 孕 25 周。

营养治疗流程:

1. 营养风险筛查　具体步骤详见营养风险筛查章节。

2. 病例分析　患者孕 25 周,诊断为妊娠糖尿病。根据患者病史、体格检查及生化指标,患者暂无合并症发生。患者身高 158cm,孕前体重 60kg,孕期体重增加 10.5kg,孕前 BMI 24kg/m²。应给予妊娠糖尿病饮食,合理控制总能量,保证蛋白质及其他营养素的摄入。现患者孕中期,总能量按 30~35cal/(kg·d)计算,并额外增加 200kcal 能量,蛋白质供能比 15%~20%,脂肪供能比 25%~30%,碳水化合物供能比 50%~60%,保证营养摄入均衡。针对患者饮食和生活习惯存在的问题,建议调整饮食结构;正餐中增加蔬菜摄入量,保证每天摄入 500g 左右的新鲜蔬菜;控制全天荤菜的摄入量,且选择优质蛋白质、低脂类食物,避免油炸、油煎;禁食糕点、奶茶、饮料等摄入;水果作为两餐之间加餐,每天约一个中等大小苹果量(200g),每次吃半个;条件允许情况下,适当活动,以餐后半小时开始活动为宜。

3. 计算每日能量及营养素需要量(按参考范围内某一确定值计算)

$$总能量 = (身高-105)\times30+200 = (158-105)\times30+200 = 1\,790kcal$$

$$碳水化合物 = 1\,790\times58\%/4 = 255g$$

$$蛋白质 = 1\,790\times18\%/4 = 81g$$

$$脂肪 = 1\,790\times25\%/9 = 50g$$

4. 计算食物量　将能量及营养素换算成为食物,具体计算请参考食谱编制方法章节,见表 11-63。

表 11-63 食物量计算表

食物种类	重量/g	食物种类	重量/g
主食	250	豆制品	50
鸡蛋	60	蔬菜	500
低脂牛奶	250	水果	200
瘦肉	75	食用油	30
海鲜类	100	盐	5

5. 一日食谱举例,见表 11-64。

表 11-64 妊娠糖尿病一日食谱

餐次	菜品名称	食物种类和数量	餐次	菜品名称	食物种类和数量
早餐	低脂牛奶	低脂牛奶 250ml			豆腐 50g
	馒头	小麦粉 75g		蒜蓉菠菜	菠菜 100g
	凉拌青椒丝	青椒 100g	加餐	苹果	苹果 100g
	煮鸡蛋	鸡蛋 60g	晚餐	馒头	小麦粉 75g
加餐	橘子	橘子 100g		西芹炒肉	瘦肉 75g
午餐	米饭	粳米 100g			西芹 100g
	清蒸鲳鱼	鲳鱼 100g		清炒油菜	油菜 100g
	白菜炖豆腐	白菜 100g	全天	全天植物油 30g,盐 5g	

注:具体食物种类可依据食物交换份予以替换。

6. 跟踪及调整 定期对患者进行营养监测,包括体重、每日膳食摄入状况、运动状况,及白蛋白、血红蛋白、空腹血糖、餐后 1 小时血糖、餐后 2 小时血糖、酮体等实验室检查指标,并详细询问患者近期的营养摄入耐受情况,评估母儿的营养状态,及时调整营养治疗方案。

二、妊娠期高血压疾病

【目的】

1. 掌握妊娠期高血压疾病的营养治疗原则及营养治疗方案。
2. 熟悉妊娠期高血压疾病的营养相关因素。
3. 了解妊娠期高血压疾病的概念、诊断标准、预防与康复。

【内容】

1. 概念 妊娠期高血压疾病(hypertensive disorders complicating pregnancy)是妊娠与血压升高并存的一组疾病,发病率约 5%~12%。该组疾病严重影响母婴健康,是孕产妇和围生儿病死率升高的主要原因,包括妊娠期高血压(gestational hypertension)、子痫前期(pre-eclampsia)及子痫,以及慢性高血压并发子痫和慢性高血压合并妊娠。

2. 诊断标准,见表 11-65。

表 11-65 妊娠高血压疾病的分类与诊断标准

分类		诊断标准
妊娠期高血压		BP≥140/90mmHg,于产后 12 周内恢复正常;尿蛋白(-);产后方可确诊。少数患者伴有上腹部不适或血小板减少
子痫前期	轻度	BP≥140/90mmHg;妊娠 20 周后出现,蛋白尿≥0.3g/24h,或随机尿蛋白(+);可伴有上腹部不适、头痛等症状
	重度	BP≥160/110mmHg;蛋白尿≥20g/24h 或随机蛋白尿≥(++);血肌酐>106μmol/L;血小板呈持续性下降并低于 $100×10^9/L$;微血管病性溶血(血 LDH 升高);血清 ALT 或 AST 升高;持续性头痛或其他脑神经或视觉障碍;持续性上腹部不适
子痫		子痫前期基础上发生不能用其他原因解释的抽搐
慢性高血压并发子痫前期		慢性高血压孕妇妊娠前期无蛋白尿,妊娠后出现蛋白尿≥0.3g/24h;或妊娠前有蛋白尿,妊娠后蛋白尿明显增加或血压进一步升高或出现血小板减少<$100×10^9/L$
妊娠合并高血压		BP≥140~90mmHg,孕前或孕 20 周以前或孕 20 周后首次诊断高血压并持续到产后 12 周后

3. 预防与康复 妊娠期间,孕妇应清淡饮食,合理搭配膳食,预防妊娠期高血压的发生。当出现妊娠期高血压时,尤其是在孕 24~26 周期间,随着孕妇血容量增加,妊娠期高血压发病率较高,孕妇应积极诊治,放松心态,改善不合理膳食,控制血压,避免并发症。

4. 营养相关因素 妊娠期高血压受众多营养因素的影响。蛋白质营养不良是妊娠高血压疾病的主要诱发因素,能量及碳水化合物、脂肪摄入过量,会引起孕妇能量过剩,体内脂肪堆积、肥胖,引起或加重血压升高。另外孕期钙消耗量增加,母体易缺钙,缺钙会使机体血压升高;体内钠、锌、硒水平的失衡,同样也会引发妊娠期高血压。

5. 营养治疗原则
(1) 能量摄入与消耗平衡,维持理想体重;
(2) 适当控制脂类和碳水化合物;
(3) 控制盐摄入量,适当增加钾摄入量;
(4) 膳食模式的改变:DASH 膳食(含水果、蔬菜、低脂乳、全谷类的平衡膳食)可有效降低血压。

【营养治疗方案】

妊娠期高血压疾病患者应选择采用低脂低胆固醇、低盐、高维生素、适量蛋白质和能量膳食。

1. 限制食盐摄入 对轻度高血压者及无水肿者,每日食盐量 3~5g;中度高血压者,每日 1~2g 食盐。

2. 矿物质 应摄入足量的钾、镁、钙。钾可对抗钠升高血压的作用,对血管有保护作用,钾的摄入量可达到 3.4~4.7g/d,建议摄入的钾钠比值以 2∶1。食物中钾的含量丰富,不建议通过药物或补充剂补充;钙能够缓解血管平滑肌收缩,促进尿钠排泄,有助于降血压,但目前证据不足,孕妇推荐量孕早期为 1 000mg/d,孕中晚期为 1 200mg/d。

3. 限制总热量 合理控制总能量,《中国居民膳食参考摄入量(2013 版)》推荐,孕早期(1~3 月)能量摄入与非妊娠期大致相同,孕中期(4~6 月)及孕晚(7~10 月)期需要分别增加能量 300kcal/d,450kcal/d。对于超重及肥胖孕妇,在妊娠期不要求减轻体重,只要求控制体重增加的速度不要过快。

4. 蛋白质 补充适量的蛋白质,蛋白质供能比为 15%～20%,以优质蛋白质为主。如高血压并发肾功能不全则应限制植物蛋白的摄入,尽量以优质蛋白质代替。

5. 脂肪 占总摄入量的 25% 以下,饱和脂肪酸应占总能量的 6%～10%,单不饱和脂肪酸应占总能量的 8%～10%。胆固醇每日摄入量应限制在 300mg 以下,少吃动物内脏及蛋黄、鱼子等胆固醇含量较高的食物。

6. 碳水化合物 应占总能量的 50%～60%。建议多选择粗杂粮,它们含有丰富的膳食纤维,能促进肠道蠕动;减少精制糖的摄入。

7. 维生素及膳食纤维 多吃绿叶蔬菜和新鲜水果,它们富含多种维生素及膳食纤维。

8. 食物选择 增加含钙、钾丰富的食物。含钙丰富食品有黄豆及其制品,核桃、葵花子、花生、牛奶、鱼虾、柿子、韭菜、芹菜、蒜苗、红枣等;含钾高的食品有龙须菜、豌豆苗、芹菜、莴笋、丝瓜、茄子、麸皮、赤豆、蚕豆、杏干、扁豆、冬菇、竹笋、紫菜等。所有过咸食物及腌制品,烟、酒、浓茶、咖啡,以及辛辣的刺激性食品均应禁忌。

9. 烹调方式 主张煮、炖、清蒸、凉拌等烹饪方法,少吃各类肥肉及动物油脂。

注意事项:

1. 妊娠期高血压患者应及时就诊,评估血压类型,饮食治疗为辅助治疗。

2. 监测血压,避免血压波动。

3. 妊娠期高血压患者除应减少钠的摄入量,还应该保持低脂低胆固醇膳食,并保证足够能量的摄入。

【实践】

患者,女性,35 岁,"停经 6 个月余、发现血压升高"来院。停经 60 天出现恶心、呕吐等早孕反应。患者孕期定期围生期保健,未见明显异常。孕中晚期无头晕眼花及胸闷病史,无阴道流血流液病史。10 天前于某院测血压 170/115mmHg,遂就诊医院,住院期间血压波动于 140～180/90～120mmHg,查体:身高 156cm,孕前体重 55kg,孕期体重增加 10kg,孕前 BMI 22.6kg/m²,神志清,精神可,黏膜红润,皮肤弹性好,无水肿,余查体阴性。体力无明显变化。

营养治疗流程:

1. 营养风险筛查 具体步骤详见营养风险筛查章节。

2. 病例分析 患者孕 29 周,妊娠期高血压疾病诊断明确,适合选择采用低脂低胆固醇、低盐、高维生素、适量蛋白质和能量膳食。患者身高 156cm,孕前体重 55kg,孕期体重增加 10kg,孕前 BMI 22.6kg/m²,现处于孕晚期,总能量按 30～35cal/(kg·d)计算,并额外增加 450kcal 能量,蛋白质供能比 15%～20%,脂肪供能比 20%～25%,碳水化合物功能比 50%～60%,其余由碳水化合物提供,保证营养摄入均衡。患者妊娠期高血压,盐的摄入量应低于 3g/d,并尽量减少除食盐以外钠的含量,注意监测血压的变化。

3. 计算每日能量及营养素需要量(按参考范围内某一确定值计算)

$$总能量 = (身高-105)×30+450 = (156-105)×30+450 = 1\,980kcal$$
$$碳水化合物 = 1\,980×57\%/4 = 282g$$
$$蛋白质 = 1\,980×18\%/4 = 89g$$
$$脂肪 = 1\,980×25\%/9 = 55g$$

4. 计算食物量 将能量及营养素换算成为食物,具体计算请参考食谱编制方法章节,见表 11-66。

表 11-66 食物量计算表

食物种类	重量/g	食物种类	重量/g
主食	275	蔬菜	500
鸡蛋	60	水果	300
低脂牛奶	500	海鲜类	100
瘦肉	100	食用油	30
盐	3		

5. 一日食谱举例,见表 11-67。

表 11-67 妊娠期高血压一日食谱

餐次	菜品名称	食物种类和数量
早餐	低脂牛奶	低脂牛奶 250ml
	馒头	小麦粉 75g
	凉拌豆角	豆角 100g
	煮鸡蛋	鸡蛋 60g
加餐	柚子	柚子 150g
午餐	米饭	粳米 100g
	清蒸鱼	鱼 100g
	素炒胡萝卜	胡萝卜 100g
	醋熘白菜	白菜 100g
加餐	杧果	杧果 150g
晚餐	面条	面条 100g
	菜椒炒肉	瘦肉 100g,菜椒 100g
	清炒大头菜	大头菜 100g
加餐	低脂牛奶	低脂牛奶 250ml
全天		全天植物油 30g,盐 3g

注:具体食物种类可依据食物交换份予以替换。

6. 跟踪及调整 对患者进行定期营养监测,包括体重、血压状况等,及白蛋白、前白蛋白、酮体、血红蛋白等实验室检查指标,并详细询问患者近期的营养摄入情况及耐受情况,以评估患者营养状态,及时调整营养治疗方案。

三、妊娠期贫血

【目的】

1. 掌握妊娠期贫血的营养治疗原则及营养治疗方案。
2. 熟悉妊娠期贫血的营养代谢特点。
3. 了解妊娠期贫血的概念、诊断标准、预防与康复。

【内容】

1. 概念 贫血是指人体外周血液红细胞容量较少,低于正常的范围下限的一种常见临床症状。随着妊娠时间的增加,孕妇体内血容量也逐渐增加,至孕 28~32 周时达到高峰,最大可增大 50%,与此同时,红细胞与血红蛋白量也增加,至分娩时达到最大,增加量约 20%,因血浆容积和红细胞增加程度不一致,形成血液稀释,导致血红蛋白浓度下降,成为孕期生理性贫血。

2. 诊断标准 WHO 建议,孕早期和孕末期贫血的界定值为 ≤110g/L,孕中期是 ≤105g/L。此判定标准是针对海平面人群,如果海拔 1 000m,血红蛋白正常值应该是 ≥120g/L,若海拔高于 3 050m,血红蛋白正常值应 ≥130g/L。

3. 预防与康复 为预防孕期贫血的发生,围孕期妇女需要增加铁及叶酸的摄入量,饮食结构要合理,定期孕检,一旦出现贫血,注意调整膳食,应用营养补充剂增加铁或叶酸的摄入量。

4. 营养代谢特点 妊娠期贫血的主要原因是在孕期生理性贫血的基础上,母体和胎儿对铁的需要量增加,膳食中铁的摄入量不足以及其他原因引起的缺铁性贫血等;其次是由于叶酸、维生素 B_{12} 的缺乏导致 DNA 合成障碍引发巨幼细胞贫血。

5. 营养治疗原则

(1) 营养药物治疗:适当补充叶酸和维生素 B_{12};

(2) 选用易消化、富含蛋白质、维生素 B_{12}、叶酸和铁的食物;

(3) 避免同时补充大量的维生素 C、维生素 B_1 和铜;

(4) 烹调时忌加碱和高温。

【营养治疗方案】

妊娠期贫血孕妇的膳食与普通孕妇膳食差别不大,只是适当增加某类食物(见食物选择)的摄入,总能量及三大营养素的摄入同普通孕妇饮食。

1. 食物选择 含铁丰富的食物:含血红素丰富的红色肉类、动物血和动物肝脏等。蛋黄、豆类、植物性食材中含铁量较少。

含叶酸丰富的食物:深绿叶蔬菜、肝脏、豆类等。

2. 营养制剂的补充 中国营养学会建议,非妊娠妇女铁的膳食推荐摄入量为 20mg/d,孕中期、孕晚期、哺乳期分别增至 24mg/d、29mg/d、24mg/d。若孕妇血红蛋白 ≤100g/L,建议补充 120~150mg/d 的元素铁,直到血红蛋白达到 120g/L,血清蛋白铁恢复至 35μg/L。

围孕期妇女应多摄入富含叶酸的食物,或者补充叶酸 600μg/d。但食物中叶酸利用率较低,仅占补充剂的一半,因此建议补充 400μg/d 的叶酸及含有 400μg 叶酸的食物。并发维生素 B_{12} 缺乏的病人,不应补充高剂量的叶酸,因为高剂量叶酸(>1mg/d)的补充可以掩盖维生素 B_{12} 缺乏的血液学指征。

注意事项:

(1) 注意区分孕妇发生贫血的原因,针对性的补充铁剂或者叶酸。

(2) 轻度贫血可单纯给予食物补充,若患者出现中重度贫血,或者头晕、乏力等症状逐渐加重,应及时就诊。

(3) 红枣、桂圆等食物不能补血,应按照正确途径纠正贫血。

【实践】

患者孕 30 周,孕检发现血红蛋白 100g/L,诊断为缺铁性贫血。自诉孕 8 周出现早孕反应,反应较重,食欲差,约持续 4 周,进食量约减少一半。后食欲改善,肉类摄入量较少,以蔬菜、鸡蛋、牛奶为主。查体:身高 160cm,孕前体重 60kg,现体重 68kg,孕期体重增长 8kg,未见明显阳性体征。

营养治疗流程:

1. 营养风险筛查　具体步骤详见营养风险筛查章节。

2. 病例分析　患者孕早期妊娠反应较重,饮食结构欠佳,饮食量不足,导致患者营养素缺乏,发生缺铁性贫血。现患者食欲改善,应积极纠正饮食结构,增加进食量,增加含铁丰富食物的摄入。孕妇孕 30 周,身高 160cm,现体重 68kg,孕前 BMI 23.43kg/m²,孕期体重增长 8kg,轻体力活动,总能量按 30~35cal/(kg·d)计算,蛋白质供能比 15%~20%,脂肪供能比 20%~25%,碳水化合物供能比 50%~60%,保证营养摄入均衡。患者缺铁性贫血,在保证营养摄入充足的条件下,选取含铁量高的食物,包括红肉、动物肝脏和血液制品、含铁量高的植物和谷类,并注意监测体重的变化。

3. 计算每日能量及营养素需要量(按参考范围内某一确定值计算)

$$总能量=(身高-105)\times30+450=(160-105)\times30+450=2\ 100kcal$$
$$蛋白质=2\ 100\times18\%/4=94.5g$$
$$脂肪=2\ 100\times25\%/9=58g$$
$$碳水化合物=2\ 100\times57\%/4=299g$$

4. 计算食物量　将能量及营养素换算成为食物,具体计算请参考食谱编制方法章节,见表 11-68。

表 11-68　食物量计算表

食物种类	重量/g	食物种类	重量/g
主食	300	蔬菜	500
鸡蛋	60	水果	300
低脂牛奶	500	海鲜类	50
瘦肉	150	食用油	30
盐	5		

5. 一日食谱举例,见表 11-69。

表 11-69　孕期缺铁性贫血一日食谱

餐次	菜品名称	食物种类和数量
早餐	低脂牛奶	牛奶 250ml
	花卷	小麦粉 100g
	凉拌黄瓜	黄瓜 100g
	煮鸡蛋	鸡蛋 60g
加餐	苹果	苹果 100g

续表

餐次	菜品名称	食物种类和数量
午餐	红豆米饭	红豆25g,粳米75g
	胡萝卜炖羊肉	羊肉100g,胡萝卜100g
	醋熘白菜	白菜100g
加餐	猕猴桃	猕猴桃100g
晚餐	花卷	小麦粉100g
	虾仁炒西蓝花	虾仁50g;西蓝花100g
	猪肝炒菠菜	菠菜100g,猪肝50g
加餐	低脂牛奶	低脂牛奶250ml
	草莓	草莓100g
全天		全天植物油30g,盐5g

注:具体食物种类可依据食物交换份予以替换。

6. 跟踪及调整 白蛋白、血红蛋白、铁蛋白、维生素D等实验室检查指标,并详细询问患者近期的营养摄入情况及耐受情况,以评估患者营养状态,及时调整营养治疗方案。

(韩磊 王丹丹 朱梓含)

试题练习

一、单选题

1. 一般慢性胃炎发作期应进食何种膳食( )
   A. 软食　　　　B. 清流质　　　　C. 冷流质　　　　D. 流食和少渣半流

2. 病情稳定、进入恢复期的消化性溃疡患者适合哪种饮食( )
   A. 流质饮食　　B. 半流质饮食　　C. 软食　　　　D. 普食

3. 以下食物中哪些是高脂血症首选( )
   A. 全谷类　　　B. 干果　　　　　C. 蛋糕　　　　D. 土豆

4. 高胆固醇患者哪类食物应禁食( )
   A. 薯类　　　　B. 深海鱼类　　　C. 动物内脏　　D. 热带水果

5. 慢性阻塞性肺疾病患者蛋白质代谢会出现( )
   A. 分解增加　　B. 分解减少　　　C. 合成增加　　D. 与正常人无异

6. 妊娠糖尿病患者空腹血糖控制目标为( )
   A. 3.3~5.3mmol/L　　　　　　B. 5.4~7.1mmol/L
   C. 3.3~5.0mmol/L　　　　　　D. 5.4~7.8mmol/L

7. 健康女性铁的推荐摄入量是( ),孕中期铁的推荐摄入量为( )
   A. 20mg/d　25mg/d　　　　　B. 20mg/d　30mg/d
   C. 20mg/d　35mg/d　　　　　D. 25mg/d　30mg/d

二、多选题

1. 适合胆石症稳定期患者膳食要求的是( )
   A. 低胆固醇　　B. 低脂　　　　　C. 高纤维素　　D. 高碳水化合物

2. 对脑卒中患者的吞咽功能进行评价,正确的是( )
   A. 评价正常:1级,5秒之内　　　　B. 可疑:1级,5秒以上

C. 可疑：2 级 　　　　　　　　　　D. 异常：3~5 级

3. 脑卒中患者慎选的食物有（　　）

    A. 熏烤、腌制、生冷食物

    B. 肥猪肉、牛油、黄油、煎炸食品、肉汤等脂肪含量高的食品

    C. 动物内脏等富含胆固醇的食物

    D. 辛辣刺激性食物,酒精

4. 2 型糖尿病患者碳水化合物摄入应（　　）

    A. 越少越好 　　　　　　　　　　B. 占总能量的 50% ~60%

    C. 全部摄入精白米面 　　　　　　D. 部分杂粮代替精白米面

5. 痛风患者应遵循的饮食原则有（　　）

    A. 限酒 　　　　　　　　　　　　B. 增加富含果糖饮料摄入

    C. 增加新鲜蔬菜摄入 　　　　　　D. 减少高嘌呤食物摄入

6. 胃癌患者慎选择的食物有（　　）

    A. 熏烤、腌制的食物 　　　　　　B. 富含硝酸盐和亚硝酸盐的食物

    C. 生冷食物、油炸油煎食物 　　　D. 辛辣刺激性食物

三、判断题

1. 支气管哮喘患者应避免摄入一切蛋白质类食物,以免引起过敏反应。（　　）

2. 因碳水化合物在三大营养素中呼吸商最高,故慢性阻塞性肺疾病患者碳水化合物供给比例越低越好。（　　）

3. 痛风患者缓解期可适当进食高嘌呤食物。（　　）

4. 恶性肿瘤患者需一日三餐,饮食定时定量。（　　）

四、案例分析题

1. 消化性溃疡的治疗原则是什么?

2. 膳食纤维在慢性胆管性疾病中可发挥什么作用?

3. 胆结石的患者限制脂肪的摄入,是不是也应减少优质蛋白质的摄入,避免增加脂肪摄量?

4. 腹膜透析患者因丢失蛋白质过多,需要增加膳食中蛋白质的摄入量,但如何控制磷的摄入量?

5. 简述结直肠癌营养相关的危险因素。

答案

一、单选题

1. D

解析:慢性胃炎发作期的膳食应以流食和少渣半流为主,减轻对胃黏膜的刺激;缓解期可采用软食并过渡到普食。

2. C

解析:消化性溃疡病情稳定、进入恢复期的患者,可选软食。

3. A

解析:根据高脂血症饮食推荐,全谷物是首选食物,土豆、干果为适度选用,蛋糕为限量选用。

4. C

解析:高胆固醇血症的患者每日胆固醇摄入量应严格控制在 200mg 以下,忌用动物内脏

等胆固醇含量高的食物。

5. A

解析:慢阻肺患者静息能量消耗增加,机体蛋白分解代谢增加。

6. A

解析:妊娠糖尿病患者空腹血糖控制目标为 3.3~5.3mmol/L

7. A

解析:中国营养学会建议,非妊娠妇女铁的膳食推荐摄入量为 20mg/d,孕中期、孕晚期、哺乳期分别增至 24mg/d、29mg/d、24mg/d。

二、多选题

1. ABCD

解析:胆囊炎和胆石症急性发作时应给予无脂肪高碳水化合物流质饮食,注意补充水分及电解质。恢复期,临床症状基本消失,逐渐从无脂肪高碳水化合物流质饮食过渡到低脂肪低胆固醇的半流质饮食。而处于稳定期的患者应给予高碳水化合物、高膳食纤维和低脂肪、低胆固醇的饮食为宜。

2. ABCD

解析:洼田饮水试验:患者取坐位,嘱其喝下 30ml 温开水,观察所需的时间及呛咳情况。1 级(优)能顺利地 1 次将水咽下;2 级(良)分 2 次以上,能不发生呛咳地咽下;3 级(中)能 1 次咽下,但是有呛咳;4 级(可)分 2 次以上咽下,但是有呛咳;5 级(差)频繁地呛咳,不能全部咽下;评价正常:1 级,5 秒之内;可疑:1 级,5 秒以上或 2 级;异常:3~5 级。

3. ABCD

解析:脑卒中患者容易出现胃黏膜损伤,部分患者可出现胃肠动力的异常。应慎选熏烤、腌制、生冷食物,肥猪肉、牛油、黄油、煎炸食品、肉汤等脂肪含量高的食品,动物内脏等富含胆固醇的食物,辛辣刺激性食物,酒精等。

4. BD

解析:摄入碳水化合物的种类和数量是影响餐后血糖的重要因素。适当限制饮食中碳水化合物的摄入有助于血糖控制,应占总能量的 50%~60%,为平稳餐后血糖,主食可选择在制作时加入部分小米、黑米、燕麦等杂粮代替精白米面。

5. ACD

解析:2016 年欧洲抗风湿联盟及 2016 年中国痛风诊疗指南建议,痛风患者应遵循以下生活原则。限酒;减少高嘌呤食物摄入;防止剧烈运动或突然受凉;减少富含果糖饮料摄入;大量饮水(每日 2 000ml 以上);控制体重;增加新鲜蔬菜摄入;规律饮食和作息;规律运动;禁烟。

6. ABCD

解析:胃癌患者应慎用熏烤、腌制、霉变、富含硝酸盐和亚硝酸盐及生冷食物、油炸油煎食物、辛辣刺激性食物、肥腻食物等,以及富含不可溶性膳食纤维较多的蔬菜,如芹菜、韭菜、豆芽、竹笋。

三、判断题

1. ×

解析:由于易致敏的动物性食物范围很广,患者应根据自己实际情况,合理忌食易致敏的食物,防止过度"忌口"导致营养素缺乏。

2. ×

解析:因碳水化合物在三大营养素中呼吸商最高,在体内代谢会产生较多二氧化碳,故应适当限制碳水化合物的供给。稳定期可占总能量 50% ~ 60% ,若合并其他应激状态,应进一步限制碳水化合物比例小于 40%。但是对碳水化合物的限制不应过度,以避免引起酮症,导致机体蛋白质的过度分解和体液、电解质丢失。

3. ×

解析:缓解期或高尿酸血症患者可适量选择嘌呤含量中等的食物,但高嘌呤食物在急性期及缓解期、高尿酸血症患者均应避免。

4. ×

解析:恶性肿瘤患者应根据胃肠道功能和消化吸收情况合理选择餐次,不拘泥于一日三餐,可少食多餐,后逐渐增加每餐进食量,减少进餐次数。

四、案例分析题

解析:

1. 消化性溃疡治疗的最终目的是减少和中和胃酸分泌,减轻食物对胃黏膜的刺激,促进溃疡愈合,恢复良好的营养状况,并防止复发。

2. 膳食纤维可以促进胆盐排泄,抑制胆固醇吸收,降低血脂,减少胆石形成的机会;膳食纤维还可以刺激肠蠕动,使得肠内产生的粪臭素等有害物质尽快排出,减少炎症发作的诱因。

3. 蛋白质的摄入应适量,既不能过多也不能过少,过少不利于胆道受损组织的修复,过高会增加肝脏代谢负担,可按每日 1g/kg 供给,并应适量给予高生物价蛋白。

4. 在透析治疗前后,膳食中磷摄入量均应维持在 1 ~ 12g/d,以防止血磷升高,血钙降低。富含蛋白质高的食物往往含磷较高,因此要求患者尽量不吃或少吃零食、动物内脏和含磷高的水果,并且餐中嚼服磷结合剂。多吃富含膳食纤维的食物如苋菜、芹菜或适量的魔芋等则可以保持大便通畅,减少磷的吸收。含磷高的食物如坚果、菇类、动物内脏、虾米虾皮、豆类、芝麻酱等。相对含磷少的食物如新鲜蔬菜、新鲜水果、酸牛乳、新鲜牛乳、湿海带、鸡肉鸡蛋、马铃薯、山药、芋头、红薯等。建议补充磷/蛋白质比例低的食物。透析治疗前注意监测血磷,最好维持在 45 ~ 50mg/dl。

5. 结直肠癌营养相关的危险因素包括超重或肥胖、水果蔬菜进食过少、红肉及加工肉品进食过多、过度饮酒、缺少体育活动、吸烟等。

参 考 文 献

[1] 葛均波,徐永建.内科学[M].8 版.北京:人民卫生出版社,2013.
[2] 中国营养学会.中国居民膳食营养素参考摄入量(2013 版)[M].北京:科学出版社,2013.
[3] 孙秀发,凌文华.临床营养学[M].北京:科学出版社,2016.
[4] 焦广宇,李曾宁,陈伟.临床营养学[M].北京:人民卫生出版社,2017.
[5] 中华医学会妇产科学分会产科学组,中华医学会围产医学分会妊娠合并糖尿病协作组.妊娠合并糖尿病诊治指南(2014)[J].中华妇产科杂志,2014,49(8):561-569.
[6] 胡雯.医疗膳食学[M].北京:人民卫生出版社,2017.
[7] 于康.实用临床营养手册[M].北京:科学出版社,2010.

附　录

附录 1　膳食结构评价相关表格

附表 1-1　2~3 岁学龄前儿童膳食结构评价表

食物种类	居民摄入量/g	宝塔推荐量/g	评价
谷类		75~125	
大豆类		5~15	
蔬菜		100~200	
水果		100~200	
肉禽鱼		50~75	
奶类		350~500	
蛋类		50	
烹调油		10~20	
食盐		<2	

附表 1-2　4~5 岁学龄前儿童膳食结构评价表

食物种类	居民摄入量/g	宝塔推荐量/g	评价
谷类		100~150	
大豆类		10~20	
蔬菜		150~300	
水果		150~250	
肉禽鱼		50~75	
奶类		350~500	
蛋类		50	
烹调油		20~25	
食盐		<3	

附表 1-3　中国成年人膳食结构评价表

食物种类	居民摄入量/g	宝塔推荐量/g	评价
谷类		250~400	
大豆类		25~35	
蔬菜		300~500	
水果		200~350	
肉类		40~75	
奶类		300	
蛋类		40~50	
水产品		40~75	
烹调油		25~35	
食盐		<6	

附表 1-4　24 小时膳食回顾调查表

姓名：　　性别：　　年龄：　　身高：　　体重：

劳动强度：□ 轻度　　□ 中度　　□ 重度

	就餐时间和地点	食物名称	食物组成	原料质量/g
早餐				
午餐				
晚餐				
加餐				
零食				

附表 1-5　食物消耗记录表

单位：　　　　　　时间：

餐次	就餐人数	食物名称	生重/kg	熟重/kg	生熟比	熟食剩余重量/kg	实际消耗的生重/kg
早餐							
午餐							
晚餐							

附表 1-6　食物量记录表

家庭编号：　　　省/区：　　　市/县：　　　区/乡：　　　居委会/村：　　调查户：

食物编码		
食物名称		
结存数量/kg		
日期	购入量/kg	丢弃量/kg
月　日		
月　日		
月　日		
月　日		
月　日		
剩余食物总量		
实际总消耗量		

附表 1-7　家庭成员每人每日用餐登记表

姓名				
序号	1	2	3	……
年龄/岁				
工种				
劳动强度				
生理状况				
时间	早 中 晚	早 中 晚	早 中 晚	早 中 晚
月　日				
月　日				
月　日				
月　日				
进餐总人次数				
餐次比				
折合人日数				
总人日数				

备注：
（1）序号范围为 1~9。
（2）工种即为职业，如退休、家务、中学生、工人等。
（3）劳动强度分级：1. 轻体力劳动；2. 中等体力劳动；3. 重体力劳动。
（4）生理状况分级：0. 正常；1. 孕妇；2. 乳母。

附录2 中国居民营养素参考摄入量（部分数据）

附表2-1 中国居民膳食营养素参考摄入量（部分）

人群	维生素A/ (μgRAE·d⁻¹) RNI 男	女	维生素D/ (μg·d⁻¹) RNI	维生素E/ (mgα-TE·d⁻¹) AI	维生素B₁/ (mg·d⁻¹) RNI 男	女	维生素B₂/ (mg·d⁻¹) RNI 男	女	维生素B₆/ (mg·d⁻¹) RNI	维生素B₁₂/ (mg·d⁻¹) RNI	叶酸/ (μg DEF·d⁻¹) RNI	烟酸/ (mg NE·d⁻¹) RNI 男	女	维生素C/ (mg·d⁻¹) RNI
0岁~	300(AI)		10(AI)	3	0.1(AI)		0.4(AI)		0.2(AI)	0.3(AI)	65(AI)	2(AI)		40(AI)
0.5岁~	300(AI)		10(AI)	4	0.3(AI)		0.5(AI)		0.4(AI)	0.6(AI)	100(AI)	3(AI)		40(AI)
1岁~	360		10	6	0.6		0.6		0.6	1	160	6		40
4岁~	310		10	7	0.8		0.7		0.7	1.2	190	8		50
7岁~	500		10	9	1.0		1		1	1.6	250	11	10	65
11岁~	670	630	10	13	1.3	1.1	1.3	1.1	1.3	2.1	350	14	12	90
14岁~	820	630	10	14	1.6	1.3	1.5	1.2	1.4	2.4	400	16	13	100
18岁~	400	700	10	14	1.4	1.2	1.4	1.2	1.4	2.4	400	15	12	100
50岁~	400	700	10	14	1.4	1.2	1.4	1.2	1.6	2.4	400	14	12	100
65岁~	400	700	15	14	1.4	1.2	1.4	1.2	1.6	2.4	400	14	11	100
80岁~	400	700	15	14	1.4	1.2	1.4	1.2	1.6	2.4	400	13	10	100
孕妇(早)	—	700	10	14	—	1.2	—	1.2	2.2	2.9	600	—	12	100
孕妇(中)	—	770	10	14	—	1.4	—	1.4	2.2	2.9	600	—	12	115
孕妇(晚)	—	770	10	14	—	1.5	—	1.5	2.2	2.9	600	—	12	115
乳母	—	1 300	10	17	—	1.5	—	1.5	1.7	3.2	550	—	15	150

注：未制定参考值者用"—"表示。
摘自：《中国居民膳食指南2022》。

附表 2-2　中国居民膳食营养素参考摄入量

年龄（岁）/生理状况	蛋白质/(g·d⁻¹) 男性 EAR	男性 RNI	女性 EAR	女性 RNI	估计能量需要量 EER/(kJ·d⁻¹或 kcal·d⁻¹) 男性 PAL 轻	男性 PAL 中	男性 PAL 重	女性 PAL 轻	女性 PAL 中	女性 PAL 重
0~	—	9（AI）	—	9（AI）	—	0.38^a / 90^b	—	—	0.38^a / 90^b	—
0.5~	15	20	15	20	—	0.33^a / 80^b	—	—	0.33^a / 80^b	—
1~	20	25	20	25	—	3.77 / 900	—	—	3.35 / 800	—
4~	25	30	25	30	—	5.44 / 1 300	—	—	5.23 / 1 250	—
7~	30	40	30	40	6.28 / 1 400	7.11 / 1 700	7.95 / 1 900	5.65 / 1 350	6.49 / 1 550	7.32 / 1 750
9~	40	45	40	45	7.32 / 1 750	8.37 / 2 000	9.41 / 2 500	6.49 / 1 550	7.53 / 1 800	8.37 / 2 000
11~	50	60	45	55	8.58 / 2 050	9.83 / 2 350	10.88 / 2 600	7.53 / 1 800	8.58 / 2 050	9.62 / 2 300
14~	60	75	50	60	10.46 / 2 500	11.92 / 2 850	13.39 / 3 200	8.37 / 2 000	9.62 / 2 300	10.67 / 2 550
18~	60	60	50	55	9.41 / 2 250	10.88 / 2 600	12.55 / 3 000	7.53 / 1 800	8.79 / 2 100	10.04 / 2 400
50~	60	60	50	55	8.79 / 2 100	10.25 / 2 400	11.72 / 2 800	7.32 / 1 750	8.58 / 2 050	9.83 / 2 350
孕妇（1~12 周）	—	—	50	55	—	—	—	7.53 / 1 800	8.79 / 2 100	10.04 / 2 400
孕妇（13~27 周）	—	—	60	70	—	—	—	8.79 / 2 100	10.04 / 2 400	11.29 / 2 700
孕妇（≥28 周）	—	—	75	85	—	—	—	9.41 / 2 250	10.67 / 2 550	11.92 / 2 850
乳母	—	—	70	80	—	—	—	9.62 / 2 300	10.88 / 2 600	12.13 / 2 900

注："—"表示未制定，a 表示单位为 MJ/(kg·d)，b 表示单位为 kcal/(kg·d)。
摘自：WS/T578.1—2017。

附录

附表3 2015年九市0~7岁儿童体格发育测量值($\bar{X}\pm S$)

附表3-1 2015年九市3岁以下儿童体格发育测量值($\bar{X}\pm S$)

年龄/月	人数/名		体重/kg			身长/cm			头围/cm		
	男	女	男	女	t值	男	女	t值	男	女	t值
城区											
初生	2 264	2 147	3.38±0.40	3.26±0.40	9.861[a]	50.4±1.6	49.8±1.6	11.538[a]	34.0±1.4	33.7±1.3	9.000[a]
1~<2	1 907	1 897	4.95±0.60	4.62±0.56	17.649[a]	56.3±2.1	55.2±2.0	16.154[a]	37.7±1.2	37.0±1.2	19.478[a]
2~<3	1 872	1 856	6.18±0.70	5.68±0.64	22.569[a]	60.2±2.2	58.9±2.1	18.697[a]	39.5±1.1	39.6±1.1	23.536[a]
3~<4	1 895	1 893	7.11±0.79	6.51±0.74	24.043[a]	63.4±2.1	61.9±2.2	21.626[a]	40.9±1.3	39.9±1.2	25.158[a]
4~<5	1 897	1 853	7.78±0.89	7.11±0.77	24.712[a]	65.8±2.2	64.1±2.1	23.517[a]	41.9±1.3	40.9±1.2	25.058[a]
5~<6	1 811	1 841	8.26±0.94	7.60±0.85	22.129[a]	67.7±2.3	66.1±2.3	22.006[a]	42.9±1.3	41.8±1.3	25.740[a]
6~<8	1 901	1 884	8.68±0.94	8.03±0.90	21.565[a]	69.5±2.3	67.9±2.3	22.766[a]	43.8±1.3	42.6±1.2	27.946[a]
8~<10	1 892	1 881	9.35±1.03	8.70±1.02	19.506[a]	72.5±2.4	70.9±2.6	19.472[a]	45.0±1.3	43.9±1.3	26.573[a]
10~<12	1 860	1 862	9.88±1.11	9.24±1.05	18.084[a]	75.1±2.6	73.7±2.7	16.338[a]	45.7±1.4	44.7±1.3	23.926[a]
12~<15	1 876	1 871	10.26±1.10	9.65±1.06	17.308[a]	77.6±2.7	76.2±2.7	15.571[a]	46.3±1.3	45.3±1.3	23.836[a]
15~<18	1 847	1 886	11.07±1.19	10.46±1.16	15.731[a]	81.4±3.0	80.1±3.0	12.864[a]	47.0±1.3	46.1±1.3	21.083[a]
18~<21	1 882	1 870	11.50±1.26	10.89±1.19	15.327[a]	84.0±3.0	82.8±3.0	12.02[a]	47.6±1.3	46.6±1.3	23.551[a]
21~<24	1 857	1 815	12.38±1.35	11.73±1.25	15.216[a]	87.3±3.1	86.1±3.1	11.619[a]	48.1±1.3	47.1±1.3	23.821[a]
24~<30	1 909	1 869	12.98±1.48	12.36±1.41	13.139[a]	90.6±3.6	89.3±3.6	11.060[a]	48.5±1.4	47.5±1.4	22.618[a]
30~<36	1 858	1 879	14.28±1.71	13.57±1.68	12.792[a]	95.6±3.8	94.2±3.8	11.407[a]	49.1±1.4	48.2±1.4	20.168[a]

续表

年龄/月	人数/名		体重/kg			身长/cm			头围/cm		
	男	女	男	女	t值	男	女	t值	男	女	t值
郊区											
初生	-	-	-	-	-	-	-	-	-	-	-
1~<2	1808	1806	5.01±0.60ᶜ	4.72±0.61ᶜ	14.278ᵃ	56.3±2.2	55.3±2.1	13.761ᵃ	37.8±1.2ᵇ	37.1±1.2ᵇ	17.592ᵃ
2~<3	1792	1749	6.30±0.76ᶜ	5.79±0.68ᶜ	20.749ᵃ	60.5±2.3ᶜ	59.0±2.2ᵇ	19.002ᵃ	39.7±1.3ᶜ	38.8±1.2ᶜ	22.279ᵃ
3~<4	1825	1839	7.13±0.83	6.50±0.74	23.972ᵃ	63.3±2.3	61.8±2.2	20.934ᵃ	41.0±1.3	39.9±1.2	25.192ᵃ
4~<5	1730	1741	7.76±0.93	7.11±0.85	21.696ᵃ	65.6±2.3ᵇ	64.0±2.2ᵇ	21.588ᵃ	42.1±1.3ᶜ	41.0±1.3	25.474ᵃ
5~<6	1803	1785	8.22±0.99	7.59±0.91	19.833ᵃ	67.5±2.3ᵇ	65.9±2.3ᵇ	21.146ᵃ	43.0±1.3	41.9±1.3ᶜ	24.680ᵃ
6~<8	1896	1869	8.70±1.06	8.07±0.97	19.026ᵃ	69.4±2.6	67.8±2.5	19.264ᵃ	43.8±1.3	42.8±1.3ᶜ	25.016ᵃ
8~<10	1876	1882	9.23±1.07ᶜ	8.62±1.03ᵇ	17.921ᵃ	72.2±2.6ᵇ	70.7±2.5	18.157ᵃ	44.9±1.3	43.8±1.3ᵇ	26.891ᵃ
10~<12	1876	1901	9.79±1.11ᶜ	9.10±1.05ᶜ	19.502ᵃ	74.8±2.7ᶜ	73.3±2.6ᶜ	18.000ᵃ	45.7±1.3	44.6±1.3ᵇ	26.630ᵃ
12~<15	1904	1872	10.25±1.16	9.66±1.10	15.898ᵃ	77.5±2.8	76.1±2.7	15.243ᵃ	46.3±1.3	45.2±1.3ᶜ	27.100ᵃ
15~<18	1868	1847	10.87±1.18ᶜ	10.29±1.17ᶜ	14.997ᵃ	81.1±2.8ᶜ	79.7±3.0ᶜ	14.195ᵃ	46.9±1.3	45.9±1.3	23.568ᵃ
18~<21	1884	1880	11.45±1.31	10.79±1.27ᵇ	15.673ᵃ	83.6±3.2ᶜ	82.3±3.1ᶜ	12.500ᵃ	47.4±1.3ᶜ	46.4±1.3	23.772ᵃ
21~<24	1867	1821	12.29±1.36ᵇ	11.65±1.29ᵇ	14.813ᵃ	86.7±3.3ᶜ	85.5±3.2ᶜ	11.300ᵃ	48.0±1.3ᵇ	47.0±1.3	23.180ᵃ
24~<30	1919	1905	12.98±1.53	12.33±1.50	13.322ᵃ	90.6±3.6	89.1±3.5ᵇ	13.056ᵃ	48.4±1.4ᶜ	47.4±1.4	21.507ᵃ
30~<36	1904	1877	14.12±1.73ᶜ	13.59±1.64	9.695ᵃ	95.1±3.8ᶜ	94.1±3.7	8.761ᵃ	49.0±1.4ᵇ	48.1±1.4ᵇ	20.339ᵃ

注：男女比较，ᵃP<0.01，与城区同年龄同性别比较，ᵇP<0.05，ᶜP<0.01；－为未测量；初生指出生0～3天。

附表 3-2　2015 年九市 3~<7 岁儿童体格发育测量值（$\overline{X} \pm S$）

年龄组	体重/kg 男	女	t值	身高/cm 男	女	t值	坐高/cm 男	女	t值	胸围/cm 男	女	t值	腰围/cm 男	女	t值
城区 3.0~<3.5 岁	15.5±2.0	14.9±1.8	9.700[a]	99.4±4.0	98.3±3.8	9.305[a]	58.0±2.5	57.0±2.4	13.020[a]	51.1±2.7	50.0±2.5	13.602[a]	48.4±3.3	47.6±3.0	7.647[a]
3.5~<4.0 岁	16.6±2.2	16.0±2.0	10.064[a]	103.2±4.1	102.0±4.0	8.914[a]	59.6±2.5	58.7±2.4	11.141[a]	52.4±2.7	51.0±2.6	16.007[a]	49.7±3.4	48.6±3.2	9.992[a]
4.0~<4.5 岁	17.8±2.5	16.9±2.2	11.405[a]	106.7±4.2	105.4±4.1	9.795[a]	61.1±2.5	60.1±2.4	12.654[a]	53.4±3.0	51.8±2.7	17.084[a]	50.7±3.8	49.3±3.3	12.230[a]
4.5~<5.0 岁	19.0±2.8	18.1±2.5	10.233[a]	110.1±4.5	108.9±4.4	8.629[a]	62.6±2.6	61.8±2.6	10.175[a]	54.6±3.2	52.8±3.1	17.852[a]	51.7±4.1	50.0±3.7	12.861[a]
5.0~<5.5 岁	20.4±3.1	19.5±2.9	9.103[a]	114.1±4.6	112.8±4.5	8.655[a]	64.2±2.6	63.4±2.5	9.749[a]	55.6±3.5	54.0±3.3	14.285[a]	52.3±4.3	51.0±4.1	9.564[a]
5.5~<6.0 岁	21.7±3.5	20.7±3.2	8.973[a]	117.1±4.7	116.0±4.6	7.070[a]	65.5±2.7	64.8±2.5	8.212[a]	56.7±3.8	55.0±3.7	14.570[a]	53.4±4.7	51.6±4.4	12.078[a]
6.0~<7.0 岁	23.7±4.0	22.3±3.6	11.007[a]	121.8±4.9	120.2±5.0	9.545[a]	67.4±2.8	66.5±2.7	10.769[a]	58.3±4.3	56.1±3.9	16.162[a]	54.7±5.3	52.5±4.7	13.947[a]
郊区 3.0~<3.5 岁	15.4±1.9	14.8±1.9	9.798[a]	99.0±4.0	97.8±3.9[c]	9.151[a]	57.8±2.5	56.9±2.5	11.672[a]	51.2±2.6	49.9±2.5	15.635[a]	48.5±3.3	47.7±3.3	8.372[a]
3.5~<4.0 岁	16.5±2.1[b]	15.8±2.0	9.264[a]	102.6±4.1	101.5±4.1[c]	7.966[a]	59.4±2.5	58.5±2.4[b]	10.512[b]	52.3±2.6	50.9±2.7	15.703[a]	49.4±3.3[b]	48.4±3.3	9.346[a]
4.0~<4.5 岁	17.6±2.4[c]	16.9±2.3	8.490[a]	106.2±4.2	105.1±4.2[b]	8.063[a]	61.0±2.5[b]	60.0±2.5	11.434[a]	53.2±2.9[b]	51.8±2.9	14.907[a]	50.4±3.7[b]	49.2±3.6	9.593[a]
4.5~<5.0 岁	18.7±2.8[c]	17.9±2.5	9.256[a]	109.4±4.5	108.5±4.2	6.604[a]	62.4±2.6[c]	61.6±2.4	9.227[a]	54.2±3.2[c]	52.6±2.8	16.455[a]	51.0±4.1[c]	49.7±3.6	10.312[a]
5.0~<5.5 岁	20.0±3.1[c]	19.1±2.7	9.170[a]	113.0±4.8[c]	112.1±4.5	6.162[a]	63.8±2.7[c]	63.1±2.5	8.681[a]	55.2±3.5[c]	53.5±3.2	15.641[a]	51.9±4.6[c]	50.5±4.0[c]	10.302[a]
5.5~<6.0 岁	21.3±3.3[c]	20.3±3.2	9.438[a]	116.2±4.7[c]	115.1±4.8[c]	7.545[a]	65.3±2.6[c]	64.4±2.7	9.960[a]	56.3±3.6[c]	54.4±3.6[c]	16.341[a]	52.8±4.8[c]	51.1±4.5[c]	11.444[a]
6.0~<7.0 岁	23.3±4.0[c]	22.0±3.5[c]	10.998[a]	121.2±5.0[c]	119.8±5.1[c]	8.309[a]	67.2±2.8[c]	66.4±2.7	9.707[a]	57.9±4.1[c]	55.8±3.7[c]	17.022[a]	54.2±5.4[c]	52.0±4.7[c]	12.988[a]

注：[a] P<0.01；与城区同年龄组比较，[b] P<0.05，[c] P<0.01；城区男孩例数按年龄组从上到下分别为1903,1933,1944,1915,1895,1924名，女孩1909,1926,1867,1896,1897,1911,1928名；郊区男孩例数按年龄组从上到下分别为1896,1904,1868,1883,1889,1884,1885名，女孩1898,1874,1889,1876,1891,1893,1890名。
摘自：首都儿科研究所九市儿童体格发育调查协作组. 2015年中国九市七岁以下儿童体格发育调查 [J] . 中华儿科杂志,2018,56（3）:192-199.

附录 4　WHO 儿童体重、身高、头围标准

附表 4-1　1~3 岁男童体重、身高标准

年龄		体重/kg					身高/cm				
岁	月	−2SD	−1SD	均数	1SD	2SD	−2SD	−1SD	均数	1SD	2SD
1	0	7.7	8.6	9.6	10.8	12.0	71.0	73.4	75.7	78.1	80.5
	1	7.9	8.8	9.9	11.0	12.3	72.1	74.5	76.9	79.3	81.8
	2	8.1	9.0	10.1	11.3	12.6	73.1	75.6	78.0	80.5	83.0
	3	8.3	9.2	10.3	11.5	12.8	74.1	76.6	79.1	81.7	84.2
	4	8.4	9.4	10.5	11.7	13.1	75.0	77.6	80.2	82.8	85.4
	5	8.6	9.6	10.7	12.0	13.4	76.0	78.6	81.2	83.9	86.5
	6	8.8	9.8	10.9	12.2	13.7	76.9	79.6	82.3	85.0	87.7
	7	8.9	10.0	11.1	12.5	13.9	77.7	80.5	83.2	86.0	88.8
	8	9.1	10.1	11.3	12.7	14.2	78.6	81.4	84.2	87.0	89.8
	9	9.2	10.3	11.5	12.9	14.5	79.4	82.3	85.1	88.0	90.9
	10	9.4	10.5	11.8	13.2	14.7	80.2	83.1	86.0	89.0	91.9
	11	9.5	10.7	12.0	13.4	15.0	81.0	83.9	86.9	89.9	92.9
2	0	9.7	10.8	12.2	13.6	15.3	81.0	84.1	87.1	90.2	93.2
	1	9.8	11.0	12.4	13.9	15.5	81.7	84.9	88.0	91.1	94.2
	2	10.0	11.2	12.5	14.1	15.8	82.5	85.6	88.8	92.0	95.2
	3	10.1	11.3	12.7	14.3	16.1	83.1	86.4	89.6	92.9	96.1
	4	10.2	11.5	12.9	14.5	16.3	83.8	87.1	90.4	93.7	97.0
	5	10.4	11.7	13.1	14.8	16.6	84.5	87.8	91.2	94.5	97.9
	6	10.5	11.8	13.3	15.0	16.9	85.1	88.5	91.9	95.3	98.7
	7	10.7	12.0	13.5	15.2	17.1	85.7	89.2	92.7	96.1	99.6
	8	10.8	12.1	13.7	15.4	17.4	86.4	89.9	93.4	96.9	100.4
	9	10.9	12.3	13.8	15.6	17.6	86.9	90.5	94.1	97.6	101.2
	10	14.0	11.0	12.4	15.8	17.8	87.5	91.1	94.8	98.4	102.0
	11	11.2	12.6	14.2	16.0	18.1	88.1	91.8	95.4	99.1	102.7

附表 4-2　1~3 岁女童体重、身高标准

年龄		体重/kg					身高/cm				
岁	月	-2SD	-1SD	均数	1SD	2SD	-2SD	-1SD	均数	1SD	2SD
1	0	7.0	7.9	8.9	10.1	11.5	68.9	71.4	74.0	76.6	79.2
	1	7.2	8.1	9.2	10.4	11.8	70.0	72.6	75.2	77.8	80.5
	2	7.4	8.3	9.4	10.6	12.1	71.0	73.7	76.4	79.1	81.7
	3	7.6	8.5	9.6	10.9	12.4	72.0	74.8	77.5	80.2	83.0
	4	7.7	8.7	9.8	11.1	12.6	73.0	75.8	78.6	81.4	84.2
	5	7.9	8.9	10.0	11.4	12.9	74.0	76.8	79.7	82.5	85.4
	6	8.1	9.1	10.2	11.6	13.2	74.9	77.8	80.7	83.6	86.5
	7	8.2	9.2	10.4	11.8	13.5	75.8	78.8	81.7	84.7	87.6
	8	8.4	9.4	10.6	12.1	13.7	76.7	79.7	82.7	85.7	88.7
	9	8.6	9.6	10.9	12.3	14.0	77.5	80.6	83.7	86.7	89.8
	10	8.7	9.8	11.1	12.5	14.3	78.4	81.5	84.6	87.7	90.8
	11	8.9	10.0	11.3	12.8	14.6	79.2	82.3	85.5	88.7	91.9
2	0	9.0	10.2	11.5	13.0	14.8	80.0	83.2	86.4	89.6	92.9
	1	9.2	10.3	11.7	13.3	15.1	80.0	83.3	86.6	89.9	93.1
	2	9.4	10.5	11.9	13.5	15.4	80.8	84.1	87.4	90.8	94.1
	3	9.5	10.7	12.1	13.7	15.7	81.5	84.9	88.3	91.7	95.0
	4	9.7	10.9	12.3	14.0	16.0	82.2	85.7	89.1	92.5	96.0
	5	9.8	11.1	12.5	14.2	16.2	82.9	86.4	89.9	93.4	96.9
	6	10.0	11.2	12.7	14.4	16.5	83.6	87.1	90.7	94.2	97.7
	7	10.1	11.4	12.9	14.7	16.8	84.3	87.9	91.4	95.0	98.6
	8	10.3	11.6	13.1	14.9	17.1	84.9	88.6	92.2	95.8	99.4
	9	10.4	11.7	13.3	15.1	17.3	85.6	89.3	92.9	96.6	100.3
	10	10.5	11.9	13.5	15.4	17.6	86.2	89.9	93.6	97.4	101.1
	11	10.7	12.0	13.7	15.6	17.9	86.8	90.6	94.4	98.1	101.9

附表 4-3　　1~3 岁儿童头围标准

年龄		男童					女童				
岁	月	−2SD	−1SD	均数	1SD	2SD	−2SD	−1SD	均数	1SD	2SD
1	0	43.5	44.8	46.1	47.4	48.6	42.2	43.5	44.9	46.3	47.6
	1	43.8	45.0	46.3	47.6	48.9	42.4	43.8	45.2	46.5	47.9
	2	44.0	45.3	46.6	47.9	49.2	42.7	44.1	45.4	46.8	48.2
	3	44.2	45.5	46.8	48.1	49.4	42.9	44.3	45.7	47.0	48.4
	4	44.4	45.7	47.0	48.3	49.6	43.1	44.5	45.9	47.2	48.6
	5	44.6	45.9	47.2	48.5	49.8	43.3	44.7	46.1	47.4	48.8
	6	44.7	46.0	47.4	48.7	50.0	43.5	44.9	46.2	47.6	49.0
	7	44.9	46.2	47.5	48.9	50.2	43.6	45.0	46.4	47.8	49.2
	8	45.0	46.4	47.7	49.0	50.4	43.8	45.2	46.6	48.0	49.4
	9	45.2	46.5	47.8	49.2	50.5	44.0	45.3	46.7	48.1	49.5
	10	45.3	46.6	48.0	49.3	50.7	44.1	45.5	46.9	48.3	49.7
	11	45.4	46.8	48.1	49.5	50.8	44.3	45.6	47.0	48.4	49.8
2	0	45.5	46.9	48.3	49.6	51.0	44.4	45.8	47.2	48.6	50.0
	1	45.6	47.0	48.4	49.7	51.1	44.5	45.9	47.3	48.7	50.1
	2	45.8	47.1	48.5	49.9	51.2	44.7	46.1	47.5	48.9	50.3
	3	45.9	47.2	48.6	50.0	51.4	44.8	46.2	47.6	49.0	50.4
	4	46.0	47.3	48.7	50.1	51.5	44.9	46.3	47.7	49.1	50.5
	5	46.1	47.4	48.8	50.2	51.6	45.0	46.4	47.8	49.2	50.6
	6	46.1	47.5	48.9	50.3	51.7	45.1	46.5	47.9	49.3	50.7
	7	46.2	47.6	49.0	50.4	51.8	45.2	46.6	48.0	49.4	50.9
	8	46.3	47.7	49.1	50.5	51.9	45.3	46.7	48.1	49.6	51.0
	9	46.4	47.8	49.2	50.6	52.0	45.4	46.8	48.2	49.7	51.1
	10	46.5	47.9	49.3	50.7	52.1	45.5	46.9	48.3	49.7	51.2
	11	46.6	48.0	49.4	50.8	52.2	45.6	47.0	48.4	49.8	51.2

80